普通高等教育中医药类创新课程"十四五"精品教材
全国高等中医药院校教材

中药毒理学

供中医学·中西医结合·中药学等专业用

U0333165

主　编

徐宏喜　冯奕斌　汪选斌

副主编

聂　红　汪　宁　李丽静

俸婷婷　张　峰　董世芬　陈丽霞

上海科学技术出版社

图书在版编目（ＣＩＰ）数据

中药毒理学 / 徐宏喜，冯奕斌，汪选斌主编. -- 上
海：上海科学技术出版社，2023.8
ISBN 978-7-5478-6253-7

Ⅰ. ①中… Ⅱ. ①徐… ②冯… ③汪… Ⅲ. ①中药学
－毒理学 Ⅳ. ①R285.1

中国国家版本馆CIP数据核字(2023)第130213号

中药毒理学
主编　徐宏喜　冯奕斌　汪选斌

上海世纪出版(集团)有限公司
上海 科 学 技 术 出 版 社　出版、发行
(上海市闵行区号景路 159 弄 A 座 9F - 10F)
邮政编码 201101　　www.sstp.cn
上海盛通时代印刷有限公司印刷
开本 787×1092　1/16　印张 21.25
字数 400 千字
2023 年 8 月第 1 版　2023 年 8 月第 1 次印刷
ISBN 978 - 7 - 5478 - 6253 - 7/R·2797
定价：88.00 元

本书如有缺页、错装或坏损等严重质量问题,请向印刷厂联系调换

编委会名单

———— 主 编

徐宏喜(上海中医药大学)　　　　冯奕斌(香港大学中医药学院)
汪选斌(湖北医药学院附属人民医院)

———— 副主编

聂　红(暨南大学)　　　　　　　汪　宁(安徽中医药大学)
李丽静(长春中医药大学)　　　　俸婷婷(贵州中医药大学)
张　峰(南京中医药大学)　　　　董世芬(北京中医药大学)
陈丽霞(沈阳药科大学)

———— 编　委(以姓氏拼音为序)

白梅荣(内蒙古民族大学)　　　　卞兆祥(香港浸会大学)

陈　敏(西南大学)　　　　　　　戴建业(兰州大学)

高建平(上海中医药大学)　　　　葛广波(上海中医药大学)

顾伟梁(上海中医药大学)　　　　何晓山(云南中医药大学)

黄莉莉(黑龙江中医药大学)　　　孔祥英(中国中医科学院中药研究所)

李　华(福建中医药大学)　　　　李军伟(温州医科大学)

林　娜(中国中医科学院中药研究所)　林志秀(香港中文大学)

刘　东(华中科技大学同济医学院附属同济医院)

刘　姣(河北中医药大学)　　　　刘　伟(上海中医药大学附属曙光医院)

楼招欢(浙江中医药大学)　　　　卢琳琳(广州中医药大学)

南丽红(福建中医药大学)　　　　祁晓鸣(山西中医药大学)

石　荣(上海中医药大学)　　　　宋亚刚(河南中医药大学)

王　斌(陕西中医药大学)　　　　王国恩(广东药科大学)

王迎寒(承德医学院)　　　　　　王志琪(湖南中医药大学)

魏　渊(江苏大学)　　　　　　　　吴国泰(甘肃中医药大学)

席志超(上海中医药大学)　　　　　杨　柯(广西中医药大学)

杨　勇(山东中医药大学)　　　　　姚国栋(沈阳药科大学)

袁　满(上海中医药大学)　　　　　张景红(华侨大学)

张俊清(海南医学院)　　　　　　　张　琳(大连医科大学)

赵启鹏(宁夏医科大学)　　　　　　周　昆(天津中医药大学)

编 写 说 明

中药毒理学是在中医药理论指导下,应用现代科学技术,研究产生毒性反应时中药与机体相互作用及其规律的科学,旨在提供预防及救治中药中毒的科学依据。为适应新时期学科建设、响应教学一线师生的需求,上海科学技术出版社组织专家编写了《中药毒理学》。《中药毒理学》是介于毒理学和中药药理学之间的桥梁学科,能拓展学生的知识面和深化对中药毒理学的理解。因此,本书是上海科学技术出版社已出版"普通高等教育中医药类'十三五'规划教材"《中药药理学》(第 3 版)的延伸教材,是《中药药理学》知识拓展的有益补充,旨在促进中药毒理学的发展和提高学生对中药毒理学的认识、应用能力,为中医药事业的发展提供有力支撑。

本教材的编写人员均为全国教学一线且具有丰富教学经验的教师。其编写内容在上海科学技术出版社《中药药理学》(第 3 版)的基础上进行了拓展,力求以学生为中心,做到重点突出、成熟精炼,知识体系线条化、条理化,使学科体系有延续性,以便学生对知识点的掌握,提高教材的可读性、趣味性。

全书共分为总论、各论和附篇三部分。总论部分包括中药毒理学及其毒动学、毒效学基本概念、定义,影响中药毒性作用的因素、中药中毒原因及防治、毒性中药的管理。有助于读者深入了解中药毒理学的基本概念,包括毒性成分、毒性作用与机制、毒动学参数等。同时,本教材还重点讲解了影响中药毒性作用的因素,如用药剂量、使用方法、疾病状态等,以及中毒的原因及防治方法,旨在为中医药临床实践提供科学依据。对于中药的毒性作用,一方面需要了解其毒性成分及其作用机制,另一方面需要注意中药的使用方法和剂量,让读者更全面地了解中药的毒性特点和使用注意事项。

各论部分按照中药功效常用分类原则,分章介绍毒性中药的毒性成分、毒性作用与机制、毒代动力学、毒性作用的预防、中毒救治。其中关于药味分类,本教材从便于分述毒性中药的角度出发,参照中药学常用分类进行了细化,在《中药药理学》(第 3 版)的基础上增补了驱虫药、涌吐药、外用药。对于药材基原、功效,除特别注明外,以《中华人民共和国药典》(以下简称《中国药典》)(2020 年版)为准,对于毒性成分我们还提供了化学结构式,给出了 CAS(美国化学会化学文摘社)编号,并与 SciFinder 数据库进行了核校,有助于读者快速检索。本教材不仅仅限于《中国药典》(2020 年版)所列的 83 种毒性中药,还在此基础上扩展至 164 种。对于缺乏毒动学数据者,则参考其药动学现有成果。值得注意的是,由于中药存在药效和毒性的双重属性,一些中药毒性成分亦为活性成分,使用不当会导致中毒,在此我们亦专门提出,使读者尤其是同学们对中药药效和毒性的双重属性有更直观的了解。对于药材的典籍出处,我们以现有中药学教材、《中华本草》为准。对于研究不成熟,缺少毒性成分、毒性作用与机制、毒动学乃至药动学等多项文献资料,以及药食两用毒性低者,本教材略写或不予收录。

附篇论述中药合用、中西药合用对毒性及疗效的改变,包含中药相互作用毒性增强或疗效降低、中药相互作用毒性减弱、中西药合用毒性增强、中西药合用毒性减弱四个部分。

此外,本教材将文中的专业术语缩略词进行了汇总,便于读者随时查阅。

尽管《中药药理学》教材的编写已有 30 多年的历史且经过多次修订,相对较为完善,但作为其姊妹篇《中药毒理学》的编写尚属首次,若有不足之处,恳请广大读者批评指正,以便在后续的修订中得以完善。

《中药毒理学》编委会

2023 年 7 月

目　　录

总 论

各 论

附 篇

总论

第一章
绪　论

导学

　　本章介绍了中药毒理学中有关基本概念、研究内容、研究目的和学科任务，以及中药毒理学研究史、毒药相关概念的演变。

　　学习要求：

　　(1) 掌握中药毒理学、中药毒动学、中药毒效学的概念。

　　(2) 熟悉不良反应、毒性反应、副作用的异同点。熟悉中药的治疗作用与毒性作用双重属性。

　　(3) 了解中药毒理学研究的目的、内容和学科任务，发展史以及毒药相关概念的演变。

第一节　中药毒理学的概念、研究内容、研究目的和学科任务

一、中药毒理学的概念

　　中药毒理学(Toxicology of Chinese Medicines)是在中医药理论指导下，应用现代科学技术，研究产生毒性反应时中药与机体相互作用及其规律的科学。

　　这里需要厘清中药毒理学的一些基本概念。

　　首先，中药的毒性作用和治疗作用、副作用、依赖性等一样，是同一中药的不同属性(图1-1)。即中药既有治疗作用，又可能同时有毒性作用、副作用等，从而导致新的疾病即药源性疾病。所以，不能简单地说某些中药有治疗作用，而另一些中药是"有毒中药"，否则会使定义太局限，无法解释为何要研究毒性很低或几乎无毒的中药(如人参)的毒理的问题；也无法解释

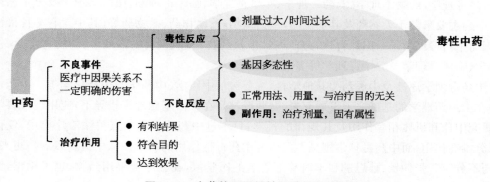

图 1-1　中药的不同属性及其相互关系

为何有些毒性很大的中药(如砒霜)未被收载入《中华人民共和国药典》(以下简称《中国药典》)毒性中药范畴的问题。而且用"有毒中药"一词还容易与《中国药典》规定的"大毒""有毒"和"小毒"中药概念相混淆。故此,本教材涉及产生毒性作用的中药时,称之为"毒性中药"而不是"有毒中药",并且,毒性中药仅仅是所有中药发生毒性作用时一种相对的状态而非绝对概念,因为用药得当,毒性大者亦可治病,而几乎所有中药用药不当亦可中毒,切记不可称某些中药为"绝对无毒"或"绝对有毒"。因此,本教材所讨论的毒性中药,不限于83种《中国药典》(2020年版)中收载的"大毒""有毒""小毒"中药,也包括其他易出现毒性作用的中药。

其次,中药的毒性作用又称毒性反应,是指剂量过大或用药时间过长或基因多态性所引起的机体生理、生化功能异常或组织结构病理变化的反应。中药的毒性作用是在一定条件下发生的,主要条件包括受作用的生物体、起作用的剂量、作用途径与方式和个体基因多态性等。中药的毒性作用有别于中药的副作用。中药的副作用是指在治疗剂量下所出现的与治疗目的无关的作用。此二者的区别:一是反应类型不同。虽然二者都是不良事件的一种,但毒性作用不一定是不良反应,而副作用一定是不良反应(因为不良反应的定义是指按正常用法、用量应用药物预防、诊断或治疗疾病过程中,发生与治疗目的无关的有害反应)。二是产生原因不同。毒性作用多数属于用药不当,少数属于基因多态性即个体差异(只有这种情况下的毒性作用才是不良反应)。而副作用是在治疗的同时产生的与治疗目的无关的作用。三是危害程度不同。毒性作用一般对人体危害大,必须采取措施避免且可以避免,但副作用相对而言一般危害较轻,故在评估患者受益和风险时,若治疗作用大于副作用,甚至不得不忽略副作用。

二、中药毒理学的研究内容和研究对象

中药毒理学的研究内容包括两部分:中药毒效动力学(Toxicodynamics of Chinese Medicines)和中药毒代动力学(Toxicokinetics of Chinese Medicines)。中药毒效动力学是研究中毒时中药对机体的作用及其规律的科学;而中药毒代动力学则是研究中毒时机体对中药的作用及其规律的科学,其中包括毒性中药及其化学成分在体内的吸收、分布、代谢和排泄的过程及其规律。

中药毒理学是介于毒理学(Toxicology)和中药药理学(Pharmacology of Chinese Medicines)之间的桥梁学科。毒理学是研究外源因素(化学、物理、生物因素)对生物系统的损害作用、生物学机制、安全性评价与危险性分析的一门学科。毒理学的研究对象广泛,因此分类复杂,有很多分支学科,包括动物毒理学、植物毒理学、环境毒理学、生态毒理学、地理毒理学、工业毒理学、食品毒理学、药物毒理学、农药毒理学、军事毒理学、临床毒理学、法医毒理学及分子毒理学等。中药主要来源于天然药及其加工品,包括植物药、动物药、矿物药等,其中含有多种毒性成分,因而中药毒理学是一门综合性毒理学科,涉及药物毒理学、食物毒理学、动物毒理学、植物毒理学、临床毒理学及分子毒理学等多个领域。

中药毒理学还涉及中医药类其他学科,主要包括中医学、中药学与中药化学等。中药毒理学是在中药药理学的基础之上发展起来的,两者都是在中医基础理论指导下,应用现代科学技术,研究中药和机体相互作用及其规律的科学,只不过中药药理学重点关注治疗作用,仅仅涉及部分毒性作用,而中药毒理学则是专门研究中药毒性作用的科学。从中医药发展历史来看,"医药不分家",张仲景、孙思邈和李时珍等著名的医学家,在临床上善用药物,也善用毒物,因此在这个意义上"药毒也不分家"。

现代中药毒理学的研究对象主要包括以下两个方面。

（一）单味中药的毒理学研究

单味中药的毒理学研究，包括了对该味中药毒性的整体研究；对毒性成分的毒性及机制研究；毒性成分的提取、分离制备、炮制对该味中药毒性的影响研究；毒性成分的体内过程；临床使用该味中药中毒的防治研究等。

（二）配伍禁忌和复方配伍的研究

中药配伍的毒理学研究，包括了对药对（队）、复方及中药配伍后毒性变化的研究，如对"十八反""十九畏"科学性的研究；对中药配伍后毒性变化机制的研究，如对毒性成分含量、吸收、代谢变化的研究；新配伍应用的研究等。

三、中药毒理学研究目的

中药毒理学研究是为了评价某种中药的毒性及其物质基础，并对中药进行毒理学评价和危险性分析，这对中医药学术创新、临床安全合理用药及中药产业的可持续发展具有重大意义。其目的与意义主要包括如下几个方面。

1. 了解中药的毒性反应 "是药三分毒"，中药和西药一样具有双重性，在发挥临床疗效的同时，对机体可能会产生不良反应或毒性反应。毒性反应分为一般毒性反应（急性毒性、慢性毒性）、特殊毒性反应（生殖毒性、遗传发育毒性、致癌性）、其他毒性反应（过敏性、溶血性、局部刺激性）。对中药毒理学的深入研究有助于全面系统地了解中药的毒性反应，避免、减少临床药物不良事件，如马兜铃酸类中药的肾毒性可致泌尿系统癌变等。

2. 确定中药作用的安全剂量 根据《中国药典》规定，中药的安全剂量一般为常用剂量，在量效关系研究中，部分无法检测出有毒剂量的中药，用最大耐受量（maximum tolerated dose, MTD）表示。在实际临床应用中，中药的用药剂量和用药时间应因证而定、因方而别、因人而异、因地因时制宜，并根据病程随时调整。中药的毒性和药效是同时存在的药物属性，若使用剂量不当，药效就可能变为"毒性"。如山豆根含有苦参碱，过量使用可引起痉挛甚至导致死亡；苦杏仁含有苦杏仁苷，在常量下使用能抑制咳嗽中枢起到镇咳平喘作用，但是过量使用则会因其分解产物氢氰酸的蓄积导致中毒。有些中药的治疗剂量与中毒剂量非常接近或有重叠，其用量则更要谨慎，如乌头类中药；有些中药的毒性则在长期或过量使用时才会出现，如朱砂等。因此，中药毒理学研究有助于确定中药治疗作用的安全剂量，为临床中药用量提供科学依据。

3. 确定影响中药毒性的因素 中药不同于西药，除机体和环境等因素外，其原药材的基原、品种、产地、采集、贮存、炮制、配伍等因素，都可能导致中药产生毒性。如马兜铃科的关木通导致肾损伤就是由于木通类中药基原混乱易误用引起中毒。

4. 确定中药的毒性是否可逆 一种毒性中药在停药或经治疗之后，被其毒性作用损害的生理功能能否恢复，是决定药物命运的重要依据之一。如马兜铃酸类中药的肾毒性不可逆，因此许多国家禁止这类中药及其复方的进口，《中国药典》自2005年版起不再收载关木通及含有关木通的复方制剂。

5. 确定中药毒性的靶器官及作用机制 毒性作用机制主要分为四个阶段：① 毒性物质从暴露部位到靶部位的转运。② 终毒物与靶分子的反应。③ 细胞功能障碍及其导致的毒性。④ 修复与修复紊乱引起的毒性。确定中药毒性的靶器官及作用机制是中药毒理学的中心环节之一，为在临床中药中毒救治中选择相应的解毒剂和解毒方法提供科学依据。

6. 研究解毒药和药物中毒后的解救措施　临床上对于中药中毒的救治包括西医救治和中医救治两类。西医救治原则主要包括排除毒物、实施解毒和对症处理三个方面。排除毒物主要是在发现中药中毒后，立刻停止用药并迅速采取催吐、洗胃等急救措施，防止毒物继续伤害机体。实施解毒时应根据毒性中药的性状、成分、作用靶器官等选择解毒剂和解毒方法。对症处理则是根据中毒情况，对症处理脱水、休克、急性肝肾功能衰竭等危重症状。中毒轻者可以采用中药解毒剂，常用的有甘草、绿豆、生姜、蜂蜜、黄连等，还可以根据中药"相畏""相杀"的配伍原则来选用。

7. 开发新药　由于药事管理和临床安全用药的需要，拥有全面的毒理学研究报告是中药新药进入市场的先决条件，同时一个毒理学资料俱全的中药新药必然具有更强的市场竞争力。成功的例子如砒霜，传统上用于腐肉不脱之恶疮、瘰疬、顽癣、痔疮和寒痰喘咳等，现代应用砒霜及其纯品三氧化二砷（As_2O_3）治疗急性早幼粒细胞白血病，不仅效果好，还不易诱发血管内弥散性凝血（disseminated intravascular coagulation，DIC）。砒霜及其纯品 As_2O_3 治疗白血病的作用机制具有一定的特殊性，为白血病和恶性肿瘤的治疗提供了一条新的途径，也为"以毒攻毒"的中药理论提供了现代科学依据。

8. 指导合理安全用药　正所谓"只有安全的医生，没有安全的药物"，首先要树立"是药三分毒""有毒观念，无毒用药"的正确理念，这基于临床实践中对中药剂量的安全范围和毒性影响因素的充分理解。在临床用药中，要充分重视中药毒性的普遍性，消除"中药无毒"的观念，高度重视中药临床用药的安全性。中药药理学和中药毒理学研究结果对医生合理安全用药具有重要的指导意义。

四、中药毒理学的学科任务

第一，对毒性中药的界定、选择和分类。第二，阐明中药单用、配伍或复方对机体产生毒性的物质基础和作用机制。第三，对中药毒性的具体作用机制进行深入研究，为正确评价现有的和新生产的中药的安全性和危害性提供科学依据。第四，结合中医药理论、临床和中药药理学的研究成果，促进合理用药，减少临床不合理用药导致的毒性反应的发生。第五，促进中西医结合，推动中医药现代化与国际化。随着中药的安全性越来越受到重视，近年来，国内外社会把中药的安全性作为是否接纳其进入医疗保健领域的重要指标之一。

第二节　中药毒理学史与"毒药"相关概念的演变

一、中药毒理学简史

《淮南子·修务训》谓"神农……尝百草之滋味，水泉之甘苦，令民知所避就，当此之时，一日而遇七十毒"等，说明在几千年前人们就对中药的毒性有了初步的认知。

我国现存本草文献中最早关于中药毒性的记载是在东汉时期《神农本草经》中。当时已经将"有毒无毒"作为中药性能的基本内容之一，并与功效一起作为药物分类的依据。《神农本草经》全书载药 365 种，其中植物药 252 种、动物药 67 种、矿物药 46 种，按药物功效和有毒无毒分为上、中、下三品。上品 120 种，功能滋补强壮、延年益寿，无毒，可以久服；中品 120 种，功能治病补虚、扶正祛邪，有毒或无毒，当斟酌使用；下品 125 种，功能治病攻邪，被认为"下品多毒，不可久服"。《黄帝内经》中首次提出了药物之毒和毒药的含义,认为药物之所以能治病,是因为药有毒,这也为后人认识和深入研究毒物奠定了基础。在夏商周时期,随着科学技术的发展,开始出现了关于毒物的文字记载,《诗经》中记载了苍耳、蟾蜍等有毒药物的药名;此后,毒物学的发展主要集中在对毒物的分类、临床用药经验的积累、毒物中毒的解救办法以及药物剂量的变化。

在东汉张仲景所著的《伤寒杂病论》中记载乌头中毒"大豆煮汁,及盐汁,服之解",河豚中毒"食喉鲮鱼中毒方,芦根煮汁,服之即解"。这些对于毒性中药减毒和解救的方法及方药直至今日仍有实用意义。晋代葛洪在《肘后备急方》中也记载了许多中药的解救方法,如"多饮甘汁佳"可解野葛中毒。南朝刘宋时代雷敩撰写了我国第一部炮制学专论《雷公炮炙论》,其中系统地总结了300余种中药的炮制方法,提出了药物经过炮制可以减毒增效的观点,为后世炮制减毒奠定了基础。

对中药包括毒物的规范化、标准化是从唐朝时期《新修本草》开始的,其将《神农本草经》以后新收载的药物标明"有毒"或"无毒"。这是世界上第一部公开颁布的药典,以后历代本草均遵此体例。宋代第二部官修本草《开宝重定本草》,载药983种,较《新修本草》新增药物133种,苏颂称"其言药性之良毒,性之寒温,味之甘苦,可谓备且详矣"。中国历史上第一部由政府颁布的成药药典《太平惠民和剂局方》,载方788首,也对其中的方剂、药物等实行规范化、标准化,保障了药物的安全使用。明清以后,对中药中毒的原因有了更全面的认识,认识到中药中毒不仅与中药本身的毒性有关,也与中药的用法用量有关。徐大椿在《医学源流论》中说:"虽甘草人参,误用致害,皆毒药之类也。"这表明即使不是毒性中药,用量用法不当,也会导致毒性。

时至近现代,民国时期著名学者赵承嘏报道了莨菪果实提取物对家猫的最小致死量(minimum lethal dose,MLD);陈同素、顾玄、赵承嘏等著名药理学家还分别对雷公藤的有效成分进行研究,其中1936年赵承嘏首次发现雷公藤甲素。后来的研究又观察到雷公藤中毒死亡事件,发现其对胃肠道、肝肾、心血管的毒性。1949年金荫昌研究了蛇麻酮对小鼠的LD_{50}。新中国成立后,也发现关木通导致急性肾功能衰竭的案例。陈冀胜、郑硕主编的《中国有毒植物》记载了我国有毒植物约有1300种,分属于140个科。王钧默在1985年第一本高等医药院校试用教材《中药药理学》中就详细记载了附子中毒性成分对小鼠的LD_{50}。到20世纪90年代,国家先后颁布了《中药新药研究指南》《毒代动力学研究指导原则》等一系列的规范和法规,并对毒性中药建立了完善的不良反应监察制度。2003年国家药监局印发《关于取消关木通药用标准的通知》,取消了关木通的药用标准,龙胆泻肝丸等"关木通制剂"必须凭医师处方购买;2005年版《中国药典》删除了关木通、广防己、青木香。现在国家重大研发项目、国家自然科学基金项目已将中药毒理研究作为重要的资助方向。

由上可见,在数千年的历史发展过程中,中华民族积累了丰富的与中药毒物有关的知识,但尚未形成完整的知识体系,关于中毒的机制、诊断和治疗的探讨,也未完全透彻。中国作为世界药用天然资源最丰富的国家之一,如何安全、有效地使用如此繁多的中药,不仅仅需要重视毒性中药的研究和应用,对常用中药不良反应的监控也不可忽视。

近年来,关于中药基础毒理的研究日益受到重视,中西医结合的发展和现代科学技术的应用,促进了中药中毒原因、作用机制、诊断和治疗的研究和应用的发展,中药毒性研究开始走向中药毒理学的学科体系形成阶段。同时,大量有关毒性中药的基础与临床研究也不断深化发展,对于中药毒性的正确认知也扩大了中药的应用范围,如雄黄、砒霜等剧毒中药被开发成治疗白血病的良药。由于当前国内外中药毒理学的专用教材不多,系统地收集和整理有关中药毒性和中药基础及临床毒理学的知识,必将极大促进中药毒理学学科体系的逐步完善和发展。当然,许多中药的毒理学研究尚是空白,有待进一步的深化研究。

二、"毒药"概念的演变

"毒药"的概念在中医药发展历程中主要有三个不同的内涵。

(一)"毒药"即"药物"

毒药一词最早载于《周礼·天官冢宰》,曰:"医师掌医之政令,聚毒药以共医事。"东汉郑玄注:"毒药,药之苦辛者。药之物恒多毒。"又如《素问·汤液醪醴论》中提道:"当今之世,必齐毒药攻其中。"明代汪机说:"药,谓草木虫鱼禽兽之类,以能治病,皆谓之毒。"《景岳全书》曰:"是凡可开邪安正者,均可称之为毒药。"皆表明"毒药"就是药物的说法一直存在。清代《医学源流》中提到"五谷为养,五果为助,五畜为益,五菜为充,而毒药则以之攻邪"。说明直到清代人们都认为一切中药均可称为毒药,这与现代"毒性作用和治疗作用是同一中药的不同属性"的概念完全一致。

(二)"药毒"指药物的性能偏胜

《类经》曰:"药以治病,因毒为能,所谓毒者,因气味之有偏也,盖气味之偏者,药饵之属也,所以去人之邪气。"指出中药被称为"毒",是因为具有辛、甘、酸、苦、咸及寒、热、温、凉之性味,以及药物作用之大小、快慢、强弱、升降、补泻等性能。如《黄帝内经》曰:"能毒者,以厚药,不胜毒者,以薄药。"《本草害利·序》指出药物的作用是用于"补偏救弊",即利用药物的偏性来调节人体的偏逆病理状态,如热证用寒药纠偏,气陷证用升提药纠偏等。表明"药毒"是被历代医师所利用的药物的性能之一,用药时,越是偏性大的药,纠偏能力越强,疗效越显著,但要注意,如果用之不当,毒副反应也越大。因此,应慎重用药,切忌过用伤正。

(三)"毒药"指确具有药毒及毒性作用的中药

随着医疗实践经验的积累,人类对毒药的认识上升到了一个新的高度,将具有毒性作用的中药与一般药物明显区分。《素问·五常政大论》说:"大毒治病十去其六,常毒治病十去其七,小毒治病十去其八,无毒治病十去其九。"这是理论上对毒药的最早分级,它为后世本草著作对具体药物进行毒性分级提供了依据,同时又提示了毒药的三个特点:① 具有疗病攻邪作用。② 使用不当会伤正气。③ 不包括食物,区别于无毒药。如《神农本草经》中记载:"治寒以热药,治热以寒药,饮食不消,以吐下药。鬼疰蛊毒,以毒药……各随其所宜。"其序中还指出:"若用毒药疗病,先起如黍粟,病去即止,不去倍之,取去为度。"提出了毒性中药使用的基本原则,并明确指出:"若有毒宜制,可用相畏相杀者。"指出了毒性中药的炮制原则。《素问》和《神农本草经》对毒药的认识形成了广义的毒药概念,即毒药是具有疗病攻邪作用的药物,不包括食物和补益药物。这一概念被后世部分本草著作沿袭。

东汉以后,人们对中药的毒性、中毒反应和救治方法更加重视,东汉张仲景《伤寒杂病论》、晋代葛洪《肘后备急方》、隋代巢元方《诸病源候论》都对特定毒性中药的中毒、救治和预防作了较全面的记载。如"蜀椒闭口者有毒,误食之,戟人咽喉,气病欲绝,或吐下白沫,身体痹冷。急治之方:肉桂煎汁饮之"(《伤寒杂病论》),"食野葛(钩吻)已死方:取生鸭就口断头,以血沥口中,入咽则活"(《肘后备急方》)等。可见人们对毒药概念的定义逐渐由广义转向狭义,将临床毒性症状也作为判断毒药的一项客观指标,专指药性峻猛、使用不当会产生毒性反应甚至致人死亡的一类药物,这已经与近现代对毒剧药的界定范围十分接近。

三、"毒药"的现代概念

随着中药药理学、中药化学及中药临床研究的发展,人们对"毒药"本质的认识逐步深入。中医理论工作者把"毒"归结为以下三个方面。

（1）毒性较大的中药。如乌头类中药附子、天雄、川乌、草乌等,其含有的乌头碱在任何生理条件下对机体都具有很强的中枢抑制作用。

（2）中药在单味使用过程中或提纯成单体经其他途径给药时,呈现出明显毒性反应。如甘草中可以纯化出活性成分甘草甜素,有研究发现若长期服用会造成假性醛固酮增多症。

（3）机体在不同机能状态下,由于药物的不当使用引起的损伤。这些药物也被认为是在特定情况下会产生毒性反应的"毒药"。如寒证用寒药、热证用热药出现的毒性作用。又如,药物超过其极量时,便可引起机体的毒性反应。反之,微量而剧毒的中药则可以治病。所以,一种中药只有达到中毒剂量时,才是"毒药"。中医习惯上常常把那些药性剧烈、副作用大、使用不当容易产生中毒症状,甚至危及生命的中草药统称为"毒剧药"。

第二章
中药毒效动力学

导学

本章介绍了中药毒性的发生与发现、毒性特征与常用参数、毒性作用分类以及毒性中药对机体的作用方式和致毒机理。

学习要求：

（1）掌握中药毒性发生的因素，中药毒理学特征与常用参数。

（2）熟悉中药对各个系统的毒性作用及其分类，以及致毒机理。熟悉常见的毒性成分分类。

（3）了解药物毒性产生的分子机理及研究进展。

第一节 概 述

现代毒理学常用毒物、毒性、毒效来评价毒物的有害作用。毒物（toxicant）是指在一定条件下，以较小剂量进入机体就能干扰正常的生化过程或生理功能，引起暂时或永久性的病理改变，甚至危及生命的物质。广义的毒物是指因大剂量、长时间使用或基因多态性对机体造成毒性反应的物质。毒性（toxicity）是指毒物在一定条件下，损害生物体的能力，是一种内在固有的性质。毒效（toxicity effect）是指毒物对生物机体的有害作用，是一定条件下毒性作用的临床表现。

中药毒理学有关毒物、毒性、毒效的认识与现代毒理学基本一致，而对于毒性中药引起生物体功能性或器质性改变后出现的毒性程度、类型，中药毒理学有自身的认识，并由此逐渐形成了中药毒效动力学（Toxicodynamics of Chinese Medicines）。

因此，中药毒效动力学的定义为研究中毒时中药对机体的作用及其规律的科学。近年来，中药的毒性成分逐渐被发现，其可分为两种类型：一是毒性成分为非有效成分，如半夏、白果、苍耳子等都含有无治疗意义的有毒成分，把它们去掉就可以防止中毒。二是毒性成分亦是有效成分，即以其毒性来治疗疾病，如川乌、草乌、雪上一枝蒿等乌头类药物，其含有的乌头碱有剧毒，尝之麻辣刺喉，是止痛和局部麻醉的有效成分；又如砒霜中的 As_2O_3、雄黄中的二硫化二砷（As_2S_2），它们虽为毒性成分，但可用于治疗急性早幼粒细胞白血病。为了减少中药的毒性，常对其进行特殊的炮制或与甘草、干姜等配伍使用，在保证一定药效的基础上降低其毒性作用。因此，有毒的药物用之得当，可以治疗疾病，即是药；用之不当，则会伤人害命，即为毒。中药学家的任务就是要避其毒、扬其效，让其更好地为人类的健康服务。

第二节 中药毒性的发生与发现

毒性中药是指进入人体后会损害机体的组织器官,扰乱或破坏机体正常生理功能,使机体产生病理变化,使用不当或服用过量能导致中毒死亡或严重影响人体健康的中药。中华人民共和国卫生部在《医疗用毒性药品管理办法》中将医疗用毒性药品(简称毒性药品),定义为:"系指毒性剧烈、治疗剂量与中毒剂量相近,使用不当会致人中毒或死亡的药品。"其中毒性中药品种 28 种。《中国药典》(2020 年版)共收载毒性中药 83 种,其中大毒 10 种,有毒 42 种,小毒 31 种。在临床使用时,这些中药毒性的发生、发现还涉及药材基原、毒性成分、临床应用及药理毒理研究等方面。

一、药材基原

中药材来源广泛,有些药物"同名异物",即药材名称相同,但基原物种不同。虽然《中国药典》一直强调"一物一名"原则,但实际上仍不能完全达到。因此,"同名异物"的中药,由于基原各异,会导致毒性强弱不一。以山慈菇为例,其药材的基原比较繁杂,正品为兰科植物杜鹃兰 *Cremastra appendiculata*(D.Don)Makino、独蒜兰 *Pleione bulbocodioides*(Franch.)Rolfe 或云南独蒜兰 *Pleione yunnanensis*(Rolfe)Rolfe 的干燥假鳞茎,有的地区则以兰科植物山兰 *Oreorchis patens*(Lindl.)Lindl.、百合科植物老鸦瓣(光慈菇)*Amana edulis*(Miq.)Honda 或山慈菇科植物山慈姑(丽江山慈姑)*Iphigenia indica* Kunth 的鳞茎作为药材山慈菇的替代品。现已知老鸦瓣含有秋水仙碱,经体内的氧化后合成二秋水仙碱,可产生剧毒,临床应用也发现其具有明显的毒性作用,但是正品药材山慈菇则没有此类毒性作用。

二、毒性成分

利用化学手段分离中草药中的化学成分后,可进一步结合毒理学和实验来确定其有无毒性。如白头翁,可从中分离获得白头翁素,是一种具有强心作用的毒性成分,药理实验也证实白头翁对皮肤黏膜有强烈刺激性,如使用剂量过大,可导致口腔黏膜炎性变化、腹痛腹泻、呕吐,甚至心律失常等中毒反应。乌头、附子、雪上一枝蒿中的乌头碱、苍耳子中的毒蛋白、洋地黄中的洋地黄苷等,都是经过证明具有毒性的成分,含有这些毒性成分的中药也被界定为"毒性中药",但在认知过程中往往付出了惨痛代价。如 20 世纪 50 年代已清楚获知马兜铃酸Ⅰ、Ⅱ的化学结构,80 年代动物实验发现马兜铃酸Ⅰ具有肾毒性和强致癌性,但由于该发现在临床上没有得到足够重视,或者使用者没有获知信息,致使出现马兜铃酸中毒的惨剧。

三、临床致毒报道

人们对毒药的认识是不断发展和深化的。古代医家对毒药的认识一般是通过临床直接观察获知的,对于中毒反应出现较早的药物容易发现其毒性,而对某些引起慢性中毒的药物如黄药子,历代本草中均未记载其毒性,近年来发现黄药子连服 1 个月左右,可引起中毒性肝炎等毒性反应。随着人们的认知水平提高,一些在文献上并无毒性记载的中药引发的中毒反应在各地也有报道。如山豆根商品药材分北豆根和广豆根,1985 年版《中国药典》开始注明广豆根有毒。

四、中药毒理实验

为增加对中药毒性的了解,可在一定时期内,有针对性地研究中药的毒副作用,开展一般毒性和特殊毒性研究,确定中药的毒性表现和性质,确定靶器官和毒性的可逆性。虽然"三致试验"(致突变、致癌和致畸形)等特殊毒性研究会因实验条件和动物种别产生不同的结果,但是可作为临床应用的参考。比如,中药急性毒性试验方法通常包括半数致死量(median lethal dose, LD_{50})法、最大耐受量(maximum tolerated dose, MTD)法和最大给药量(maximum feasible dose, MFD)法。LD_{50} 法适合于毒性大的中药,动物实验一般采用口服、腹腔或静脉注射,挥发性成分也有采用吸入给药者。给药剂量一般设 5~7 个,组间剂量比为 0.65~0.95,或按 $r = \sqrt[n-1]{b/a}$ 求得(r 表示组间剂量比,n 表示组数,b 表示 100% 死亡剂量,a 表示 0% 死亡剂量),每组动物至少 10 只。给药之后主要观察毒性反应、死亡率,并连续观察14 d,用 Bliss 法计算 LD_{50} 及 95% 的置信区间。MTD 法适合于无法测出 LD_{50} 的中药的安全性评估,通常采用单次或 24 h 内多次给予动物最大浓度、最大用量的受试药物,观察动物是否出现中毒症状及其他病理变化。对于特殊毒性试验,常用的方法有 Ames 试验、一般生殖毒性试验、长期动物致癌试验等。MFD 则多用于低毒药物。MFD 是指以允许的单次给药或 24 h 内多次(2~3 次)给药所采用的最大给药剂量。MTD 和 MFD 的区别在于前者强调的是不引起受试动物死亡的最高剂量,而 MFD 检测结果可以是动物出现无明显毒性反应、有毒性反应甚至少数动物死亡。

对于中药的临床试验注册申请,需要遵守毒理研究 GLP。GLP 是"Good Laboratory Practice for Non-Clinical Laboratory Studies"或"Non-Clinical Good Laboratory Practice"的缩写,指"药物非临床研究实验室管理规范",是申请药品注册所必须遵守的临床前研究规定。临床前研究的安全性评价,包括对正在开发的新药进行毒性试验,如单次给药毒性试验、反复给药毒性试验、遗传毒性试验、致畸试验、致癌试验、局部毒性试验、依赖性试验等。新药临床前的安全性评价,是临床研究的重要参考资料,也是评价该新药安全性的主要标准之一。GLP 包括了硬件规定和软件规定两个方面。

1. GLP 的软件规定　　主要包括:实验机构的组织及人员资格的规定;质量保证部门(quality assurance unit, QAU)的设置;标准操作规程(standard operating procedure, SOP)的制定;供试物、对照物取样规定;制定实验计划、方案及实施的规定;实验报告及记录保存的规定等。

2. GLP 的硬件规定　　即设施及设备的规定,包括动物饲养、用品供给、取样设施、数据保管设施、实验操作区域等;还包括机器的规定如配备适合的测定仪器,环境净化机器设备,实验物品收集、解剖等方面的机器和仪器。

中药的 GLP 与西药的 GLP 有着相似之处。由于现代提取分离和分析技术的发展,中药中的化学成分正在被逐渐明确,于是沿用化学药物的 GLP 来研究中药的毒性和毒理逐渐成为可能。但是中药的 GLP 同样有其特殊性。中药成分复杂,其有效成分和毒性成分既可能是相同的成分,也可能是完全不同的成分,这为中药 GLP 的制定和实施增加了复杂性。另外,中药的毒性与其原药材的产地、采收期、储藏方法、药材批次相关,并受到药材炮制方法、药物配伍的影响,使得中药的 GLP 变得更加复杂。

中医的辨证论治、药物加减、配伍等理论作为中药毒理学研究的重要方面,尚有很多未知因素,亟须采用现代科学严密的实验研究方法提供证据。中药毒理学 GLP 的施行将为中药新药安全性评价和中药走向世界奠定基础。

第三节　中药毒性特征与常用参数

中药的毒性发生往往有一定的条件,如用药错误、药证不符、配伍禁忌等,通常无毒的中药也可引起毒性反应。中药的毒性特征与常用参数如下。

一、选择性

有些中药只对某种生物有损害,而对其他生物无损害作用,如巴豆对人的毒性很大,但对野鼠无毒,因此被称为"肥鼠子";或只对生物体内某一组织器官产生毒性,对其他器官无不良影响,如附子主要对神经系统和循环系统产生毒性,但对其他系统毒性较低。上述受到损害的生物或组织被称为靶生物或靶器官。上述选择性的形成可能与下列因素有关。

1. 毒物与组织的亲和力　中药毒性选择性作用的基础是亲和力的不同造成毒物在体内组织分布上的差异,药物暴露量较高的动物/组织通常更易受损害。

2. 组织器官对毒物的敏感性　许多毒物是通过干扰组织某一生化代谢过程而产生毒性的,但不同种属或同一种属的不同组织的生化代谢是不同的,毒物只干扰某种生物化学反应,从而形成毒性作用的选择性。分化越高或生化过程越复杂的组织对毒物的敏感性越高,毒物对其损害也越大。此外,组织细胞的结构不同,对毒物反应也不同。

二、相对性

对于中药本身来说,毒性与剂量密切相关,当剂量过大,或用药时间过长,即使被认为无毒的中药也会引起毒性反应,如人参、甘草等。当剂量小,即使被视为有毒的药味,也并不一定引起毒性反应。如在《伤寒论》《金匮要略》中使用附子的方剂有 37 个,其中不少方剂一直为临床使用,中毒者毕竟少数。除剂量外,药物的炮制、配伍和用法是否相宜,与毒性也有密切关系,如乌头中毒大多是服用生品、炮制不当或煎煮不得法所致;配伍不当会引起毒性增强,古代就有"十八反""十九畏"的记载。

三、差异性

中药毒性的差异性,是指同一味中药因批次不同、配伍不同、使用对象不同,毒性会有不同的变化。例如,不同批次中药中的有毒成分因生长环境、采收期的差异,在含量上会有所不同,可造成其毒性的变化;配伍药物的不同、配伍加减的不同也会造成该味中药毒性的增减。此外,某个中药的剂量对有些患者具有毒性,而对于另一些患者则为治疗剂量,这是患者基因多态性即个体差异造成的对中药毒性耐受能力的差异。

四、中药毒性描述常用参数

中药作用于机体时,随着剂量的不同,机体会有不同的反应。一般来说,随着剂量的逐步增加,会进入有效剂量的范围,而随着剂量的进一步增加,则会产生毒性效应,对机体造成损害。使机体开始出现毒性反应的药物最低剂量,称中毒阈剂量。毒性作用的强弱与毒性成分血药浓度的高低有关,而血药浓度的高低又与给药剂量及时间有关,两者之间的规律性变化呈现为量效关系。剂量-反应关系对评价药物毒性是极为重要的,它包括量反应(以数或量分级表示效应)的量效关系和质反应(以阴性、阳性表示效应)的量效关系。在量反应的量效关系中,当给予大小不同的药物剂量时,增加剂量通常可引起较大程度的毒性反应。在质反应的量效关系中,当剂量升高时,群体中毒性反应发生的百分率则增加。

在评价中药毒性的时候,通常引入半数中毒量(median toxic dose,TD_{50})或半数致死量(LD_{50})的概念。TD_{50}或LD_{50}是指动物一次给药后能够引起半数动物中毒或死亡的剂量。TD_{50}或LD_{50}是衡量中药毒性大小的两个指标。TD_{50}或LD_{50}越小,表示毒性越大,反之毒性越小。MLD(LD_{01})或最小致死浓度(MLC)是指一组受试实验动物中,仅引起个别动物死亡的最低剂量或浓度。引起受试对象中的少数个体出现某种最轻微的异常改变所需要的最低剂量也称为阈剂量(threshold dose),又称最小有作用剂量(minimal effect level,MEL),包括急性阈剂量(limac,为与毒物一次接触所得)和慢性阈剂量(limch,为长期反复多次接触化学物所得)。用不同的指标、方法观察中药(外源化学物)的毒性作用,可以得到不同的阈剂量。易感性不同的个体可有不同的阈值,同一个体对某种效应的阈值也可随着时间而发生改变。因此为安全起见,应当采用敏感指标、敏感动物和足够数量的受试动物进行试验。在评价中药毒性和安全性时,有以下几个常用参数。

1. 治疗指数(LD_{50}/ED_{50})　数值越大,表示药物可使用性越大。

2. 安全指数(LD_5/ED_{95})　数值越大,表示越安全。

3. 安全范围(LD_1/ED_{99})　数值越大,表示安全范围越大。

第四节　中药毒性作用

药物毒性反应分为急性毒性反应、慢性毒性反应和特殊毒性反应。当大剂量中药快速进入人体的组织或器官后,立即发生或短时间内发生的局部或全身的毒性反应,称为急性毒性反应,通常以急性毒性实验(或单次给药毒性实验)进行研究。例如,服用砒石后1~2 h出现咽喉烧灼感、剧烈呕吐,继而出现阵发性或持续性腹痛;服少量半夏即出现口舌麻木,多则灼痛肿胀、不能发音、流涎、呕吐、全身麻木、呼吸迟缓、痉挛,甚至呼吸中枢麻痹而死亡;食用川楝子后4~8 h出现急性中毒性肝炎、呼吸困难、四肢麻木、体能性抽搐、血压升高等症状,严重者可致死亡。常见的斑蝥、藜芦、常山、瓜蒂、全蝎、蜈蚣、洋金花、附子等都可引起急性毒性反应。

由于药物在体内难以被代谢或半衰期(half-life time,$t_{1/2}$)过长,造成有毒物质的血药浓度持续上升,在体内蓄积,从而使机体产生毒性反应,造成临床中毒表现和机体内各种检查指标的异常,称为慢性毒性反应,通常以长期毒性实验(或重复给药毒性实验)进行研究。例如,长期服用雷公藤,除对肝肾功能有损害外,对生殖系统也有明显的损伤作用;长期大量连续服用人参可致失眠、头痛、心悸、血压升高、体重减轻等;长期使用含有朱砂、雄黄的中药可损害肝肾功能;长期服用苦楝根皮或树皮可因积蓄而中毒,对胃黏膜有一定的刺激,产生炎症、脓肿与溃疡。此外,还有特殊毒性反应,通常以致畸性、致癌性、致突变性实验进行研究。毒性反应对患者的危害较大,但是可以通过临床前毒性研究预知,从而在临床过程中避免发生。根据药物的毒性作用或毒副反应部位不同,主要有以下临床表现。

一、神经系统毒性

主要表现为中枢神经先兴奋后抑制,如口唇麻木或全身麻木、眩晕、头痛、失眠或嗜睡,严重时出现意识模糊、言语不清或障碍,甚至抽搐、惊厥、昏迷、呼吸抑制,中枢神经麻痹引起死亡。马钱子(番木鳖)主要含士的宁(番木鳖碱)和马钱子碱,其 MLD 为 0.1~0.12 g;乌头类药物中毒主要是其所含的乌头碱所致,乌头碱口服给药(oral administration,po)0.2 mg 即可出现毒性反应,3~4 mg 即可致人死亡。曾有报道北京地区饮用山豆根水预防感冒而造成百余人中毒、7 人死亡,也为其生物碱所致。有神经系统毒性的生物碱,如乌头类药物附子、天雄、雪上一枝蒿、草乌、川乌中的乌头碱,藜芦含有的藜芦碱、红藜芦碱、原藜芦碱、假藜芦碱,雷公藤主要成分雷公藤定碱、雷公藤晋碱。另外马钱子、防己、莪术、斑蝥等也含有毒性生物碱成分。此外,天南星可致痴呆,黄药子、苦豆子可致幻觉。

二、心血管系统毒性

主要表现为胸闷、心慌、气短、口唇及四肢末梢发绀,面色苍白、四肢厥冷,心音低弱,心律不齐,血压下降或升高,特别是各种类型的心律失常及传导阻滞为最常见。含乌头碱类药物如川乌、草乌、附子、雪上一枝蒿、搜山虎等可引起迷走神经强烈兴奋,可导致心律失常,死亡的直接原因是呼吸及循环功能衰竭,临床以心律失常和心电图改变为其特征。含强心苷类中药如万年青、夹竹桃、罗布麻叶、蟾酥、北五加皮等过量使用可刺激窦房结或心肌细胞,产生类似洋地黄中毒的表现。

三、消化系统毒性

主要表现为胃肠道症状和中毒性肝损害,如恶心、呕吐、食欲不振、口腔黏膜水肿、腹胀、腹痛、腹泻,甚至便血等。中药大多数为口服给药,不少药物和制剂对胃肠道有刺激作用,轻者为副作用,严重的为毒性反应。如决明子、大戟、青木香、苦参等可引起恶心;了哥王、鸦胆子等可引起呕吐;甘遂、芫花、常山、苍耳子等可引起腹痛、腹泻,毒性成分多为泻素、毒蛋白和生物碱等。肝毒性主要表现为肝功能异常,如血清转氨酶升高、肝肿大、黄疸等。桑寄生、姜半夏、蒲黄可引起肝区疼痛;苍耳子、川楝子、黄药子、雷公藤等亦可引起肝脏的损害。

四、泌尿系统毒性

某些中药小剂量或正常剂量的长期服用会造成肾脏慢性中毒,亦会引起肾衰竭。表现为肾小管退行性改变,以近曲小管受损较显著,可呈现坏死性病变,甚至发生急性肾衰竭。马兜铃酸类中药的肾毒性是近年来报道最多的临床案例,其次斑蝥对肾脏的损害也较常见,表现为腰痛、尿频、尿少、血尿,最后导致肾衰,其他如雷公藤、马钱子、广防己、苍耳子等均有肾损伤报道。

五、血液系统毒性

主要表现为对造血系统的损害,如粒性白细胞缺乏症、溶血性贫血、血小板减少性紫癜、出血时间延长、再生障碍性贫血。猪牙皂、明矾、蜈蚣可引起溶血性贫血;砒石、秋水仙可引起白细胞(white blood cell,WBC)减少、血小板减少、再生障碍性贫血;洋金花、芫花、斑蝥、狼毒,以及含铅、砷、氰化物的中药可引起血液系统毒性。

六、呼吸系统毒性

主要表现为对咽喉、支气管、肺产生损害,如胸闷、呼吸急促、咳嗽、呼吸困难、发绀,甚至发生急性肺水肿、呼吸衰竭或麻痹,窒息死亡等。如细辛、半夏、天南星、白果、苦杏仁、五味子、罂粟壳、全蝎、百部、苍耳子、山豆根等可引起呼吸困难或呼吸衰竭;肉桂、两面针等可引起咳嗽。

七、其他系统毒性

1. 皮肤　斑蝥、鸦胆子、巴豆等对皮肤有刺激性。

2. 眼　洋金花、天仙子、秋水仙、钩吻、乌头、大麻等使瞳孔散大;罂粟壳、半边莲、硫黄等使瞳孔缩小;大麻(黄视)、洋地黄(黄或绿视)、绵马贯众(黄视或短暂失明)引起色视;吴茱萸引起视力障碍。

3. 耳　洋金花、含砷中药等引起耳鸣;乌头等引起耳聋。

4. 生殖系统　麦角、商陆、藏红花、斑蝥、青娘子引起子宫缩痛流产;雷公藤抑制男性生育力。

八、特殊毒性

1. 致畸性(teratogenicity)　指孕妇服用药物后引起胎儿的发育障碍。一般认为致畸作用主要发生在妊娠初期的3个月内,即器官形成期,但实际上在其他时期也可产生影响,故孕妇在整个妊娠期用药均应十分谨慎。现已报道蒲黄、水蛭、半夏、甘遂、芫花、莪术、乌头等有致畸作用。此外,苦参、杏仁、桃仁、郁李仁、芥菜、防己等均有潜在致畸作用。

2. 致癌性(carcinogenesis)　某些药物能引起机体某些细胞、组织、器官的过度增殖,长期服用这类药物会形成良性或恶性肿瘤,此称药物的致癌作用。致癌性主要是通过损伤遗传物质或非遗传物质而实现的。已有多种中药成分被报道有致癌促癌作用,如丹宁酸、马兜铃酸、汉黄芩素、斑蝥素、槲皮素、芦丁、三尖杉酯碱、紫杉醇等。单味药如蕨菜、芫花、狼毒、巴豆、甘遂、千金子、款冬花、细辛等均有不同程度的致癌作用。

3. 致突变性(mutagenicity)　指药物损伤使遗传物质发生突变。这类毒性包括染色体畸变(数目及形态)和遗传物质损伤(碱基取代和移码突变)。已报道巴豆、大黄、雷公藤、石菖蒲、洋金花、马兜铃酸类中药、砒石等可致基因突变。

第五节　毒性中药对机体的作用方式和致毒机制

毒物引起细胞损伤的机制,多年来一直是病理学和毒理学中最活跃的理论研究领域之一,内容丰富、机制复杂,诞生了毒理机制研究的新领域——分子毒理学。机体组织的生化过程各有特点,这就使毒物对靶组织有选择性,分化越高或生化过程越复杂的组织对毒物敏感性越高,毒物对其损害也越大。有些毒物则可选择性地直接作用于某器官。

中毒是毒物作用于机体的一系列复杂过程,此过程一般可分为三个时相:① 接触相,即毒物粉碎、溶解的过程。② 毒物动力相,即毒物的体内过程。③ 毒效相,即毒物与机体靶组织中受体相互作用引起中毒的过程。

一、毒性中药对机体的作用方式和致毒机制

1. 直接刺激　部分中药由于含有强烈的刺激性和腐蚀性物质,能够对机体产生直接的化学刺激,在局部反应可造成组织细胞的严重变性、坏死和炎症反应。这类物质包括挥发油、蛋白固定剂等。例如,斑蝥素在接触皮肤后形成水疱和溃疡,曾有大量外敷斑蝥致死的案例报道;去壳巴豆、巴豆或蒸巴豆的蒸气均可引起急性接触性皮炎,较重者还出现水疱、脓疱,还可刺激眼睛,导致流泪、眼睛充血等,刺激口腔及消化道,引起口舌糜烂、咽痛、恶心、呕吐、腹泻等;又如巴豆中含有的挥发油,能够刺激胃肠道,造成严重的腹痛、腹泻反应;此外,千金子、大戟、芫花、甘遂、甜瓜蒂、藜芦、常山、苍耳子等均含有直接刺激性的物质。

2. 干扰神经功能　有些中药含有的物质能够直接刺激中枢神经或外周神经。例如附子、天雄、乌头等含有的乌头碱成分能损害神经系统,麻痹神经末梢,并刺激迷走神经,出现呼吸抑制甚至呼吸衰竭现象等;又如含有莨菪碱的莨菪,其毒性主要为抗 M 样作用,可导致呼吸中枢抑制或麻痹,最终造成呼吸衰竭。而产生这类毒性机制的有毒物质多为生物碱类。还有部分中药物质可干扰神经的传导,如河鲀毒素,可选择性地阻断细胞膜对 Na^+ 的通透性,阻断神经传导,使神经麻痹。此外,少部分药物可通过阻断神经的养分运输,干扰神经功能,使中枢神经系统受到抑制。

3. 抑制酶的催化活性　有些中药中的成分对酶具有直接作用,或影响其生成,或改变其活性,从而使酶参与的生化反应受到影响,使机体有关的生理功能受到干扰,这是许多药物对机体产生毒性作用的原因。

(1) 不可逆性抑制:如朱砂、轻粉、红升丹等中含有的汞、砷、铅等重金属元素,可与各种酶的巯基结合,形成较为稳定的共价键,可直接导致酶丧失活性。

(2) 可逆性抑制:以非共价键与酶(或酶–底物复合物)形成复合物,阻碍酶与底物之间酶促反应的正常进行,在除去抑制剂后,酶活性不受影响,能与底物继续进行正常酶促反应,称为可逆性抑制。发生可逆性抑制后,会对细胞产生毒性作用。如石蒜中提取出的生物碱(加兰他敏),对胆碱酯酶有可逆性抑制作用,从而对细胞产生毒性作用。

(3) 夺去金属离子:金属离子是酶必需的辅助剂,有些中药成分可与酶中的金属离子形成复合物,使其失去对酶的辅助作用。如大黄中的鞣酸可与铁结合形成不溶性复合物,导致酶失去代谢作用。

4. 阻断血红蛋白运输氧的功能　氧化酶系统中的需氧代谢过程一旦被阻断,会使该酶丧失氧化还原能力,造成细胞死亡,甚至对高等动物都会出现致死作用。如硫黄、砒石、雄黄等,能够与血红蛋白(hemoglobin, Hb)结合,使 Hb 失去运输氧的能力,使组织器官缺氧;有些药物可阻碍 Hb 的合成,如铅丹这类能使人体大部分器官发生细胞变性的原浆毒,可使细胞代谢紊乱。

5. 损伤组织细胞结构　某些药物不会首先引起细胞功能的损害,而是直接损伤组织细胞结构,如一些属细胞原浆毒的中药,多有此作用。黄独、苍耳子、鸦胆子直接损害肝肾细胞;马兜铃直接损害肾脏导致重度中毒性肾病;蓖麻毒蛋白是一种细胞原浆毒,易使肝肾等实质细胞发生损害,并有凝集和溶解红细胞(red blood cell, RBC)及麻痹呼吸中枢、血管运动中枢的作用。

6. 影响免疫功能　药物对机体免疫功能的影响可分为两个方面:一方面是诱导兴奋,出现超出寻常的免疫反应,如变态反应、自身反应,这些过强的免疫反应可对机体产生程度不同的损害,重者可危及生命,如地金牛、鱼腥草等。另一方面,则是引起消退抑制,使免疫监视功能低下,导致机体对其他感染或其他疾病的抵抗能力下降,如花椒等。

7. 影响核酸合成　有些毒物影响核酸的生物合成,破坏去 DNA 或阻止 RNA 的合成。来自蛹虫草的一种腺苷类似物虫草素可干扰 RNA 及 DNA 合成,诱导细胞发生细胞周期阻滞和凋亡。

8. 影响蛋白质合成　如三尖杉酯碱抑制蛋白质合成的起步阶段,并使核蛋白体分解;长春新碱使微管蛋白变性,细胞有丝分裂停止于中期;秋水仙碱也有类似的作用。

二、中药毒效成分

中药产生毒性作用的成分不同,毒理机制也不一样,毒效成分有以下几类。

1. 生物碱类　生物碱是一类含氮的有机化合物。容易引起毒性反应的含生物碱中药很多,对机体的毒性可因所含生物碱的不同而异。

(1) 乌头碱:如川乌、草乌、附子、天雄、雪上一枝蒿、金牛七、铁棒锤等。毒理作用表现为神经系统和心脏毒性,使中枢神经系统和周围神经先兴奋后抑制甚至麻痹,并能直接作用于心脏,产生异常兴奋。

(2) 雷公藤碱:如雷公藤、昆明山海棠等。可引起视丘、中脑、延脑、脊髓的病理改变,并可导致实质脏器的变性坏死。

(3) 士的宁:如马钱子、钩吻等。可选择性地兴奋脊髓;并能够阻断神经肌肉传导,具有箭毒样作用,中毒者可因为呼吸肌强直性痉挛造成窒息。

(4) 莨菪碱、东莨菪碱、阿托品:如洋金花、天仙子、颠茄等。其毒性作用是阻断节后神经能神经所支配的效应器上的 M 胆碱受体(muscarinic acetylcholine receptor, M - receptor);对中枢神经系统是先兴奋后抑制,对周围神经则为抑制交感神经,致死原因主要为中枢缺氧,脑水肿而压迫脑干,使呼吸中枢抑制或麻痹,呼吸和心脏衰竭。

(5) 麻黄碱:如麻黄等。对呼吸、血管运动中枢神经及交感神经皆有一定毒性,并具有类肾上腺素的作用,能够松弛支气管平滑肌,加快心率,升高血压。

(6) 甾类生物碱:如龙葵、藜芦等。主要对胃肠道有刺激性。

(7) 类似烟碱及毒芹碱:如半夏、天南星等。除了刺激泪黏膜,引起喉头水肿外,对呼吸中枢有抑制作用。

(8) 秋水仙碱类:如山慈菇等。秋水仙碱在体内有蓄积作用,排泄甚慢,当其在体内被氧化成二秋水仙碱时则有剧毒,能对呼吸中枢、胃肠道及肾脏有刺激性毒性,甚至造成死亡。

2. 苷类　苷类是由糖和非糖物质组成的化合物,其中非糖的部分称为苷元。根据苷元的不同,又分为以下几类。

(1) 强心苷类:强心苷是许多植物中含有的对心脏有显著作用的甾体皂苷类成分,能使心肌收缩增强、心率减慢。其共同特点是小剂量有强心作用,较大剂量或长时间应用则可致心脏中毒而停搏。如香加皮、洋地黄、夹竹桃、罗布麻、福寿草、羊角拗、万年青等中的有毒成分为强心苷,中毒后主要表现为心律失常和中枢神经系统症状。蟾酥主要有毒成分为蟾蜍毒素(bufotoxin),有洋地黄样作用。

(2) 氰苷类:许多植物的种仁含有氰苷,进入人体后经水解产生氢氰酸,为一种极其强烈的细胞毒,这类植物多见于蔷薇科和豆科中。如苦杏仁、桃仁、枇杷仁、郁李仁、火麻仁、瓜蒂、狗爪豆等均含有杏仁苷、亚麻仁苦苷等氰苷成分,水解后可析出氢氰酸作用于细胞内代谢酶系统,引起组织缺氧,并损害中枢神经系统,中毒后主要表现为中枢神经系统症状。

(3) 皂苷类:皂苷的苷元有甾体化合物和三萜类化合物等。皂苷的毒性主要是对局部有强烈的刺激作用,并能抑制呼吸、损害心脏,尚有溶血作用。主要表现为胃肠道刺激症状及中枢神经系统症状。如皂荚、关木通、黄药子、商陆等可引起腹痛、吐泻等肠胃刺激症状;关木通可损害肾脏;黄药子毒害肝;商陆损害心脏,并可引起呼吸麻痹等。

(4)黄酮苷类:如臭梧桐、广豆根、千里光、杜鹃花、银杏叶、羊踯躅、芫花等。中毒反应以消化系统和神经系统的损害为主要表现,还可能涉及心血管系统、呼吸系统及皮肤系统等多个系统。

(5)蒽醌苷类:如大黄、芦荟、虎杖、羊蹄、望江南等。可出现消化系统、呼吸系统、泌尿系统等毒性。还引起早期胚胎流产、胸腺萎缩等症状。

(6)其他苷类:如苍耳、牵牛子、大戟、鸦胆子、藏红花等。典型中毒反应包括头晕头疼和恶心呕吐,严重时还可伴有抽搐和低血糖等症状,可引起多脏器功能衰竭,并抑制免疫功能。

3. 植物毒蛋白类　植物毒蛋白主要存在于植物的种子内,经榨油后则存留于油渣中,是由各种氨基酸组成的高分子化合物。其毒理作用为对胃肠黏膜具有强烈的刺激和腐蚀作用,能引起广泛性内脏出血。如麻疯树、天花粉、半夏、苍耳子、白扁豆、苦楝子、巴豆、望江南子、蓖麻子、相思豆等均含有毒蛋白,中毒反应多表现为剧烈吐泻、呕血、血尿,甚至惊厥、死亡。

4. 萜类及内酯类　中草药中含的萜类及内酯类化合物的结构较为复杂,有酸和酚两种化学性质,可溶于极性溶液。其毒理作用为对局部有强烈的刺激性,并对中枢神经系统有抑制作用。中毒后主要表现为中枢神经系统症状及胃肠道反应。如艾叶主含挥发油、苦艾素,对皮肤有刺激作用,内服可刺激胃肠道,并可由门脉而达肝脏,引起肝细胞损害;马桑所含的马桑内酯,其毒性与印防己毒素相近,可兴奋大脑及延脑,并降低体温,引起惊厥、窒息。

5. 酸和醇类　如马兜铃、关木通、广防己、青木香、细辛、藤黄、油桐、莽草、红茴香、银杏、大风子、大麻、使君子、半夏、乌桕、蛇莓、芫花、甘遂、白花丹、瓜蒂、牛皮消等。可引起肾毒性、胃肠道刺激、肝损伤、心脏损伤等。

6. 挥发油类　如细辛、白芷、艾叶、樟木、土荆芥、大蒜、薄荷、丁香、白花菜、石菖蒲、侧柏叶、假黄皮、肉桂、啤酒花、土一枝蒿、水蓼、桉叶、白瑞香、松香等。可引起头痛、气急、呕吐、烦躁、出汗、颈项强直、毛发竖立、口渴、脉速、体温及血压升高,瞳孔轻度散大,面色潮红、肌肉震颤、全身紧张、痉挛、牙关紧闭、角弓反张,乃至意识不清、四肢抽搐、眼球突出、神志昏迷、尿闭,甚至呼吸麻痹等。

7. 动物毒素类

(1)河鲀毒素类:如河豚等。可阻断神经传导,使神经麻痹。

(2)蟾毒配基类:如蟾酥等。可引起消化系统、循环系统、神经系统中毒症状;若蟾蜍毒液误入眼中,则会导致眼部疼痛剧烈、流泪不止、眼睑浮肿、结膜充血,甚则角膜溃疡。

(3)蛇毒类:如眼镜蛇、白花蛇、蝮蛇、金环蛇等。中毒表现为呼吸困难、精神萎靡、眼球昏暗、眼角有分泌物、身体出现扭体抽搐,乃至死亡。

(4)斑蝥素类:如斑蝥、红娘子、青娘子、葛上亭长、地胆等。可引起消化系统、泌尿系统、神经系统等毒性反应,严重者出现高热、惊厥、昏迷,甚至死亡。

(5)麝香酮类:如麝香等。表现为口腔黏膜溃烂、牙齿松动、牙龈出血、鼻出血,心跳呼吸加快、消化道出血、尿血,甚至四肢厥冷、颜面发青、呼吸不规则、瞳孔散大、尿闭、抽搐,乃至昏迷等。

(6)胆酸类:如牛黄、青鱼胆等。可出现过敏反应,以及中枢神经系统、心血管系统、消化系统中毒症状等,甚至休克。

（7）动物毒蛋白类：如全蝎、蜈蚣等。可引起咳嗽、呼吸困难、急性肺水肿、呼吸肌麻痹、过敏反应，以及心脏、肝脏和肾脏毒性等。

8. 重金属类 中药中含重金属的药物主要是矿物类药物，其中对人体毒性作用较大的有以下几种。

（1）汞类：汞为一种原浆毒，汞化合物对人体具有强烈的刺激性和腐蚀作用，并能抑制多种酶的活性，引起中枢神经和自主神经功能紊乱。如水银、轻粉、朱砂、红升丹、白降丹等中毒后，可出现精神失常、胃肠道刺激症状及消化道出血症状，严重时可发生急性肾功能衰竭而死亡。

（2）铅、铜类：铅是多亲和性毒物，作用于全身各个系统，主要损害神经系统、造血系统、消化系统和心血管系统。含铅类中药有密陀僧、铅丹等。其中毒有急性铅中毒和慢性铅中毒两类。急性铅中毒多见于一次服用过量的可溶性铅盐，以消化道症状为主，同时可发生中毒性肝炎、中毒性肾病，严重的可出现中毒性脑病；慢性中毒者多为长期持续服药所致，一般经常有腹部绞痛、便秘、肌肉关节痛、齿龈变色、贫血、肝肿大、多发性神经炎等症状，并可出现铅麻痹，时间延长可致肾炎、尿毒症等。铜类中毒可导致急性肠胃炎，中毒者口中有金属味、流涎、恶心、呕吐、腹痛、腹泻，有时候出现呕血、黑便。口服大量铜盐后，牙齿、齿龈、舌苔蓝染或绿染，呕吐物呈蓝绿色，血红蛋白尿或血尿，尿少或尿闭，病情严重者因肾功能衰竭而死亡。

（3）砷类：砷化合物具有原浆毒作用，能够抑制含巯基酶的活性，产生细胞窒息；并能使全身的毛细血管极度扩张，大量的血浆漏出，以致血压降低，还可导致肝脏萎缩、中枢神经损害，以及心、肾的严重损害。含砷类药物有砒霜、雄黄等，此外，有些无毒性的矿类药如石膏、代赭石等，若含砷量超过一定标准时，亦可引起砷中毒。

（4）硫、硼、锌化合物：如硫黄、硼砂等。硫黄能与Hb结合，使Hb失去运输氧的能力，导致组织器官缺氧；硼砂中毒轻者会食欲减退、消化不良，严重者会出现呕吐、腹泻、红斑、循环系统障碍、休克、昏迷等症状。硼砂还可减少氨基糖苷类抗生素如链霉素等药物的排泄，增加其毒性。

三、药物毒性产生的分子机制及研究进展

药物吸收进入机体分布于全身，通常仅对其中某些部位造成损害，只有被药物造成损害的部位，才是药物毒理作用的靶部位，被损伤的组织器官称为毒性靶组织或毒性靶器官。药物毒性作用的机制包括药物进入靶器官、靶组织的方式，与靶分子相互作用，引起细胞功能和（或）结构的紊乱，启动基于分子、细胞和（或）组织水平的修复四个步骤（图2-1）。当化学物质不与

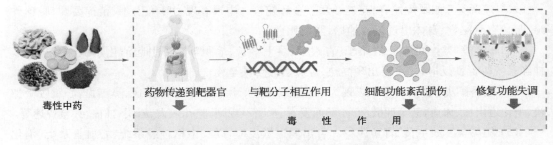

毒性中药　　药物传递到靶器官　　与靶分子相互作用　　细胞功能紊乱损伤　　修复功能失调

毒 性 作 用

图2-1 中药产生毒性作用的潜在步骤

靶分子发生作用而是直接作用于接触的部位,这是引起毒性作用最直接的方式,如某些物质沉积于肾小管从而造成堵塞,这种毒作用形式与毒物到达的位置有关;当药物与靶分子发生相互作用后,可引起细胞功能紊乱或损伤,如河鲀毒素与 Na^+ 通道结合后,阻滞 Na^+ 通道,抑制神经传导,导致骨骼肌麻痹。毒物造成细胞损伤后,机体出现异常修复(包括分子水平、细胞水平和组织水平的修复)。当损伤超过机体的修复能力或发生修复错误时,即可能发生组织坏死、纤维化,甚至癌症。

步骤1 — 药物从给药部位传递到靶组织

理论上,毒性作用的强度主要取决于终极毒物在靶组织的浓度和作用的持续性。终极毒物是指直接与内源性靶分子(如受体、酶、DNA、微管蛋白、脂质等)发生反应或改变生物微环境,诱发结构和(或)功能改变,而导致毒性作用的化学物质。终极毒物通常为原型药物。有时也可为药物代谢产物或药物在生物转化中产生的活性氧(reactive oxygen species,ROS)或活性氮(reactive nitrogen species,RNS)。少数情况下,终极毒物可能为内源性分子,如胆红素。

终极毒物在靶分子处的浓度取决于其在靶部位浓度增加或降低的相对动态过程(图 2 - 2)。终极毒物在靶部位的蓄积取决于其吸收、在作用部位的分布、重吸收和代谢活化。药物进入系统前的消除、非作用部位的分布、排泄和脱毒作用均可减少终极毒物在靶部位的蓄积。

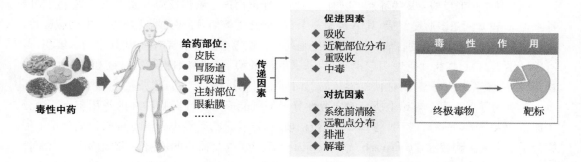

图 2 - 2　毒性中药传递过程

步骤2 — 终极毒物与毒效靶标相互作用

毒性是先由终极毒物与靶分子间的反应而致,继而表现为一系列导致靶分子本身、细胞器、细胞、组织和器官,甚至整个机体紊乱或损伤的生化效应。由于是终极毒物和靶分子的反应激发了毒性效应,因此必须考虑终极毒物和靶分子的反应类型、靶分子的属性、毒物对靶分子的效应(图 2 - 3)。

1. 终极毒物和靶分子的反应类型

(1) 非共价键结合:由于氢键和离子键的形成,反应呈现为终极毒物和膜受体、细胞内受体、离子通道和某些酶相互作用。如马钱子中的士的宁与甘氨酸受体结合等。因为键能相对较低,通常是可逆的。

(2) 共价键结合:具有不可逆性,能从根本上改变生物大分子的性能。具有非离子和阳离子基团的亲电子药物较易形成共价加成物,这些药物可与机体中生物大分子如蛋白质和核酸中的亲核基团反应。

(3) 自由基反应:当终极毒物是中性自由基时,可获得内源性化合物上的氢原子,使这些化合物成为自由基,从而破坏靶分子。如中性自由基从巯基(R - SH)上获取氢,使后者生成

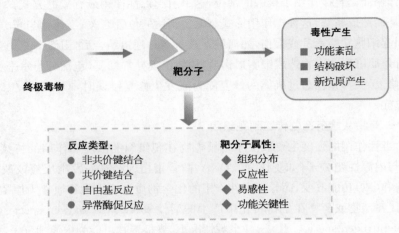

图 2-3　终极毒物与靶分子的反应

$R-S^-$，$R-S^-$ 进而形成其他巯基氧化产物如磺酸 $R-SO_3H$ 和双硫键产物 $R-S-S-R$，使靶分子(如蛋白质)的结构和功能得以破坏。

(4) 异常酶促反应：某些毒素可以对一些特异性蛋白产生酶促反应。如来源于蓖麻的蓖麻毒素由 A 和 B 两条多肽链组成，其 A 链是一个 N-糖苷水解酶，可通过脱去核糖体中的腺嘌呤，破坏核糖体，抑制蛋白质的合成，最终导致细胞死亡。蛇毒中含有丰富的酶，比如蛋白水解酶，可凝固纤维蛋白原，损害血管壁引起严重出血；透明质酸酶，可溶解细胞与纤维间质的酸性粘多糖，破坏结缔组织的完整性，促使蛇毒从局部向周围组织扩散，扩大局部炎症，加深症状。

2. 靶分子的属性　理论上所有的内源性分子都可能成为毒性药物潜在的作用靶点。靶分子通常为大分子，如核酸(特别是 DNA)和蛋白质。另外，膜脂质等小分子也可成为靶分子。但靶分子很少为三磷酸腺苷(adenosine triphosphate，ATP)，以及辅酶如辅酶 A 和吡哆醛。内源性分子成为毒性药物作用靶点必须具有很好的反应性和(或)空间构型，使终极毒物能够与其进行各种反应。同时，由于靶分子必须能够与足够高浓度的终极毒物接触，因此那些处于活性化合物附近或者邻近活性化合物形成位点的内源性分子通常就成为毒性作用靶点。并非所有的毒性药物作用的靶分子都与损害作用有关。因此，靶分子是否与药物毒性有关决定于终极毒物，如是否与靶标反应并进一步影响其功能；是否在靶部位达到有效浓度；是否在某种机制上，以所观察的毒性相关的方式改变靶标。

3. 靶分子的毒物效应

(1) 影响靶分子功能：毒物能激活或抑制靶分子的功能。如罂粟壳中的吗啡启动阿片受体；洋金花中的莨菪碱阻断 M 胆碱受体；马钱子中的士的宁阻断甘氨酸受体；河鲀毒素阻断 Na^+ 通道；长春碱抑制微管蛋白聚合。

(2) 改变靶分子结构：某些毒可通过交叉联结或断裂作用改变靶分子的基本结构。如与 DNA 分子形成加成物：马兜铃酸 I 和马兜铃酸 II 在细胞色素 P450 酶 1A1/2(CYP1A1/2)等多种代谢酶的作用下，硝基团被还原，后者可以与 DNA，尤其是鸟嘌呤和腺嘌呤的氨基基团进行结合，或者与蛋白质发生共价结合，形成加合物，从而导致肾小管上皮细胞凋亡和坏死。一些靶分子在受到终毒物攻击后极易自动降解。

(3) 形成新抗原：某些药物或其代谢产物与体内大分子的结合物有时具有抗原性，激发免疫反应。如石蚕碱经细胞色素 P450 酶 3A4(CYP3A4)介导的氧化反应生成环氧化物,进而与环氧化物羟化酶形成加合物,导致自身抗体的形成,并诱发免疫反应。

步骤 3 —— 细胞功能紊乱损伤而导致毒性

毒性中药与靶分子反应可能会引起细胞功能失调(图 2-1)。细胞器官的协调活动有赖于每个细胞能执行精确的程序,长期程序决定细胞的命运,即细胞分裂、分化或凋亡;短期程序控制分化细胞进行的活动,决定其分泌物质的多少,紧张或松弛,转运或代谢营养成分的节奏。为了执行这些程序,细胞必须具有系统、完整的结构和功能,并相互协调,当药物或终极毒物引起的细胞功能紊乱时,必然会导致细胞毒性。

药物引起的细胞功能紊乱与靶分子功能有关,如靶分子与调节作用有关,可呈现基因表达失控和(或)短暂的细胞活动失调;若靶分子主要与细胞内部维持作用有关,则产生的功能紊乱可影响细胞生存;如药物与行使细胞外部功能的靶点作用,则能影响其他细胞及由它组成的器官或系统的活动。

根据靶分子受影响的情况,毒性药物引起的细胞功能紊乱可分为以下几种类型。

1. 中药毒物引起的细胞调节功能紊乱　细胞受信号分子所调节,信号分子激活与信号转导网络所联系的细胞受体,而信号转导网络将信号传递给基因的调节区域和(或)功能蛋白质,激活受体,最终可导致:① 改变基因的表达,增加或减少特定蛋白质的功能。② 通过磷酸化使特定蛋白发生化学修饰,从而激活或抑制蛋白质。控制细胞命运的程序主要影响基因表达,而调节日常活动的程序主要影响功能蛋白质的活性。由于信号网络的分支和交互联系,一个信号常常触发两类应答。

(1) 基因表达失调:药物分子可通过直接作用于顺式作用元件,也可通过作用于转录环节、细胞内信号通路环节和细胞外信号分子的合成、贮藏或释放环节,导致基因表达失调。如刺梨中含有的烷化剂物质亚硝酸胺等干扰细胞内信号传导系统引起胸腺细胞凋亡。药物在中毒剂量时,能通过干扰信号传导的任何步骤影响细胞活动,使细胞活动失调。

(2) 转录失调:遗传信息从 DNA 转录到 mRNA,主要通过一系列转录因子(transcription factor,TF)与基因调控或启动子区的相互作用。通过与该区域核苷酸序列结合,活化的 TF 促进前启动复合物形成,启动相邻基因的转录。药物可与基因启动区域、TF 或转录前复合物相互作用,从而影响转录。药物可模拟内源配基(如激素)与 TF 结合,影响基因表达。

(3) 信号转导失调:许多细胞外信号分子,如细胞因子、激素、生长因子等,最终都能活化 TF。磷酸化是 TF 最常见的活化机制,蛋白激酶和磷酸酶控制着信号分子激活 TF 的磷酸化,任何干扰信号转导的因素,都能影响 TF 对基因表达的调节。

(4) 信号产生失调:益肾填精类中药可调节下丘脑垂体激素,而垂体激素作用于外周内分泌细胞的表面受体,促进其分泌外周激素,同时垂体激素的产生又受到外周激素的负反馈调控。

(5) 细胞活动失调:细胞的活动由膜受体信号分子调控,膜受体通过调节 Ca^{2+} 进入胞浆或刺激细胞内第二信使,改变磷酸化蛋白的活性,并立即产生细胞功能改变的级联反应。某些中药成分如川芎嗪、葛根素,在中毒剂量时,能干预膜受体、Ca^{2+},从而严重影响细胞的正常功能。

1) 可兴奋细胞失调:一些药物能影响可兴奋细胞的活动,如神经细胞,骨骼肌、心肌和平滑肌细胞。药物引起的瞬息细胞活动障碍可能是由于下述四个方面的改变:① 神经递质浓度。药物可干预递质合成、储存和释放,或从受体附近去除递质。乌头类中药通过破坏 Ca^{2+} 通道转运的 ATP 酶,造成 Ca^{2+} 运输障碍,使神经冲动传递过程中神经递质积累过多,导致神经元死亡。② 药物-神经递质受体相互作用。可分为直接和递质受体作用的激动剂和拮抗剂，间接影响配基与受体结合的激动剂和抑制剂。乌头类中药还可通过影响与疼痛有关的中枢内源性神经递质［如 5－羟色胺（5－hydroxytryptamine，5－HT）、儿茶酚胺、乙酰胆碱（acetylcholine，Ach）、内啡肽等］与相应受体结合，产生神经毒性。③ 药物-信号转导相互作用。一些药物可通过干预信号转导过程而改变神经和（或）肌肉活动。许多植物、动物毒素和合成毒物可激活电压门控 Na^+ 通道，增强由配基-门控正离子通道产生的兴奋信号，而阻断该通道则起相反作用，如麻痹。④ 药物-信号终端相互作用。抑制正离子输出可延长细胞的兴奋，如洋地黄毒苷抑制 $Na^+ - K^+ - ATP$ 酶，增加细胞 Na^+ 浓度，使 Ca^{2+}/Na^+ 交换而减少 Ca^{2+} 输出，导致细胞 Ca^{2+} 积聚，增强心肌收缩性和兴奋性，甚至造成严重心律失常。

2) 其他细胞活动失调：非兴奋细胞也存在许多信号机制，这些过程受到干扰通常较少产生相应结果。许多外分泌细胞由 M 胆碱受体调控，如曼陀罗、天仙子以及莨菪等含有的阿托品类成分，是 M 胆碱受体阻滞剂，可使人体出现抗 M 样作用，抑制周围神经交感神经功能，兴奋中枢神经。

2. 中药毒性成分引起的细胞维持功能紊乱 许多毒物能干扰细胞维持功能。在多细胞机体内，细胞必须维持其本身的结构与功能完整，并对其他细胞提供支持功能。一旦这些功能的执行被中药毒性成分所破坏，即导致毒性反应。

(1) 细胞内维持受损（中毒细胞死亡机制）：细胞为了生存必须合成内源性分子，整合大分子复合物、膜和细胞器以维持其内环境稳定，并产生能量供机体生命活动。药物干扰这些功能可影响细胞的生存，导致中毒细胞死亡的主要机制有以下几个方面。

1) ATP 耗竭：ATP 作为生物合成的化学物质和能量的主要来源，在细胞维持中起核心作用。它在肌肉收缩、细胞骨架的聚合作用、细胞运动、细胞分裂、囊泡转运、细胞形态的维持等方面都是不可或缺的。ATP 驱动离子转运蛋白，如质膜的 $Na^+ - K^+ - ATP$ 酶、质膜和内质网膜的 $Ca^{2+} - ATP$ 酶、溶酶体膜，以及含神经递质的囊泡 $H^+ - ATP$ 酶。这些泵维持了各种细胞功能所必需的条件，例如，由 $Na^+ - K^+$ 泵形成的穿质膜 Na^+ 浓度梯度，驱动 $Na^+ -$ 葡萄糖和 $Na^+ -$ 氨基酸协同转运蛋白及 Na^+ / Ca^{2+} 反向转运蛋白，促使这些营养素的进入和 Ca^{2+} 移动。

药物从以下五个方面干扰线粒体 ATP 合成：① 干扰氢向电子传递链（呼吸链）传递，如一些清热中药黄芩、黄连、黄柏。② 抑制电子沿电子传递链转移到分子氧，如鱼藤酮和氰化物。③ 干扰氧传递到终末电子转运蛋白-细胞色素氧化酶。④ 抑制 ATP 合酶（氧化磷酸化的关键酶）的活性。⑤ 引起线粒体 DNA 损伤，从而损害由线粒体基因组编码的特定蛋白质（如复合物 I 亚单位和 ATP 合酶）合成，如补骨脂中的补骨脂素、麻黄中的麻黄碱。

2) 细胞内 Ca^{2+} 的持续升高：细胞内 Ca^{2+} 水平是受到严格调控的。毒物通过促进 Ca^{2+} 向细胞质内流或抑制 Ca^{2+} 从细胞质外流而诱导胞质 Ca^{2+} 水平的升高。配体或电压门控的 Ca^{2+} 通道开放或质膜损伤会引起细胞外液与细胞质之间 Ca^{2+} 浓度梯度降低。毒物也可诱导 Ca^{2+} 从线粒体或内质网漏出而增加胞质 Ca^{2+}，或通过抑制 Ca^{2+} 转运蛋白或耗竭其驱动力而减少 Ca^{2+} 的外流。细胞内 Ca^{2+} 的持续升高，可能导致能量储备的耗竭、微丝功能障碍、水解酶的活化、ROS 和 RNS 的生成。

(2) 细胞外维持受损：药物也可干预细胞对其他细胞、组织和器官提供的支持。例如肝细胞从循环除去胆固醇和胆红素，分别将其转化为胆酸和胆红素葡萄糖醛酸苷，继而将它们排入胆汁消除。药物中断这些过程将对机体和肝脏造成损害。药物还可影响肝脏产生凝血因子，虽然并未损伤肝脏本身,却可导致机体出血致死。

步骤 4 — 分子、细胞、组织水平修复功能紊乱

毒性发展的第四步为修复紊乱(图 2-1)。许多药物能改变生物大分子,如果不予修复,可导致机体受到更高层面的损害。修复的机制可发生在分子层面,涉及蛋白质、脂质和 DNA;亦可发生在细胞组织层面,体现为凋亡和增生。修复功能紊乱这种情况同样可发生在分子、细胞和组织水平,表现为组织坏死、纤维化和化学致癌。

1. 修复机制

包括分子修复和组织修复。受损害的分子可以以不同的方式修复,某些化学改变如蛋白质巯基的氧化和 DNA 的甲基化可被简单地逆转,而有些受损分子则需要完全降解并重新合成后才能被有效地修复。

(1) 蛋白质修复:巯基被氧化将使许多蛋白质如受体、酶、结构蛋白和 TF 等功能受损。巯基被氧化的蛋白质,可以通过调控还原型辅酶Ⅱ(nicotinamide adenine dinucleotide phosphate,NADPH)参与的还原作用而将被氧化的巯基还原。而亚铁血红蛋白被氧化生成的高铁血红蛋白则需要依赖于高铁血红蛋白还原酶来还原。此外对于其他受损蛋白质,也可通过水解而消除,或被 ATP/泛素依赖性蛋白酶体清除。

(2) 脂质修复:过氧化脂质(lipoperoxide,LPO)的修复涉及一系列的还原剂和谷胱甘肽过氧化物酶(GSH-Px);含有脂肪酸过氧化物的磷酸,易于被磷脂酶 A2 水解,由正常脂肪酸代替过氧化脂肪酸。而还原酶的恢复还需要 NADPH 的参与。

(3) DNA 修复:尽管 DNA 极易与亲电物质和自由基反应,但核内 DNA 还是非常稳定的。原因是它一方面被包裹于染色体中,另一方面还有几种修复机制(包括直接修复、切除修复、重组修复等)来纠正这一改变。但是,由于线粒体 DNA 缺乏组蛋白的保护和有效的修复机制,因而更易受到中药毒性成分损伤。

(4) 细胞修复:细胞损伤的修复并不多见,大多数组织的细胞在受到损伤后就会死亡,剩余的活细胞会分裂并取代丢失的细胞。成熟的神经组织没有增殖能力,但外周神经轴损伤后需要巨噬细胞和施万细胞参与修复。巨噬细胞通过吞噬作用除去碎屑,并产生细胞因子激活施万细胞增生,同时产生神经生长因子(nerve growth factor,NGF),在细胞表面 NGF 受体分泌神经细胞黏附分子和细胞基质分子。在与新生的轴突一起移行时,施万细胞起到向导作用,并诱导轴突与靶细胞的连接。

(5) 组织修复:对于具有细胞增殖能力的组织,受损细胞通过凋亡或坏死而清除,受损组织则通过细胞增殖和再生而修复。

2. 细胞应激机制　细胞应激指细胞处于不利环境和遇到有害刺激时所产生的防御或适应性反应。细胞应激分为氧化应激、内质网应激和遗传毒性应激。细胞应激涉及从细胞能量代谢、蛋白质合成与加工、细胞内环境稳态的建立与维持、细胞遗传物质损伤的识别与修复、细胞增殖与细胞周期的调控和细胞存活与凋亡等生命活动所有过程。一方面,细胞应激是机体面对有害因素刺激的防御性反应,有利于维持机体内环境的相对稳定;另一方面,细胞应激过程引起细胞信号转导的迅速改变,某些重要信号分子或信号通路的改变可能损害细胞的正常功能。细胞应激与衰老、恶性肿瘤、心脑血管疾病、机体炎症反应、胰岛素抵抗和 2 型糖尿病、非酒精性脂肪肝病和先天性出生缺陷等人类重要疾病的发病过程密切相关。

(1) 氧化应激:氧化应激的应激源主要为自由基、ROS 或 RNS。通常引起机体发生氧化

应激的自由基包括羟自由基、超氧阴离子自由基、氯离子自由基和一氧化氮分子自由基。生理状态下,ROS 和 RNS 是机体维持多种重要生理功能的物质基础。当机体因毒物暴露而产生过多自由基、ROS 或 RNS,或因机体抗氧化能力减弱引起 ROS 或 RNS 清除能力减弱,细胞内自由基、ROS 或 RNS 过量,破坏了机体的氧化/还原的正常平衡,导致组织和细胞发生氧化应激。

(2)内质网应激:内质网是细胞内重要的细胞器,蛋白质和脂质合成、加工、折叠和运输均在内质网进行。内质网蛋白质加工和包装需要内质网特异性分子伴侣如葡萄糖调节蛋白 78 的协助。当细胞内质网受损或需要加工和包装的蛋白质合成增加,即引起内质网应激和未折叠蛋白反应。

(3)遗传毒性应激:人体细胞启动自身防御网络系统使遗传物质 DNA 免受外源遗传毒物损伤的过程称为遗传毒性应激。遗传毒性应激反应的应激原主要有遗传毒性致癌剂和致突变物、紫外线和放射性核素,大多数化疗药物,也包括细胞正常生命过程产生的某些代谢产物(如自由基和 ROS)。

3. 修复障碍引起的毒性作用　虽然修复机制发生在分子、细胞和组织水平,但有时不能对损伤起减轻、逆转作用。首先,某些损伤的修复可能被遗漏;其次,损伤程度超过机体修复能力时,修复失效;此外,修复所必需的酶或辅助因子被消耗时,修复能力降低;最后,某些毒性损害不能被有效地修复。例如,当出现毒性成分共价结合于蛋白质时,机体不能有效地修复;当机体修复机制崩溃、耗竭或削弱时,毒性成分即对机体产生毒性作用。许多毒性类型可同时涉及不同水平的修复障碍,其中严重的结果有组织坏死、纤维化和致癌。

(1)组织坏死:如果分子修复机制失效或分子损伤不可逆转,细胞损伤就可转化为细胞坏死。组织出现坏死是由于药物剂量过高,使损伤超过机体的修复能力,或机体各种修复能力相对不足。

(2)纤维化症状:是一种以异常组分在细胞外过度沉积为特征的病理状态。修复不全是纤维化的主要因素。细胞损伤激发大量细胞增生和细胞外基质生成。细胞外基质生成如果没有及时终止,就发展为纤维化症状。如菊科的千里光属、紫草科的紫草属植物等含有不饱和酯型吡咯双烷生物碱,在病变后期引起网状纤维塌陷,出现肝纤维化的表现。

(3)致癌:化学致癌与多种修复失败及修复功能障碍有关,包括:① DNA 修复失败。通过 DNA 复制导致突变固定,并最终引起原癌基因活化和抑癌基因失活。② 细胞凋亡失败。促进突变和癌前细胞的克隆扩展。③ 细胞增殖终止失败。增加突变概率,引起原癌基因过表达,启动细胞克隆扩展形成结节和肿瘤。

第三章
中药毒代动力学

导学

　　本章介绍了中药毒性成分的体内过程,药时变化以及中药安全性评价中的毒代动力学研究及其应用。

学习要求:

(1) 掌握中药毒性成分的体内过程以及毒动学参数的计算和意义。

(2) 熟悉影响中药毒性成分毒动学的因素。

(3) 了解中药安全性评价中的毒代动力学研究及其应用。

　　毒性中药代谢动力学或中药毒代动力学(Toxicokinetics of Chinese Medicines)是研究中毒时机体对中药作用及其规律的一门科学。是介于中药药动学和毒理学之间的一门交叉学科。其目的在于:① 描述中药毒性反应与毒性剂量间的量效关系。② 了解中药中毒剂量与吸收率之间的关系。③ 确定中毒时中药在体内的蓄积部位与程度(时效关系),预测其毒性作用的靶器官(组织),并解释中毒机制。④ 明确重复给药对毒代动力学的影响。⑤ 明确是中药本身还是其代谢产物引起的毒性反应。

　　中药之所以能产生毒性作用与其所含毒性成分有关,不同毒性成分可在不同的组织或器官上表现出不同的毒性反应,同时也与机体对毒性成分的作用有关。中药毒代动力学的研究有赖于对毒性中药中毒性成分的研究、鉴定和获取。毒性中药进入机体产生毒性反应及其作用的大小,一般取决于两个因素:一是毒性成分或组分在作用部位的固有毒理活性;二是具有毒理活性的毒性成分或组分到达作用部位的效率。值得指出的是,传统中药制剂在多数情况下,其毒效均是多种毒性成分通过相互协同或相互拮抗所产生的综合效应,多组分的成分复杂、毒效成分不明确,或干扰因素太多,缺乏微量定量分析方法。因此,中药毒代动力学的研究在应用现代药代动力学研究方法的同时,还必须重视中医的整体观念和毒性中药多组分、多靶点的特点。

　　自 20 世纪 80 年代开始采用的毒理效应法正是中药毒代动力学研究过程中整体观的进一步体现。本章将主要论述运用毒代动力学的原理和研究方法,探讨中药毒性成分体内过程、毒性作用的发生和发展规律,从而加深对中药毒性反应产生机制的理解。

第一节　毒性中药的体内过程

　　毒性中药的吸收、分布、代谢及排泄等体内过程,决定了其毒性反应的发生、发展和消除。中药毒性成分是否对机体产生毒性作用及其毒性作用的强弱程度,通常取决于它们在靶器官或靶组织的浓度。当中药毒性成分在毒性靶部位未达到足够高的浓度时,可不出现毒性;产生毒性作用的成分可能只聚集在靶器官的部分组织;中药毒性成分可随着药物浓度的高低以不同的速率代谢,形成毒性更大或更小的代谢产物,因此在靶组织产生的毒性强弱也随之而异;中药毒性成分从机体排泄越快,其在靶组织或靶器官的浓度越低,毒性作用也越弱。由于毒性中药的研究有其特殊性,即大多数毒性中药及其方剂无法测定毒性成分的血药浓度,而是借助于毒效手段直接探求毒性中药的时-毒效关系,再间接推算药物的时-量(体内药量)关系或时间-浓度关系。这一点与西药由时间-浓度关系推算时-量关系和时-毒效关系的研究模式不同,应有所区别。为简化起见,对于中药毒性成分的体内过程,以下仍然从吸收、分布、代谢和排泄四个过程进行描述。

一、吸收

毒性中药口服后在胃肠道即使浓度很高,但除了有刺激性或腐蚀性作用外,在被吸收前,一般不会产生全身毒性作用。毒性中药通过胃肠道吸收多数是被动转运形式,因此脂溶性大、解离度小的药物更容易被吸收。在中药的中毒解救时,常采用的方式之一是设法降低药物脂溶性或增加解离度,以减少吸收、增加排泄。毒性中药吸收的影响因素如下。

(一)药物因素

1. 药物剂型 在影响毒性中药吸收的众多因素中,剂型因素是最为重要也最为复杂的因素。剂型不同,吸收程度和速度不同,吸收速度快且吸收量多的药物更产生明显的毒性反应。不同剂型其毒性反应相差悬殊,常用剂型毒性反应风险大小排序为:静脉注射剂＞肌内注射剂＞酒剂、汤剂、合剂＞糖浆剂、混悬剂＞散剂＞微丸、颗粒剂＞水丸＞糖衣片＞蜜丸。但也有例外,如乌头类及一些含生物活性物质的中药,其毒性成分可因加热而破坏,汤剂毒性消失或减弱;也有的中药加热后毒性反而增强,如山豆根。

2. 毒性中药跨膜转运途径 胃肠道上皮细胞膜是毒性中药转运的必经之路,转运途径可分为以下两种。

(1)细胞通道转运:指毒性中药借助其脂溶性或膜内蛋白的载体作用,穿过细胞而被吸收的过程。上皮细胞膜以磷脂的双分子层为基本骨架,骨架中镶嵌有多种中药转运蛋白,这是脂溶性毒性中药及一些经主动机制吸收毒性中药的通道。

(2)细胞旁路通道转运:是指一些小分子毒性中药穿过上皮细胞间的紧密连接处的微孔进入血液的过程。紧密连接处允许水、电解质及小分子(<150 Da)水溶性毒性中药通过,但容量受到水溶性微孔数量的限制。

3. 毒性中药的经皮吸收 中药中一些膏剂、擦剂、栓剂等外用剂型,主要通过皮肤进行吸收。毒性中药经皮吸收第一相为透过角质层,这是一个限速过程。皮肤具有较好的屏障作用,一般情况下,仅少数毒性中药可经皮吸收。人类角质层较厚的部位(如手掌、足底)吸收较慢,阴囊、腹部皮肤较薄,毒性中药较易被吸收。在通过角质层时,脂溶性毒性中药透过角质层的速度与其脂/水分配系数成正比,水溶性毒性中药的吸收与其分子量有关,分子量较小的较易穿透角质层而被吸收。毒性中药经皮吸收的第二相为透过表皮层。该层屏障作用差,毒性中药可通过扩散作用通过这层皮肤,并经过丰富的淋巴毛细血管被吸收。在表皮层毒性中药被吸收的速率取决于局部血流、空隙液体运动等。毒性中药通过角质层是经皮吸收的关键,因此毒物腐蚀角质层后,被吸收的速率将显著加快。角质层的含水率也影响毒性中药吸收,通常角质层含有 7% 的水,该部分正常含水状态吸收速率可比干燥时增加 10 倍。如角质层含水率增加 3～4 倍,则由于组织变得紧凑,毒性中药吸收速率可增加 2～3 倍。

（二）生物因素

1. 胃排空与肠蠕动　胃肠道蠕动较强,则毒性中药在其停留时间较短,吸收较少;反之,有利于吸收。

2. 血流量　胃内血流量能影响毒性中药吸收,小肠由于有足够的血流量,除主动转运外,对一般毒性中药吸收影响不大。

3. 肠道菌群　肠道菌群对毒性中药水解或还原起催化作用,但大多数毒性中药因剂量足够,这一作用是有限的,而对难溶性毒性中药可能起着不可忽视的影响。

4. 胃肠道充盈度　胃肠道内容物较多时,吸收较慢;反之,空腹或饥饿状态下容易吸收。

5. 胃肠道酸碱度　弱酸性中药毒性成分在胃中易被吸收,弱碱性毒性成分在小肠内易被吸收。小肠黏膜的吸收面积很大,故即使是弱酸性毒性成分在小肠内也有一定量的吸收。

6. 胃肠道内各物质间的相互作用　同时存在于胃肠道中的食物和毒性中药可发生相互作用,从而影响某一物质的吸收。如脂肪可使胃的排空速度减慢,因此可延长毒性中药在胃中停留时间,促进其吸收。

7. 某些特殊生理状况　特殊生理状况对毒性中药的吸收也有影响。如胃酸分泌随年龄增长而降低,可影响弱酸或弱碱性毒性中药的吸收。

（三）其他因素

根据时辰药理学的观点,中药的毒性作用也与给药时间有密切关系。吸收过程具有昼夜节律变化的毒性中药,多半依赖如下因素。

1. 胃液 pH 及胃液分泌量　胃液 pH 和胃液分泌量有明显的昼夜变化,这种变化使得某些毒性中药可能早晨给药吸收多、血药浓度高,而另一些毒性中药可能晚间给药吸收多、血药浓度高。

2. 胃液排空和肠蠕动　胃排空的速率有着明显的昼夜变化,晚间的排空速率较白天低,小肠的蠕动速率也是晚间小于白天,这使得某些依赖胃排空速率和小肠蠕动速率的毒性中药的吸收过程有着明显的节律性。

3. 中药毒效成分的水溶性和脂溶性　脂溶性强的毒性中药晚间吸收较早晨快,而水溶性强的毒性中药无这种变化规律。

4. 吸收部位的血流量　吸收部位血流量的昼夜变化,使得毒性中药在这些部位的吸收呈现昼夜节律变化。

二、分布

中药被吸收入血后通过血循环向各器官、组织、细胞扩散的程度取决于血流量的大小及它从毛细血管床扩散进入特定器官、组织、细胞的速率。在分布初期主要依靠血流量,而在分布后期则主要依赖毒性中药与组织的亲和力。毒性成分进入细胞的过程通过被动扩散或主动转运,水溶性小分子和离子可通过细胞膜水相通道和空隙扩散;脂溶性分子本身易进入细胞;而极性大的分子和一些有机弱酸、弱碱等弱电解质的离子则必须通过特殊转运机制进入细胞。

（一）毒性中药的分布特点

机体总体液大致可分为细胞外液和细胞内液两个区域,前者由血浆和组织间液组成。毒性中药在体内的浓度取决于其体液区域容积即分布容积的大小。毒性中药的分布通常比较复杂,不能简单将其归为分布在机体的某一体液区域。它们可结合和(或)溶解在机体的各种储存部位,如脂肪、肝脏和骨骼等组织在毒性中药分布上为重要的决定因素。此外,毒性中药的物理化学性质使然,有些毒性中药不易通过细胞膜,因此分布受限制,而有些则可迅速通过细胞膜分布在全身。有的毒性中药可在机体某些部位蓄积,如和蛋白质结合、主动转运及高度溶解在脂肪中等。毒性中药发生毒性作用的靶组织或靶器官并非一定是其分布浓度最高的组织。因此,对中药的毒性作用而言,不能简单地考虑有关成分分布的体液区域和比率,更要关注毒性中药与细胞组织的特殊亲和力及其蓄积储存组织,如肝脏、脂肪、骨骼等。

（二）毒性成分的组织蓄积

中药毒性成分可与机体某些部位结合,或溶解在机体某些部位,只有游离型成分可通过机体的某些部位,呈结合型或溶解型的毒性中药可明显改变其分布的特征。

1. 血浆蛋白结合　毒性成分进入血循环后首先与血浆蛋白结合,酸性成分多与白蛋白结合,碱性成分多与 α_1-酸性糖蛋白结合,还有少数毒性成分与球蛋白结合。毒性成分与血浆蛋白结合后,具有以下特点。

（1）可逆:毒性成分与血浆蛋白的结合是可逆的,其在血液中维持结合与游离的动态平衡。游离型毒性成分被吸收进入血液后,部分与血浆蛋白结合,但随着其游离型浓度的降低(分布到组织或被消除),与血浆蛋白结合的毒性成分又可解离。

（2）储存:游离型毒性成分与血浆蛋白结合后毒理活性暂时消失,结合物分子变大不能通过毛细血管壁而暂时“储存”在血液中,使其不能到达靶位发挥作用。

（3）置换:毒性成分与血浆蛋白结合特异性低,而可供毒性成分结合的血浆蛋白及结合位点有限,两个毒性成分可能竞争与同一蛋白结合而发生置换现象。这从药物毒理学角度而言非常重要,因为两个蛋白结合率高的毒性成分合用,彼此间极易被互相置换,而使双方游离型药物浓度骤然升高,在常用量下产生严重的毒理效应;有些毒性成分也可与蛋白结合率高的内源性物质竞争结合位点,产生毒性反应,且此类中毒原因不易被发现。如某药的血浆蛋白结合率为99%(即只有1%的药物起效),当被另一结合率高的药物置换1%时,则游离型药物浓度理论上可增加100%或更高,因此可能导致中毒;胆红素被置换出来后,可造成严重的胆红素脑组织损伤(也称核黄疸)。另外,老年人肝脏合成白蛋白的能力下降,血浆中可供毒性中药成分结合的蛋白储备能力降低,也易出现毒性效应,因此应该酌情减少常规用药量。

2. 在肝和肾组织储存　在机体各种器官组织中,肝和肾可通过主动转运过程或与组织结合的机制,比其他器官组织富集更多的毒性成分。如肝细胞内谷胱甘肽 S-转移酶(glutathione S-transferases, GSTs)与许多毒性中药成分,尤其是有机酸类,具有亲和力,并在将血浆有机阴离子转入肝组织储存过程中发挥很大作用。

3. 在脂肪组织储存　许多毒性中药成分具有很高的脂溶性,进入体内后很容易通过生物膜进入组织细胞。因此,亲脂性毒性成分易分布于脂肪组织,甚至蓄积储存起来。

4. 在骨骼组织中储存　这类例子主要是一些矿物类的毒性中药,如朱砂、雄黄、芒硝等溶解后,释放出来的无机元素与骨骼表面物质发生交换,并沉积在骨骼组织中储存。

（三）分布的昼夜规律

毒性中药成分分布过程中的昼夜变化也非常明显。研究表明,选择昼夜不同的时间点给予相同剂量的青藤碱,不同时间点的血清和脑组织中的药物浓度存在较大差异,与昼夜节律变化相关。影响毒性中药分布过程昼夜变化的主要因素如下。

1. **血容量和组织器官血流量**　血流量的昼夜变化节律可影响毒性中药在组织中的分布。血流量大,分布的就多,如心、肝、肾等。

2. **组织细胞膜通透性**　组织细胞膜的通透性有昼夜变化。如 RBC 内的毒性中药成分浓度变化,不单纯依赖于血浆中的毒性成分浓度变化,还与 RBC 膜的通透性有关。虽然脑脊液中的毒性成分浓度一般明显低于血浆毒性成分浓度,但其昼夜变化往往平行于血浆中的变化,无明显延迟现象。血浆和脑脊液中的毒性成分浓度昼夜变化的同步现象,可以说明血脑屏障通透性也有昼夜变化,这与在大鼠身上观察到的青藤碱在脑组织中的药物浓度具有昼夜节律变化相符。

3. **药物的理化特性**　脂溶性强的毒性成分在血流量和膜通透性方面的节律性变化,明显大于水溶性强的药物。

4. **药物血浆蛋白结合**　毒性成分在血浆中以游离型与结合型两种形式存在,只有游离型的毒性成分才能被转运并具有毒理活性,结合型是毒性成分暂时储存的一种形式。在血浆中与毒性成分结合的物质主要有血清白蛋白、球蛋白、糖蛋白和脂蛋白。已经发现血浆蛋白含量和蛋白结合能力均有昼夜变化。高血浆蛋白结合率(80％以上)的毒性中药,其结合率稍有改变,则游离型毒性成分浓度就会出现成倍的变化,这对毒性作用特别重要。

5. **细胞外液 pH**　细胞外液 pH 的昼夜变化较细胞内明显。由于非解离型毒性中药成分可以通过细胞膜并与细胞外液保持动态平衡,细胞膜内外的药量和浓度是不同的。当夜间睡眠时,细胞外液 pH 降低,使酸性成分在细胞外液非解离型部分增加,导致毒性中药分子自细胞外流入细胞内,使分布容积增加。

（四）细胞膜屏障

细胞膜屏障一般指血-脑屏障和胎盘屏障。脑是血流量较大的器官,但毒性中药成分在脑组织中浓度一般较低,特别是脂溶性小或极性大的物质,血-脑屏障的阻断作用形成了对大脑的一种保护机制;有些毒性成分在治疗量时,虽有部分可通过血-脑屏障,但不会出现明显的毒性,只有当剂量过高时可产生明显的毒性。胎盘屏障是指胎盘绒毛与子宫血窦间的屏障,主要起降低胎盘的母体血流量和生物转化作用,但对不同性质毒性成分的吸收并没有区别。因此,在妊娠期间应该慎用或禁用对胚胎发育有影响的药物。

（五）毒性中药的再分布

某些毒性中药成分经血流迅速向全身组织输送,首先向血流量大的器官分布,然后向血流量小的组织转移,这种现象称为再分布。

三、代谢

如前所述,中药毒性的产生与它们能到达靶器官或靶组织并引发体内内源性组分的相互作用和生理变化有关。毒性中药作为外来活性物质(xenobiotic)进入体内后,机体通过肝脏或其他部位酶的催化发生代谢作用,形成代谢产物。毒性中药经过代谢后,大多数毒性成分被代谢为无毒者;而有少数毒性成分反而毒性增强或产生新的有毒物质,称为代谢活化。由于中药毒性成分经过代谢改变了原来的固有作用和在体内的滞留时间,必定会在其发生毒性效应的靶部位起质和量的变化,因此毒性中药代谢在药物毒理学领域具有极其重要的意义。

一般而言,毒性中药的代谢过程可分为两步。第一步为氧化、还原或水解反应,是向底物分子引入极性基团如—OH、—COOH、—NH₂、—SH,以提高分子的极性如水溶性等;同时,为第二步做准备;第一步代谢也通常称为Ⅰ相反应,这种反应或可显著改变毒性成分的活性。第二步为结合反应,是将来自第一步的代谢物引入极性基团,与体内一些极性小分子物质相互结合,如与葡萄糖酸、甘氨酸、硫酸结合,形成水溶性更大的复合物,从而有利于降低毒性中药的毒性,并随尿、胆汁排出体外。

（一）药物代谢酶

在体内催化毒性物质代谢转化的酶系称为药物代谢酶。药物代谢酶系统如下。

1. 专一性酶　如胆碱酯酶、儿茶酚氧位甲基转移酶(catechol - O - methyltransferase,COMT)和单胺氧化酶(monoamine oxidase,MAO)等。

2. 非专一性酶　如细胞色素 P450(cytochrome P450s,CYPs)。CYPs 是Ⅰ相反应中促进毒性中药生物转化的主要酶类,主要分布在肝脏中,故又称肝药酶;其次在肾、肺、肠、皮肤等组织中也有分布。细胞内 CYPs 主要存在的部位为内质网上的微粒体,有的则存在于线粒体、细胞核中。CYPs 活性因个体差异、年龄、营养状态、疾病等因素而不同。该酶对所催化的底物特异性很低,并易受毒性中药的诱导和抑制,一种毒性中药影响了酶活性,可使其他同时或贯序使用作为底物的毒性中药转化受影响。毒性中药的成分复杂,由此相互作用带来毒效的减弱或加强,甚至毒性的产生有其必然性,特别当与西药配伍使用时,表现更为明显。

在Ⅱ相代谢中比较常见的反应包括 GSTs 催化的谷胱甘肽(glutathione - SH,GSH)结合反应和葡萄糖醛酸(glucuronic acid,GA。又称葡糖醛酸)结合反应。GST 存在于胞浆中及微粒体和线粒体上,可催化还原型 GSH 和毒性中药结合,形成硫醚;GSH 也能与含有亲电杂原子(O、N 和 S)的活性分子结合。存在于微粒体上的 GST 可被亲电子基、超氧阴离子、ROS 和RNS 修饰启动,迅速加快对上述物质的灭活代谢。GA 结合由微粒体糖醛酸转移酶催化尿苷二磷酸葡萄糖醛酸(UDP - glucuronyl acid,UDPGA)进行,可使毒性中药分子水溶性增加,易于排泄。除肝脏外,肾、肠黏膜也能进行 GA 结合反应。由于亲电子基团极易与生物大分子如核酸、蛋白质等结合,造成机体严重损伤,而 GST 和 UDPGA 等催化的反应具有降低毒性作用,在中药毒理学中具有重要意义。

（二）药物代谢酶的诱导和抑制

许多因素可影响毒性中药的代谢转化,如下。

1. 代谢酶的抑制　一些药物对代谢酶的抑制作用分以下两种类型。

(1) 竞争性抑制代谢酶:几种药物的代谢转化过程都受到同一酶系的催化,因而可出现竞争性抑制。

(2) 特异性抑制某一种酶:如胡椒基丁醚与 CYPs 的结合而抑制其活性。

2. 代谢酶的诱导　一些毒性成分可使某些代谢过程的催化酶活力增强或酶的含量增加,凡具有诱导效应的物质称为诱导剂。诱导剂多数是脂溶性化合物,并且是非特异性的。诱导剂对毒性中药毒性作用的影响具有双重性:如果一种毒性中药成分经代谢转化产生无毒或减毒的代谢物,则诱导剂可加强解毒作用;相反,如果一种毒性中药经过代谢转化后其毒性反而增加,酶诱导则可促进和加强该毒性中药的毒性作用,故临床用药有配伍禁忌。

（三）影响药物代谢转化的因素

影响药物代谢转化的因素主要有生理因素与剂型因素。生理因素包括种族、年龄、性别、妊娠、疾病等;剂型因素包括给药途径、剂量、剂型、手性药物、药物相互作用等。此外,食物、环境等因素也会对药物的代谢产生一定影响。

四、排泄

排泄是毒性中药及代谢物通过排泄器官或分泌器官排出体外的过程,排泄与药物代谢转化构成毒性中药的消除。排泄途径如下。

(一) 肾脏排泄

有三个过程:肾小球滤过、肾小管分泌及肾小管重吸收。

1. 肾小球滤过　肾小球毛细血管膜孔较大,肾小球可以滤过分子量小于 60 000 的分子,血浆蛋白结合率可影响滤过率。滤过速度取决于毒性中药分子量和其血浆浓度。血浆蛋白结合可延缓滤过速度,毒性成分滤过速度与肾小球滤过率正相关。

2. 肾小管分泌　近曲小管细胞能以主动方式将毒性中药成分自血浆分泌入肾小管。经同一机制分泌的毒性成分可发生竞争性抑制,通常分泌速度较慢的可抑制分泌速度较快的成分。一些毒性成分和近曲小管上的主动转运载体的亲和力,高于和血浆蛋白的亲和力,因此和肾小球滤过不同,这些毒性成分经肾小管分泌的速度不受血浆蛋白结合的影响。如对氨马尿酸的血浆蛋白结合率约为 90%,但 90% 的药物在一次通过肾脏时即被分泌入肾小管内。

3. 肾小管重吸收　毒性成分在远曲小管主要以被动扩散的方式被重吸收,且受解离状态的影响。肾小管重吸收比肾小球滤过慢得多,中药中毒时,肾小管的尿液稀释对防止毒性成分重吸收具有重要作用。毒性成分所处环境 pH 的微小改变可显著影响毒性成分的解离度。按亨德森-哈塞尔巴尔赫(Handerson - Hasselbalch)公式,弱酸性化合物在 pH 较高的尿液中,离子型较多而易于排出体外。如弱酸性的马兜铃酸类化合物中毒时,用碳酸氢钠碱化尿液,可促使其排出体外。

(二) 胆汁排泄

有些药物分子如强心苷类药物经肝脏代谢后形成 GA 结合物,排入胆囊并随胆汁到达小肠被水解,游离型分子被重吸收,这个过程称为肝肠循环(hepatoenteral circulation)。对于该类成分的毒性中药,如香加皮等,应注意用药量。

(三) 其他排泄途径

如乳汁、唾液、汗腺、肺、肠道等。乳汁的 pH 略低于血浆,许多能进入乳腺的碱性毒性中药成分可从乳汁排泄。

第二节　毒性中药体内药量变化的时间过程

体内药量随时间的推移而发生变化的规律是毒代动力学研究的核心问题,通常以血浆浓度为纵坐标,以时间为横坐标,绘制量-时曲线表示。毒性中药在体内的吸收、分布、代谢和排泄的速率均与相应的毒代动力学常数有关。目前,毒代动力学模型越来越多地用于人类染毒后检测,或对动物实验获得的"量-分布"或"作用-毒效应"的理解,尤其是对人类健康危险度评估领域,因此在中药毒理学中得到了广泛应用,并为中药毒代动力学的研究提供了理论与方法。中药毒代动力学模型总体上可分为两组,即经典毒代动力学模型和生理毒代动力学模型。

一、基本概念

（一）半衰期

半衰期（$t_{1/2}$）为体内毒性成分浓度（量）减少一半所需要的时间，反映毒性成分从体内消除的快慢。对于一级消除过程，$t_{1/2}$ 与血药浓度高低无关，是恒定值，而单位时间内实际消除的药量则随着时间逐减，可用消除速率常数（一室模型消除速率常数 k_e 或二室模型消除速率常数 β）来计算，即 $t_{1/2ke} = 0.693/k_e$ 或 $t_{1/2\beta} = 0.693/\beta$。该定义一般指消除半衰期，也称血浆半衰期。单位如：h、min。

（二）表观分布容积

表观分布容积（apparent volume of distribution，V_d）是给药剂量或体内药量与血浆药物浓度间相互关系的一个比例常数，不具有直接的生理意义，不是真正的体积。V_d 大，表明组织摄取量大，毒性成分与组织蛋白结合或某些组织对毒性成分有特殊亲和力而将毒性成分储存于其中。V_d 大的毒性成分一般排泄较慢，在体内能保持较长时间，其毒性也较不易分布到深部组织中去的毒性成分要强。毒性成分血浆浓度（C）与体内药量（D）存在以下关系：$D = V_d \cdot C$ 或 $V_d = D_{iv}/C_0$。即：表观分布容积为静脉给药后体内的总药量 D_{iv} 与给药后 0 h 的血药浓度比值。单位如：L、mL，或 mL/kg、L/kg。

（三）清除率

清除率（clearance，CL），或称体内总清除率（total body clearance，TBCL），是机体将毒性成分从血浆内清除的能力，是单位时间内被清除药量与血浆浓度的比值，亦即指单位时间内体内消除的表观分布容积数。CL 不是药物的实际排泄量，它反映肝和肾消除能力，在肝肾功能不足时 CL 会下降。单位如：mL/min、L/h。

（四）血药浓度-时间曲线下面积

血药浓度-时间曲线下面积（area under the concentration-time curve，AUC）指对血药浓度对时间作图，所得曲线下的面积。其中 $AUC_{0-\infty}$ 为 $0-\infty$ 时间曲线下面积，AUC_{0-t} 为 $0-t$ 时间曲线下面积。单位如：mg/mL·h、mg/mL·min，或 μg/mL·h、μg/mL·min。在对安全范围小的毒性成分实行血药浓度监测时，血浆药物浓度-时间（concentration-time，C-T）曲线下面积可反映毒性成分在体内的吸收程度，而毒性成分吸收速率以用药后所能达到的最高血药浓度（达峰浓度，peak concentration，C_{max}，单位如：mg/mL、μg/mL），以及到达最高血药浓度的时间（达峰时间，peak time，t_{max}，单位如：min、h）来表示，这三者也是毒代动力学研究中最常用的参数。

（五）零级动力学消除

零级动力学（zero-order kinetics）消除指血药浓度按恒定或恒量消除速度进行消除，与血药浓度无关。多数情况下是体内药量过大，超过机体最大消除能力所致，所以在中药毒理学领域尤其重要。按零级消除动力学消除的毒性成分 $t_{1/2}$ 随起始浓度下降而缩短，不是固定值。许多毒性成分在剂量过大，超过机体消除能力时先按零级消除动力学消除，当血中浓度降低到机体具有消除能力时，转为按一级动力学消除。

二、经典毒代动力学模型（房室模型）

参考药动学原理，主要将毒性成分的动力学模型特征分为一室模型（one compartment model）和二室模型（two compartment model）。具体地说，毒性成分进入机体后，由血流分布至体内各部位，只要其转运速度常数相近，均视为一个转运单位，即一个室（图 3-1），该模型动力学参数亦符合一级动力学,即血中药物消除速率与血中药物浓度成正比,血药浓度高,单位时间内消除的药量多,当血药浓度降低后,毒性成分消除速率也按比例下降。其公式为:$C_t = C_0 e^{-k_e t}$。事实上,符合一室模型的毒性成分很少,其特征如下。

(1) 在任何时间毒性成分被清除的速率与该时间体内毒性成分的量直接成比例。

(2) 血浆半对数浓度与相应的时间呈直线关系。

(3) $t_{1/2}$恒定,不取决于剂量大小。

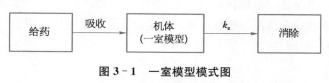

图 3 - 1　一室模型模式图
(k_e 为一室模型消除速率常数)

毒性成分进入循环后首先进入血流量大的肺、肾、心、脑等器官,然后再向其他组织分布,最后达到平衡,则可视作多室系统。其中二室模型是由相互连接的中央室(C)和外周室(P)组成(图 3 - 2)。毒性成分首先进入中央室,并在中央室瞬间均匀地分布,然后才较慢地分布到周边室。一般中央室包括血液和供血丰富的组织,如血浆、细胞外液、心、肝、肾、肺等或一种特殊器官中的一个特殊细胞群;外周室则指供血较少、血流缓慢、毒性成分不易进入的组织,如静止状态的肌肉、脂肪、皮肤等。复杂的房室模型可由一中央室连接数个毒性成分进入难易不同的外周室组成。但中央室和外周室的界限并不明确。时-量曲线因此也只能大致分为分布相及消除相两个指数衰减区段。C - T 曲线的初段血药浓度下降很快,称分布相(α相),它主要反应的是药物从中央室向外周室的分布过程。当分布平衡后,曲线进入衰减相对缓慢的消除相(β相)。其毒动学规律与一室开放模型不同,$C_t = Ae^{-\alpha t} + Be^{-\beta t}$,其中 α 及 β 分别为 α 相及 β 相的消除速率常数。而且消除相中 V_d 逐渐增大,$k_e(\alpha)$逐渐减少,$t_{1/2}$逐渐延长,因此动力学计算需要特殊处理。

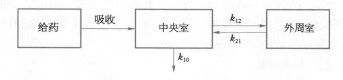

图 3 - 2　二室模型模式图
(k_{12}为药物从中央室转运到周边室的一级速率常数;k_{21}为药物从周边室
转运到中央室的一级速率常数;k_{10}为药物从中央室消除速率常数)

三、生理毒代动力学模型

(一) 基本概念

经典毒代动力学模型虽已广泛使用,但存在一些缺陷,包括:① 模型的基本单位"房室"仅是一个数学上的抽象概念,缺乏实际的解剖学、生理学意义。② 所得资料不能在不同种属之间套用,如动物实验资料不能推及人。

生理毒代动力学模型是将毒性中药的体内过程,同一些生理、生化参数之间建立数学联系,克服了经典毒代动力学模型仅是数学概念的缺点。生理毒代动力学亦由"房室"组成,但这些"房室"分布代表着与毒性成分在体内分布有关的脏器、组织或体液,它们之间又相互联系,故称之为"生理室"。

（二）主要特点

生理毒代动力学模型主要用于预测毒性成分在靶组织中的剂量,利用该剂量可为危险性评定的剂量-效应关系研究提供基础,可预测和估算不同给药方案、途径条件下的靶组织剂量,可从一种给药条件向另一种给药条件(给药剂量、时间、途径和方式)、从一个种属向另一个种属(实验动物向人),以及从一个群体向另一个群体(一般群体向敏感群体)外推。虽然许多参数在不同物种、品系或病理情况下很难定义。但无论在理论上还是应用上,都比经典毒代动力学在毒理学领域有应用前景。

第三节　中药安全性评价中的毒代动力学研究及其应用

药物临床前研究是评价药物安全性的基础,但这些药物毒理学研究都是以动物为实验对象。由于动物实验的样本量有限及种属不同等因素,将其结果外推到人就存在很多不确定性,得出的安全系数并不理想。为了增加外推的可靠性,在临床前安全性研究阶段,通过毒代动力学方法进行药物毒性发生机制、发展过程及种属间的差异研究就很必要。

一、毒代动力学研究实验设计

（一）药物毒性效应的量化

毒性中药全身毒性效应的量化可为评估受试种属负荷剂量提供依据,并有助于明确种属间、剂量间和性别间的毒性相似性和差异性。中毒程度可用原形毒性成分或其特定代谢产物的血浆浓度或 AUC 表示,必要时还可通过测定组织浓度进行综合评价。

（二）采样时间点的调整

在毒代动力学研究中,采集体液的时间点应达到所需的频度,但不可太频繁以免干扰正常的研究,并引起动物过度的生理应激反应。时间点的确定应以早期毒性研究的动力学资料为基础,也可根据预实验或剂量-毒性效应研究数据。

（三）确定合适的中毒剂量

毒性研究中剂量的设置主要由受试种属的毒理学效应决定。

1. 低剂量　即无毒性反应的剂量。任何毒性研究的动物最小中毒量在理论上应等同于或刚刚超过推荐患者(或已知的)的最高剂量,这种理想状态较难达到,低剂量通常依全身给药毒理学研究而定。

2. 中等剂量　为能反映较低(或较高)中毒剂量的适当倍数(或分数),以体现剂量-毒性效应关系。

3. 高剂量　在毒性研究中,高剂量通常由毒理学的需要而定。一般要有少数动物中毒死亡,或体重明显减轻。

4. 中毒程度的评估　在中药毒性研究中,全身毒性效应必须通过适当数量的动物和剂量组进行测定,以能获得适用的毒代动力学资料,为风险评估提供依据。

5. 毒性作用复杂因素探索　应考虑毒性成分与蛋白结合、组织摄取、受体性质和代谢途径上的种属差异等因素。

6. 给药途径　对某一药品采用新的临床给药途径,例如,一种初期作为口服剂型开发的产品随后又作为静脉给药产品进行开发,进行毒代动力学研究时,必须确定改变临床给药途径是否会显著降低安全范围。

7. 代谢产物的测定　中药毒代动力学的主要目的之一是了解毒性中药对受试种属产生毒理作用的剂量。但以下情况下,血浆或其他体液中代谢产物浓度的测定更为重要。

(1)当毒性成分为前体药物而已知其代谢产物是活性药物时。

(2)当毒性成分可被转化为一种或多种具有毒理活性的代谢产物,且这些产物可导致明显的组织器官中毒时。

(3)毒性成分在体内可被广泛生物转化时。

8. 资料的统计评价　所获资料应进行平均值或中位数的计算及变异性的测定,在某些情况下,个体动物的资料可能比统计分析的成组资料更为重要。

9. 分析方法　毒代动力学研究应结合毒性试验,毒性研究早期建立的分析方法应根据生物转化情况和种属差异选择分析药物和基质(生物体液或组织)。毒代动力学研究方法对被测毒性成分应是特异的,且应有足够的准确度和精密度,定量限应满足获得毒代动力学资料所预期测定的浓度范围。检测不同种属样本时,内源性物质可能会引起干扰,应说明分析毒性成分和检测基质的选择理由。如果毒性成分是消旋体或其他对映异构体的混合物,对所选的分析物应另加说明。非临床研究检测的毒性成分和基质理论上应与临床研究一致,如非临床和临床研究采用不同的分析方法,则应进行充分论证,以确保临床研究方法的合理性。

10. 报告　包括对所获毒代动力学资料、毒性效应结果评价及应用毒代动力学资料对毒理学结果进行解释的综合报告。

二、中药临床前毒代动力学评价内容

（一）安全药理学中毒代动力学评价研究

核心研究内容包括体内中枢神经、心血管和呼吸系统评价等。

（二）单剂量毒代动力学研究

单剂量研究通常用啮齿类动物进行试验。单剂量动力学研究结果既有助于确定剂量设置方案,又有助于预测给药期间中药毒性效应的速率和持续时间,为后期研究选择合适的剂量提供依据。

（三）重复剂量毒代动力学研究

重复剂量研究一般采用啮齿类和非啮齿类动物,且持续 4 周,从而为 I 期临床研究提供参考。方案设计和种属选择应尽可能与毒效学和毒动学原则相符合。研究结果提供药物暴露、剂量比例、性别和种属差异及潜在的药物蓄积和抑制等信息,例如,在抗癌药的最初开发阶段,经常在啮齿类和非啮齿类动物体内进行多剂量毒代试验,旨在提供连续的全身暴露情况,特别是细胞生长抑制剂,希望得到一些毒代数据,如 t_{max} 和 AUC,这些将有助于后续研究的剂量选择。

（四）后续重复剂量毒代动力学研究

该研究是前述重复剂量毒性研究的后续,通常啮齿类动物可持续至 6 个月,而非啮齿类动物可持续至 12 个月。原型药及其代谢物均可分析。

（五）生殖毒代动力学研究

生殖毒性研究通常适用于怀孕大鼠，大鼠和兔胚胎、胎儿发育，围产期大鼠及产后大鼠发育的毒性研究。剂量的确定可参考非怀孕动物的资料，而中毒极限通常由母体毒性来确定。对母体毒性低的中药，在缺乏毒性资料而不能确定是否达到胚胎毒性或致畸剂量时，毒代动力学资料有助于确定在生殖过程不同阶段给药的中毒量。

（六）遗传毒代动力学研究

通常采用啮齿类动物微核子试验或染色体畸变试验。体内试验出现阴性结果时，毒代动力学可较好地描述所用种属的全身中毒情况或对特定组织的毒性效应。

（七）致癌毒代动力学研究

对于长期临床使用的中药需要用啮齿类动物进行其整个生命期的试验研究，可持续 52 周。剂量的选择通常确定为 MTD。值得注意的是，由于血浆药物浓度的变异较大。从老龄大鼠测得的毒代动力学资料不能用于药物中毒量的评价。取样时间点有赖于可用的毒代动力学资料但也可从长至 24 h 的全程采样到限定时间点的采样。当受试动物和推荐人体均可达到的最高剂量获得致癌性试验结果，可作为试验的终点。

（八）组织分布毒代动力学研究

（1）在单剂量时出现或提示毒性成分或代谢产物在器官或组织蓄积时，其毒动学的 $t_{1/2}$ 会显著超过正常情况下原成分药动学的 $t_{1/2}$，而且毒性实验给药时间间隔两倍时，多剂量给药的组织分布研究更有必要性。

（2）毒代动力学研究中血浆毒性成分或代谢物的稳态浓度显著高于单剂量给药研究时所预测的浓度，应考虑进行多剂量的组织分布研究。

（3）单剂量组织分布实验和毒理实验中，关键性组织毒性成分分布对组织病理变化有关时，应考虑进行多剂量分布研究，以解释毒性作用或毒性靶器官和组织分布的关系。

（4）拟开发特异性靶向释放药物时，多剂量给药组织分布研究的实验设计应有针对性地选择一定的剂量和特定种属动物进行研究。应用已有毒代动力学资料设计给药时间和选择组织作为测定目标进行研究。一般给药不得少于 1 周，当血浆药物或代谢物浓度未达到稳态时给药期限应更长，一般也不应低于 3 周。对于 $t_{1/2}$ 长的药物，不完全消除的药物或具有不可预见的毒性靶器官分布的药物，多剂量给药组织分布实验方案的设计和给药时间的确定应有区别地处理。

第四章
影响中药毒性作用的因素

导学	本章介绍了影响中药毒性作用的因素,包括药材因素、机体因素和环境因素。 学习要求: (1) 熟悉药材因素、机体因素和环境因素对中药毒性的影响。 (2) 了解影响中药毒性作用因素的研究进展。

第一节 药 材 因 素

一、基原

我国中药资源丰富,品种繁多,同名异物现象较多,如不加区分使用容易导致中毒。如柴胡,在全国有多个品种入药,但东北曾出现用大叶柴胡代替柴胡使用,患者服用后出现恶心、呕吐、阵发性抽搐等中毒表现。再如,木通与川木通临床使用相对安全,但马兜铃科植物关木通由于马兜铃酸类化合物含量较高,可致急性肾功能衰竭,已不再被现行《中国药典》收录。防己有广防己、粉防己之分,广防己曾作为防己入药,但现代广防己因含马兜铃酸类物质而被禁用,粉防己已成为当今该类药材的主流法定基原。山豆根(豆科植物越南槐 *Sophora tonkinensis* Gapnep. 的干燥根及根茎)和北豆根(防己科植物蝙蝠葛 *Menispermum dauricum* DC. 的干燥根茎)名称相近,一些地方常将山豆根和北豆根混用,虽然二者都具有清热解毒之功效,但山豆根毒性大于北豆根。

二、药用部位

同一基原不同的药用部位可能显示不同的功效和毒性。《本草图经》载:"细辛,二、八月采根,阴干用。"《中国药典》(2020 年版)对细辛规定为"根及根茎""除净地上部分",这是因为细辛茎叶含有一定量的具有肝肾毒性的马兜铃酸Ⅰ,而此成分在根和根茎中不含或含量极低。《滇南本草》记载狼毒"连皮吃,令人大泻;连心吃,令人大吐;心皮俱吃,令人吐泻",在临床使用中应注意去掉毒性较大的部位以降低毒性。附子、川乌为乌头的子根和母根,二者采挖时均需去掉须根,急性毒性实验证实,小鼠灌胃乌头子根的 LD_{50} 为 1.78 g/kg、母根的 LD_{50} 为 1.68 g/kg、须根的 LD_{50} 为 1.19 g/kg,提示须根毒性较母根、子根大。

三、剂量与疗程

中药的用药剂量、疗程与毒性作用关系十分密切。多数中药在常用剂量时仅有治疗作用而无毒性作用,但大剂量用药时,则可引起机体的毒性反应。如苦杏仁成人用量在 5～10 g 时,苦杏仁苷分解后产生的少量氢氰酸可发挥镇咳平喘作用,但使用量过大时产生的大量氢氰酸则可能引起中毒甚至致死;《中国药典》(2020 年版)收载木通常用量为 3～6 g,使用过量可导致中毒,临床有因一次用木通超过 50 g 而导致急性肾功能衰竭并死亡病例的报道。另外,若长期、大量、连续用药,某些中药成分的药代动力学特征发生改变,可能引起药物在体内的积蓄,也极易发生中毒,如肉桂、细辛、益母草等多次给药后可抑制有机阴离子转运蛋白(organic anion transporters,OATs。其亚型如 Oat1、Oat2、Oat3)导致药物在肾脏蓄积进而引起肾损伤。

四、配伍

中药在临床中多以复方形式配伍使用。在中医理论指导下的中药配伍使用,如"七情配伍"之相畏、相杀,可以减轻或消除中药的毒性。在很多方剂配伍中最常用的解毒中药是"调和诸药、减毒增效"的甘草,如附子与甘草配伍,甘草能有效减少附子有毒成分生物碱的含量,同时能够拮抗乌头碱引起的心律失常症状。再如,半夏为有毒之品,常与生姜配伍同用以解其毒,《本草经集注》云:"方中有半夏,必须生姜者,亦以制其毒故也。"但需注意,不合理的配伍也可能增加毒性,如人参与藜芦同用时毒性显著增强。

另外,随着中西医药结合的深入发展,中西药联用遍及各个临床学科,成为我国临床用药的优势与特色。中西药联用往往能起到双管齐下的作用,但不合理联用则可能产生毒性作用,如有报道将 MAO 抑制剂与含麻黄的复方中成药合用,可能会造成去甲肾上腺素、多巴胺(dopamine,DA)的蓄积进而引起头痛、恶心、呕吐、腹痛、腹泻甚至血压升高等反应;含甘草的中成药(如甘草片)可降低血钾并影响 ATP 酶的活性,可能会增加地高辛中毒的风险。

五、煎煮与炮制

中药多采用水煎制备使用。煎药方法是否得当,直接影响中药的安全性及疗效。在煎煮时要注意水温,水温有助于药物成分的溶解,使原不溶于水或难溶于水的成分溶解出来,但若火力太强则易造成煳锅从而产生毒性。煎煮时也要考虑煎煮时间,一些药物需要久煎,如附子、制川乌等有毒之品,入煎剂要"先煎、久煎",以减其毒性;相反,北豆根则随着煎煮时间的延长毒性会增加。煎煮时器皿的选择也很重要,砂锅或瓦罐因其导热均匀、保温性强有利于不耐热成分的保存;忌用铁、铜、铝等金属煎具,因植物性中药常含有的鞣质、有机酸、酚羟基等成分可与金属煎具发生化学反应,导致有效成分改变,妨碍吸收或产生有毒物质。

炮制减毒是保障毒性中药临床安全使用的重要途径,如古代医家所云:"凡小毒大毒之药,贵在炮制,去毒存性。"如马钱子剧毒,《中国药典》(2020 年版)载马钱子需炮制后才能使用,经过砂炒的马钱子不仅毒性降低,且具有药效发挥持久的特点;川乌、草乌、附子等中药均含有乌头碱等双酯型生物碱,其治疗量与中毒量非常接近,极易发生中毒事件,临床上多采用蒸煮法降低或消除毒性;毒针晶和凝集素被认为是天南星科毒性中药中共性的毒性物质基础,经白矾浸泡和加热煮制可使毒针晶针样晶型结构被破坏,凝集素蛋白含量显著降低。

六、给药方式的影响

给药方式会影响中药成分在体内的吸收、分布、代谢、排泄过程,从而影响其在体内的浓度。注射给药后药物可快速到达作用部位,一般起效较快,毒性产生也相对较快,目前临床上比较严重的不良反应，多数是由中药注射剂引起的。一些常见的中药外用方法如外熏、外洗、外敷等可在一定程度上避免毒性反应发生，如《备急千金方》记载用大戟洗汤治疗中风发热，既可发挥药效，又可防止毒性作用。另外，服药方式也需注意，李时珍曰："一切毒药，因酒得者难治。"《本草纲目·卷十》记载砒石："若得酒及烧酒，则腐烂肠胃，顷刻杀人。"故砒石忌以酒服。

七、化学成分与结构

中药毒性的表现与其所含化学成分有密切的关系。通过归纳、分类统计毒性中药中常见的化学成分发现，具有不同程度毒性的中药与化学成分中的生物碱、黄酮、有机酸类等存在一定的关联，其中生物碱类成分对毒性的影响最为显著，随着生物碱类成分含量的提高，中药毒性也逐渐提高，因此使用含有生物碱类药物要注意其毒性。另外，低价化合物较高价化合物的毒性大，如三价砷（As^{3+}）的毒性较五价砷（As^{5+}）大，一氧化碳（CO）的毒性较二氧化碳（CO_2）大。

第二节　机体因素

一、性别

在性别方面，女性有经期、妊娠、哺乳等生理过程，在这些生理过程中机体对药物的反应存在着一些特点，如经期、妊娠期妇女对泻下药、活血化瘀药非常敏感，易导致月经过多和流产，作用峻猛的中药如桃仁、红花、番泻叶、甘遂等应慎用；有些中药如地龙、芦荟、生草乌、朱砂、白术等对胚胎有致畸作用，能损害胎儿，妇女在妊娠期应禁用；哺乳期中毒时，毒物可由乳汁排泄，对母乳喂养的婴儿也会有一定的影响。

二、年龄

不同年龄对中药毒性作用的反应也存在差异。新生儿和儿童正处在身体发育时期，其脏腑娇嫩、形气未充的特点导致药物吸收、分布、代谢和排泄与成人有明显差异，如儿童对苦杏仁较成人更易中毒，苍术苷中毒患者中有 40％小于 10 岁。老年人中枢系统反应迟钝、代谢功能低、分泌及排泄器官功能减退，对作用于心血管系统的中药、催吐药及泻药等特别敏感。

三、个体差异

不同种族、个体使用相同药物可有不同质/量的毒性反应，药物代谢酶、药物转运体、肠道菌群的多样性是造成这种"生物学差异"的重要原因。

1. 药物代谢酶　药物代谢是药物从体内消除的主要方式之一，药物在体内的代谢转化主要有Ⅰ相代谢和Ⅱ相代谢。催化Ⅰ相代谢反应的酶主要为 CYPs，催化Ⅱ相代谢的酶主要为葡萄糖醛酸转移酶、GSTs、乙酰基转移酶等。这些酶的基因多态性差异会直接影响中药成分在体内的 $t_{1/2}$、CL、生物利用度，进而影响中药的药效和毒性。研究发现，CYP1A2 的突变能影响何首乌的代谢，具有这种基因突变的患者使用何首乌更易发生急性肝损伤。

2. 药物转运体　转运体是位于细胞膜上的一类功能性跨膜蛋白,可介导中药成分进出细胞,特异性表达于各组织器官中。同代谢酶类似,转运体也存在基因多态性,目前研究较多的为多药耐药基因 1(multi-drug resistance 1, MDR1)、OATs 等。P-糖蛋白(P-glycoprotein, P-gp)由 MDR1 编码,MDR1 的多态性会影响 P-gp 的功能,并可能进一步改变 P-gp 介导的药物的体内处置。临床广泛用于治疗类风湿性关节炎的雷公藤多苷,其主要有效成分二萜类生物碱雷公藤甲素的肝毒性就被认为是 P-gp 与 CYP3A4 共同介导的,尽管目前尚未见基因多态性对雷公藤甲素毒性的影响报道,但这种基因多态性带来的个体差异需引起重视。

3. 肠道菌群　研究发现,人体肠道内寄生有大量的微生物,约有 1×10^{14} 存活的细菌,这些肠道菌群构成了复杂的微生态系统,在保障宿主健康方面发挥了重要的作用;同时,肠道菌群与药物的治疗作用、毒性反应也密切关联。中药绝大多数以方剂的形式通过口服吸收而发挥作用,进入肠道的中药成分在肠道菌群的作用下发生还原、水解等代谢反应,其活性或毒性可能发生一定程度的改变。如口服苦杏仁苷后肠道菌群的 β-葡萄糖苷酶将其水解产生有毒物质氢氰酸,从而引发严重的毒性反应;京尼平苷在肠道菌群的作用下可转化为京尼平,后者肝毒性远高于京尼平苷;马兜铃属植物中的马兜铃酸具有肾毒性,有研究发现马兜铃酸Ⅰ的主要代谢产物马兜铃内酰胺Ⅰ比其自身具有更强的肾毒性。值得注意的是,肠道菌群在不同个体之间存在着明显的差异,不合理饮食结构、疾病、不良生活方式(抽烟、饮酒、熬夜等)、用药(尤其是抗生素)等均会导致菌群多样性降低甚至某些重要菌的消失。目前尚未见肠道菌群的个体差异导致的中药毒性差异的报道,但这种个体的差异不可忽视。

四、机体的功能状态

中药吸收后作用的强弱不仅取决于中药自身的性味偏盛,而且与机体的功能状态密切相关。中医治疗以"辨证论治"为核心理念,当中药的使用与机体证候或体质等相吻合时,中药表现出治疗作用,其毒性不会发生;反之,则可能出现毒性反应,即所谓"病之当服,附子大黄砒霜,皆是至宝;病之不当服,参芪鹿茸枸杞,都是砒霜"。《伤寒论》记载十枣汤攻逐水饮"强人服一钱匕,羸人服半钱",《金匮要略》记载九痛丸"强人初服三丸,弱者二丸"。由此可见,人体的功能状态对于中药毒性作用的表现起到重要的作用。

五、长期用药引起的机体反应性变化

反复多次使用一些有毒的中药,可逐渐形成对某一毒物的耐受性,如种植川乌地区的人和有食用乌头习惯的人,对乌头的毒性耐受力比一般人强,使用数倍的剂量而不致中毒。

第三节　环境因素

环境因素如地理条件、气候寒暖、气压等可能会影响中药对机体的作用,如生活在北方寒冷地区的人对温热药耐受力强,而生活在南方温热地区的人对温热药敏感;由于高原气候的影响,大气压力和氧分压降低,马钱子碱、洋地黄在高原或减压缺氧的情况下对机体的毒性有所增加。

　　此外，昼夜节律对中药毒性也有影响，中医自古以来就有不同药在不同时辰使用（即"择时用药"）的主张。如小鼠 ig 附子呈现出给药时间依赖性的心脏毒性，研究发现，这种时辰依赖性毒性归因于由核心时钟因子 BMAL1 调节的药物代谢酶随时辰的变化；雷公藤夜晚给药的毒性比白天给药明显减弱的主要原因是雷公藤主要成分雷公藤甲素的药代动力学特征具有时辰依赖性。

第五章
中药中毒原因及防治

导学

本章介绍了中药中毒的原因、预防、诊断和救治等内容。

学习要求：

(1) 掌握中药炮制减毒、配伍减毒的原理、方法。

(2) 熟悉中药中毒的原因、诊断和救治。

(3) 了解中药中毒的鉴别、西医救治、中医救治原则与方法。

第一节　中药中毒的原因

中药本身含有有毒成分是中药中毒的原因之一，毒性成分不同，其毒性反应的表现亦不同。中药毒性成分主要为生物碱、强心苷、皂苷、氰苷、毒蛋白类，以及神经毒、心脏毒、出血毒、砷、汞、铅等。近代医药学家科学地揭示了中药"毒"的本质，如砒霜有剧毒是因其含有砷；雷公藤所含生物碱可使肝脏、肾脏、心脏发生出血和坏死。此外，中药中毒的原因还有以下几个方面。

（一）药物未经炮制或炮制不当

绝大多数中药，尤其是毒性较强的中药，一般要经过炮制后才能使用。如天南星、附子、川乌、草乌、半夏等，多需经加工炮制后使用，否则易引起中毒。使用不当也很容易产生毒性作用，如乌头、附子、商陆要先煎、久煮以减毒。

煎服用具不妥也会引起中毒。自古至今均认为以陶器为煎煮或服用中药器具为妥，但随着金属的发现及使用，铜器、铁器、银器等也被用作煎服药器具。然而化学性质不稳定的金属器具，易与药物起化学反应，因而影响药效，甚至产生毒性作用，故不宜使用。

（二）配伍不当

中药的配伍原则早在《神农本草经》中就已明确指出，即："当用相须相使则良，勿用相恶反者，若有毒宜制，可用相恶相杀者，不尔，勿合用也。"这也就是利用相须、相使的配伍方法，发挥药物的协调作用，对有毒的药物要用相制的配伍方法，以制其毒性作用。反之，如果配伍不当，则会增强药物的毒性。

（三）药不对症

辨证论治、对症下药是中医用药的基本原则，医生开处方时必须根据望闻问切四诊，根据患者的个体情况，同时因地因时制宜，严谨组方，随病症变化合理用药。药之能治病是用其偏性调节机体之偏。药不对症，药之偏性必然对机体产生危害。即使像人参这样的补益药亦是如此。人参用于正常人，少量可以适应，高血压患者长期大量应用则可能会中毒。

（四）剂量过大或时间过长

剂量和服用时间是产生疗效的基础，但用量过大，服用时间过长，则会发生毒性作用。药性峻烈、治疗量与中毒量甚为接近的毒性中药，如草乌、斑蝥、蟾酥、砒石等，过量服用易出现中毒。即使是药性平缓的中药，如果服用时间过长，同样可以引起毒性作用。某些中药，特别是矿物类药，有一定蓄积性，久服可致中毒，甚至死亡。一些外用药贴敷时间过长，可经皮肤、黏膜及呼吸道中毒甚至死亡。因剂量和服用时间导致中毒的常见原因包括处方用药过量、不遵守医嘱随意服用等。

（五）体质因素

体质是由先天遗传和后天获得所形成的形态结构、功能活动方面固有的、相对稳定的个体特性。由于体质原因个体对中药的耐受性存在差异，某些药物的处方剂量虽在安全范围内，也会引起毒性反应，如临床时有报道白芍、熟地黄、牡蛎引起的过敏反应。

（六）误食误用

中药品种繁多，存在很多同名异药、同药异名现象及因形似而不易区分的药物。如独活与毒芹，俗名均称"走马芹"，但独活是常用的祛风除湿药，无毒；而毒芹则是一种剧毒植物，在临床上有误将毒芹作独活致死的病例。再如把天仙子作菟丝子、把商陆当人参、贪吃白果等，均可造成中毒。香港曾出现饮用了混杂的五指毛桃汤水而导致钩吻中毒的个案。五指毛桃本身并无毒性，但由于其植物生长在遍布有毒植物的山野间，其中常见的有毒植物如钩吻（又名断肠草，为一种有毒的马钱科植物），加上粗叶榕与钩吻的根部外形颇为相像，故在采挖五指毛桃时，极有可能混入有毒的钩吻。

（七）有意或擅自服用

用毒药进行谋杀或自杀引起的中毒或死亡。所用药物大多是砒霜、雄黄、马钱子、巴豆、斑蝥、生草乌等。还有些人因缺乏医药知识，擅服中毒。

（八）药物品种、基原混乱导致中毒

有些中药品种混乱，有好几个基原，其中有的无毒，有的有毒。如五加皮有南、北之分，南五加皮（即《中国药典》2020 版五加皮的别名）为五加科植物细柱五加 *Acanthopanax gracilistylus* W. W. Smith. 的根皮，无毒；北五加皮为萝摩科植物杠柳 *Periploca sepium* Bge. 的根皮，有毒。两个品种统称五加皮，以致应用时常因品种混乱而中毒。目前《中国药典》（2020 年版）已将有毒的北五加皮定名为香加皮，以示区别。又如大戟有京大戟和红大戟两种，京大戟基原为大戟科植物，为《中国药典》（2020 年版）载"有毒"中药；而红大戟基原为茜草科植物，为《中国药典》（2020 年版）载"小毒"中药。

（九）中药中重金属农残超标引起中毒

中药的种植环境直接影响到中药中重金属农残含量是否符合国家规定的限量标准。种植环境的相关因素如大气、土壤及水中重金属农残含量在中药种植前及种植过程不同时期应进行检测；周围是否有工业排放导致环境污染也在需要考察范围。如果忽视环境等因素造成种植的中药中重金属农残超标，则可能是引起中药中毒的一个重要因素。

第二节　中药中毒的预防

一、炮制减毒

炮制是对中药原药材进行修治整理和特殊加工处理的一种方法，习惯上把炮制的成品称为饮片。为了保证中医临床用药的安全有效,大多数药材必须经过加工炮制后方可入药,除便于贮存、调剂和服用外,更重要的是能降低或消除毒性作用、改变药物性能、增强药物疗效。因此毒药的炮制十分重要,历代医家均给予高度重视。

（一）炮制减毒的原理

毒药炮制的主要目的在于减毒增效。减毒便于安全使用,增效则是最终目的,两者居同等重要位置,其减毒原理如下。

1. 通过炮制可使毒性部位直接去除　有些中药的某部分有毒,通过修治可以去除这些部分使该药无毒或低毒,便于使用。如巴豆的皮、苦杏仁的尖、马钱子的毛等,均属无用的有毒部分,去除后就可以减毒。又如巴豆的毒性物质是油脂,用压油取霜的方法,亦可使毒性部位去除。

2. 通过炮制去除或减少毒性物质　有些中药的毒性成分易溶于水,可通过水浸泡的方法,使毒性成分逸出,药物成为低毒或无毒,以便于临床使用。如川乌、草乌、附子、铁棒锤、金牛七等的炮制须先用水反复浸泡,并经常翻动、换水,使毒性成分溶于水中而弃去,从而减低其毒性。雄黄含剧毒成分 As_2O_3,微溶于水,通过水飞法能有效去除部分剧毒成分,从而使其毒性降低。斑蝥所含斑蝥素剧毒,利用其熔点 128℃ 的特点进行加热可使其升华逸出,从而降低斑蝥的毒性。豆蔻碱所含的豆蔻醚能使人惊厥,采用面煨、滑石粉炒可使有毒成分受热挥发,从而降低毒性。

3. 通过炮制可使毒性物质分解破坏　有些药物通过加热可使毒性物质破坏,从而使毒性降低。如马钱子所含士的宁既为主要有效成分,亦为毒性成分,经砂烫或油炸能使士的宁受到破坏从而降低毒性。又如附子含有毒性成分乌头碱,通过煎煮可使乌头碱破坏,毒性降低,而有效成分消旋去甲乌药碱等因耐热而仍保留,强心作用不变。

4. 通过炮制可使毒性物质衍生化　利用不同的炮制方法改变毒性成分化学结构,可使之变成毒性很小或没有毒性的成分;或者对毒性中药配加某种辅料,这种辅料中的某些成分与有毒物质作用后,可结合成一种无毒又不影响疗效的物质,使毒性减低。如乌头碱毒性较大,成人口服 3～4 mg 即可致死,乌头碱经浸泡和煮制可水解成乌头胺,其毒性为乌头碱的 1/200;继续水解生成的乌头原碱,其毒性反应仅为乌头碱的 1/1 000。又如用甘草为辅料炮制某些有毒药物,由于甘草中的甘草酸水解后生成 GA,能与含羟基等的有毒物质结合,生成难吸收的结合型 GA 而达到解毒目的,故许多药物的炮制均用甘草。

（二）毒药炮制的原则

中药的炮制原则贵在"科学"二字,但从减毒的角度出发,毒药的炮制应根据药物的毒性、毒理及药效的关系等方面来确定炮制的基本原则。

1. 对有害而无益的毒性物质当予以"清除"　对于无药用价值的毒性部位,在炮制中应予以彻底去除。如马钱子的毛,鬼臼的毛,巴豆的外皮及心,斑蝥的头、足、翅,应予以清除。又如生半夏、生天南星或芋类生食时的致麻物质,蓖麻子油脂中的毒蛋白,肉豆蔻油脂中的肉豆蔻醚,这些毒性物质属有害无益的物质,均应设法予以清除。对可以改变毒性的间接成分亦应予以清除。如苦杏仁的苦杏仁苷和苦杏仁苷酶,苦杏仁苷遇水后,在苦杏仁苷酶的作用下分解为氢氰酸、苯甲醛和葡萄糖,而氢氰酸可造成人体中毒,因而亦应在炮制时使其破坏掉。

2. 对既有害又有益的毒性物质取舍则应"适中"　有些毒药中所含有毒成分同时也是药效

成分,炮制时则既不能单纯强调安全而无限制地破坏,又不能为了保持药效而大量保留,须采用适中的办法,使其有毒成分降低至安全范围之内,同时能保持理想的药效。如川乌、草乌中的乌头碱,既是有毒成分,又是发挥镇痛等药理作用的有效成分,炮制时就不是使其破坏得越多越好。马钱子中的士的宁具有兴奋中枢神经系统的作用,故可用于治疗肢体麻痹、半身不遂、肌肉瘫痪,又可致呼吸麻痹而死亡。因此,对于马钱子的炮制则应适中,不能使士的宁含量太高,又不能使其含量太低。另如巴豆,有效成分与毒性成分均存在于油脂中,传统的炮制方法采用压油用霜法,但不能全部去除巴豆脂肪油,要求保留 18%～20% 为宜。

3. 对益大于害的毒性物质则酌情"保留"　有些药物的有效成分发挥主要药效,但亦有"无碍"的副作用,炮制则应权衡利弊,分清主次,根据临床需要进行炮制。如何首乌含有致泻成分蒽醌类化合物,蒸制后蒽醌类化合物分解,如用作润肠通便时,则不宜蒸制。对一些毒邪亢盛的疾病,在用以毒攻毒疗法时,则须利用有毒成分的毒性,因此就不能采用去毒的炮制方法。

4. 对有效成分与有毒成分不一的毒药炮制则应"慎重"　有些药物的有效成分与有毒物质是不同的化学成分,炮制时如把着眼点只放在有毒物质的去除与破坏上,而不考虑其对有效成分的影响,则会失去炮制的意义。如半夏常用矾水浸泡法,虽能减少麻辣味,去除对黏膜的刺激性,但如长时间浸泡,在致麻物质去除的同时,水溶性有效成分亦不可避免地溶出散失,降低其药效。另外对于有效成分还不清楚的毒药,应寻求研究新的炮制工艺,使之既能去除有毒物质,又能最大限度地保存有效成分。

（三）毒药炮制方法

运用有毒的中药,一般需要进行加工炮制,炮制的目的在于降低或清除药物的毒性,以保证临床用药的安全性。但对毒性中药炮制的方法不同,其毒性成分的变化亦会不同。因此,选用合理的炮制方法非常重要。常用的炮制去毒方法如下。

1. 修治炮制以去除毒性部位　即选取规定的药用部分,除去药材中一些含有毒性成分的非药用部位或毒性杂质,减少服用时副作用而达到安全用药的方法。如苦杏仁去尖,何首乌、苦楝根、雷公藤、巴豆去皮,马钱子去毛,朱砂用铁石吸净铁屑,动物类去头尾或足翅等,均属此类。

2. 加热炮制以去毒增效　加热炮制方法很多,应用较广泛。传统方法大致可分为干热制毒和湿热制毒两种,即经过炒、煨、烫、蒸、煮等方法加热破坏、减少或转化有毒物质,从而达到去毒目的。现代工艺有微波加热法等。

（1）干热制毒:将有毒药材置于加热容器内或加一定量的固体辅料连续加热,并不断翻动,利用高温破坏或分解有毒成分,使其毒性降低的方法。如马钱子通过砂炒或油炸均能使其所含的士的宁和马钱子碱受到不同程度的破坏。再如斑蝥,斑蝥素加热超过其熔点（128℃）时,能升华逸出而减毒,也有报道斑蝥在110℃时斑蝥素可部分升华逸出。此外,麸炒豆蔻去油脂而降毒;炒炙乳香除去挥发油,以缓和其刺激性和降低毒性。

（2）湿热制毒:即将有毒药材加入清水或液体辅料共蒸或共煮来减毒的方法。如乌头中的乌头碱毒性较大,其性质不稳定,遇水加热则可被水解成毒性很小的乌头胺,继续加热蒸煮可进一步水解为毒性更弱的乌头原碱。再如大黄,大黄主含蒽醌类化合物,结合态的蒽醌化合物致泻作用强,经水煮后使其水解,则结合态蒽醌化合物减少而泻下作用减缓。因此,蒸制法可使药物毒性成分发生化学结构的改变,从而使有毒成分的毒性显著降低或近似无毒。

（3）微波加热：微波加热是基于介电损耗和离子传导产生热效应，具有穿透力强、选择性高和加热效率高的特点。目前微波技术在中药炮制中的应有微波蜜炙麻黄，微波炮制酒白芍，微波烫制阿胶，微波炮附子、苦杏仁等，不仅保持了中药原有药效，而且毒性明显降低。与传统炮制方法相比，微波法炮制中药具有工艺指标可量化，操作方便，效率高，成本低，节省能源，降低污染，便于工业化、自动化生产，饮片洁净度高等诸多优点，在中药炮制方面有着广阔的应用前景。

3. 水处理炮制　用淘洗、淋润、浸泡、水漂、水飞等方法对药料进行炮制，称为水制法。水制法可以使药材洁净、软化，降低毒性成分，最终使药材达到清洁去杂质、利于切片、降低毒性，同时又能保证药材的有效成分不丢失。如水飞雄黄，雄黄的主要药效成分 As_2S_2 不溶于水，而其中的杂质 As_2O_3 为剧毒成分，微溶于水，在经水飞研磨成极细粉的反复操作过程中，As_2O_3 逐渐溶于水而除去，水飞时用水量越多，As_2O_3 含量越低。再如半夏、天南星也要求用水漂洗至无麻辣感，可使毒物漂出。附子、乌头等经过长时间的漂洗，可使乌头碱及其他水溶性的有毒物质大量流失。朱砂的主要成分为硫化汞（HgS），尚含微量的杂质，主要是游离汞和可溶性汞盐，后者毒性极大，为朱砂中的主要毒性成分，研磨水飞法可使游离汞和汞盐的含量降低，毒性减小。

4. 加辅料炮制　指炮制时加入各种辅料，利用辅料与有毒成分结合的特殊作用，以达到减毒目的的方法。

（1）甘草解药：甘草甜素易水解生成 GA，可与很多毒物结合。凡分子中含有羟基或羧基的毒性成分，均可与 GA 结合生成一种不易被人体吸收的结合型 GA 而起解毒作用。如利用甘草汁炮制远志、半夏和吴茱萸等，以缓和药性，降低毒性。

（2）豆腐解毒：豆腐含蛋白质，为两性化合物，可与生物碱、鞣酸、重金属等结合产生沉淀，而降低药物的毒性。另外，豆腐经煮后形成多孔性凝固蛋白，有良好的吸附作用，可吸附毒性成分而减毒。如豆腐煮藤黄、硫黄等，以解其毒。

（3）明矾解毒：明矾含硫酸铝钾[$KAl(SO_4)_2 \cdot 12H_2O$]，在水中解离出 Al^{3+}，Al^{3+} 又水解成凝胶状的氢氧化铝[$Al(OH)_3$]，其本身带有电荷且有一定吸附作用，可与生物碱等吸附而解毒。如用明矾制乌头，可使乌头碱在水溶液中发生沉淀而加快毒物的清除。又如半夏，比较各种炮制法炮制的半夏，结果表明生半夏毒性很大，对黏膜有强烈的刺激作用，其他依次为漂半夏、姜半夏和蒸半夏，而以白矾制半夏毒性最低。

（4）醋解毒：利用醋中有机酸与毒性物质结合而减毒。如甘遂、大戟、芫花、商陆为峻下遂水药，均有毒，与醋酸作用后生成的衍生物则无刺激性，故醋制后泻下作用和毒性作用均明显减小。

（5）姜解毒：指药料加姜汁拌炒的一种方法。生姜性味辛、温，有健胃止呕作用，药物经姜汁炙后有调整药性、抑制毒性之效，如姜制半夏。

炮制所采用的其他辅料还有蜜、酒、石灰水、盐水等。

5. 去油制霜炮制　是将某些药物经过去油制成松散粉末来减毒的方法。目的是减少毒性成分的含量，从而降低其毒性。如巴豆霜、千金子霜等，传统炮制方法是采用去油成霜、炒制成霜后入药，去除大部分油脂，并在制霜过程中由于经受了较高的温度，使不耐热的毒性蛋白破坏变性，从而达到降毒及便于临床使用之目的。如柏子仁养血安神，因所含脂肪油（主要是侧柏油、龙脑油）有泻下作用，制霜即可除去。

总之,通过各种炮制方法使中药的成分产生质与量的改变,以达到临床安全用药目的。但因中药的成分比较复杂,每一种药物都含有多种理化性质不同的成分,炮制对各种成分的影响也是不同。所以,对于传统的炮制方法还有待进一步的探讨和改进。

二、配伍减毒

中医临床组方用药,大部分由几味、十几味,甚至几十味药配伍而成。中药配伍的目的,一是药物相互作用减轻或消除毒性;二是发挥药物间的协同作用而增进疗效。如雷公藤有毒,胃肠道毒性反应最为明显和常见,与甘草、白及配伍能减少雷公藤对胸腺的抑制作用和对胃肠黏膜的刺激,与瓜蒌、石斛、白芍等配伍可减轻雷公藤对雌性大鼠生殖系统的毒性作用。再如单味附子具有较大毒性,而四逆汤(以附子、甘草、干姜为主)的毒性大为降低,两者小鼠灌胃的LD_{50}相差4.1倍。又如截疟七宝散中,常山有抗疟作用,但有严重的恶心、呕吐等消化道反应,配用槟榔,不影响常山的抗疟作用,可明显减少呕吐反应。再如防风杀砒霜毒,绿豆、土茯苓杀巴豆毒,土茯苓杀水银毒等,通过配伍,可消除药物的毒性反应。

三、合理选择剂型和工艺减毒

(一)剂型减毒

由于中药中的多种成分及理化性质存在差异,故中药毒性在各剂型中也存在差异。同时剂型不同,毒性药物的释放速率也不尽相同,故在体内被机体吸收的速率也必然不同。一般来说,毒性大小顺序是:糊丸<水丸<蜜丸<散剂<酊剂<肌注注射剂<静注注射剂。通常情况下,毒性中药在汤剂中浓度相对较高,服用后机体吸收快,而丸剂则可在很大程度上减缓毒性。巴豆、马钱子、蟾酥等以入丸、散剂为宜,如六神丸、马钱子散等,便于严格控制有毒药物的剂量。朱砂只入丸、散或冲服,不入汤剂,因煎煮遇高温则析出有毒的游离汞,增加毒性。另外,丸剂中的成分在胃肠内缓慢溶出,可使毒性作用缓慢发生,从而起到减缓毒性作用的效果。但也有例外,如含乌头碱类中药(乌头、附子),由于其毒性成分为易被水解的双酯型生物碱,加热可使其毒性成分破坏,所以入汤剂服用较为安全。半夏有毒成分不溶或难溶于水,煎煮后其有毒成分仍然残留在药渣中,药渣毒性强,而其有效成分能溶于水,所以半夏不宜制成散剂。砒霜对白血病具有显著的治疗效果,但一旦制作成酒剂,口服后即可威胁患者生命,其危险性不容忽视。因此,在临床用药中应根据药物的不同特点合理选择剂型,以降低药物的毒性反应。

(二)给药途径减毒

药物进入机体的途径具有多样性,因为途径选择的不同,药物被人体吸收的程度和速度也不同。人体消化液对口服中药具有不同程度的破坏作用,故口服比血管给药发生毒性作用少。一些中药外用的方法在一定程度上可避免可溶性砷的毒性反应,如常见的外熏、外洗、外敷、舌下给药和直肠给药等方法。《备急千金方》中,大戟洗汤治疗中风发热,通过皮肤给药缓缓吸收,既可发挥药效,又可防止毒性作用。

(三)制定合理制备工艺减毒

制备工艺对保证制剂质量关系密切,也可以消减中药毒性。如附子先煎,延长了煎煮时间,乌头碱在久煎过程中水解完全,从而降低其毒性。而山豆根则是煎煮时间越长毒性越大,因此在煎煮上必须掌握时间。对于朱砂,现代制备工艺大都是机械加工,所以若含汞中药呈发黑现象,这说明已产生游离的汞,故常出现朱砂中毒反应的相关报道。

四、控制剂量和其他有害物质含量减毒

量效关系对调节、控制合理的剂量,对减轻毒性、提高疗效有重大意义。某些中药,按合理剂量使用时不表现毒性作用,而用量过大时则会引起中毒。如川芎过量内服可麻痹中枢神经而致死,苍术过量内服可抑制中枢引起呼吸麻痹而死,苍耳子用量过大可引起血糖急剧下降而惊厥死亡,北五加皮过量使用可引起血压猛烈升高而致死,等等。所以避免超剂量应用中药,是避免中药产生毒性作用的重要措施之一。

重金属污染和含重金属中药的评定是一个复杂的问题。据不完全统计,含重金属等有毒中药(朱砂、雄黄等)的复方占中药复方的10%以上。中药与西药的最大区别就是中药的成分复杂,且绝大多数情况下以"辨证论治"的原则复方用药,各种有效或有毒成分相互作用,所含成分很难完全分析清楚,进入人体后又在胃肠酸碱环境或肠道菌群的作用下发生许多变化。因此,毒性中药的作用机制、毒性的表现不能简单地用某一个或几个已知成分的含量来判断。例如,含有毒重金属(铅、汞、砷等)的药物在中药内服、外用复方中应用较广泛,如果用重金属的含量标准来评判中药的毒性,许多具有独特药效的有效方剂将被禁止使用。但是重金属的存在状态不同,其毒性的差异非常大。中药的毒性与其含有的重金属的含量不一定成正比。因此,对毒性中药作用机制的研究难度更大,量效和毒效关系也很复杂,有必要进一步深入研究。

除重金属外,化学污染(其他有害元素及农药残留)及生物污染物(如致病菌和霉菌毒素等)也引起国内外的广泛关注。这些有害物质在中药中的含量直接受到产地的土壤、水源、空气的影响,并受到栽培过程中使用的化肥、农药等的影响。对于如何有效地控制、减少这些有害物质,世界卫生组织(World Health Organization,WHO)对传统医药的发展提出"安全、有效、稳定、可控"八字方针。所以,在政府规管下,推行SOP在不同范畴内,如中药材生产质量规范(Good Agricultural Practice,GAP)、GLP、药品经营质量管理规范(Good Supply Practice,GSP)、药品生产质量管理规范(Good Manufacturing Practice,GMP)、药物临床试验质量管理规范(Good Clinical Practice,GCP)等的施行是中药安全性的重要保证。

五、加强中药中毒的预防与宣传

（一）普及中药毒性知识

中药中毒往往是因为缺乏知识,对中药毒性认识不足而引起的,为减少中药中毒事故,必须开展毒性中药的科普宣传,做好中药毒性知识的宣传工作,使未来的医务工作者在自身素质,以及学识、责任心方面都得到提高,以杜绝中药中毒现象的发生。

（二）严把药物质量关

规范药物的应用种类、产地、生产、药用部位的采摘、贮藏、炮制、调剂等各个环节,深刻领会"药材好、药才好",从各个环节加强管理,确保中药材相关药物质量符合标准要求。

（三）加强毒品管理

剧毒中药应有专人保管、专柜收藏,药店药房应严格执行医药卫生部门对剧毒中药的使用规定。对于剧毒中药,没有医生正式处方或有关部门证明,不能随意售予个人。从事中药工作的人员必须熟悉毒性中药的性能及用法,并主动向购药者介绍用法及注意事项。

第三节　中药中毒的诊断

中药中毒后及时诊断是十分必要的。如果不能及时诊断并采取有效措施救治,将可能对人体各生理系统造成严重伤害。中药中毒的诊断应注意以下几个方面。

（一）了解中毒史

（1）有无药物过敏史,对何种药物过敏,是否有中毒治疗史,与本次是否有区别等。

（2）所用何药,毒物的形态、颜色、气味、来源等,如果药物残留应送检。

（3）服药时间、用药情况、所给药途径,如注射还是口服,药物剂型、剂量。

（4）有无进行过催吐、洗胃或应用解毒药等解毒处理,处理经过如何,有无减轻症状。

（5）中毒症状,如口干、腹痛、腹泻、呼吸困难等。

另外医生还需要了解患者近期思想情绪,以防患者错报病史。在做详细了解并记录在案的同时,应警惕病情的变化,特别是对昏迷不醒者,应防止漏诊或误诊。

（二）体格检查

对危重的中药中毒患者,为争取抢救时间,应首先观察其典型症状和体征,如阿托品类中毒出现瞳孔散大、颜面潮红、口干舌燥、心跳加快等;乌头类中毒出现感觉麻木、言语困难、血压下降、心律不齐等;吗啡类、鸦片类中毒出现呼吸抑制、瞳孔缩小等;马钱子中毒则呈现全身性强直性惊厥等。抓住这些典型症状,并结合其他检查,往往可以争取时间,有效地施行抢救。但许多中毒是没有特异性症状的,且典型症状的出现往往是在中毒较重或晚期。因此,要做出诊断,必须做进一步的重点检查且随时复查病情,会同患者家属,结合现场观察、毒物分析等。对于中毒轻症的患者,可做全面体格检查。应重点检查以下几点。

（1）皮肤、口唇颜色及损伤情况。

（2）瞳孔大小、对光反应,结膜有无充血。

（3）体表温度、湿度及皮肤弹性。

（4）患者的神志状态,如清醒、朦胧、昏迷、烦躁、谵妄或幻觉。

（5）肌肉有无抽搐及痉挛。

（6）呼吸的速率、节律幅度,呼气有无特殊气味,肺部有无啰音。

（7）心跳的次数、节律及血压。

（8）腹部有无压痛或反跳痛;呕吐物及排泄物有无特殊气味及颜色。

（9）检查有无药物残留。

（三）实验室检查

化验是正确诊断和验证诊断的依据。对中毒做一般常规化验,如有必要,做肝肾功能、基础代谢、心电图等检查。针对可疑毒物,采集大小便、呕吐物、胃洗出液、血液等标本。在抢救的同时,及早做定性、定量检查。对有毒的植物、动物或矿物药,可采集同样的标本,请有关单位鉴定。

综合所述,救治时间的早晚与患者的能否获救关系极大。通过对中毒史的询问及体格检查,大体可以确定是否中毒及中毒种类与程度,配合实验室的鉴定工作,积极进行抢救。急性中毒者的症状有轻重之分,一般早期出现消化道症状,如恶心呕吐、腹痛腹泻等,以及呼吸频率、心率的改变,严重者出现休克、昏迷、烦躁惊厥、肢体麻木等。中药中毒的主要特征鉴别见表5-1。

表 5-1 中药中毒主要特征鉴别

类　别	临床表现	毒性中药或毒性成分
皮肤及面容	樱桃红色	氰化物
	潮红色	麻黄、莨菪碱、汞、阿托品类
	土黄灰白色	铅及铅化合物
	黄疸	砷
	紫绀	氰化物、阿片类、白果
	接触性皮炎	斑蝥、巴豆
	皮炎	颠茄、阿片类、砷
	紫癜	砷、铅
	红斑	麻黄、阿片类、氰化物、斑蝥、砷、阿托品类
	荨麻疹	阿片类、砷
	猩红热样皮疹	颠茄、麻黄、士的宁、阿片类、汞
	带状疱疹	砷化物
	脱皮	砷类
	皮肤干燥	颠茄类
	皮肤湿润	阿片类、乌头类
	过度出汗	砷、汞、吗啡等
	汗液绿色	铜类
	水疱	阿片类
五官	瞳孔放大	颠茄类、铅、氰化物、莨菪碱、秋水仙碱、乌头类、麻黄、罂粟碱、洋金花、肉豆蔻、木薯、毛茛、钩吻、漆树皮、苍耳子、细辛、山豆根、雷公藤等
	瞳孔缩小	阿片类、鱼藤、硫黄、白薯莨、葛芙木等
	瞳孔固定	阿片类、半边莲
	色视	乌头、氰化物
	色视紊乱	藜芦
	复视	氢氰酸、铅、汞、雷公藤
	视物模糊	铅、汞、砷、吗啡、东莨菪碱、乌头、雷公藤、苦参
	视觉缺失	颠茄类
	幻觉	铅、砷、汞、绵马贯众、相思子
	耳鸣	阿托品类
	耳聋	莨菪碱、吗啡、砷
	听觉过敏	氰化物、乌头、阿托品类
	口腔黏膜色白	士的宁等
	蓝黑色齿龈线	铅、汞、砷
	流涎、呕吐	半边莲、乌头、苦参、半夏、雷公藤、马桑子、石蒜
	呕吐物苦杏仁味	氰化物、砷
	呕吐物蒜臭味	金属类
	呕吐物金属味	铅、砷、氰化物、乌头、斑蝥、汞

（续表）

类 别	临床表现	毒性中药或毒性成分
五官	流涎、口腔炎	颠茄类、麻黄、吗啡、乌桕、洋金花
	口干	砷、汞、氰化物、秋水仙碱、藜芦、巴豆、乌头、蓖麻子、白果
消化系统	恶心、呕吐	夹竹桃、斑蝥、蟾酥、芫花、石蒜、雷公藤、鸦胆子
	腹痛、腹泻	铅、砷、夹竹桃、秋水仙碱、氰化物、芦荟、斑蝥、蓖麻子、白果、巴豆、乌头、乌桕、羊蹄、商陆、毛茛、大戟、甘遂、狼毒、藤黄
	便秘	铅(慢性中毒后期)、吗啡、阿片类
	便血	狼毒、大戟、苍耳子、商陆、芫花、芦荟
神经系统	震颤	铅、汞、砷、麻黄、阿片类、士的宁、秋水仙碱、乌头
	谵妄	颠茄类、铅、汞、砷、麻黄、藜芦、细辛
	麻痹	铅、汞、砷、乌头、氰化物
	惊厥	铅、汞、砷、士的宁、马桑叶、阿片类、乌头、颠茄类、氰化物
	痉挛（阵发性、强直性）	士的宁(早期)、白果、马桑叶、细辛、杏仁、天南星、闹羊花、商陆、苦参、石蒜、夹竹桃、秋水仙碱、天仙子、洋金花、阿托品类
	闪电样昏倒	士的宁、雷公藤、氰化物
	眩晕	氰化物
	昏睡	甘遂、夹竹桃、商陆、了哥王、万年青
	昏迷	阿片类、东莨菪碱、白果、商陆、闹羊花、乌头、颠茄、阿托品类
	知觉麻痹	铅、氰化物
	肌肉麻痹	乌头类
	语言困难	八角枫
	共济失调	乌头类、商陆、半夏
	神志不清	雷公藤、苦参
	多发性神经炎	颠茄类、藜芦、蛇毒、乌头、铅、汞、砷、阿片类、吗啡
循环系统	心跳过速	颠茄、麻黄、洋金花、夹竹桃、阿托品类
	心跳过缓	夹竹桃、乌头、蟾酥、藜芦、万年青、商陆
	心律不齐	乌头、雪上一枝蒿、蟾酥、夹竹桃
	心脏骤停	乌头碱
	先心率过缓,继不齐,最后过速	铅、莨菪碱
	心脑综合征	夹竹桃、八角枫、蟾酥、乌头、万年青
	心绞痛样疼痛	麻黄
	中毒性心肌炎	砷
	血压升高	蟾酥、万年青、商陆、麻黄、雷公藤
	血压下降	砷、汞、颠茄类、乌头
	头痛	铅、氰化物
呼吸系统	上呼吸道刺激	吗啡
	呼吸过缓、过深	阿片类、氰化物、鸦胆子、八角枫

（续表）

类　别	临床表现	毒性中药或毒性成分
呼吸系统	呼吸过速	颠茄类、士的宁、商陆
	呼吸有苦杏仁味	氰苷类、砷
	呼吸有蒜臭味	金属类
	呼吸有金属味	砷、汞
	呼吸困难或衰竭	士的宁、苍耳子、半夏、蓖麻子、天南星、百部、杏仁、苦参、石榴皮、雷公藤、氰化物、苍耳子等
	呼吸麻痹	阿片类、蛇毒、细辛、闹羊花、百部、石榴皮等
	哮喘	蓖麻子、金鸡勒、丁公藤、复方丹参注射液、旋覆花、松香、除虫菊等
泌尿系统	肾脏损害	铅、汞、砷、砷化氢、绵马贯众、蓖麻子、芦荟、斑蝥、马兜铃酸等
	中毒性肾炎	斑蝥、铅、大戟、苍耳子、雷公藤、毛茛、蓖麻子
	水肿	砷、斑蝥等
	血尿	铅、汞、砷、斑蝥、雷公藤、秋水仙碱、蓖麻子、芦荟
	蛋白尿	砷、斑蝥、汞
	糖尿	绵马贯众、阿托品类
	卟啉尿	铅、秋水仙碱等
	啤酒色尿	铅、汞（蓄积中毒）
	黄褐色尿（酸性尿）	芦荟
	淡红黄色（碱性尿）	汞、斑蝥、乌头
	少尿、排尿困难	斑蝥
血液系统	白细胞减少	砷、秋水仙碱
	红细胞增多	铅、砷、汞
	红细胞内有点彩	铅、砷
	血小板减少	铅、砷、秋水仙碱
	再生障碍性贫血	砷、秋水仙碱
	溶血性贫血	铅、砷
	变性血红蛋白症	氰化物
其他	体温升高或寒战	麻黄、士的宁、铅、阿托品类
	体温降低	吗啡、乌头
	子宫出血或早产	汞、砷、铅、细辛、芦荟、斑蝥、氰化物
	子宫缩痛流产	商陆、斑蝥

第四节　中药中毒的救治

中药中毒一经诊断，总体治疗原则是维持生命及避免毒物继续作用于机体，把维持机体各系统的功能放在首位。同时,在了解中毒中药的情况下,合理利用解毒剂进行解毒非常必要。具体救治办法如下。

(一)清除未吸收药物

1. 吸入气体性中毒 有些药物煮、加工炮制或制成制剂时,其升腾的蒸气,经口鼻吸入肺部,并迅速进入血液循环,导致中毒。应立即使患者脱离现场,至空气新鲜通畅处,以提高患者血液氧分压,及时呼出呼吸道分泌物,保持呼吸道通畅。

2. 皮肤、黏膜沾染中毒 许多药物所含的有毒成分具有较高的脂溶性,故能透入皮肤,轻则引起局部炎症,且其中毒的时间较口服快。斑蝥、巴豆、洋金花、水银、白矾、马桑粉、轻粉、蟾酥等如外用经皮肤吸收均可引起中毒。应立即脱去污染的衣服,并用大量温开水或淡盐水冲洗体表。

3. 溅入眼内中毒 如斑蝥素等在制药时溅入眼内,引起流泪、眼睑浮肿、结膜炎、虹膜炎,甚至角膜溃疡;癞蛤蟆头部浆汁、芫花注射液溅入眼内,致眼睛损伤。对于眼内溅入毒药,必须争分夺秒,快救早治,才能防止病情恶化。

4. 口服中毒 中药中毒以口服中毒较为多见。口服中药通常在胃内吸收不多,以小肠黏膜吸收为主,但因中药成分复杂、分子结构大等原因,吸收速度较为缓慢,进入小肠并不能立即完全吸收。因此,发现中毒后4~6 h内,对于一部分未被吸收的毒物应迅速采取催吐、洗胃、导泻及灌肠等方法,使其排出体外。

(二)阻止毒物吸收

1. 给予保护剂 为黏附毒素,减少毒物对黏膜的刺激和腐蚀作用,可选用稀粥、牛奶、蛋清、镁乳及淀粉、豆浆等内服或灌肠,以缓和刺激,保护胃黏膜。初服50~100 mL,以后可少量频服,以上数种物质可交替应用。

2. 给予吸附剂 活性炭能吸附大多数药物如各种生物碱类(乌头碱、莨菪碱类、烟碱等)及各种金属盐等,使其很快被吸附。通用解毒剂是由活性炭2份、氧化镁1份、鞣酸1份组成的混合物。每次用15 g左右,在一杯水中混匀,或者将其制成5%的混悬液洗胃和口服,既可吸附毒素,又可保护黏膜,但其解毒效果比活性炭差得多。

3. 给予中和剂 当酸性药物中毒时,可用弱碱剂和氧化镁乳、肥皂水等中和之;如碱性药物中毒,则可用弱酸剂如稀醋酸或食醋、5%~10%枸橼酸、柠檬汁、橘子水等中和之。

4. 给予氧化剂 某些毒物遇氧化剂易被氧化破坏,以此达到解毒的目的。氧化剂可用高锰酸钾1:2 000~1:5 000溶液或3%过氧化氢溶液。通常用于洗胃。常用于阿片类、士的宁、烟碱、奎宁、毒扁豆碱及砷化物、氰化物等中毒。

5. 给予沉淀剂 0.2%~5%鞣酸溶液(亦可用浓茶代替)可使大部分有机物(如生物碱类)及重金属盐类沉淀形成难溶的沉淀物而不被吸收,如士的宁、金鸡纳生物碱、洋地黄及铅、铝、汞等重金属。有些中药能够吸附毒物或使某些毒物产生沉淀反应,或形成不溶性物质,使之不被吸收,从而减轻毒性反应。如赤石脂可吸附消化道内斑蝥、巴豆、砒石、雄黄等有毒物质,还可起到阻止肠道对毒素吸收的作用。

(三)加速已被吸收毒物的消除

1. 加强肝脏的解毒功能 肝脏对许多毒物有解毒作用,是人体解毒的主要脏器。肝脏糖原含量充分与否,对肝脏解毒功能有很大影响。维生素C有促进肝糖原储存的作用,故应给予充足的维生素C和葡萄糖,以增强肝脏的解毒功能。

2. 促进肾脏对毒物的排泄　大量饮茶、输液和使用利尿剂,可稀释毒物在血液的浓度及利尿促进毒物排出。利尿剂应选用作用较强、速效者,通常在静脉补液后,给予静脉注射(intravenous injection,iv)呋塞米 20 mg,但要注意调整水与电解质的平衡及心脏负荷能力。当肾功能衰退时,不宜使用强效利尿剂,可采用透析疗法等使毒物尽快排出体外。

第六章
毒性中药的管理

导学

本章介绍了毒性中药的分级、分类和种类，以及毒性中药的临床合理使用。

学习要求：

(1) 熟悉国家药典收载的毒性中药品种、毒性中药的临床功用与毒理分类和种类。

(2) 了解毒性中药的分级、毒性中药的化学分类，以及毒性中药的合理使用。

第一节　毒性中药的分级

一、概述

毒性中药的分级管理，是指将具有毒性的中药，按照它们毒性的大小进行归类管理的模式；是保证毒性中药临床正确使用、减少毒性反应的一个重要手段，对于毒性中药的进一步研究和开发也有重要意义。

古代医家对毒性中药"毒"的分级，大约可追溯到战国时期，甚或更早。《黄帝内经》中记载有将中药分为大毒、常毒、小毒和无毒的论述；《神农本草经》最早提出中药毒性分级理论，将365种常用的中草药分为有毒和无毒两个大类，但未做毒性程度上的具体分级；《本草纲目》对有毒与无毒中药进行了明确区分，将312种毒性中草药按毒性大小分为大毒、有毒、小毒、微毒四类；《中国药典》及高等院校《中药学》教材均将中药的毒性分为大毒、有毒、小毒三级。毒性中药的分级，迄今为止尚无公认的统一标准，大多依据历代医疗实践经验和传统医药著作记载，按照毒性剧烈的程度等进行分级。这些分级的方法虽与临床紧密结合，但缺乏准确性、量化性和统一性，尚不能够满足毒性中药分级管理的要求。但限于中药毒性的复杂性及对古人毒性分级依据的未完全认知，现行《中国药典》仍以三级分类为法定的中药分级标准。

化学药物毒性评价标准对毒性中药分级管理评价标准的制定具有一定的参考意义，1977年 WHO 颁布了基于定量毒理学（急性毒性 LD_{50}）的化学物质急性毒性分级标准（表 6-1）。急性毒性 LD_{50} 是对有毒物质进行等级划分的一个重要标准。但现代实验结果显示，依据急性毒性进行毒性分级的结果与实际并不完全一致；且由于 LD_{50} 是以实验动物死亡为指标，与临床应用表现的毒性有很大差别，其对临床的指导意义有限。鉴于中药本身的特殊性，毒性中药的毒性目前的研究不涉及表 6-1 中的剧毒，故分级应该有一套更为全面的衡量方法和标准，应考虑其有效量与中毒量之间范围的大小，以及中毒后的临床表现。目前，比较公认的分级标准如表 6-2 所示。

表 6-1 外来化学物质急性毒性分级(WHO)

毒 性 分 级	大鼠一次经口 LD_{50}(mg/kg)
剧毒	<1
高毒	1～50
中等毒	51～500
低毒	501～5 000
微毒	5 001～15 000
实际无毒	>15 000

表 6-2 中药毒性分级

指　标	大　毒	中　毒	小　毒
中毒症状	十分严重	严重	一般副作用
肝脏损害	重要脏器	重要脏器	偶见脏器损害
用量较大时	死亡	死亡	不易死亡
LD_{50}(小鼠灌胃)	<5 g/kg	5～15 g/kg	18～50 g/kg
有效量与中毒量距离	十分接近	较远	很远
成人一次口服中毒量	<3 g	3～12 g	13～20 g
中毒潜伏期	<10 min	10～30 min	>30 min 或蓄积
代表药物	砒石、斑蝥、狼毒、生川乌、巴豆霜	制川乌、熟附子、常山、制草乌	重楼、艾叶、山豆根、细辛

二、国家列为管理的毒性中药品种

为加强毒性药品的管理,防止中毒或死亡事故的发生,1988 年 12 月 27 日发布的中华人民共和国国务院令(第 23 号)《医疗用毒性药品管理办法》,对生产、收购、经营、加工和使用毒性药品均作了详细和严格的规定。卫生部会同国家医药管理局、国家中医药管理局,根据国务院的精神,规定了毒性药品管理品种,其中毒性中药品种有 28 种,包括:砒石(红砒、白砒)、砒霜、水银、生马钱子、生川乌、生草乌、生白附子、生附子、生半夏、生南星、生巴豆、斑蝥、青娘虫(即青娘子)、红娘虫(即红娘子)、生甘遂、生狼毒、生藤黄、生千金子、生天仙子、闹羊花、雪上一枝蒿、红升丹、白降丹、蟾酥、洋金花、红粉、轻粉、雄黄。《中国药典》(2020 年版)收载的大毒、有毒、小毒中药目录见表 6-3。

表 6-3　《中国药典》(2020 年版)收载的 83 种毒性中药

分类	数目	药材与饮片
小毒	31	丁公藤、九里香、土鳖虫、大皂角、川楝子、小叶莲、飞扬草、水蛭、艾叶、北豆根、地枫皮、红大戟、两面针、吴茱萸、苦木、苦杏仁、金铁锁、草乌叶、南鹤虱、鸦胆子、重楼、急性子、蛇床子、猪牙皂、绵马贯众、绵马贯众炭、紫萁贯众、蒺藜、榼藤子、鹤虱、翼首草
有毒	42	三颗针、干漆、土荆皮、山豆根、千金子、千金子霜、制川乌、天南星、制天南星、木鳖子、甘遂、仙茅、白附子、白果、白屈菜、半夏、朱砂、华山参、全蝎、芫花、苍耳子、两头尖、附子、苦楝皮、金钱白花蛇、京大戟、制草乌、牵牛子、轻粉、香加皮、洋金花、臭灵丹草、狼毒、常山、商陆、硫黄、雄黄、蓖麻子、蜈蚣、罂粟壳、蕲蛇、蟾酥
大毒	10	川乌、马钱子、马钱子粉、天仙子、巴豆、巴豆霜、红粉、闹羊花、草乌、斑蝥

第二节　毒性中药的分类和种类

一、概述

分类是根据事物的同和异把事物集合成类的过程,是认识和区分事物的一种常用方法。中药分类,是人们认识和使用中药的基础。毒性中药的分类,是人们认识中药毒性和不良反应的基础及临床有效使用毒性中药的标杆,对于毒性中药的管理具有十分重要的意义。历代本草对毒性中药的分类有不同的表述。东汉《神农本草经》的三品分类法开创了中药分类法的先河,它将常用的 365 种药物按照毒性强弱和功效的不同分成上、中、下三品:上品 120 种,"上药……为君,主养命以应天,无毒,多服久服不伤人";中品 120 种,"中药……为臣,主养性以应人,无毒有毒";下品 125 种,"下药……为佐使,主治病以应地,多毒,不可久服"。《吴普本草》首次在具体药物条目下标注毒性,并以大毒、有毒二级分级法进行毒性分级,其中大毒 3 味,有毒 28 味。魏晋《名医别录》载录有毒药物 131 种,分为大毒、有毒、小毒三级。唐代《新修本草》载录有毒药物 143 种。北宋《证类本草》收载毒性药物 223 种。明朝《本草纲目》收载毒性药物 361 种。到了现代,毒性中草药相关专著陆续出现。如 1987 年陈冀胜、郑硕主编的《中国有毒植物》重点介绍了 1 137 种植物的毒性、有毒化学成分;1992 年郭晓庄主编的《有毒中草药大辞典》阐述了 503 种中草药的基原、形态、成分、药理、毒理、中毒与救治;此外,2006 年张光荣等编写的《有毒中草药彩色图鉴》(505 种)、1994 年徐国钧、陈金泉编著的《香港常用有毒中药图鉴》、1993 年杨仓良主编的《毒药本草》(903 种)、2003 年高渌汶编著的《有毒中药临床精要》(121 种)、2003 年杜贵友、方文贤主编的《有毒中药现代研究与合理应用》(98 种)、2005 年夏丽英主编的《现代中药毒理学》(1 462 种)等从不同角度对毒性中药的基原、临床、成分、毒理、中毒和抢救等进行了论述,中药毒物学开始逐步走向中药毒理学。上述专著中记载的毒性中药种类多少只是一个梗概,确切数量很难界定,因它涉及古今文献、基原、化学、药理毒理和临床等方面,且与中药和毒性中药的分类法密切相关。

近现代著作对于中药的分类,根据其专注的领域和范围,主要有以下八种方法。

1. 中药名称首字笔画排列法　见于辞典类中药工具书,如《中国药典》《中药大辞典》《中药辞海》等,便于查阅。

2. 中药自然属性分类法　按中药原植(动)物在自然界中的存在位置和属性,分为植物药、动物药和矿物药,动物、植物药材再根据其原植物、原动物的亲缘关系进行分类和排序,如麻黄科、木兰科等。《药用植物学》《药用动物学》采用此种分类方法。

3. 中药功效分类法　在中医理论指导下,按中药功效进行分类,如解表药、清热药、泻下药、理气药、活血化瘀药、补虚药等。此分类法便于读者掌握同一类药物在药性、功效、主治病证、禁忌等方面的共性和个性,以指导临床应用,是现代临床《中药学》《中药药理学》普遍采用的分类方法。

4. 药用部分分类法　根据中药材入药部分进行分类,如根及根茎类、叶类、花类、皮类、果实与种子类等。《生药学》《中药鉴定学》采用该分类方法。

5. 中药化学成分分类法　按中药所含主要化学成分或有效成分的结构、性质进行分类,如含生物碱类中药、含挥发油类中药、含苷类中药等。《中药化学》常采用该分类方法。

6. 中药药理作用分类法　根据中药的作用机制进行分类,如抗病原微生物中药、抗恶性肿瘤中药、抗高血压中药、抗消化性溃疡中药、解热镇痛类中药等。部分中药现代研究的书籍采用此分类方法。

7. 中药不良反应或毒理分类法　按中药应用后不良反应发生所对应的机体的不同系统(如神经系统、心血管系统、泌尿系统、消化系统、呼吸系统、血液系统、内分泌系统、免疫系统等)进行分类。该分类方法往往会结合传统的中药功效分类法,先以中毒机制的方式介绍机体不同系统中毒的中药品种,再在各论中详述这些中药的具体毒性作用与相关信息。如《现代中药毒理学》即采用此类方法。

8. 毒性分类法　包括《神农本草经》的三品分类法、《中国药典》和教科书的毒性三级分类法。由于很多中药为药食两用药物,因此,中药也可更具体地划分为食品、药食两用品种、可用于保健食品的品种、其他中药(包括有小毒或含有强活性成分的中药)和有毒品种五类。该分类法采用安全性评价标准对上述分类进行量化(表 6-4)。

表 6-4　中药安全性分类

类　别	安　全　性　标　准
食品	长期作为食品,但具有某些功能;LD_{50} 不能检出;或 MTD>10 g/kg;长期毒性(30 d 喂养),人用量 100 倍不应出现明显不良反应;三致试验应为阴性。
药食两用品种	有药食兼用历史,具有某些功能或效用;或者 $LD_{50} \geqslant 10$ g/kg 或不能检出;长期毒性(30 d 喂养),人用量 100 倍不应出现明显不良反应及毒性;三致试验应为阴性。
可用于保健食品的品种	有用于保健食品(如药膳、药茶)较长的历史,具有某些功能和效用,未发现有不良反应方面的问题;或者其提取物 $LD_{50}>2$ g/kg,以药材计 $LD_{50}>5$ g/kg;长期毒性(30 d 喂养),人用量 100 倍,可出现非致命性、轻度、可逆性不良反应;人用量 50 倍不应出现明显不良反应;三致试验应为阴性。
其他中药 (包括有小毒或含有强活性成分的中药)	具有药品性质,具有明显的功能或效用,含药效较强烈的活性成分,应用不当易出现不良反应;其提取物 LD_{50} 为 $1\sim2$ g/kg,以药材计 LD_{50} 为 $2\sim5$ g/kg;长期毒性(30 d 喂养),人用量 50 倍以上,可出现非致命性、非致残性不良反应;人用量 30 倍不应出现明显不良反应;三致试验个别品种可出现阳性。

（续表）

类　别	安　全　性　标　准
有毒品种	明显具有不良反应的药品,应用说明中指出具有小毒、毒或大毒。含药效强烈的毒性成分(如强心苷等),应用中易出现不良反应;其提取物 $LD_{50} \leqslant 1\,g/kg$,以药材计 $LD_{50} \leqslant 2\,g/kg$;长期毒性(30 d 喂养),人用量 30 倍以下出现不良反应,甚至致死性、致残、不可逆反应;三致试验可出现阳性;围产期毒性试验可出现母子两代毒性。

如上所述,中药的分类方法有多种,本书所涉及的毒性中药主要指表 6-1 划分中的除剧毒以外的品种。按临床应用、毒理作用和毒性化学成分进行分类是毒性中药较为常用和合理的归类方法。本书对上述三种分类方法进行简单概括,以供参考。

二、毒性中药的临床功用分类

毒性中药的临床功用分类,是指将毒性中药按照其临床应用的主要方面和主要功效进行分类,如可将毒性中药归类到解表药、清热药、补虚药、泻下药等。中药作为一个复杂的体系,其临床药用功效是与其性、味、归经相联系的,因此,毒性中药也可按照它们的性、味或归经进行分类。

研究发现,毒性中药中,寒、温性中药,辛、苦味中药及归肝经药物占据了大多数。这体现了毒性中药的一部分共性,但由于大多数中药的性、味和归经并不是唯一的,因此,性味归经分类法具有一定重叠性。此外,由于炮制对中药性味归经的影响较大,甚或改变中药的临床应用,因此,仅根据毒性中药的性味归经进行统计分类存在一定的局限性。按照毒性中药临床应用进行分类对于毒性中药的使用更具实际指导意义。

三、毒性中药的毒理分类

毒性中药的毒理分类,是指按照毒性中药产生毒性作用的组织、器官、系统的不同对这些中药进行分类。由于西药的化学成分单一,化学结构明确,作用靶点和作用机制也经过比较系统的研究,其毒性、毒理也比较明确,因此西药的毒理学常采用上述毒性作用的靶点组织、器官和系统进行药品的归类。对于中药而言,一味中药中含有的化学成分十分复杂,同一品名下的中药由于产地、品种,甚至采收时间、药用部位的差异都会造成其化学成分的不同,导致其毒性和毒理更加复杂,往往是对多靶点、多器官的作用,从而对毒性中药的毒理分类造成一定的难度。以下仅根据毒性中药作用的不同系统,简单列举部分毒性中药,以供参考。

1. 毒性成分作用于心血管系统　如洋地黄、夹竹桃、附子、雪上一枝蒿、乌头、草乌、川乌、天雄、罗布麻、天花粉、万年青、朱砂、雄黄、轻粉、雷公藤、七叶一枝花、川楝子、苍耳子、鹿茸、蜈蚣、蟾酥等。

2. 毒性成分作用于消化系统　如大戟、决明子、鸦胆子、牛蒡子、黄药子、川楝子、威灵仙、穿心莲、陈皮、山豆根、蒲黄、半夏、千里光、雷公藤、五倍子、决明子、苍耳子、巴豆、番泻叶、密陀僧、芫花、常山等。

3. 毒性成分作用于呼吸系统　如白果、李子仁、苦杏仁、枇杷仁、五味子、闹羊花、商陆、瓜蒂、马钱子、藜芦、罂粟壳、全蝎、桃仁等。

4. 毒性成分作用于泌尿系统　如鱼胆、海马、蜈蚣、水蛭、细辛、山慈菇、甘遂、蓖麻子、牵牛子、关木通、青木香、胆矾、马钱子、钩吻、朱砂、斑蝥、相思子、丁香、防己、千里光,朱砂、雄黄等。

5. 毒性成分作用于血液系统　如雄黄、青风藤、喜树、砒霜、长春花、狼毒、水蛭、蛇毒等。

6. 毒性成分作用于神经系统　如马钱子、乌头、草乌、雪上一枝蒿、附子、莨菪、秋水仙、山豆根、藜芦、细辛、生天南星、黄药子、苦豆子等。

7. 毒性成分作用于免疫系统　如干漆、没药、乳香、蜈蚣、水蛭、天花粉、三七、木香、白芍、全蝎等。

8. 毒性成分作用于内分泌系统　如甘草、苍耳子、干漆、人参、藜芦等。

9. 毒性成分作用于生殖系统　如附子、朱砂、香加皮、地龙、昆明山海棠、棉花子、合欢皮、商陆、苦参、土荆芥等。

四、毒性中药的化学分类

毒性中药的化学分类,是指按照毒性中药产生毒性的化合物或化合物群的结构所归属的类别对毒性中药进行分类。毒性中药中产生毒性的化合物或化合物群通常存在三种可能:一是该有毒的化合物或该类有毒的化合物是此味中药中不产生药效的成分,如半夏、白果、苍耳子等,这类成分不参与此味中药药效的产生与发挥,而本身具有一定的毒性,故应考虑除去该成分以达到减毒的目的。二是有毒的化合物或化合物群本身就是此味中药产生药效的化合物,即有效物质,只是其治疗剂量与中毒剂量相近,安全系数小,如洋地黄、巴豆、马钱子、乌头类等;这类成分如果完全除去,则此味中药的药效丧失,若全用生药则易中毒,故应考虑采用适当的炮制方法控制有毒成分的含量,保持其在有效的治疗剂量而不进入中毒剂量的范围。三是有毒和无毒的化合物或化合物群都可能是该药的有效物质,需要在炮制、临床辨证、用量用法上有所斟酌,如附子在治疗风湿痹痛和回阳救逆时需考虑不同的炮制方法及给药剂量。

由于中药成分复杂,其产生药效的成分往往不止一类,产生毒性的化合物也不止一种,因此,在本书中仅简单列举部分毒性中药按照毒性成分进行划分的情况,以供参考(详见第二章第五节内容)。

第三节　毒性中药的使用

一、传统中医药理论指导下的合理使用

由于中药是在中医药理论指导下应用的一部分天然药物及其加工品。因此,传统中医药理论知识对我们临床合理用药,特别是合理地应用毒性中药,具有十分重要的指导意义。辨证论治是中医学诊治疾病的基本理论与思维方法,即根据中医理论分析四诊(望、闻、问、切)获得的临床资料,明确疾病的本质,拟定相应的治疗方案。它是中医合理用药和治疗疾病的基本准则。从某种意义上说,辨证论治是针对每个具体患者合理提出治疗方案的一门学科;临床在使用毒性中药时,也应根据具体的患者、病证,合理地选择药物的种类、配伍和剂量,以正确发挥其药效。对中药毒性的认识要避免两种倾向:一是认为中药无毒,滥用中药,增加了中药的毒性反应;二是夸大中药的毒性,该用不用,贻误病情。具体而言,中医药理论指导下的毒性中药

使用,要注意以下四点。

（一）正本清源,使用正品

中药同名异物、同物异名的情况自古有之,而中药品种混乱常导致中药名不副实,直接影响到临床用药的疗效与安全。近年来,含马兜铃酸的中药材在国内外多次引起肾毒性及泌尿道癌变就是一个典型例子。因此,提倡一药一名,正本清源,是避免中药毒性的重要前提。

（二）依法炮制,减毒增效

中医药学典籍中记载了不同药材的多种炮制方法,如蒸制、酒制、豆汁制、醋制等,这些炮制方法可以改变中药的性味、归经及药理活性。如在医学典籍中记载,何首乌"生用则泻下,制用则补益",表明经过炮制后何首乌主要的药理作用已经从润肠通便转变为补益。现代研究表明,炮制前后何首乌中的泻下成分—结合蒽醌含量明显减少,而磷脂等补益成分有适量增加。因此,当何首乌生品作为补益药使用时,其泻下作用则成为副作用;用黑豆汁等进行适当的炮制,则可减轻甚或消除其毒性反应。由此可见,在中医药理论指导下对中药进行合理的炮制,对减少中药的毒性反应有着十分重要的意义。

许多中医学典籍中记载了对毒性中药炮制后使用的要求。如《伤寒论》中,使用附子的 23 方中,有 14 方要求"炮、去皮"以减小其毒性;对杏仁、桃仁均要求去皮尖,且大陷胸丸、麻子仁丸中的杏仁尚需熬以入丸药;对半夏、吴茱萸、蜀漆均要求洗;对水蛭、虻虫、商陆、芫花均要求熬,且虻虫尚需去翅足;瓜蒂需要熬黄以入药;巴豆需要去心皮,熬黑,研如脂。中药炮制的现代研究表明,大部分医学典籍中记载的炮制方法和炮制理论均有其科学性和合理性。例如,乌头经水浸、加热炮制后,毒性大大降低。这是由于加热处理可使乌头中含有的极毒性成分双酯型乌头碱（口服 0.2 mg 即可引起中毒）水解成毒性较小的苯甲酰单酯型生物碱和乌头原碱,从而降低了药物的毒性。"依法炮制"是中医药理论的一个重要实践,了解"依法炮制",对毒性中药进行正确的炮制,是了解、熟悉和合理应用毒性中药的重要环节。

（三）合理配伍,辨证论治

药物的配伍应用是中医整体观念和辨证论治的需要,在临床辨证用药的过程中,理、法、方、药紧密联系,是中医药理论和临床诊治中区别于西医药的一个重要方面,也是中医理论作为一种"人种医学"的最好体现。西医认为的同一种病,中医可能会用不同的处方去治疗;西医认为的不同种病,中医可能会用同一个处方去治疗,这就是"同病异治,异病同治"的巧妙之处。不同患者由于个体差异等原因,尽管所患疾病具有相似的致病原因和表征,但其发病本质不同,因而中医在用药治疗时会根据患者具体的情况采用不同的配伍用药。中药的配伍用药有着多种目的,一是为了促进产生主要药效的君药的吸收或产生协同作用,从而提高药效。二是为了调和整个处方的性质,使其更加符合患者的体质。三是由于某些中药的配伍使用,能降低整个处方的毒副作用。

中医传统典籍中记载了很多药物配伍。其中,有些是"减毒增效"的合理配伍,如附子常配伍以甘草、干姜。《名医别录》载甘草有"解百药毒"的功效,甘草甘缓调和诸药又可制附子燥烈之性;古有"附子无姜不热之说",附子长于回阳救逆,走而不守,干姜辛热燥烈,守而不走,可以固守附子之性,增强其温中回阳之力,四逆汤、通脉四逆汤中附子配干姜即取此配伍功用;三泻心汤（半夏泻心汤、甘草泻心汤、生姜泻心汤）中干姜、生姜、半夏同用,既能减轻半夏毒性又可增强止呕功效;细辛常与干姜、五味子同用,干姜、细辛温肺化痰饮,五味子收敛肺气,三药伍用,温散兼收,体现了"温药和之"的原则;大戟、芫花、甘遂三药药性峻烈,逐水之力甚重,往往邪去而伤正气,故以大枣煎汤送服,以顾护胃气,使邪去而不伤正;三物白散中的巴豆辛热有毒,对胃肠有强烈的刺激性,故以"白饮和服",以顾护胃气。另外,有些药物配伍后会出现毒性增强情况,如常见的"十八反""十九畏"等,通常被列为配伍禁忌。

《本经·序录》中提道:"……有单行者,有相须者,有相使者,有相畏者,有相恶者,有相反者,有相杀者。凡此七情,合和视之,当用相须、相使者良,勿用相恶、相反者。若有毒宜制,可用相畏、相杀者,不尔勿合用也。"指出了中药合理配伍的重要性。这些配伍准则的大部分已被现代研究所证实,仅有少部分尚未发现其科学依据。合理的配伍是在传统中医理论指导下应用毒性中药的一个重要方面,也是指导临床用药的基本原则之一。

（四）慎用剂量,由小到大

选择合理的剂量是临床正确使用毒性中药的一个重要方面。很多中药中的毒性成分同时也是产生药效的成分,如乌头中的乌头碱、洋地黄中的洋地黄苷等。这些中药的治疗剂量与中毒剂量十分接近,因此被归类于剧毒类药物,在临床应用时,选择合适的剂量是十分重要的,正如《本经·序录》所言"若用毒药疗病,先起如黍粟,病去即止。不去倍之,不去十之,取去为度",药物剂量应以去病为定量原则。

1. 三因用药 中医药理论很重视因人因地因时制宜,治疗时根据患者体质、性别、年龄情况,季节、地理环境及病症的轻重程度对同一处方中的某些药味进行随证化裁。如桂枝附子去桂加白术汤中提道:"附子三枚,恐多也。虚弱家及产妇,宜减服之。"小青龙汤:"强人服一升,羸者减之,日三服,小儿服四合。"江浙一带用附子量小,西南一带用附子量大;夏天用附子量小,冬天用附子量大。

2. 因病症用药 药症相合是中医辨证论治的精髓。如《伤寒论》中载附子生用具有回阳救逆、温补肾阳之功,炮者用于温经扶阳、散寒除湿。附子回阳救逆一般生用一枚,病情较重者,应加大剂量,如通脉四逆汤就直接用附子大者一枚。炮附子温经扶阳选用一枚,散寒除湿则视病症而定,桂枝附子汤、桂枝附子去桂加白术汤用炮附子三枚,附子汤、甘草附子汤,用炮附子两枚,真武汤、附子粳米汤则用一枚。又如《伤寒论》中关于抵挡汤、抵挡丸,两方药味一致而药量有别,后者较前者水蛭减少 10 个,虻虫减少 5 个,从"其人发狂"就可看出前者较后者病情要重,此所谓药症相合也。

二、现代科学研究指导下的合理使用

随着现代研究技术的发展,中药学在传统理论的基础上得到了极大的发展;化学成分及其相关的药效、毒理等现代研究,为毒性中药的合理使用提供了物质基础、作用机制等参考。

（一）中药化学成分研究指导毒性中药的合理选用

在分离和分析技术不够发达的年代,药物成分的分析和确定十分地困难,特别是中药,其中含有的成分可能多达十几类、几十类甚至上千种。随着近代分离分析技术的发展,许多新的仪器和方法被应用到新化合物的提取、分离、纯化和鉴定中,如制备色谱、逆流色谱等分离技术,高效液相色谱、质谱、核磁共振等分析技术,使中药化学成分的神秘面纱被逐渐揭开,这为中药毒性及毒理的研究奠定了重要基础。

"龙胆泻肝丸"是现代成分研究解决其使用争议的一个典型案例。近些年来,临床使用"龙胆泻肝丸"导致肾损伤的不良反应频频,导致人们对这一沿用多年的古方产生了怀疑。对处方中各味药材的化学成分研究表明,龙胆泻肝丸中产生毒性反应的主要成分是关木通中的马兜铃酸。研究表明,"龙胆泻肝丸"的古方并没有错,使用该方产生肾脏损害主要是由于处方中的"木通"以含马兜铃酸的"关木通"误用所致。因此,国家已经responsible将"龙胆泻肝丸"中毒性较大的"关木通"还原为正品"木通",并取消了"关木通"的药用标准。

（二）　毒性成分的药理和毒理研究指导毒性中药临床适应证确定及剂量选择

很多毒性中药的毒性成分并不是没有药效作用,恰恰相反,大部分毒性中药中产生毒性的成分反而是其产生药效的成分,这应验了中医"以毒攻毒"的治疗理论。部分剧毒类药物,如洋地黄、乌头等,由于它们的治疗剂量与中毒剂量十分接近,在临床应用时需更加小心谨慎。中药药理学的研究,包括对中药及其有效成分的药效、作用机制和药代动力学的研究,为中药的毒性研究和合理应用提供了实证依据。因此,在本书中,对于研究文献少的毒性中药,有时会参考其药理学参数,如药代动力学数据等。例如,洋地黄被用于治疗各种原因引起的慢性心功能不全、阵发性室上性心动过速和心房颤动、心房扑动等。现代化学成分研究表明,洋地黄毒苷是洋地黄的主要药效成分和毒性成分。洋地黄毒苷是一类具有强心作用的苷类,其作用机制包括：① 正性肌力作用,包括抑制心肌细胞膜 Na^+-K^+-ATP 酶,增加 Ca^{2+} 内流,增强心肌收缩力;增加衰竭心脏的心排血量,降低心室充盈压和外周阻力。② 电生理作用,主要为减慢心室率,中毒量可增加自律性,抑制传导性,诱导各种心律失常发生。剂量研究结果表明,洋地黄的临床使用饱和量为 $0.7\sim1.2$ g;药代动力学研究表明,洋地黄毒苷代谢缓慢,容易蓄积,使用时不宜与其他具有相同强心作用的药物同用,且应避免长期连续使用,以减少蓄积中毒。上述药理学研究结果为临床安全使用洋地黄提供了参考依据。

（三）　中药化学和毒理学的相关性研究指导毒性中药的临床合理用药

由于研究手段等有限,以前人们对中药的毒性仅仅停留在感性层面,对哪些中药具有毒性、具有怎样的毒性,以及如何抢救和预防,有一些经验性的认识,但没有从毒性机制上进行深入研究。近年来,随着中药化学成分、中药药理研究的深入,对中药毒理机制的研究也逐渐开展并深入到细胞、分子水平,这大大促进了人们对毒性中药的认知,为临床正确使用毒性中药、提高疗效及减少不良反应提供了客观依据。

基于动物模型的关木通毒理学及机制研究表明,短期大量服用关木通及其复方均可出现肾毒性,其组织病理学改变主要表现为急性肾小管上皮细胞损伤但不伴肾间质纤维化;中药化学成分研究表明,关木通的肾毒性成分除了马兜铃酸外,还有其固有的和体内代谢产生的马兜铃内酰胺。体外细胞实验发现,马兜铃内酰胺对肾间质成纤维细胞生长的抑制作用与慢性马兜铃酸肾病（aristolochic acid nephropathy，AAN）与细胞性肾间质纤维化的病理特点相一致。这提示,关木通毒性成分的作用位点除了肾小管上皮细胞,还包括肾间质成纤维细胞。上述毒性机制的研究为临床救治关木通引起的中毒提供了参考依据。

三、实践经验指导下的合理使用

中药的毒性应该受到充分的重视,临床如果应用不当,会造成非常严重的后果;但是,医生和患者也不能因为中药的毒性而讳疾忌医,或者畏首畏尾不敢正确地使用中药。大量的临床使用经验表明,毒性中药在合理使用的情况下,往往能够起到非常好的治疗作用。能否恰当、科学地使用好毒性中药,反映了一个医生医术的高低。中药马钱子,临床用于治疗小儿麻痹后遗症、类风湿性关节痛有非常好的疗效,但在中毒剂量时可破坏脊髓反射活动的正常及交互抑制过程,使伸肌和屈肌同时强直性收缩;严重中毒时,可导致延髓麻痹、呼吸及心脏抑制而出现呼吸麻痹、窒息及心衰。马钱子主要的药效成分和毒性成分均为生物碱类成分——士的宁,若炮制得当、使用合理,可以将士的宁的含量控制在治疗剂量内,在保证疗效的同时可防止中毒反应产生。由此可见,在中药的临床使用过程中,要做到"胆大心细,勤于实践",除以《中国药典》为依据外,临床可遵循以下原则使用。

（一）病症对路,合理配伍使用

临床不少疑难杂症,如肿瘤等,只靠性味平和的中药往往难以奏效,此时可考虑使用性猛、作用强的毒性中药,但使用时应严格按照《中国药典》的使用说明,遵循中药配伍原则。例如癌症患者使用蟾酥、斑蝥、鸦胆子等毒性中药,不宜使用生品和原药材,而要使用炮制品或提纯后的甲基斑蝥胺、葫芦素、钩吻碱等活性成分,以控制毒性成分的摄入量。附子有毒,配伍干姜、甘草,或者先煎、久煮,可以有效减轻其毒性。

（二）炮制得法,斟酌用量用法

依法炮制是毒性中药减毒的必要措施。如生半夏用生姜、明矾制后,其毒性减低,止呕效果更好;醋制可降低甘遂、大戟、芫花的毒性。此外,部分中药具有蓄积毒性,如朱砂、苦杏仁、桃仁、郁李仁等,在应用时应目标明确,中病即止。毒性中药的使用应不泥古训,注重科学实证。如,中医传统认为使用细辛不过一钱(3 g),其"不过一钱"主要指细辛入散剂时,剂量不能过一钱;但是入煎剂时,煎煮可使其挥发油挥发,久煎之后马兜铃酸几乎检查不出来,其毒性明显减低。因此,在应用其治疗痛症、痹症时,煎剂的剂量可参考有关文献斟酌确定。

（三）深入研究,适量合理应用

《中国药典》(2020年版)规定制附子用量为3～15 g,《伤寒论》附子(生附子)用量在四逆汤和通脉四逆汤中分别是15 g和20 g,唐代《千金要方》记载附子可达"四两"者(约合今130 g,按5版《方剂学》所载古今度量衡换算法),现代名医祝味菊、吴佩衡等善用大剂量附子屡起沉疴。吴佩衡是伤寒论研究的名家和临床家,因善用附子而人称"吴附子"。他在附子应用上有三大贡献,其一是倡导"人有一分阳气,便有一分生气",扩大了附子的应用范围。其二是大剂量使用附子(一般性虚寒证,附子用量通常为2～100 g,急性阴阳格拒、阴盛阳虚之危候,则为60～250 g),强调避免中毒"不在制透,而在煮透"。其三是"附子中毒,附子抢救",颇有传奇色彩,并有科学依据。

食物、药物和毒物之间并无绝对的界限,由于成分和用量的变化,三者之间常可相互转化:食物中允许含微量的铅、砷等有毒物,药物过量会变成毒物,但是,毒物只要合理应用也能治病。同时,由于中药配伍或中药与西药联用也会使中药在人体内的代谢、作用或毒性发生改变,所以必须对可能引起中药中毒的各种原因和因素加以充分考虑,以预防或减少中药中毒的发生。关于中药的毒性,有三点值得注意:其一是要重视中药毒性,破除中药无毒论。卫生部对28种毒性中药都提出了严格的管理规定和使用要求。其二是要加强对中药毒性反应的监控,建立中药不良反应监测系统。其三要合理应用毒性中药,或者以毒攻毒。如砒石,主要成分是As_2O_3,外用蚀疮去腐,内服劫痰截虐,主治溃疡腐肉不妥、癣疮、瘰疬、寒痰哮喘、疟疾等;近年来临床报道其对急性早幼粒细胞性白血病有良好治疗效果,实验研究也证明其对癌细胞有特定毒性,可诱导白血病细胞凋亡,对急性早幼粒细胞性白血病细胞有诱导分化作用。鬼臼,具有解毒散结、化痰祛瘀功能,主治痈肿蛇伤、瘰疬痰核、肿瘤等;其所含鬼臼毒素半合成衍生物(如etoposide、teniposide)是治疗肺癌和睾丸肿瘤的有效药物。雷公藤、昆明山海棠均有大毒,两者有相似的有效化学成分,用治类风湿性关节炎和各种自身免疫性疾病获得良好疗效。

中医药学是我国古代劳动人民在千百年的生产劳动和医疗实践中总结出来的知识结晶,这种本身就来源于临床实践的科学更需要进一步的临床实践去不断完善和发展。对毒性中药的认识和应用源于实践也发展于实践。因此,我们在临床应用毒性中药时,一定要勤于实践,并将实践经验和教训升华为规律性的理论,以此更好地促进毒性中药的合理应用。

各论

第七章
解 表 药

导学

本章介绍了解表药的功效和毒性作用概述,以及代表药味的基原、功效、毒性成分、毒性作用与机制、毒动学、毒性作用的预防、中毒救治等。

学习要求:

(1) 掌握解表药的毒性作用与机制。

(2) 熟悉解表药的基原和毒性成分。

(3) 了解解表药的功效、毒动学、毒性作用的预防和中毒救治。

凡以发散表邪、解除表证为主要功效的药物称为解表药。表证主要是由于外邪(外界的各种致病因素)侵犯人体浅表部位所致的一类病证,其症状与上呼吸道感染、急性传染病和急性感染性疾病初期的症状十分相似,因此,这类疾病也可以用解表药进行辨证论治。解表药又分为两类:发散风寒药,药性多辛温,主治风寒表证;发散风热药,药性多辛凉,主治风热表证。解表药主要用于恶寒、发热、头痛、身痛、无汗或有汗不畅、脉浮之外感表证或温病初起。除发汗解表之外,有的药物还具有止咳平喘、利尿、止痛、透疹等功效,可治疗咳喘、水肿、痹痛、麻疹、风疹等证而兼有表证者。

使用不当是解表药产生不良反应的主要原因,故使用本类药物时应注意:发汗时,以身上微似有汗为宜,不可过汗,以免损伤阳气及津液。特别是使用发汗力量较强的药物时不可过量。在用量上,南方天气炎热,春夏腠理疏松,容易出汗,用量宜轻;北方天气寒冷,秋冬腠理致密,不易出汗,故用量宜重。因为汗耗津液,血汗同源,故表虚自汗、阴虚盗汗、热病后期津液亏耗、疮疡日久、淋证及血虚患者,虽有表证亦应慎用,必须用时要配伍适当药物。

麻黄 《神农本草经》

本品为麻黄科植物草麻黄 *Ephedra sinica* Stapf.、中麻黄 *Ephedra intermedia* Schrenk et C. A. Mey. 或木贼麻黄 *Ephedra equisetina* Bge. 的干燥草质茎。

辛、微苦,温。归肺、膀胱经。发汗散寒,宣肺平喘,利水消肿。用于风寒感冒,胸闷喘咳,风水浮肿。

(一) 毒性成分

麻黄活性成分和毒性成分均主要为麻黄碱(L‐ephedrine)。

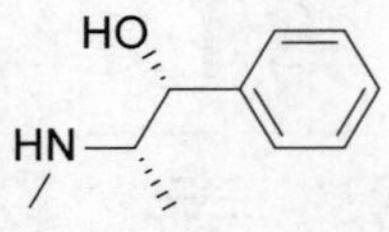

图 7 - 1 麻黄碱

(CAS NO.：299 - 42 - 3)

（二）毒性作用与机制

1. **毒性作用**　服用含麻黄和麻黄碱的药品有可能引起血压升高、中风、失眠、抑郁症、肝炎、腹泻、皮炎等。长期使用会导致急性心肌梗死、心脏骤停或猝死。口服给药大量麻黄碱可致急性中毒，症状有头痛、震颤、焦虑不安、心悸、大汗、体温和血压升高、上腹不适、恶心、呕吐等。

急性毒性：B6C3F1 小鼠灌胃给药（intragastric administration，ig）硫酸麻黄碱的 LD_{50} 为 812 mg/kg（雄性）或 1 072 mg/kg（雌性）。ICR 小鼠 ig 麻黄提取物的 LD_{50} 为 5.30 g/kg。ICR 小鼠 ig 麻黄碱的 LD_{50} 为 689 mg/kg。ICR 小鼠 ig 盐酸麻黄碱的 LD_{50} 为 841 mg/kg。犬静脉注射（iv）麻黄碱的 MLD 为 70 mg/kg。

慢性毒性：硫酸麻黄碱对大鼠、小鼠为期 13 周的毒性实验表明，浓度超过 1 g/L 时，动物的主要症状为易兴奋和多动症，体重增加减缓。

2. **毒理机制**　麻黄碱既能直接与肾上腺素受体结合，又可作用于肾上腺能神经末梢，促进去甲肾上腺素释放；能兴奋大脑皮质和皮质下中枢，尤其是呼吸和血管运动中枢，使心肌兴奋，收缩力增强，小动脉收缩，血压增高，心动过速，体温增高；并使支气管和胃肠道平滑肌松弛，瞳孔散大，代谢率增加。大剂量使用会抑制心脏，使心动过缓，心跳停止。

（三）毒代动力学

目前尚无麻黄毒代动力学报道。其药代动力学为：麻黄碱经口服后在胃肠道快速吸收，2～2.5 h 后吸收完全，分布于肝、肺、肾、脾、脑等器官。代谢分析表明，以原型经尿排泄的麻黄碱类比例为：麻黄碱 40.9%、伪麻黄碱 72.2%、甲麻黄碱 15.5%。麻黄碱和伪麻黄碱给药后在尿中达峰时间为 2～6 h，24～48 h 完全消除；甲麻黄碱在尿中达峰时间为 4～12 h，48 h 完全消除。伪麻黄碱的药动学与麻黄碱类似。

（四）毒性作用的预防

1. **病证禁忌**　体虚、盗汗、气喘者忌用。甲亢、高血压、动脉硬化和心绞痛等患者忌用。

2. **配伍禁忌**

中药配伍：《本草经集注》："恶辛夷、石苇。"

中西药配伍：与洋地黄类强心苷、氨茶碱、吩噻嗪类药物，MAO 抑制剂的抗生素、肼类抗抑郁药以及肾上腺素、鞣酸、去甲肾上腺素或异丙基肾上腺素、利他林、新斯的明等药物合用均会减弱药物疗效或增强药物毒性。

3. **使用注意**

炮制注意：《金匮要略》《伤寒论》："去节、先煮去沫。"

用法用量：2～10 g。

4. **毒性中药管理**　麻黄碱既是制药原料，又是制造冰毒（主要成分甲基苯丙胺）的前体。

中国对麻黄碱及其制品实行专项管理制度。

（五）中毒救治

西医救治：尽快催吐、洗胃、导泻。可用氯丙嗪对抗麻黄碱毒性，因其具有减弱皮质兴奋过程、降血压和扩张血管作用，且能抑制呕吐中枢和抗惊厥、降体温等。每次 25～50 mg 肌内注射（intramuscular injection, im）或加入葡萄糖液中静脉滴注（intravenously guttae 或 intravenous drip, ivgtt）。必要时给氧，但不必用降血压药物。忌用氨茶碱等中枢兴奋剂，因其与麻黄碱有协同作用。

细辛 《神农本草经》

本品为马兜铃科植物北细辛 *Asarum heterotropoides* Fr. Schmidt var. *mandshuricum* (Maxim.) Kitag.、汉城细辛 *Asarum sieboldii* Miq. var. *seoulense* Nakai 或华细辛 *Asarum sieboldii* Miq. 的干燥根和根茎。

辛，温。归心、肺、肾经。解表散寒，祛风止痛，通窍，温肺化饮。用于风寒感冒，头痛，牙痛，鼻塞流涕，鼻鼽，鼻渊，风湿痹痛，痰饮喘咳。

（一）毒性成分

虽然细辛的基原属于马兜铃科植物，含有的马兜铃酸具有显著的肾毒性，但细辛入药部分（根及根茎）中马兜铃酸的含量远低于茎叶，不足以产生毒性。细辛入药部分的主要毒性成分是黄樟醚（safrole），其含量约占细辛总挥发油的 13.69%。

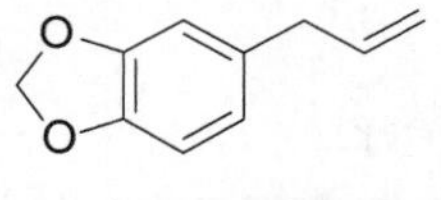

图 7 - 2 黄樟醚
（CAS NO.：94 - 59 - 7）

（二）毒性作用与机制

1. 毒性作用　可引起头痛、气急、呕吐、烦躁、出汗、颈项强直、毛发竖立、口渴、脉速、体温及血压升高、瞳孔轻度散大、面色潮红、肌肉震颤、全身紧张，如不及时进行治疗，可迅速转入痉挛状态，出现牙关紧闭、角弓反张、四肢抽搐、眼球突出、神志昏迷、尿闭，最后死于呼吸麻痹。

急性毒性：小鼠 ig 等剂量细辛挥发油和去油水煎液，挥发油组 70% 死亡，LD_{50} 为 27.0 mL/kg，去油水煎液组无一死亡。小鼠腹腔注射（intraperitoneal injection, ip）细辛挥发油的 LD_{50} 为 0.55 mL/kg。小鼠 ig 和 iv 华细辛煎剂的 LD_{50} 分别为 12.375 g/kg 和 0.778 g/kg。小鼠 ip 辽细辛油的 LD_{50} 为 1.02 mL/kg。小鼠 ig 细辛根散剂的 LD_{50} 为 6.522 9 g/kg，而小鼠 ig 细辛全草散剂的 LD_{50} 为 11.705 2 g/kg，说明细辛根散剂的毒性较大。实验表明小鼠灌胃细辛散剂后主要毒性反应为呼吸困难、发绀、抽搐、烦躁等，致死原因可能是对神经系统和呼吸系统的影响。

慢性毒性：小鼠 ig 细辛水煎剂 40.5 g/kg，1 次/d，连续 4 周，与对照组比较，其丙氨酸转氨酶（alanine aminotransferase, ALT）、天冬氨酸转氨酶（aspartate aminotransferase, AST）含量

及肝肾的形态学变化均无显著性差异,但用药组小鼠体重无明显增加,与对照组相比差异显著,表明超大剂量细辛水煎剂对小鼠的消化、摄食、吸收功能有所影响,从而导致小鼠增重减慢。

2. 毒理机制　细辛中毒后,其挥发油可直接作用于中枢神经系统,初期兴奋,后则抑制,特别是对呼吸系统的抑制,逐渐使随意运动及呼吸运动减退,反射消失,最后呼吸完全被麻痹,先于心跳而停止。另外对心肌及平滑肌亦有直接抑制作用。

（三）毒代动力学

目前尚无细辛毒代动力学报道。其药代动力学为:大鼠 ig 细辛提取物 20 g/kg 后,黄樟醚的血液浓度很高,表明吸收完全,t_{max} 为 13.00 h,$t_{1/2}$ 为 2.44 h,平均保留时间（mean residence time, MRT）为 18.39 h。

（四）毒性作用的预防

1. 病证禁忌　气虚多汗、血虚头痛、阴虚咳嗽者忌服。

2. 配伍禁忌

中药配伍:恶狼毒、山茱萸、黄芪。畏滑石、消石。反藜芦。

3. 使用注意

用法用量:若以单位药细辛研末冲服,用量 4～5 g 即出现胸闷、恶心呕吐等,与《本草纲目》所言"若单用末,不可过一钱,多则气闷塞不通者死"吻合。外用适量。

炮制减毒:细辛经充分煎煮可减轻毒性。毒性成分黄樟醚的挥发性大于药效成分甲基丁香酚,经煎煮 30 min 后,煎汁中还保留一定量的甲基丁香酚,而黄樟醚的含量已经大大下降,不足以引起中毒。

配伍减毒:细辛与附子、白芍配伍,可明显减轻细辛的毒性。

（五）中毒救治

西医救治:采用对症治疗和支持治疗。

中医救治:治宜清热解毒、涤痰镇痉,宜用安宫牛黄丸或紫雪丹治疗。

苍耳子《神农本草经》

本品为菊科植物苍耳 *Xanthium sibiricum* Patr. 的干燥成熟带总苞的果实。

辛、苦,温;有毒。归肺经。散风寒,通鼻窍,祛风湿。用于风寒头痛,鼻塞流涕,鼻衄,鼻渊,风疹瘙痒,湿痹拘挛。

（一）毒性成分

苍耳子的主要毒性成分为苍术苷（atractyloside）与羧基苍术苷（carboxyatractyloside）。

（二）毒性作用与机制

1. 毒性作用　苍耳子中毒多在服药 1～3 d 后发病,生苍耳子中毒则较快,口服后 4～8 h 发病。其典型中毒反应为头晕头疼和恶心呕吐,严重时还可伴有抽搐和低血糖等症状。患者急性中毒时,对心脏、肝脏、肾脏等实质性器官的损伤可引起多脏器功能衰竭,并抑制免疫功能。

消化系统:症状主要为恶心、呕吐、上腹部不适、疼痛、腹泻等。重者频繁呕吐,上腹部广泛压痛,并可出现黄疸,甚可出现消化道出血、肝脏肿大压痛,肝功能检查可见 ALT、AST 明显升

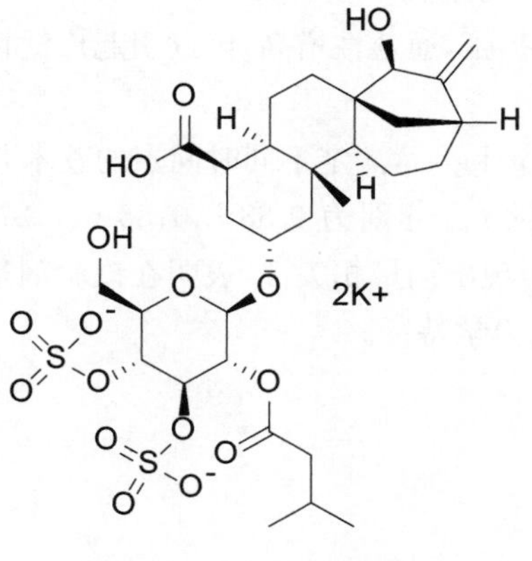

图7-3　苍耳子部分毒性成分

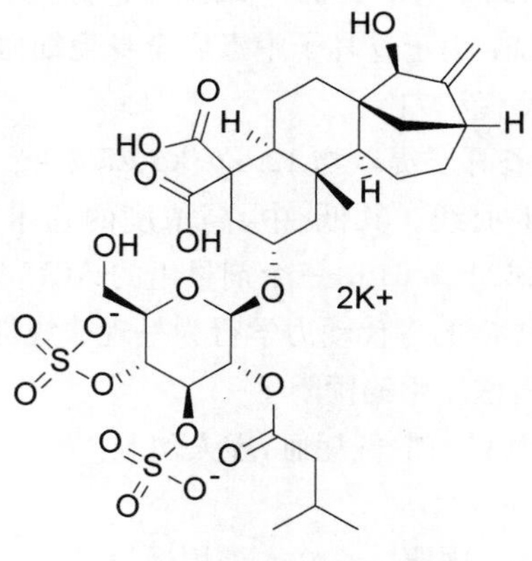

(1) 苍术苷(CAS NO.：17754-44-8)；(2) 羧基苍术苷(CAS NO.：33286-30-5)

高,病理组织学检查可见肝脏退行性改变或坏死。

泌尿系统：苍耳子中毒可引起肾脏的广泛损害,大部分中毒患者尿中均有不同程度的蛋白质、颗粒管型和 RBC、WBC,损害较严重者可见眼睑浮肿,甚至出现无尿和少尿,部分患者可见血尿素氮(blood urea nitrogen,BUN)升高。肾小管上皮细胞肿胀变性,管腔内有蛋白管型,急性肾功能衰竭是中毒死亡的主要原因。

心血管系统：口服苍耳子可引起中毒性心肌炎。临床主要表现为心律不齐、心率减慢、高血钾,心电图提示房室传导阻滞、心室早搏,有的可出现窦性心动过速。

血液系统：苍耳子中毒后可引起广泛性出血,出现面色苍白、口唇发绀,全身可见散在出血点,严重中毒时可引起口鼻大出血,致使循环衰竭。

呼吸系统：苍耳子轻度中毒对呼吸无明显损害,仅部分患者肺部闻及湿啰音,严重中毒时可引起呼吸困难,呈叹息样呼吸,甚至呼吸衰竭。

急性毒性：小鼠 ip 苍耳子水提物的 LD_{50} 为 0.93 g/kg,ig 的 LD_{50} 为 201.14 g 生药/kg;ig 的 MTD 为 0.437 g/kg。家兔 ip 25% 的苍耳子乳剂的 LD_{50} 为 10 mL/kg,小鼠 ip 的 LD_{50} 为 1.5 mL/kg。小鼠 ig 苍耳子醇提物的 MTD>2 400 g 生药/kg,醇提物中未见明显毒性成分。

慢性毒性：用较高剂量的苍耳子水提取物灌胃一段时间后,大鼠可产生明显的肝脏毒性反应,毒性作用程度与用药时间有关,其肝脏损伤作用在一定范围内具有可逆性。苍耳子水提物剂量达人每日 MTD 的 10 倍时对动物(大鼠)的肾脏没有明显影响,但是长期(2 个月及以上)摄入 3 倍或 9 倍的人每日 MTD,存在肾脏纤维化的风险。

2. 毒理机制

消化系统：苍耳子的肝毒性机制可能与其引起肝脏氧化应激相关,抑制了机体内源性自由基清除系统的酶系和非酶系,引发脂质过氧化作用,并形成脂质过氧化物,从而引起细胞损伤。其肝毒性机制还与胆汁淤积及肝细胞能量代谢机制密切相关。

免疫系统：溶血空斑试验、巨噬细胞吞噬功能实验和 WBC 移动抑制实验表明,苍耳子煎剂对 C57/BL6 纯种小鼠的细胞免疫和体液免疫功能均有抑制作用,可使辅助性 T 细胞(helper T cell, Th)和抑制性 T 细胞(suppressor T cell, Ts)细胞数减少,并使 Th/Ts 比值降低,与其影响到实验小鼠的 T 细胞亚群分布和 β-内啡肽产生有关。

血液系统：由于苍耳子中毒后全身毛细血管扩张,通透性增高,因此引起广泛性出血。

（三）毒代动力学

大鼠 ig 苍耳子提取物 12.5 g/kg、25 g/kg、50 g/kg 后,测定不同时间点的苍术苷血药浓度,绘制出 C - T 曲线。其低、中、高浓度的苍术苷的 t_{max} 分别为 0.38 h、1.85 h、0.27 h,$t_{1/2}$ 分别为 13.64 h、9.62 h、8.61 h,三个剂量组的 AUC 未表现出剂量相关性,表明在试验剂量范围内,苍术苷在大鼠体内的毒代动力学行为呈现非线性动力学特征。

（四）毒性作用的预防

1. 病证禁忌　散气耗血,虚人勿服。

2. 使用注意

用法用量：内服 3～10 g,外用适量。

炮制减毒：苍耳子必须炒至黄色时才可应用。高温干燥处理苍耳子可降低羧基苍术苷的含量,提高苍术苷的含量,整体毒性是高温处理前的 1/50。

配伍减毒：用黄芪配伍苍耳子,能够降低后者的肝损伤作用。

（五）中毒救治

西医救治：苍耳子中毒无特殊解毒剂,治疗以对症、排毒、补液和保护脏器为主。中毒早期、无胃肠出血者可予以催吐、洗胃、导泻,大量食入或诊治晚期者可用生理盐水高位灌肠。

中医救治：昏迷者可鼻饲至宝丹,或者用安宫牛黄丸。

薄荷 《新修本草》

本品为唇形科植物薄荷 *Mentha haplocalyx* Briq. 的干燥地上部分。

辛,凉。归肺、肝经。疏散风热,清利头目,利咽透疹,疏肝行气。用于风热感冒,风温初起,头痛,目赤,喉痹,口疮,风疹,麻疹,胸胁胀闷。

（一）毒性成分

挥发油是薄荷的主要成分,油中所含的薄荷醇(menthol)是薄荷发挥功效和产生毒性的主要成分。另外,薄荷油中所含的胡薄荷酮(pulegone)可能是其导致肝毒性的成分。

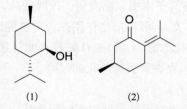

图 7 - 4　薄荷部分毒性成分
(1) 薄荷醇(CAS NO.：89 - 78 - 1)；(2) 胡薄荷酮(CAS NO.：89 - 82 - 7)

（二）毒性作用与机制

1. 毒性作用　表现为恶心、呕吐、腹痛、心动过缓、血压下降、头昏、手足麻木、步态不稳、昏睡、昏迷等。部分患者可出现喉头痉挛、呼吸慢、呼吸道分泌物增加、血压下降等。可发生过敏性皮肤改变。过量服用薄荷油后,首先出现胃肠不适,1～2 h 内出现中枢神经系统毒性。

神经系统:薄荷醇能兴奋中枢神经,中毒时可从兴奋到抑制,最后麻痹,特别对延脑作用更强。

消化系统:胡薄荷酮体内代谢物直接对肝细胞产生毒性作用。

免疫系统:薄荷对人淋巴细胞有明显的细胞毒性。

急性毒性:薄荷油给药后小鼠很快(2～10 min)出现兴奋、震颤、多动、上跳、定向障碍、呼吸急促、俯卧不动,呈深度醉酒状,40～60 min 后逐渐恢复或出现死亡。小鼠 ig 薄荷油的 MTD>4 000 mg/kg,iv 的 LD_{50} 为 1 144.9 mg/kg。

慢性毒性:薄荷油中存在的胡薄荷酮及其代谢物薄荷呋喃(menthofuran)在高剂量下具有潜在毒性。大鼠每日 ig 胡薄荷酮≥150 mg/kg,连续 2 周,才能看到肝脏坏死和细胞质空泡化。在大鼠 3 个月给药研究中,每日 ig 胡薄荷酮≥75 mg/kg,可见大鼠胆管增生,肝细胞局灶性坏死、肥大及肾小球病变。

特殊毒性:薄荷油可剂量依赖性地诱导果蝇体细胞突变。

2. 毒理机制

消化系统:胡薄荷酮在薄荷油中含量为 0.5%～1.5%,具有左旋和右旋两种异构体,在肝微粒体酶作用下,右旋胡薄荷酮体内主要经 CYP1A2 代谢生成薄荷呋喃,快速而大量地削弱 GSH,并与某些蛋白质共价结合,导致肝细胞毒性。而左旋胡薄荷酮则不能生成薄荷呋喃。

(三)毒代动力学

目前尚无薄荷毒代动力学报道。其药代动力学为:薄荷油吸收迅速,易通过血脑屏障,但作用维持时间短。薄荷醇主要通过肝微粒体 CYPs 在肝脏中代谢,随后通过尿苷二磷酸葡萄糖醛酸转移酶(UDP‑glucuronyl transferases,UDPGT)进行生物转化。薄荷醇以薄荷醇葡萄糖醛酸苷的形式排入胆汁。特别是,数据显示了 CYP2A6(参与薄荷醇羟化的主要 CYPs)和尿苷二磷酸葡萄糖醛酸转移酶 2B7(UDP‑glucuronyl transferase 2B7,UGT2B7)的表达在确定薄荷醇清除量方面的重要性。因此,影响 CYP2A6 或 UGT2B7 活性的物质有可能改变薄荷油的 C‑T 曲线。胆汁排泄后,薄荷醇葡萄糖醛酸苷经历肝肠循环。

(四)毒性作用的预防

1. 病证禁忌　表虚自汗者不宜用。

2. 使用注意

用法用量:3～6 g,后下。夏日鲜薄荷泡茶喝,每次 3～5 片叶,不可大量。

(五)中毒救治

西医救治:采用催吐、导泻、洗胃等排出毒物措施。使用 N‑乙酰半胱氨酸(N‑acetylcysteine)进行解毒。

柴胡 《神农本草经》

本品为伞形科植物柴胡 *Bupleurum chinense* DC. 或狭叶柴胡 *Bupleurum scorzonerifolium* Willd. 的干燥根。

辛、苦,微寒。归肝、胆、肺经。疏散退热,疏肝解郁,升举阳气。用于感冒发热,寒热往来,胸胁胀痛,月经不调,子宫脱垂,脱肛。

（一）毒性成分

研究证实柴胡皂苷 d(Saikosaponin d)有毒。

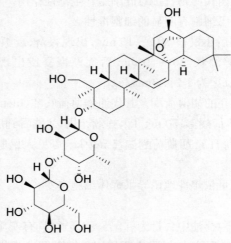

图 7-5　柴胡皂苷 d

(CAS NO.：20874-52-6)

（二）毒性作用与机制

1. 毒性作用　柴胡注射液中毒一般在服药后 10 min 至 1.5 h 内出现症状,亦有在服药后立即发生或迟至 2 d 后发生的。过敏性休克大多在注射后 5 min 内发病。表现为头晕、气短、胸闷、心慌、呼吸急促、面色苍白、口唇发绀、四肢厥冷、血压下降等。少数病例出现溶血反应。

中枢神经系统：抑制中枢神经系统,可引起个别患者意识丧失或一过性晕厥。

呼吸系统：柴胡制剂可导致间质性肺炎。

心血管系统：可出现暂时性血压下降及心率减慢,以及血小板活性的抑制反应。

消化系统：诱发肝细胞坏死。

急性毒性：小鼠 ig 柴胡总皂苷的 LD_{50} 为 4.7 g/kg,im 的 LD_{50} 为 0.112 g/kg,豚鼠 im 的 LD_{50} 为 0.583 g/kg;小鼠 ip 北柴胡总苷的 LD_{50} 为 1.906 g/kg。

慢性毒性：大鼠灌胃柴胡皂苷粗提物 45 d,可导致明显的肝毒性损伤,其损伤途径与氧化损伤机制有关。

2. 毒理机制

中枢神经系统：柴胡中的主要毒性物质为皂苷类化合物,具有镇静催眠和抗癫痫作用,但过量会引起中毒。

呼吸系统：柴胡可抑制肺间质中胶原纤维成分的合成和降解,破坏细胞外基质的屏障作用,造成易形成间质性肺炎的组织学环境。

消化系统：对肝细胞的毒性机制主要是由于柴胡皂苷 d 导致细胞膜通透性增加,进而细胞溶解而发生坏死。

（三）毒代动力学

柴胡皂苷 d 的 C-T 曲线为双峰,其 t_{max} 和 C_{max} 各有 2 个,t_{max} 分别为 1.45 h 和 6.48 h,C_{max}

分别为 83.81 μg/mL 和 119.63 μg/mL，产生双峰可能与肝肠循环有关，其药动学特点是吸收慢，清除也慢。

（四）毒性作用的预防

1. 病证禁忌　柴胡其性升散，古人有"柴胡劫肝阴"之说，阴虚阳亢、肝风内动、阴虚火旺或气机上逆者忌用或慎用。

2. 使用注意

用法用量：3～10 g。

基原鉴别：大叶柴胡 *Bupleurum longiradiatum* Turcz.的干燥根茎，表面密生环节，有毒，不可当柴胡用。

（五）中毒救治

西医救治：过敏性休克发生时，立刻停用致过敏药物，平卧，吸氧，保持呼吸道通畅，建立静脉通道，立即肌内注射肾上腺素 1 mg，静脉注射地塞米松 20 mg。心脏骤停者即行心肺复苏术，直接静脉注射肾上腺素 1 mg 和地塞米松 50 mg，肾上腺素每隔 3～5 min 重复一次，静脉注射呼吸三联针［用于抢救呼吸衰竭患者时用的三种呼吸兴奋剂（尼可刹米、盐酸洛贝林、盐酸二甲弗林）的联合用药］，加用阿托品及升压药。

第八章

清 热 药

导学

本章介绍了清热药的功效和毒性作用概述,以及代表药味的基原、功效、毒性成分、毒性作用与机制、毒动学、毒性作用的预防、中毒救治等。

学习要求:

(1) 掌握清热药的毒性作用与机制。

(2) 熟悉清热药的基原和毒性成分。

(3) 了解清热药的功效、毒动学、毒性作用的预防和中毒救治。

凡以清解里热为主要功效,用以治疗里热证的药物称为清热药。清热药药性寒凉,具有清热泻火、解毒、凉血、清虚热等功效。根据里热证的不同类型和药物性能的差异,清热药主要可分为清热泻火药、清热凉血药、清热燥湿药、清热解毒药和清虚热药等五类。里热证常见于多种急性传染病、感染性疾病及一些非感染性疾病,如某些变态反应性疾病、肿瘤、白血病、心血管疾病和内分泌代谢性疾病等。

清热药药性寒凉,使用不当会出现不良反应,甚至中毒,可累及多个系统。自行用药、超量用药是不良反应/事件发生的主要原因。使用注意:根据药性特点用药;区别不同品种、不同用药部位、炮制前后的药效差异;区别机体状态、机体证候特点和个体差异用药;注意煎煮方法;避免超剂量和超长疗程。

天花粉 《神农本草经》

本品为葫芦科植物栝楼 *Trichosanthes kirilowii* Maxim. 或双边栝楼 *Trichosanthes rosthornii* Harms 的干燥根。

甘、微苦,微寒。归肺、胃经。清热泻火,生津止渴,消肿排脓。用于热病烦渴,肺热燥咳,内热消渴,疮疡肿毒。

(一) 毒性成分

天花粉的毒性成分主要为天花粉蛋白。

(二) 毒性作用与机制

1. 毒性作用

急性毒性:小鼠皮下注射(subcutaneous injection,sc)冻干天花粉的 LD_{50} 为 11.3 mg/kg,sc 天花粉蛋白粗制剂的 LD_{50} 为 3 mg/kg,sc 透析天花粉蛋白的 LD_{50} 为 1.45 mg/kg,sc 结晶天花粉蛋白的 LD_{50} 为 1.18 mg/kg。

特殊毒性：对孕鼠腹腔注射天花粉蛋白，可降低胎鼠存活能力及活胎率，并可出现颅脑畸形、短肢、短尾和矮小等畸形胎鼠，提示天花粉蛋白具有胚胎毒性和致畸作用。

2. 毒理机制

生殖系统：天花粉蛋白可直接损伤胎盘滋养层细胞，使破碎细胞和团块进入胎盘血循环，导致血液循环障碍，还可加速绒毛组织退化坏死，引起炎症反应，出现胎盘循环和营养障碍，造成胎儿死亡。同时，其可促进内源性前列腺素（prostaglandin，PG）的合成和子宫积液的增加，使子宫收缩增强，导致流产。

免疫系统：天花粉蛋白具有明显的抗原性，可引起过敏反应。

（三）毒代动力学

目前尚无天花粉毒代动力学报道。其药代动力学为：天花粉蛋白体内吸收速度较快，孕妇和孕猴肌内注射 10 min 可吸收进入体循环，t_{max} 约为 4 h。天花粉蛋白的组织分布情况受给药方式的影响，如肌内注射，广泛分布于肾皮质和肠内粪便，其次为胎盘组织，肝、脾、肺中含量较少；腹腔注射，则以肝脏中含量最高；天花粉蛋白羊膜腔注射给药后，主要滞留于腔室内，尤其是羊水中含量最高，其次为羊膜和子宫平滑肌绒毛，胎盘中含量最低，而在母体血清及尿液中均难以检测到天花粉蛋白。天花粉蛋白不能通过胎盘屏障和血脑屏障转运。采用不同途径给药，天花粉蛋白均可与胎盘组织选择性结合。天花粉蛋白主要以原形经尿液排出，部分经胆汁排泄。

（四）毒性作用的预防

1. 病证禁忌　脾胃虚寒、肠虚滑泄者忌服。孕妇慎用。过敏体质者慎用天花粉蛋白，皮下注射或肌内注射天花粉蛋白时应事先进行过敏试验。

2. 配伍禁忌

中药配伍：《本草经集注》："恶干姜，畏牛膝、乾漆，反乌头。"

3. 使用注意

用法用量：10～15 g。

（五）中毒救治

西医救治：对症治疗。如出现药疹及过敏性哮喘，可使用抗过敏药物，如地塞米松、强的松、氢化可的松及异丙嗪等；对过敏性休克，应立即注射给予糖皮质激素及肾上腺素等；大量出血时，可输血，并给予止血敏、维生素 K 等；对伴有肝损害者，可给予维生素类及护肝药物等；对淋巴结肿大、盆腔感染、发热者，则给予抗菌药物及退热药物。

黄连 《神农本草经》

本品为毛茛科植物黄连 *Coptis chinensis* Franch.、三角叶黄连 *Coptis deltoidea* C. Y. Cheng et Hsiao 或云连 *Coptis teeta* Wall. 的干燥块茎。

苦、寒。归心、脾、胃、肝、胆、大肠经。清热燥湿，泻火解毒。用于湿热痞满，呕吐吞酸，泻痢，黄疸，高热神昏，心火亢盛，心烦不寐，心悸不宁，血热吐衄，目赤，牙痛，消渴，痈肿疔疮；外治湿疹，湿疮，耳道流脓。

（一）毒性成分

黄连中主要有效成分和毒性成分为生物碱类化合物，包括小檗碱、黄连碱、盐酸巴马汀等，其中小檗碱含量最高。

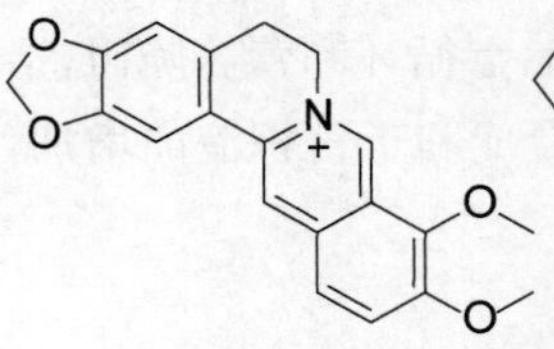
(1)
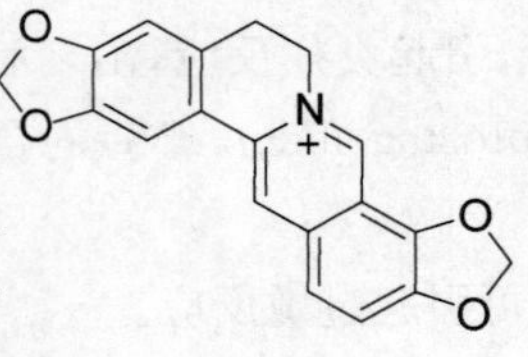
(2)
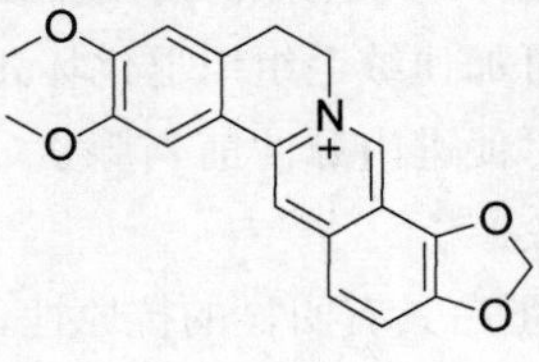
(3)
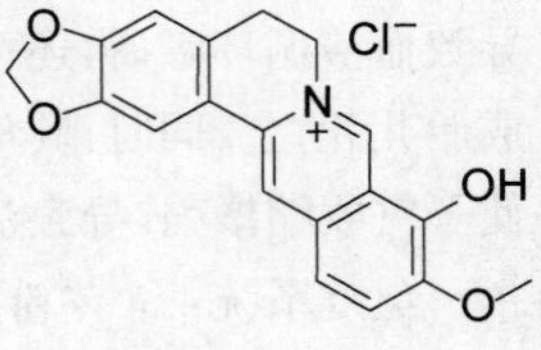
(4)
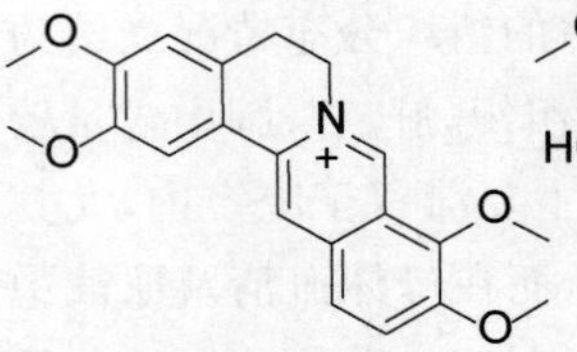
(5)
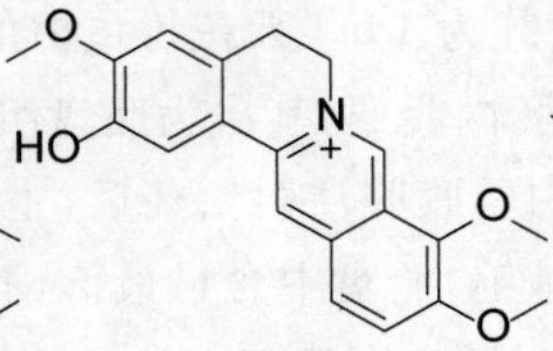
(6)
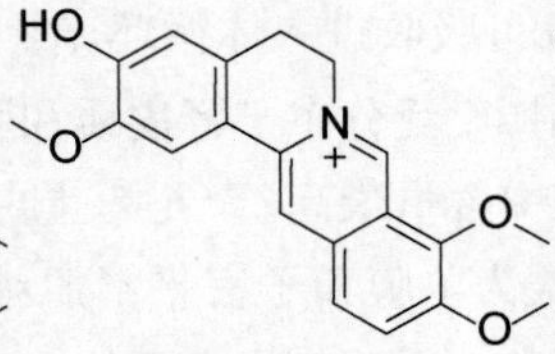
(7)
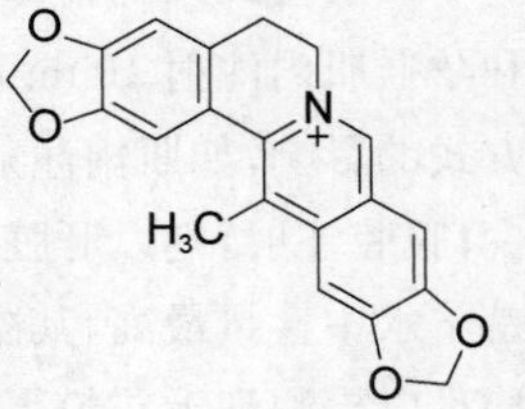
(8)
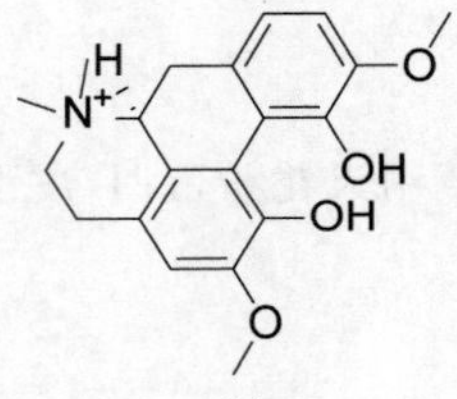
(9)
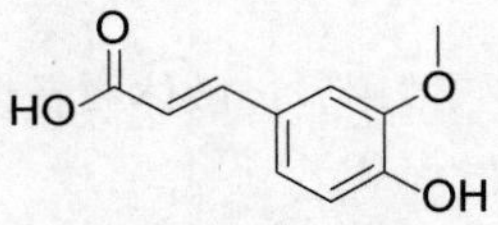
(10)
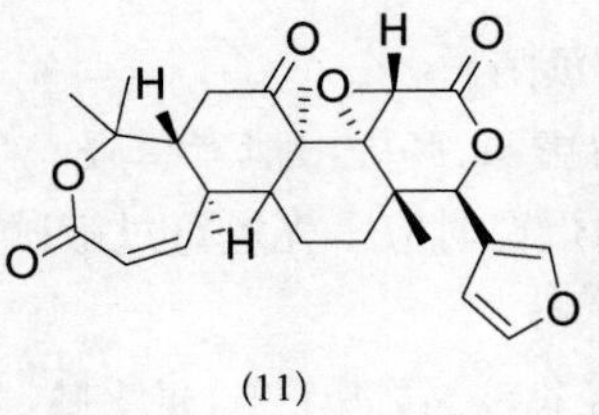
(11)
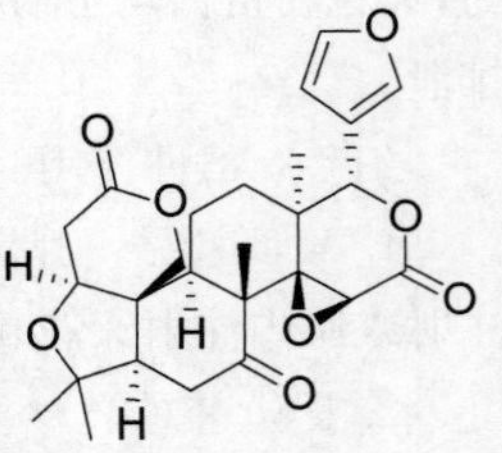
(12)

图 8-1　黄连部分毒性成分

(1) 小檗碱(CAS NO.：2086-83-1)；(2) 黄连碱(CAS NO.：3486-66-6)；(3) 表小檗碱(CAS NO.：6873-09-2)；(4) 小檗红碱(CAS NO.：15401-69-1)；(5) 掌叶防己碱(CAS NO.：3486-67-7)；(6) 非洲防己碱(CAS NO.：3621-36-1)；(7) 药根碱(CAS NO.：3621-38-3)；(8) 甲基黄连碱(CAS NO.：38763-29-0)；(9) 木兰碱(CAS NO.：2141-09-5)；(10) 阿魏酸(CAS NO.：1135-24-6)；(11) 黄柏酮(CAS NO.：751-03-1)；(12) 黄柏内酯(CAS NO.：1180-71-8)

（二）毒性作用与机制

1. 毒性作用　黄连毒性靶器官包括胃肠道、脑、肝、脾、肺、肾，并可引起过敏反应（主要为注射剂）。

消化系统：小檗碱可引起腹泻、腹痛、腹胀、肠鸣、肝脏损伤等。

心血管系统：小檗碱可导致心肌收缩力下降，引起心律失常。

免疫系统：小檗碱可引起荨麻疹、血管神经性水肿等过敏反应，严重者可出现过敏性休克。

急性毒性：小鼠 ig 黄连提取液的 LD_{50} 为 4.89 g/kg，ip 的 LD_{50} 为 0.066 g/kg。小鼠 ig 和 ip 小檗碱的 LD_{50} 分别为 392 mg/kg 和 24.3 mg/kg。小鼠 ip 盐酸巴马汀的 LD_{50} 为 136 mg/kg。小鼠 iv 药根碱的 LD_{50} 为 10 mg/kg。依照实验动物与人体用药剂量换算比例，健康成人口服黄连总生物碱的 LD_{50} 为 128.08 mg/kg。

2. 毒理机制

消化系统：小檗碱可兴奋胃肠道平滑肌，促进胃肠蠕动。阿托品可抑制上述作用，提示小檗碱对胃肠道平滑肌的兴奋作用可能与增强胆碱能神经功能有关。小檗碱可显著提高 ALT 和 AST 的含量，导致肝损伤。

心血管系统：小檗碱通过阻滞心室肌细胞离子通道，降低心肌收缩力，延长动作电位时程，诱发心律失常。小檗碱还可诱导心肌细胞氧化应激，导致其 DNA 损伤。故心脏严重抑制患者应避免大量或长期使用小檗碱。

免疫系统：小檗碱诱导细胞活化脱颗粒，释放致敏介质，导致局部或全身的剧烈反应。

（三）毒代动力学

目前尚无黄连毒代动力学报道。其药代动力学为：小檗碱口服生物利用度低，胃肠道吸收差。小檗碱为 P‐gp 的底物，其转运受 P‐gp 外排作用影响。家兔灌胃小檗碱，血药浓度呈二室模型，t_{max} 约为 6.76 h，$t_{1/2}$ 约为 3 h。小鼠静脉注射小檗碱，吸收快，分布广，5 min 至 2 h 后各组织分布浓度由高至低依次为肺、肝、脾、肾、心、肠、胃、脑。小檗碱在大鼠和人体内主要由肝脏代谢，在大鼠体内的主要代谢途径包括氧化、去甲基化和与 GA 结合等，代谢产物为小檗红碱、唐松草分定、去亚甲基小檗碱和药根碱。小檗碱主要排泄途径为粪便，小檗红碱和唐松草分定可通过胆汁和尿液排泄。

（四）毒性作用的预防

1. 病证禁忌　本品苦寒易伤脾胃，凡阴虚烦热、脾胃虚寒、胃虚呕恶阴虚津伤、脾虚泄泻、五更泄泻者慎服。

2. 配伍禁忌

中西药配伍：黄连中小檗碱与胆碱受体拮抗剂或胆碱酯酶抑制剂可产生相互作用，抑制血清胆碱酯酶活性，增强其急性毒性，故黄连不宜与阿托品或新斯的明合用。黄连不宜与青霉素联用。黄连具有较强的抑菌作用，可改变肠道菌群，减少强心苷类药物在肠道代谢，升高血药浓度，引起强心苷中毒，故强心苷类药物与黄连合用时应注意调整用法用量。

3. 使用注意

炮制适应证：黄连多用于心火亢盛，烦躁不眠，神昏谵语，以及湿热诸证如湿温、痢疾、热毒疮疡等；酒黄连多用于肝火偏旺，目赤肿痛；姜黄连多用于胃热呕吐；萸黄连多用于肝气犯胃，呕吐吞酸。

用法用量：内服 2～5 g，外用适量。

（五）中毒救治

西医救治：口服不适，停药即可。对皮疹，给予抗过敏治疗；对过敏性休克和急性心源性脑缺血综合征，要紧急抢救，给予吸氧、糖皮质激素、抗休克及其他对症支持疗法。

龙胆 《神农本草经》

本品为龙胆科植物条叶龙胆 *Gentiana manshurica* Kitag.、龙胆 *Gentiana scabra* Bge.、三花龙胆 *Gentiana triflora* Pall. 或坚龙胆 *Gentiana rigescens* Franch. 的干燥根和根茎。

苦，寒。归肝、胆经。清热燥湿，泻肝胆火。用于湿热黄疸，阴肿阴痒，带下，湿疹瘙痒，肝火目赤,耳鸣耳聋,胁痛口苦,强中,惊风抽搐。

（一）毒性成分

龙胆的主要毒性成分是龙胆苦苷和龙胆碱。

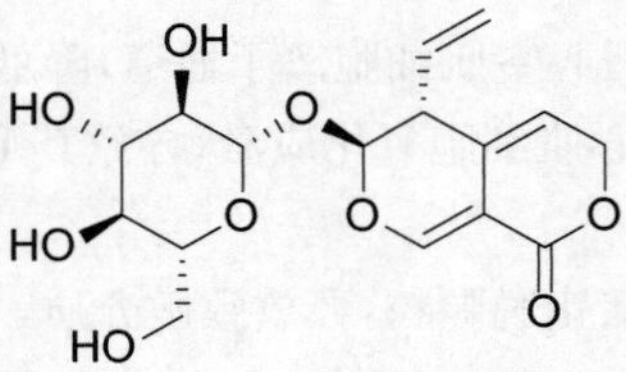

图 8-2　龙胆苦苷

(CAS NO.：20831-76-9)

（二）毒性作用

龙胆中毒时可出现高热、神志不清、二便失禁、四肢弛缓性瘫痪、腱反射消失、恶心呕吐、腹痛腹泻,严重者出现肠麻痹、心率减慢、血压下降。

消化系统：可刺激胃肠道,导致黏膜充血,出现恶心、呕吐、食欲不振等症状。饭后服用可使胃酸分泌减少,抑制胃功能。

中枢神经系统：对中枢神经系统呈兴奋作用,但剂量较大时表现为麻醉作用,出现体温下降、疲倦、头痛、头晕等症状。

心血管系统：可抑制心脏,使心率减慢。

急性毒性：小鼠 ig 龙胆碱的 LD_{50} 为 460 mg/kg, sc 的 $LD_{50}>500$ mg/kg, iv 的 LD_{50} 为 $250\sim300$ mg/kg。小鼠 ig 龙胆水煎液的 MTD 为 80 g 生药/kg。主要毒性反应包括活动减少、闭目蜷缩。

（三）毒代动力学

目前尚无龙胆毒代动力学报道。其药代动力学为：大鼠灌胃龙胆苦苷后血药浓度符合二室模型,t_{max} 约为 0.25 h,$t_{1/2\alpha}$ 约为 0.20 h,$t_{1/2\beta}$ 约为 0.64 h。家兔及大鼠静脉注射龙胆苦苷后,C-T 曲线分快、慢两个时相。龙胆苦苷口服生物利用度低,消除速度较静脉给药慢。龙胆苦苷难以通过血脑屏障,在肾脏分布含量最高,且无蓄积现象。健康受试者静脉滴注龙胆苦苷,以原形经肾脏快速排泄,大部分药物可于 2.5 个半衰期内排泄完毕;滴注量在 $80\sim400$ mg 范围内龙胆苦苷呈线性药物代谢动力学特征。

（四）毒性作用的预防

1. 病证禁忌　本品味苦性寒,易伤脾胃,故脾胃虚寒和阴虚阳亢者不宜多服、久服。脾胃虚弱作泄及无湿热实火者忌服。

2. 配伍禁忌

中药配伍：《本草经集注》："恶地黄,防葵。"

3. 使用注意

用法用量：3~6 g。勿空腹服用。

（五）中毒救治

西医救治：催吐、洗胃或导泻。服用浓茶、蛋清等吸附剂和保护剂。

苦参 《神农本草经》

本品为豆科植物苦参 *Sophora flavescens* Ait. 的干燥根。

苦,寒。归心、肝、胃、大肠、膀胱经。清热燥湿,杀虫,利尿。用于热痢,便血,黄疸尿闭,赤白带下,阴肿阴痒,湿疹,湿疮,皮肤瘙痒,疥癣麻风;外治滴虫性阴道炎。

（一）毒性成分

苦参的主要有效成分和毒性成分为苦参碱和氧化苦参碱等生物碱类化合物。

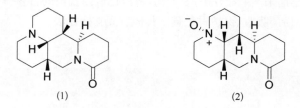

图8-3 苦参部分毒性成分

(1) 苦参碱(CAS NO.：519-02-8);(2) 氧化苦参碱(CAS NO.：16837-52-8)

（二）毒性作用与机制

1. **毒性作用** 苦参轻度中毒可出现头晕、恶心呕吐、腹痛、便秘或泻泄;重度中毒可出现头晕、头痛、流涎、恶心呕吐、呼吸急促、心动过速、心律不齐、步履蹒跚、共济失调、小便增多,更甚者至痉挛、抽搐、惊厥,最后呼吸衰竭而死亡。

中枢神经系统:中毒初始呈中枢兴奋,继而转为麻痹,呼吸慢而不规则,发作性昏睡、痉挛,最后心跳停止。小鼠灌胃苦参碱后,可出现强直性痉挛、肌肉震颤等毒性反应,伴有上蹿下跳、身体蜷缩、喜扎堆等反应。

消化系统:苦参碱可引起腹痛、恶心、呕吐、肝损伤。

急性毒性:小鼠 ig 苦参碱的 LD_{50} 为 586.2 mg/kg,iv 的 LD_{50} 为 74.85 mg/kg,im 的 LD_{50} 为 74.15 mg/kg,ip 的 LD_{50} 为 150 mg/kg;大鼠 ip 苦参碱的 LD_{50} 为 125 mg/kg。家兔 ig 苦参碱的 MLD 为 0.4 g/kg。

2. **毒理机制**

中枢神经系统:中毒机制可能与大量苦参碱可抑制体内胆碱酯酶的活性有关。

消化系统:苦参碱和氧化苦参碱下调脂质转运调控基因表达,使脂质转运功能受损,增加肝细胞脂质积累,激活氧化应激;同时上调促凋亡蛋白编码基因表达,下调抗凋亡途径蛋白编码基因表达,增加肝细胞凋亡。

（三）毒代动力学

目前尚无苦参毒代动力学报道。其药代动力学为:苦参碱为亲水性的弱碱性药物,易透过生物膜,口服易吸收,吸收主要部位为小肠,部分在十二指肠吸收,而胃无吸收。研究表明,大鼠灌胃苦参碱 50 mg/kg 48 h 后,大多数脏器仍能测得药物,以肾含量为最高,其他依次为肝、脾、肺、脑、心、血,以上脏器中的药物的 t_{max} 均约为 0.5 h。苦参碱主要由肾脏经尿排泄,约 50% 苦参碱以原形经尿排泄,极少数经粪便排泄。人静脉滴注苦参碱 6 mg/kg,其药动学过程符合二室模型,

血清中 $t_{1/2\alpha}$ 为 19.21 min，$t_{1/2\beta}$ 为 184.22 min。

（四）毒性作用的预防

1. 病症禁忌　本品苦寒伤胃、伤阴，脾胃虚寒及阴虚津伤者忌用或慎用。

2. 配伍禁忌

中药配伍：《本草经集注》："恶贝母、漏芦、菟丝子，反藜芦。"

3. 使用注意

用法用量：内服 4.5～9 g；外用适量，煎汤洗患处。

（五）中毒救治

西医救治：中毒早期采用催吐、洗胃及导泻，将消化道内残留的苦参排出。口服蛋清、牛奶、活性炭等，减少有毒物质的吸收，保护胃黏膜。其他对症支持疗法。

藤黄 《本草纲目》

本品为藤黄科植物藤黄 *Garcinia hanburyi* Hook. f. 的树脂。

酸、涩，凉；有毒。杀虫，止血，攻毒消肿，祛腐敛疮。用于痈疽肿毒，顽癣恶疮，损伤出血，牙疳蛀齿，烫火伤。

（一）毒性成分

藤黄的活性及毒性成分主要为藤黄酸、新藤黄酸等。

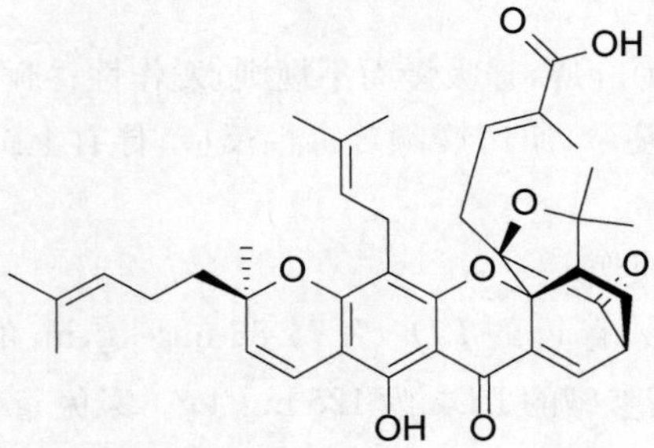

图 8-4　藤黄部分毒性成分

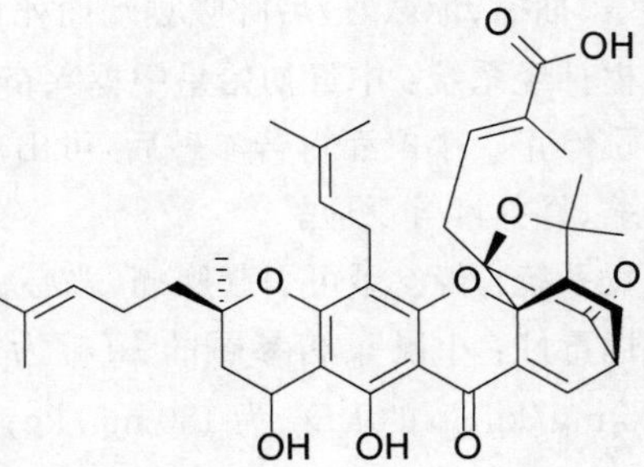

(1) 藤黄酸(CAS NO.：2752-65-0)；(2) 新藤黄酸(CAS NO.：93772-31-7)

（二）毒性作用与机制

1. 毒性作用　中毒表现包括胃肠道刺激、肝损伤、心脏损伤等。过量易引起头昏、呕吐、腹痛、腹泻、里急后重。严重者出现便血，甚至因脱水休克而致死。

急性毒性：分别给予家兔和犬 2 mg/kg 和 10 mg/kg 藤黄，其心电图和肝功能均无明显变化，当藤黄剂量增加至 20 mg/kg 和 12 mg/kg，家兔和犬心电图出现 T 波缩短和轻微倒置现象。小鼠 ig 藤黄的 LD_{50} 为 688.48 mg/kg，ip 藤黄注射剂的 LD_{50} 为 33 mg/kg，ip 藤黄酸的 LD_{50} 为 20 mg/kg，iv 藤黄酸的 LD_{50} 为 45.96 mg/kg，ip 新藤黄酸的 LD_{50} 为 36.66 mg/kg。小鼠 sc α_1-藤黄素和 γ-藤黄素的 LD_{50} 均为 277 mg/kg，ip 的 LD_{50} 分别为 87.1 mg/kg 和 77.2 mg/kg，iv 的

LD_{50}分别为 108.4 mg/kg 和 108 mg/kg。

慢性毒性：小鼠每日 ip 藤黄注射剂 3.75 mg/kg，连续 15 d，或 1.875 mg/kg 连续 30 d；大鼠每日 ip 或 sc 2.5 mg/kg、5 mg/kg 和 10 mg/kg，连续 30 d；家兔每日 sc 2 mg/kg 或 iv 1 mg/kg，连续 15 d；可引起局部轻度病变或致心、肝、肾细胞肿胀或坏死、肝点状坏死。小鼠 ig 藤黄醇提取物 15 d，累积 4.94 g/kg，实验组动物死亡率超过 50%，主要为肝毒性。

特殊毒性：小鼠分别灌胃藤黄生品和炮制品，实验结果表明中、高剂量藤黄具有显著致突变作用，可改变小鼠骨髓细胞中嗜多红细胞微核率和姐妹染色单体互换频率，高剂量炮制品具有致突变性，但远弱于生品。藤黄的致突变作用随剂量增加而加强。

2. 毒理机制

心血管系统：藤黄酸具有较强的心脏毒性，可抑制 H9c2 心肌细胞活力，半数效应浓度为 0.24 μmol/L，毒理机制包括：① 损伤细胞核。藤黄酸对细胞核具有明显皱缩作用，可减少细胞核面积。② 藤黄酸可破坏线粒体结构和功能，促进线粒体聚集，诱导线粒体肿胀，抑制线粒体呼吸功能，导致线粒体质量下降。③ 藤黄酸还可破坏胞内 Ca^{2+} 稳态，降低 Ca^{2+} 含量，促使心肌细胞凋亡。

消化系统：藤黄酸可诱导肝脏 CYP2E1 表达与活性的上升，导致氧化损伤，产生肝毒性。此外，藤黄酸具有较强的胃刺激性，内服可刺激胃壁神经和肠黏膜，增加胃液的分泌，导致肠蠕动亢进，胆汁分泌增加；较大剂量藤黄可引起胃肠炎，甚至肠出血等。

（三）毒代动力学

目前尚无藤黄毒代动力学报道。其药代动力学为：大鼠静脉注射藤黄酸后，$t_{1/2}$ 为 15 min，其 AUC 与剂量呈良好的线性关系。藤黄酸广泛分布于肝、肺、脾、肾、胃、肠和心脏，其中肝脏含量最高。藤黄酸主要以原形和代谢物的形式从胆汁中排泄，粪便中原形药物排泄较少，在尿液中未检测到原型药物，提示藤黄酸可能存在肝肠循环或肠内重吸收现象。

（四）毒性作用的预防

1. 病症禁忌 身体虚弱者禁服。

2. 使用注意

用法用量：本品多外用，内服多入丸剂，且应炮制和严格掌握用量。

（五）中毒救治

西医救治：洗胃、导泻，给予蛋清内服。纠正脱水和抗休克。

中医救治：银花甘草汤对救治藤黄中毒有效。

山豆根 《开宝本草》

本品为豆科植物越南槐 *Sophora tonkinensis* Gapnep. 的干燥根及根茎。

苦，寒；有毒。归肺、胃经。清热解毒，消肿利咽。用于火毒蕴结，乳蛾喉痹，咽喉肿痛，齿龈肿痛，口舌生疮。

（一）毒性成分

山豆根的毒性成分主要为山豆根总碱、苦参碱（参见[苦参]项）、氧化苦参碱（参见[苦参]项）等。

（二）毒性作用与机制

1. 毒性作用　山豆根中毒反应以消化系统和神经系统的损害为主，还可能涉及心血管系统、呼吸系统及皮肤系统等多个系统。典型反应为头晕、头疼、恶心、呕吐、心悸、胸闷以及四肢无力，严重的有面色苍白、四肢颤抖、抽搐、言语不清、走路不稳，甚至昏迷，危及生命。

急性毒性：小鼠 ig 生山豆根水提取物的 LD_{50} 为 23.79 g/kg，死亡前出现抽搐、肢体僵硬等症状。灌胃山豆根煎剂可抑制小鼠呼吸系统，使之出现震颤、痉挛，甚至死亡。小鼠 ip 苦参碱的 LD_{50} 为 150 mg/kg，家兔 ip 苦参碱的 LD_{50} 为 125 mg/kg。小鼠 iv 氧化苦参碱的 LD_{50} 为 150 mg/kg，ip 的 LD_{50} 为 750 mg/kg，im 的 LD_{50} 为 257 mg/kg。小鼠 ig 槐果碱的 LD_{50} 为 241 mg/kg，im 的 LD_{50} 为 92.41 mg/kg，ip 的 LD_{50} 为 78 mg/kg；大鼠 sc 槐果碱的 LD_{50} 为 185 mg/kg，ig 的 LD_{50} 为 198 mg/kg，im 的 LD_{50} 为 130 mg/kg，ip 的 LD_{50} 为 120 mg/kg。

2. 毒理机制

神经系统：山豆根的神经毒性与阻断 DA 受体和改变 Ach、DA 的含量有关。其毒性成分苦参碱有烟碱样作用，能使胆碱能自主神经系统兴奋、中枢神经系统麻痹、呼吸肌麻痹。

消化系统：山豆根肝毒性机制与促进炎症介质释放、激发氧化应激反应、导致脂质代谢紊乱有关，其可增加肿瘤坏死因子 - α（tumor necrosis factor - α，TNF - α）、白细胞介素（interleukin，IL）- 6、IL - 1β、丙二醛（malondialdehyde，MDA）含量及降低超氧化物歧化酶（superoxide dismutase，SOD）活性；调控过氧化物酶体增殖物激活型受体信号通路，引起胆固醇 7 - α-羟化酶基因表达增加、脂蛋白脂肪酶表达降低。山豆根及苦参碱可诱导肝脏细胞线粒体凋亡途径，具体表现为增加线粒体 ROS 含量，降低线粒体膜电位，升高烟酰胺腺嘌呤二核苷酸（nicotinamide adenine dinucleotide，NAD）和还原型烟酰胺腺嘌呤二核苷酸（reduced nicotinamide adenine dinucleotide，NADH）的比值、Caspase - 9 mRNA 表达水平，同时增加上游促凋亡因子 Bax 的表达，下调凋亡抑制因子 Bcl - 2 的表达，从而产生肝毒性。

（三）毒代动力学

目前尚无山豆根毒代动力学报道。其药代动力学为：大鼠灌胃 ^{3}H-氧甲基山豆根碱后，其 C - T 曲线符合开放二室模型，$t_{1/2ka}$ 为 0.203 h，$t_{1/2\alpha}$ 为 0.481 h，$t_{1/2\beta}$ 为 9.429 h，t_{max} 为 0.61 h，C_{max} 为 0.461 μg/mL。

（四）毒性作用的预防

1. 病证禁忌　脾胃虚弱者慎用。老幼体弱者慎用。

2. 配伍禁忌

中药配伍：山豆根与大黄配伍易产生中毒反应，故两者不能配伍。

3. 使用注意

用法用量：山豆根研末冲服、入丸剂服、磨汁服或水煎服等，最多不超过 10 g，以 3～6 g 为宜。

基原鉴别：山豆根的正品又称为广豆根。而北豆根（防己科植物蝙蝠葛 *Menispermum dauricum* DC. 的干燥根茎）相较于广豆根毒性小，常用于北方地区。广豆根与北豆根性味均苦寒。山豆根有毒，北豆根有小毒。

（五）中毒救治

西医救治：山豆根轻度中毒可自行缓解。重度中毒者：① 清除毒物。若服药时间短可用大量温水或 1∶4 000 的高锰酸钾溶液洗胃;若服药超过 4 h,可服硫酸镁导泻,同时使用 2%～3%的活性炭灌胃,以吸附未被吸收的毒物。② 解除胃肠道平滑肌痉挛。若腹痛、腹泻较严重,可口服颠茄合剂,10 mL/次,每日 3 次;或肌内注射阿托品 0.5 mg。③ 保护胃肠黏膜。若大剂量内服山豆根煎剂,消化道刺激反应明显,不便于洗胃或导泻者,口服温清水或加入牛奶和鸡蛋清的温清水可减轻对胃肠道黏膜的刺激,缓解症状,并减少药物的吸收。

北豆根 《中华本草》

本品为防己科植物蝙蝠葛 *Menispermum dauricum* DC. 的干燥根茎。

苦,寒;有小毒。归肺、胃、大肠经。清热解毒,祛风止痛。用于咽喉肿痛,热毒泻痢,风湿痹痛。

（一） 毒性成分

北豆根有小毒,主要毒性成分为生物碱类成分,包括蝙蝠葛碱、青藤碱(参见[青风藤]项)、北根豆碱等。

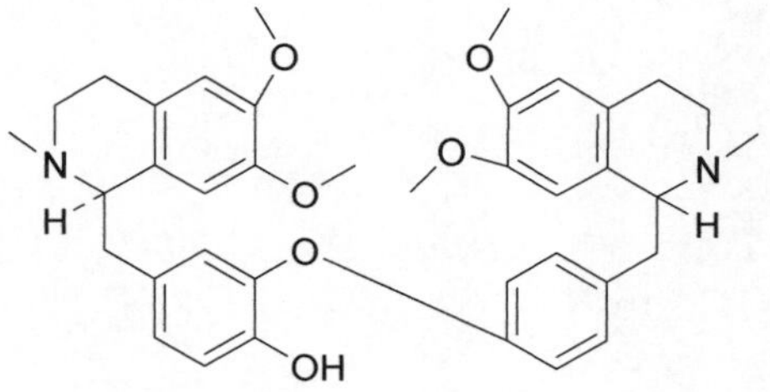

图 8-5 蝙蝠葛碱

(CAS NO.：524－17－4)

（二） 毒性作用与机制

1. 毒性作用

消化系统:主要是肠道反应,多表现为大便次数增多、食欲减退,少数患者表现为腹胀、腹痛、肝功能异常。

神经系统:过量服用会造成中枢兴奋,导致惊厥、神经损伤。

泌尿系统:主要表现为肾损伤。

急性毒性:小鼠 ig 北豆根醇提物的 LD_{50} 为 75.116 g 生药/kg。大鼠一次 ig 青藤碱 694 mg/kg,用药后 10 min 出现镇静、呼吸抑制现象,无死亡。犬一次 po 青藤碱 45 mg/kg,出现呕吐、活动减少等现象。小鼠 ig 北豆根总碱的 LD_{50} 为 2 410 mg/kg。小鼠尾静脉注射蝙蝠葛苏林碱的 LD_{50} 为 1.25 mg/kg,小鼠 ip 道青藤碱的 LD_{50} 为 285 mg/kg,小鼠 ig 道青藤碱的 LD_{50} 为 580 mg/kg。家兔耳静脉注射蝙蝠葛苏林碱 4 mg/kg 后出现呼吸困难进而死亡。

慢性毒性:北豆根长期用药的毒性表现是肝、肾损伤。大鼠 ig 北根豆水提组分,连续给药 27 d,4.5 g 生药/kg 剂量即有明显毒性;大鼠 ig 北豆根醇提组分,连续给药 33 d,0.75 g 生药/kg 剂量即有明显毒性;表明北豆根醇提组分毒性强于水提组分。大鼠 ig 蝙蝠葛酚性碱,连续给药3个月,300 mg/kg 剂量下对肝、肾有轻度损害。大鼠 ig 北豆根总碱,持续给药 6 周,1.20 g/kg、0.36 g/kg 剂量可导致大鼠不同程度体重降低,肝、脾、肾上腺的脏器系数异常,肝脏和脾脏轻度病理组织学改变。

2. 毒理机制　蝙蝠葛碱可降低血压,对正常心脏各部位传导均有抑制作用,造成动物中枢神经系统兴奋,出现惊厥,大剂量可导致呼吸麻痹而死亡,小剂量可导致室性心动过速,长期大量应用可导致肝脏损害。

（三）毒代动力学

目前尚无北豆根毒代动力学报道。其药代动力学为:小鼠给予蝙蝠葛碱后各脏器组织的药物含量均明显高于血浆药物浓度;ig 蝙蝠葛碱 150 mg/kg 后,血浆药物浓度低,k_e 为 0.146/h,$t_{1/2\alpha}$ 为 4.746 h,AUC 为 3.692 mg/mL·h,给药 0.5 h 后药物含量高低依次为胃、肠、肝、脾、肺、肾、心、肌肉、睾丸、脑、血浆,胃组织中血药浓度可达 300 μg/mL,是血药浓度的 1 200 倍;iv 蝙蝠葛碱 15 mg/kg 后,k_e 为 0.241/h,$t_{1/2\alpha}$ 为 2.876 h,AUC 为 2.230 mg/mL·h。

（四）毒性作用的预防

1. 病症禁忌　脾虚便溏者禁用。

2. 配伍禁忌

中药配伍:不宜与藜芦同用。

3. 使用注意

用法用量:3～9 g。

（五）中毒救治

西医救治:对症治疗。

鬼臼 《神农本草经》

本品为小檗科植物八角莲 *Dysosma versipellis*（Hance）M. Cheng ex Ying. 的根茎。

辛、苦、甘,温;有毒。归肺、肝经。清热解毒,祛痰散结,化瘀消肿。用于咳嗽,血热吐衄,瘰疬瘿瘤,痹痛,痈肿疔疮,跌打损伤,蛇伤。

（一）毒性成分

鬼臼活性和毒性主要成分为木脂素衍生物如鬼臼毒素等。

（二）毒性作用与机制

1. 毒性作用　鬼臼中毒反应涉及消化系统、神经系统以及心血管系统等多个系统。

消化系统:鬼臼早期轻度中毒症状以胃肠道反应为主,可出现恶心、呕吐,并伴大便失禁,呈黄色稀水样。

神经系统:主要表现有意识模糊、深度昏迷等,给药 9 h 后左右出现间断性烦躁、浅表反射消失、瞳孔缩小等;严重中毒主要表现为多发性神经系统疾病并发心肌损害、中毒性脑病,数小时后可出现中毒性休克甚至死亡。

急性毒性:小鼠 ig 鬼臼毒素的 LD_{50} 为 90 mg/kg,ip 的 LD_{50} 为30～35 mg/kg。小鼠 ip 鬼臼毒素、α-和 β-盾叶鬼臼毒素和 4'-去甲基鬼臼毒素的葡萄糖苷的 LD_{50} 均超过 200 mg/kg。

2. 毒理机制　鬼臼毒素具有较强的细胞毒性,内服后可刺激小肠,大剂量服用可出现便

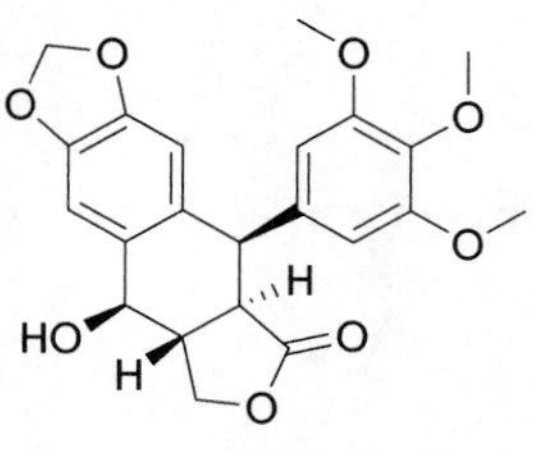

图8-6　鬼臼部分毒性成分
(1) 鬼臼毒素(CAS NO.：518-28-5)；(2) 鬼臼毒酮(CAS NO.：477-49-6)；(3) 去氧鬼臼毒素
(CAS NO.：19186-35-7)；(4) 异苦鬼臼酮(CAS NO.：55515-07-6)；(5) 金丝桃苷(CAS NO.：
482-36-0)；(6) 八角莲蒽醌(CAS NO.：123758-94-1)

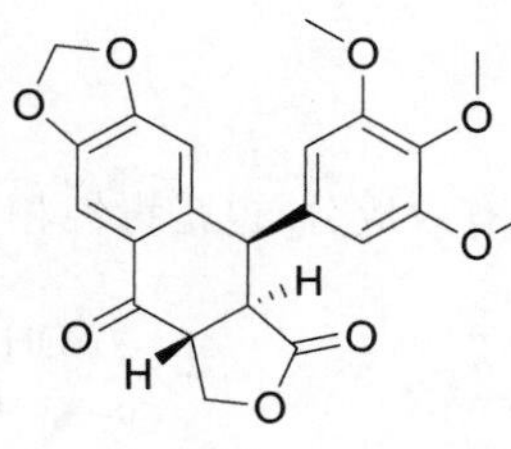

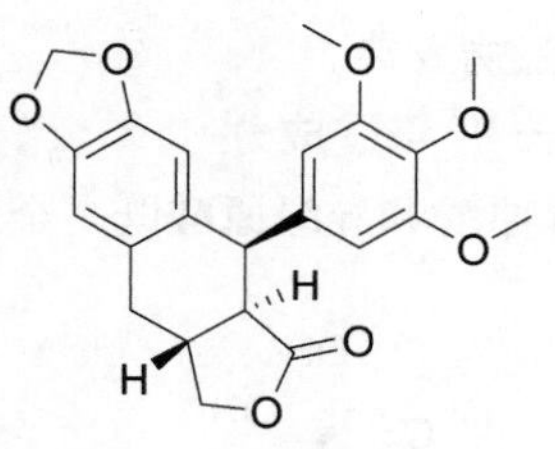

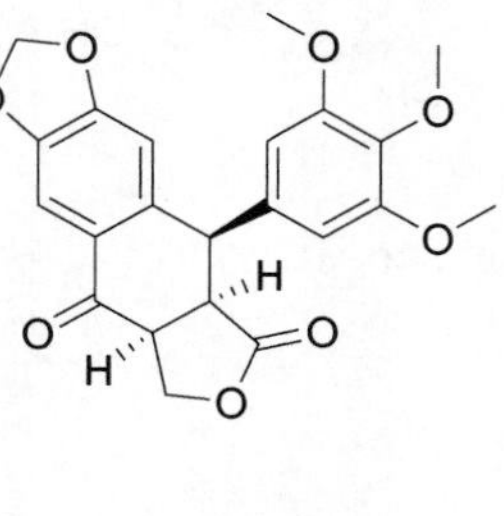

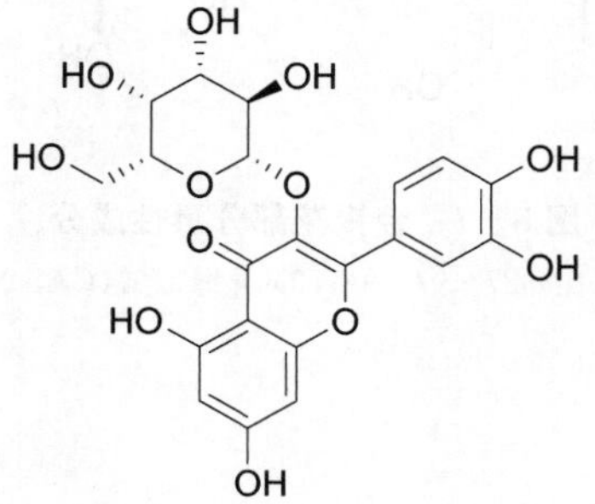

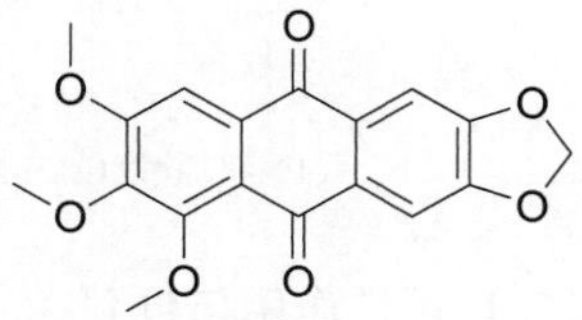

血,严重者可引起衰竭性虚脱；注射给药对中枢神经系统有明显作用,引起呼吸中枢抑制,直至死亡。外用鬼臼毒素可损伤皮肤血管内皮细胞,长期使用鬼臼毒素可引起皮肤炎症反应,机制可能与鬼臼毒素诱导局部 IL-1、IL-2 的表达和刺激巨噬细胞活化、增殖等有关。

（三）毒代动力学

目前尚无鬼臼毒代动力学报道。其药动学研究显示可经皮肤和胃肠道吸收。

（四）毒性作用的预防

1. 病证禁忌　体弱者慎用。孕妇禁用。

2. 使用注意

用法用量：为减少对皮肤的刺激性,鬼臼外用时仅可在低浓度(0.5%鬼臼毒素)下小面积(25 cm² 以下)使用,且应对周围皮肤加以保护,并于1～4 h 内洗去,与皮肤接触时间不能超过6 h。内服：煎汤,6～12 g；磨汁或入丸、散。外用：磨汁涂、捣敷或研末调敷。

（五）中毒救治

西医救治：洗胃、导泻、静脉输液及其他对症支持疗法。

金银花《新修本草》

本品为忍冬科植物忍冬 *Lonicera japonica* Thunb. 的干燥花蕾或带初开的花。

甘,寒。归肺、心、胃经。清热解毒,疏散风热。用于痈肿疔疮,喉痹,丹毒,热毒血痢,风热感冒,温病发热。

（一）毒性成分

绿原酸和异绿原酸既是金银花的有效成分,也是毒性相关成分。

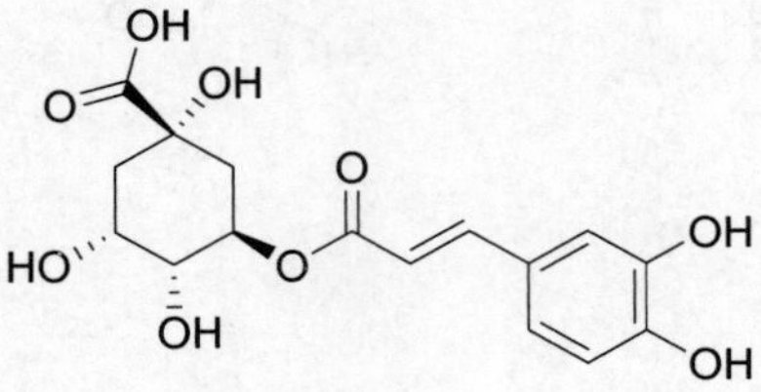

图 8-7 金银花部分毒性成分

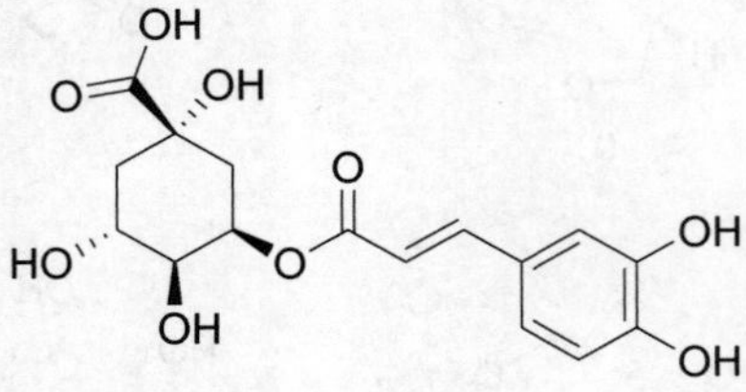

(1) 绿原酸(CAS NO.：327-97-9)；(2) 异绿原酸(CAS NO.：534-61-2)

（二）毒性作用与机制

1. 毒性作用

急性毒性：金银花小剂量给药对家兔、犬无明显毒性,对呼吸、血压、尿量均无显著影响,然而金银花大剂量使用可能对机体有一定毒性。小鼠 ig 二倍体金银花水提物的 LD_{50} 为 69.92 g 生药/kg,小鼠 ig 四倍体金银花水提物的 LD_{50} 为 72.12 g 生药/kg,给药后小鼠出现活动减少、食欲减弱等现象。

慢性毒性：大鼠 ig 金银花 95% 乙醇提取物,连续给药 14 d,其安全剂量为 5.35 g 生药/kg。

2. 毒理机制　金银花中的绿原酸具有致敏原作用,可引起变态反应,但口服无此反应,原因为绿原酸可被小肠分泌物转化成无致敏活性的物质。

（三）毒代动力学

大鼠分别 iv、im 和 ig 金银花醇提物 400 mg/kg,绿原酸在大鼠体内代谢过程均符合二室模型,iv 的 $t_{1/2}$ 为 0.44 h,$AUC_{0-\infty}$ 为 6 931.62 μg/L·h；im 的 $t_{1/2}$ 为 0.50 h,$AUC_{0-\infty}$ 为 6 550.34 μg/L·h；ig 的 $t_{1/2}$ 为 0.38 h,$AUC_{0-\infty}$ 为 2 591.87 μg/L·h。大鼠灌胃和肌内注射金银花提取物后,其绿原酸的绝对生物利用度分别为 37.39% 和 94.50%。

（四）毒性作用的预防

1. 病症禁忌　脾胃虚寒、体质偏寒者不宜服用。

2. 使用注意

用法用量：6~15 g。

（五）中毒救治

西医救治：遇到过敏时,立即停止服用金银花和含有金银花的药物。口服氯雷他定 4 mg、马来酸氯苯那敏 4 mg 或苯海拉明 50 mg,静脉滴注 10% 葡萄糖酸钙 10~20 mL。

重楼《神农本草经》

本品为百合科植物云南重楼 *Paris polyphylla* Smith var. *yunnanensis*（Franch.）Hand.-

Mazz. 或七叶一枝花 *Paris polyphylla* Smith var.*chinensis*（Franch.）Hara 的干燥根茎。

苦，微寒；有小毒。归肝经。清热解毒，消肿止痛，凉肝定惊。用于疔疮痈肿，咽喉肿痛，蛇虫咬伤，跌扑伤痛，惊风抽搐。

（一）毒性成分

重楼的主要毒性成分为重楼皂苷、薯蓣皂苷等皂苷类化合物。

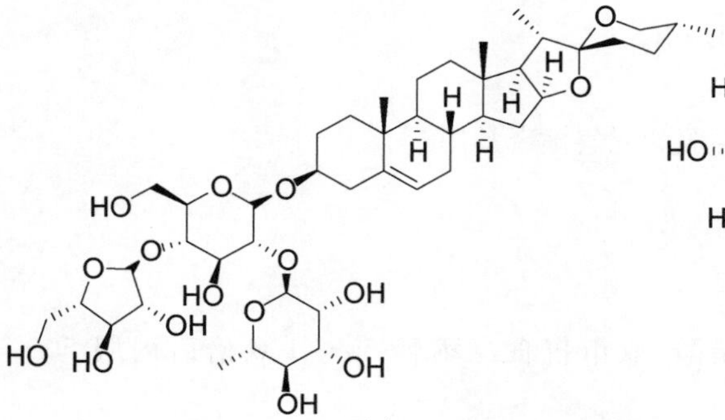

图 8-8 重楼部分毒性成分

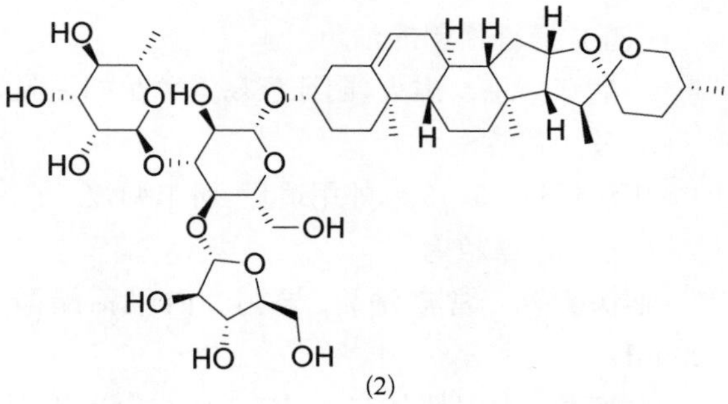

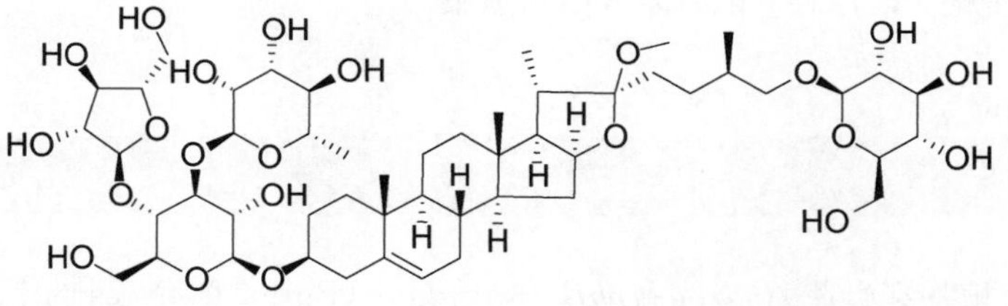

（1）重楼皂苷 I（CAS NO.：50773-41-6）；（2）重楼皂苷 II（CAS NO.：76296-72-5）；
（3）重楼皂苷 VII（CAS NO.：76296-75-8）

（二）毒性作用与机制

1. 毒性作用 重楼主要表现出消化系统、血液系统、生殖系统等方面的毒性。重楼的中毒剂量为 $60\sim90$ g，潜伏期为 $1\sim3$ h，中毒症状包括恶心、呕吐、腹泻、头痛、头晕，严重者可致痉挛。

急性毒性：小鼠 ig 重楼总皂苷的 LD_{50} 为 4.3 g/kg，ip 的 LD_{50} 为 1.4 g/kg，sc 的 LD_{50} 为 3.7 g/kg。小鼠 ip 重楼皂苷 I 的 LD_{50} 为 24.5 mg/kg，给药后小鼠精神萎靡、食欲不振、体重下降，并出现死亡。

慢性毒性：大鼠灌胃重楼总皂苷，连续给药 30 d，安全剂量为 287 mg/kg。

2. 毒理机制

消化系统：重楼对肝细胞线粒体膜具有损伤作用，重楼皂苷可能通过改变阴离子通道的转运活性，增加了渗透细胞的压力，进而引起细胞膜的破裂，最终导致肝损伤。

血液系统：重楼总皂苷具有溶血作用，其机制是与 RBC 膜上的胆甾醇形成复合物，导致细胞膜去稳定，细胞溶解，从而引起溶血。

生殖系统：重楼分离纯化获得的偏诺皂苷和薯蓣皂苷在体外均具抗生育活性，两者均能抑制精子活力和精子成活率,为高活性抗生育物质。

（三）毒代动力学

目前尚无重楼毒代动力学报道。其药代动力学为：大鼠 iv 重楼皂苷类成分 1 mL/kg（折合 0.908 4 mg/kg 重楼皂苷 I，0.323 0 ng/kg 薯蓣皂苷，0.328 1 mg/kg 重楼皂苷Ⅲ，12.73 mg/kg 重楼皂苷Ⅶ），重楼皂苷I的 $t_{1/2}$ 为 1.152 h，$AUC_{0-\infty}$ 为 146.108 μg/L・h；薯蓣皂苷的 $t_{1/2}$ 为 0.837 h，$AUC_{0-\infty}$ 为 180.419 μg/L・h；重楼皂苷Ⅲ的 $t_{1/2}$ 为 2.176 h，$AUC_{0-\infty}$ 为 221.749 μg/L・h；重楼皂苷Ⅶ的 $t_{1/2}$ 为 2.844 h，$AUC_{0-\infty}$ 为 253.809 μg/L・h。

（四）毒性作用的预防

1. 病症禁忌　虚火、阴证疮疡者及孕妇忌服。元气虚者禁用。

2. 使用注意

用法用量：3～9 g；外用适量，研末调敷。

（五）中毒救治

西医救治：常规洗胃、导泻。内服稀醋酸，取市售食醋稀释 50～100 倍后内服 50～200 mL。

中医救治：用甘草 15 g，先煎，后与白米醋、生姜汁各 60 g 混合，一半含漱，一半内服。痉挛时，用乌梢蛇 9 g、全蝎 3 g、厚朴 6 g、甘草 6 g，水煎服。

穿心莲 《岭南采药录》

本品为爵床科植物穿心莲 Andrographis paniculata（Burm. f.）Nees 的干燥地上部分。

苦，寒。归心、肺、大肠、膀胱经。清热解毒，凉血，消肿。用于感冒发热，咽喉肿痛，口舌生疮，顿咳劳嗽，泄泻痢疾，热淋涩痛，痈肿疮疡，蛇虫咬伤。

（一）毒性成分

穿心莲的主要有效成分和毒性成分均为穿心莲内酯等。

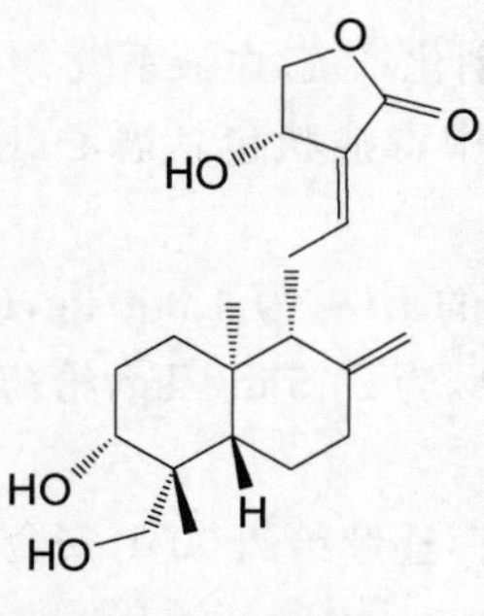

图 8-9　穿心莲内酯

(CAS NO.：5508 - 58 - 7)

（二）毒性作用与机制

1. 毒性作用

急性毒性：小鼠 ig 穿心莲内酯的 LD_{50} 为 342.4 mg/kg，给药后小鼠出现食欲减弱、眼睛模糊等症状。小鼠 ig 穿心莲软胶囊的 MTD 为 110.25 g/kg，相当于成人临床用量的 525 倍，给药后小鼠未出现急性中毒症状，也未出现小鼠死亡。

慢性毒性：大鼠或家兔尾静脉注射穿心莲内酯，连续 7 d，1 000 mg/kg 剂量对大鼠肾脏具有毒性作用，500 mg/kg 剂量对家兔肾脏具有毒性作用。大鼠腹腔注射穿心莲内酯亚硫酸氢钠加成物，连续给药 4 周，其安全用药剂量为 250 mg/kg。

特殊毒性：大鼠 ig 穿心莲内酯 50 mg/kg，连续给药 48 d，大鼠精子数明显减少，精子无能动性、畸形，出现弯尾、双尾、无头等。组织学检查显示，大鼠的生精管出现退化，上皮排列混乱和扭曲。

2. 毒理机制　穿心莲中毒主要表现为 M 样作用，使副交感神经呈兴奋状态，刺激节后副交感神经受体，引起心跳缓慢，严重者出现心脏麻痹。

（三）毒代动力学

大鼠 ig 穿心莲内酯 84.720 9 mg/kg，主要药代动力学参数 k_e 为 0.1/h，$t_{1/2}$ 为 7.29 h，t_{max} 为 1.6 h，C_{max} 为 1.44 μg/mL，$AUC_{0-\infty}$ 为 3 852.1 μg/mL·h。大鼠 ig 脱水穿心莲内酯 209 mg/kg，主要药代动力学参数 k_e 为 0.58 h，$t_{1/2}$ 为 1.16 h，t_{max} 为 1.6 h，C_{max} 为 412.3 ng/mL，$AUC_{0-\infty}$ 为 11.64 ng/mL·h。

（四）毒性作用的预防

1. 病症禁忌　阳虚证及脾胃弱者慎服。注射剂易致过敏，特异体质和有穿心莲过敏史者忌用。

2. 配伍禁忌

中西药配伍：穿心莲系列注射剂为强碱弱酸盐，不宜与酸性药物配伍，否则当配伍液的 pH 下降到 4.7 以下时，就会析出沉淀。

3. 使用注意

用法用量：6～9 g，外用适量。口服不易出现毒性反应，但煎剂易致呕吐。不宜过量或久服。

（五）中毒救治

西医救治：口服中毒，应先采用催吐、洗胃、导泻等处理。过敏性休克多为注射剂所致，应予以抗过敏治疗，可给予糖皮质激素和肾上腺素紧急处理。

大青叶 《名医别录》

本品为十字花科植物菘蓝 *Isatis indigotica* Fort. 的干燥叶。

苦，寒。归心、胃经。清热解毒，凉血消斑。用于温病高热，神昏，发斑发疹，痄腮，喉痹，丹毒，痈肿。

（一）毒性成分

靛玉红为大青叶的主要毒性成分，也是其重要有效成分。

（二）毒性作用

急性毒性：小鼠 ip 大青叶煎剂的 LD_{50} 为 16.25 g 生药/kg，ig 的 LD_{50} 为 119.7 g 生药/kg。小鼠 ip 大青叶的乙醚、氯仿、乙酸乙酯、乙醇、水提取液 62.5 g 生药/kg，其中大青叶水提液毒性

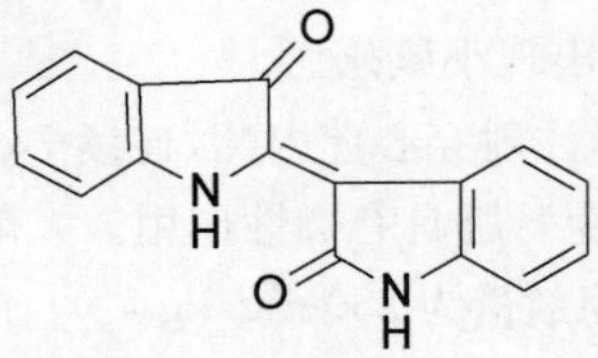

图 8-10　靛玉红

(CAS NO.：479-41-4)

最大,动物100％死亡,乙酸乙酯部位毒性最小,按死亡率计算不同部位的毒性大小为:水＞乙醇＞乙醚＞氯仿≈乙酸乙酯。小鼠 ig 大青叶有机酸的 LD_{50} 为 2 894.68 mg/kg,属低毒类,给药后小鼠出现腹式呼吸、站立不稳症状,死亡前有震颤、精神萎靡、活动减少、停止饮食等现象,同时存在肝淤血、肿大及肾肿大、肺出血等病理改变。

（三）毒代动力学

用小鼠急性死亡率法估测大青叶的毒代动力学参数,小鼠 ip 大青叶煎剂 8.125 g 生药/kg,其在小鼠体内的代谢属一室模型, $t_{1/2}$ 为 21.6 h。参考其主要成分靛玉红的药代动力学参数:小鼠 iv 靛玉红 5.6 mg/kg, $AUC_{0-\infty}$ 为 308 ng/mL·h, AUC_{0-t} 为 295 ng/mL·h, C_{max} 为 201 ng/mL, t_{max} 为 0.017 h, $t_{1/2}$ 为 1.03 h;iv 靛玉红 2.8 mg/kg, $AUC_{0-\infty}$ 为 130 ng/mL·h, AUC_{0-t} 为 124 ng/mL·h, C_{max} 为 155 ng/mL, t_{max} 为 0.017 h, $t_{1/2}$ 为 1.02 h;ip 靛玉红 5.6 mg/kg, $AUC_{0-\infty}$ 为 25.9 ng/mL·h, AUC_{0-t} 为 22.6 ng/mL·h, C_{max} 为 20.8 ng/mL, t_{max} 为 0.010 h, $t_{1/2}$ 为 1.08 h。

（四）毒性作用的预防

1. 病症禁忌　脾胃虚寒者慎服。慢性胃炎、慢性肠炎、慢性腹泻、慢性肝炎、肝硬化食欲缺乏、慢性胃肠炎者忌单味药过量久服。本品对心脏有抑制作用,心功能不全等心脏病患者不宜长期服用。

2. 使用注意

用法用量:9～15 g。

（五）中毒救治

西医救治:出现中毒症状时立即停药。血尿者可口服维生素 K 及安络血。对过敏性休克者肌内注射肾上腺素等对症治疗。

板蓝根《新修草本》

本品为十字花科植物菘蓝 *Isatis indigotica* Fort. 的干燥根。

苦,寒。归心、胃经。清热解毒,凉血利咽。用于温疫时毒,发热咽痛,温毒发斑,痄腮,烂喉丹痧,大头瘟疫,丹毒,痈肿。

（一）毒性成分

参见[大青叶]项。

（二）毒性作用

急性毒性：小鼠 ig 靛玉红的 LD_{50} 为 $1.1\sim2.0$ g/kg。小鼠一次 ig 板蓝根活性蛋白 2 400 mg/kg，7 d 后小鼠毛色、形态、行为学均无异常，且无一死亡。

慢性毒性：长期大剂量服用靛玉红会产生毒性作用。犬连续 ig 靛玉红 6 个月，200 mg/kg 组动物出现严重腹泻、便血，肝脏有明显中毒性病灶，并出现死亡；100 mg/kg 组动物有轻微腹泻，肝脏内可见灶性坏死；其安全剂量为 20 mg/kg。

特殊毒性：板蓝根对哺乳动物体细胞和生殖细胞均具有一定的遗传毒性。小鼠 ig 板蓝根水煎剂 0.25 g 生药/kg、1 g 生药/kg、2.5 g 生药/kg 和 5 g 生药/kg，均能诱发小鼠骨髓嗜多染红细胞微核和小鼠精子畸形，临床使用应注意。

（三）毒代动力学

目前尚无板蓝根毒代动力学报道。其药代动力学为：家兔耳缘静脉注射 500 μg/kg 板蓝根注射液，其体内药代动力学模型为一室模型，在血浆中 k_e 为 0.825 3/h，$t_{1/2}$ 为 0.839 9 h，AUC 为 246.1 mg/mL·h。大鼠单次 ig 靛玉红 25 mg，其体内药代动力学符合二室模型，在血浆中 C_{max} 为 48.63 ng/mL，t_{max} 为 18.76 h，$t_{1/2\alpha}$ 为 38.96 h，$t_{1/2\beta}$ 为 223.81 h，AUC_{0-t} 为 2.87 μg/L·h。

（四）毒性作用的预防

1. 病症禁忌 有过敏史者慎用。对本药过敏者禁用。脾胃虚寒者慎用。体虚而无实火热毒者忌用。

2. 使用注意

用法用量：9～15 g。

（五）中毒救治

西医救治：出现过敏反应按抗过敏治疗。对上消化道出血，治疗须禁食 24 h，交替肌内注射止血剂、H_2 受体拮抗剂。出现溶血反应时，可给予 5% 葡萄糖加氢化可的松 100 mg 静滴，输血及其他对症支持治疗。

青黛 《药性论》

本品为爵床科植物马蓝 Baphicacanthus cusia（Nees）Bremek.、蓼科植物蓼蓝 Polygonum tinctorium Ait. 或十字花科植物菘蓝 Isatis indigotica Fort. 的叶或茎叶经加工制得的干燥粉末、团块或颗粒。

咸，寒。归肝经。清热解毒，凉血消斑，泻火定惊。用于温毒发斑，血热吐衄，胸痛咳血，口疮，疹腮，喉痹，小儿惊痫。

（一）毒性成分

青黛主要毒性物质为靛玉红（参见［板蓝根］项）和靛蓝。

（二）毒性作用与机制

1. 毒性作用 青黛的毒性作用常见于消化系统如肠黏膜损伤、肠道缺血性病变等。

急性毒性：小鼠 ip 靛蓝和靛玉红的 LD_{50} 分别为 2.20 g/kg 和 1.11 g/kg。

慢性毒性：长期大剂量服用青黛可能存在胃肠道毒性。大鼠 ig 青黛 2.4 g/kg、1.2 g/kg、

0.6 g/kg,连续 90 d,大鼠体重增长缓慢,大便增多,摄食减少,但并未发现病理性损伤,停药后可恢复。大鼠 ig 靛玉红 500 mg/kg、1 000 mg/kg,连续 1 个月,未见体重、血象、骨髓象、肝肾功能、心电图的改变。

2. 毒理机制　青黛引起的肠道黏膜损伤的病变范围较为广泛,常累及直肠,与一般的缺血性结肠炎不同,提示是由于多发的较小血管的病变引起广泛的结肠缺血。青黛是否引起小血管炎尚无报道,但青黛有明显的促凝血作用,可导致管腔内纤维素性血栓形成,堵塞血管,从而引起肠道黏膜缺血,老年患者本身可能存在肠道动脉硬化的基础疾病,使用青黛后更容易发生缺血性病变。

（三）毒代动力学

参见[板蓝根]项。

（四）毒性作用的预防

1. 病症禁忌　胃寒及内虚证候者不宜服用。

2. 使用注意

用法用量:1～3 g,不宜入汤药煎服,宜入丸、散用。

（五）中毒救治

参见[板蓝根]项。

蒲公英《新修草本》

本品为菊科植物蒲公英 *Taraxacum mongolicum* Hand. - Mazz.、碱地蒲公英 *Taraxacum borealisinense* Kitam. 或同属数种植物的干燥全草。

苦、甘,寒。归肝、胃经。清热解毒,消肿散结,利尿通淋。用于疔疮肿毒,乳痈,瘰疬,目赤,咽痛,肺痈,肠痈,湿热黄疸,热淋涩痛。

（一）毒性成分

蒲公英中所含的成分毒性都较小,活性与毒性成分见木犀草素。

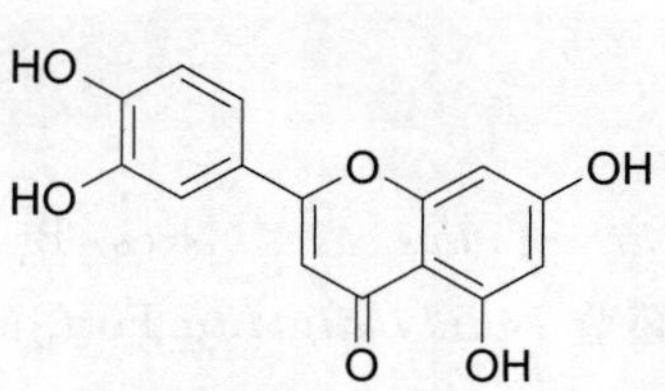

图 8 - 11　木犀草素

(CAS NO.：491 - 70 - 3)

（二）毒性作用

急性毒性:小鼠 ip 蒲公英煎剂的 LD_{50} 为 156.3 g 生药/kg,iv 的 LD_{50} 为 58.9 g 生药/kg。大鼠 ig 蒲公英全植物水提取物和叶提取物的 LD_{50} 分别为 21.3 g 生药/kg 和 46 g 生药/kg,其药效剂量是 LD_{50} 的 5%～10%,表明蒲公英具有相对较宽的安全范围。小鼠 ip 复方蒲公英注射液的 LD_{50} 为 51.20 mL/kg,给药后小鼠出现伏下少动、不食、呼吸急促,24 h 后症状基本消除,1周内小鼠无死亡;ip 54 mL/kg、80 mL/kg 后两组小鼠出现精神萎靡、食欲不振、呼吸困难等症状,80 mL/kg 组小鼠在 12 h 内全部死亡。大鼠 ig 木犀草素的 LD_{50} 为 150 mg/kg。

慢性毒性:幼龄大鼠灌胃复方蒲公英制剂,连续给药 4 周,64.8 g 生药/kg 组大鼠出现流涎、体重减缓、摄食量降低,以及红细胞系部分指标异常,安全剂量为 20.52 g 生药/kg。

（三）毒代动力学

目前尚无蒲公英毒代动力学研究报道。其药动学研究为:大鼠 ig 木犀草素 100 mg/kg,血浆中 C_{max} 为 3.07 μg/mL,t_{max} 为 4.83 h,$t_{1/2\alpha}$ 为 2.20 h,AUC_{0-t} 为 10.18 μg/mL·h。大鼠 iv 木犀草素10 mg/kg,血浆中 C_{max} 为 7.47 μg/mL,AUC_{0-t} 为 4.35 μg/mL·h,$t_{1/2\alpha}$ 为 1.3 h。

（四）毒性作用的预防

1. 病症禁忌 阳虚外寒、脾胃虚弱者忌用。

2. 使用注意

用法用量:10～15 g。

（五）中毒救治

西医救治:对症支持治疗。

野菊花 《本草正》

本品为菊科植物野菊 *Chrysanthemum indicum* L. 的干燥头状花序。

苦、辛,微寒。归肝、心经。清热解毒,泻火平肝。用于疗疮痈肿,目赤肿痛,头痛眩晕。

（一）毒性作用

急性毒性:小鼠 iv 野菊花注射液的 LD_{50} 为 10.47 g/kg。小鼠 ig 含有野菊花浸膏的小麻油溶液的 LD_{50} 为 17.8 g/kg,显示本品属于实际无毒物。

慢性毒性:每日腹腔注射 0.2 g/kg 野菊花注射液 1 次,连续 1 个月,与生理盐水对照比较,两组小鼠体重增长无差别;停药后处死,解剖,肉眼观察,未见组织异常。野菊花醇提物按照每日 0.3 g/kg 给犬灌胃,连续 3 周,犬除了呕吐外,食量、体重、心电图、血中磺溴酞钠存留率(肝功检测试验)等均无明显改变,说明野菊花对犬的心脏、肾脏等重要脏器的功能无明显影响。提示本品长期用药并无慢性蓄积中毒现象。

（二）毒性作用的预防

1. 病证禁忌 脾胃虚寒者慎用。

2. 使用注意

用法用量:9～15 g;外用适量,煎汤外洗或制膏外涂。

鱼腥草 《名医别录》

本品为三白草科植物蕺菜 *Houttuynia cordata* Thunb. 的新鲜全草或干燥地上部分。

辛,微寒。归肺经。清热解毒,消痈排脓,利尿通淋。用于肺痈吐脓,痰热喘咳,热痢,热淋,痈肿疮毒。

（一）毒性成分

鱼腥草有毒成分主要是鱼腥草素，亦是其重要功效成分。

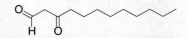

图 8 - 12　鱼腥草素

（CAS NO.：56505 - 80 - 7）

（二）毒性作用

急性毒性：雌、雄的大鼠、小鼠 ig 鱼腥草鲜汁原液的 LD_{50} 均大于 10 g/kg。大鼠、小鼠 ig 鱼腥草药酒的 LD_{50} 均大于 46.4 mL/kg（相当于原液 232 mL/kg）。小鼠 ip 鱼腥草水煎液的 LD_{50} 为 51.04 g/kg。SD 大鼠单次 ig 鱼腥草破壁饮片的 MTD＞72 g/kg。

慢性毒性：鱼腥草口服液按照 60 g/kg、30 g/kg 给大鼠连续灌胃 4 周，对大鼠自主活动、体重、血象、肝肾功能、主要脏器指数及主要脏器组织形态均无明显影响，各项指标均在正常范围内。鱼腥草破壁饮片对 SD 大鼠的长期毒性试验表明，其无毒理学意义的最大剂量为 540 g/kg，其急性毒性与慢性毒性试验结果与鱼腥草饮片比较无明显差异。

特殊毒性：鱼腥草鲜汁原液对测试菌株无诱变活性，对小鼠骨髓细胞染色体无明显断裂反应，对小鼠精子形态无明显影响。鱼腥草地上部分的 95％乙醇水提物对斑马鱼成鱼和胚胎具有一定的急性毒性和胚胎发育毒性，LD_{50} 为 2.85 mg/L，致畸的主要表现为心包水肿和卵黄囊水肿。鱼腥草蓄积毒性研究尚未发现诱发微核作用和诱发精子畸变作用。

（三）毒代动力学

用小鼠急性死亡率法估测了鱼腥草水煎液的药代动力学参数。测得鱼腥草按一级动力学消除，呈二室模型分布，$t_{1/2}$ 为 16.75 h。注射用新鱼腥草素钠在犬体内的药代动力学研究表明，新鱼腥草素钠在犬体内的 t_{max} 约为 5.0 min，平均峰浓度为 4.982 mg/L，$t_{1/2}$ 为 8.67 min。

（四）毒性作用的预防

1. 病证禁忌　虚寒证及阴性外疡者忌服。

2. 使用注意

用法用量：15～25 g，不宜久煎；鲜品用量加倍。

（五）中毒救治

西医救治：一般过敏反应，给予抗组胺类药及时对症处理。一旦出现过敏性休克，要有目的、有步骤地采取相应救治措施，可酌情选用肾上腺素类、糖皮质激素类。

白头翁 《神农本草经》

本品为毛茛科植物白头翁 *Pulsatilla chinensis* (Bge.) Regel 的干燥根。

苦，寒。归胃、大肠经。清热解毒，凉血止痢。用于热毒血痢，阴痒带下。

（一）毒性成分

白头翁毒性成分主要为原白头翁素、白头翁皂苷等。

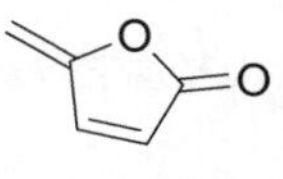

图 8 – 13　原白头翁素
(CAS NO.：108 – 28 – 1)

（二）毒性作用与机制

1. 毒性作用

消化系统：有口腔灼热、肿胀，继而出现咀嚼困难，剧烈腹痛、腹泻，粪便带血，色黑腐臭等症状。

心血管系统：原白头翁素有心脏毒性。内服中毒量为 30～45 g，中毒后，心跳快而弱，血压下降，循环衰竭，瞳孔散大，严重者可于 10 h 内死亡。

血液系统：白头翁煎剂及白头翁皂苷毒性很低，皂苷的溶血指数为 1∶666，仅为纯皂苷溶血强度的 1%。

其他系统：原白头翁素对皮肤黏膜有强烈刺激作用。白头翁鲜汁浓度在 20% 以下时对皮肤基本无刺激性，30% 以上可使皮肤发生刺激性损害。新鲜白头翁捣烂可散发出原白头翁素的强烈刺激气味，当其接触眼睛黏膜可引起流泪，接触皮肤可引起皮炎、发疱，吸入可引起喷嚏、咳嗽，口服可引起流涎、胃肠炎、呕吐、肾炎、血尿及心衰，并可引起呼吸衰竭而死亡。

2. 毒理机制　原白头翁素具有心脏毒性的原因是其可使内脏血管收缩，末梢血管扩张，从而抑制循环和呼吸中枢，导致心脏和呼吸麻痹。

（三）毒性作用的预防

1. 病症禁忌　虚寒泻痢者忌服。

2. 使用注意

用法用量：9～15g。因其容易损伤黏膜，造成溃疡糜烂，故不宜制成阴道洗剂或用于皮肤损伤处。应避免使用新鲜白头翁，入煎剂以减轻毒副作用。加热后原白头翁素聚合为白头翁素，局部刺激作用降低甚至消失，故白头翁煎剂的毒性作用较低。

（四）中毒救治

西医救治：皮肤及黏膜中毒者，用硼酸、鞣酸水溶液洗涤。内服中毒者，及时催吐后用高锰酸钾洗胃，再口服蛋清、药用炭等。其他对症处理。

中医救治：剧烈腹痛、腹泻时，用焦地榆 15 g，盐黄柏、炙甘草各 9 g，粟壳 6 g，水煎服。连翘 12 g，甘草 9 g，绿豆 30 g，金银花 15 g，水煎服。甘草 15 g，绿豆 60 g，水煎 2 次，合在一起，每 1 h 服 1 次，2 次服完，连服 3～4 剂。

半边莲 《本草纲目》

本品为桔梗科植物半边莲 *Lobelia chinensis* Lour. 的干燥全草。

辛，平。归心、小肠、肺经。清热解毒，利尿消肿。用于痈肿疔疮，蛇虫咬伤，臌胀水肿，湿热黄疸，湿疹湿疮等。

（一）毒性成分

半边莲的毒性成分主要为山梗菜碱、山梗菜酮碱和半边莲素。

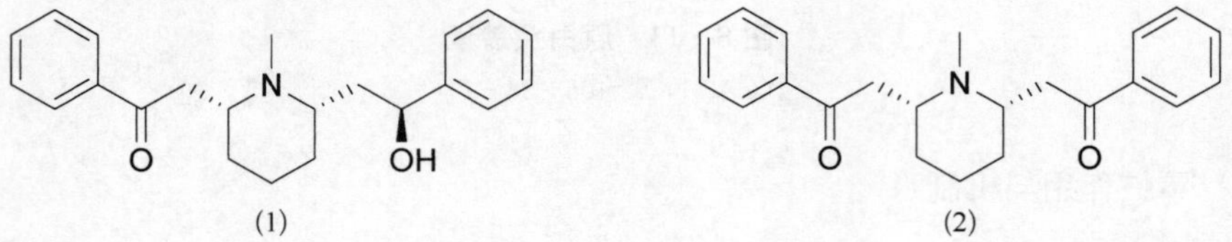

图 8-14　半边莲部分毒性成分

(1) 山梗菜碱(CAS NO.：90-69-7)；(2) 山梗菜酮碱(CAS NO.：579-21-5)

（二）毒性作用与机制

1. 毒性作用　中毒后出现流涎、恶心、呕吐、出汗、头痛、腹痛、腹泻、血压增高、震颤、心跳先缓后速、精神错乱,严重时出现血压下降、阵发性痉挛、惊厥、昏迷、瞳孔散大,最后死于呼吸、心脏麻痹。

急性毒性：小鼠 iv 半边莲煎剂的 LD_{50} 为 6.10 g 生药/kg,大鼠 ig 浸剂的 LD_{50} 为 75.1 g 生药/kg。小鼠 iv 半边莲素的 LD_{50} 为 18.7 mg/kg,折合生药 9.35 g/kg。

慢性毒性：大鼠每日 ip 半边莲浸剂 0.1 g 生药/kg、0.3 g 生药/kg、1.0 g 生药/kg,连续 3 个月,体重、尿沉渣及尿蛋白检查均无异常发现,病理检查除部分大鼠肾脏有轻度细胞肿胀外,未见显著器质性变化。

2. 毒理机制　半边莲超量或当野菜进食易引起中毒,有烟碱样作用,对自主神经节、肾上腺髓质、延髓各中枢、神经肌肉接头,以及颈动脉球和主动脉体的化学感受器均有先兴奋后抑制作用,用量过大可致呼吸麻痹、血压下降和惊厥、心肌麻痹、心跳停止。

（三）毒代动力学

目前尚无半边莲毒代动力学报道。其药代动力学为：大鼠静脉注射山梗菜碱注射液 1 mg 后,C_{max} 为 464.8 ng/mL,$t_{1/2}$ 为 1.81 h。

（四）毒性作用的预防

使用注意

用法用量：9～15 g。半边莲中所含皂苷类对胃肠黏膜有刺激作用,口服不宜过量。

（五）中毒救治

西医救治：催吐、洗胃后服用通用解毒剂。用等渗或高渗葡萄糖静脉输液,促进排毒。对症治疗。

中医救治：甜桔梗 30 g,水煎服。甘草 250 g,煎汤当茶饮。茶叶 15 g,煎汤频服。黄豆 120 g,煎汤服,3 h/次,连服 6～8 次;针刺人中、合谷、涌泉等穴位。

半枝莲 《江苏植药志》

本品为唇形科植物半枝莲 *Scutellaria barbata* D. Don 的干燥全草。

辛、苦,寒。归肺、肝、肾经。清热解毒,化瘀利尿。用于疔疮肿毒,咽喉肿痛,跌扑伤痛,水肿,黄疸,蛇虫咬伤。

（一）毒性成分

半枝莲的毒性成分和有效成分均主要为野黄芩苷、黄芩苷,也有报道显示半枝莲中含有印美定（参见[飞扬草]项）、石松胺（参见[飞扬草]项）、印美定氮氧化物和石松胺氮氧化物等吡咯里西啶生物碱（pyrrolizidine alkaloids，PAs）类肝毒性成分。

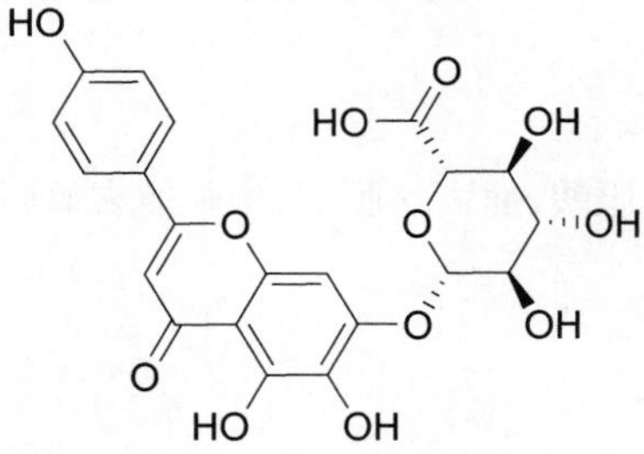

图 8 - 15　半枝莲部分毒性成分
（1）野黄芩苷（CAS NO.：27740 - 01 - 8）；（2）黄芩苷（CAS NO.：21967 - 41 - 9）

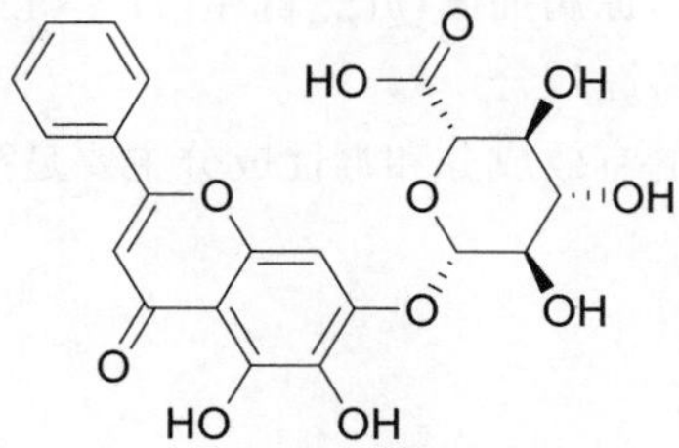

（二）毒性作用

急性毒性：小鼠 iv 半枝莲煎剂的 LD_{50} 为 6.10 g/kg,大鼠 ig 浸剂的 LD_{50} 为 75 g生药/kg。临床发现,黄芩苷 150 mg im,有低热和周身酸痛反应,27 mg ivgtt 可出血、发热,WBC 骤降至正常的 30%,然后又恢复正常以上。

慢性毒性：大鼠每日 ip 半枝莲 0.1 g生药/kg、0.2 g生药/kg、0.3 g生药/kg 和 1.0 g生药/kg,连续 3 个月后,体重、尿沉渣及尿蛋白检查均无异常发现。小鼠灌胃半枝莲,大剂量组每天 2.0 g/kg,中剂量组 1.0 g/kg,小剂量组 0.5 g/kg,对照组为等容量 0.1% 羧甲基纤维素,连续服 3 个月。实验表明,除大剂量组（2.0 g/kg）可能对肝功能有影响外,小鼠的行为、食量、体重、血常规、心电图、肾功能及各器官的病理组织学检查等未见明显的改变。

（三）毒代动力学

目前尚无半枝莲毒代动力学报道。其药代动力学为：大鼠静脉注射黄芩苷,体内药动学过程符合二室开放模型。大鼠 ig 黄芩苷 50 mg/kg 后,t_{max} 为 0.14 h,C_{max} 为 1 257.84 ng/mL,$t_{1/2}$ 为 6.80 h,$AUC_{0\sim24h}$ 为 8 373.63 ng/mL·h。野黄芩苷在大鼠、比格犬体内的药代动力学行为符合三室模型。大鼠 ig 40 mg/kg 野黄芩苷后,C_{max} 为 0.42 μg/mL,$t_{1/2}$ 为 12.4 h,$AUC_{0\text{-}t}$ 为 4.43 μg/mL·h,$AUC_{0\text{-}\infty}$ 为 5.18 μg/mL·h;静脉给予大鼠 40 mg/kg 野黄芩苷后,$t_{1/2}$ 为 13.1 h,$AUC_{0\text{-}t}$ 为 55.95 μg/mL·h,$AUC_{0\text{-}\infty}$ 为 99.13 μg/mL·h。

（四）毒性作用的预防

1. 病症禁忌　血虚、脾胃虚寒者不宜服。孕妇慎服。

2. 使用注意

用法用量：15～30 g。

（五）中毒救治

西医救治：对症治疗。

熊胆粉 《新修本草》

本品为熊科动物黑熊 *Selenarctos thibetanus* G. Cuvier 及棕熊 *Ursus arctos arctos* Linnaeus 的干燥胆汁。

苦,寒。归肝,胆,心,胃经。清热解毒、平肝明目、杀虫止血。用于热毒疮痈,痔疮,咽喉肿痛,热极生风,惊痫抽搐,肝热目赤,目生翳膜。

(一)毒性成分

熊胆粉的有效成分和毒性成分主要是鹅去氧胆酸、熊去氧胆酸、牛磺熊去氧胆酸等。

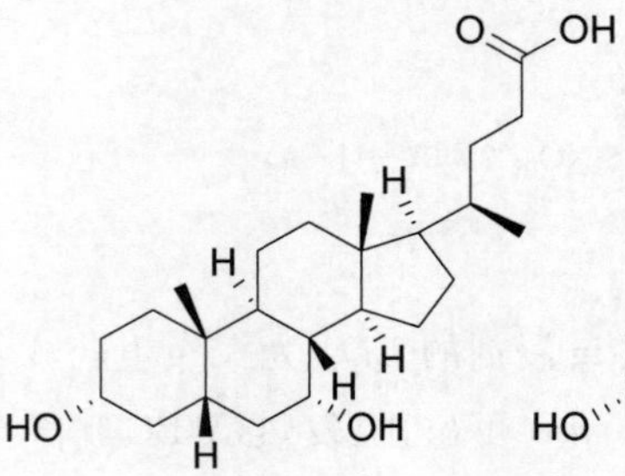

图 8 - 16 熊胆粉部分毒性成分

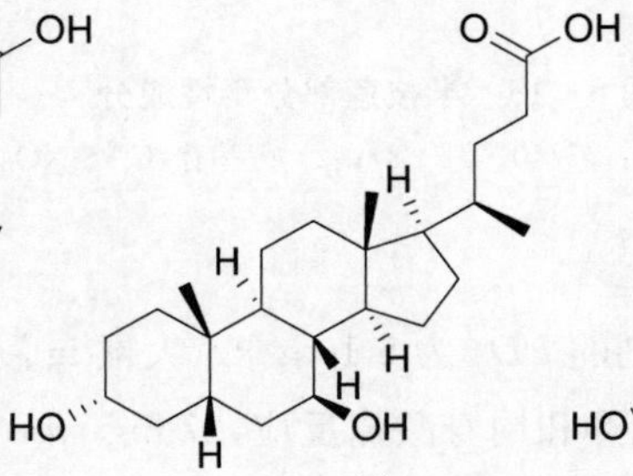

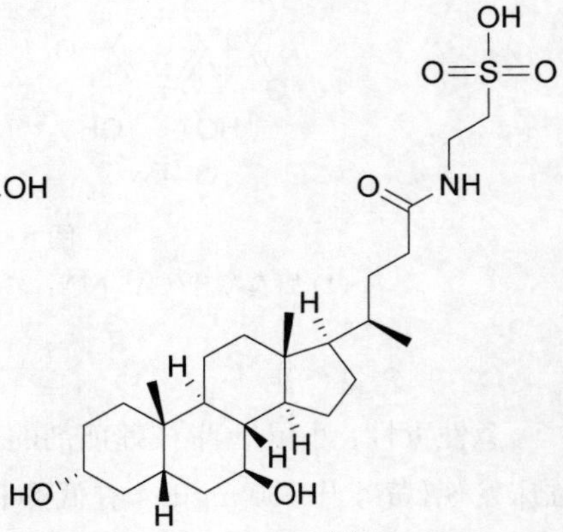

(1)鹅去氧胆酸(CAS NO.:474 - 25 - 9);(2)熊去氧胆酸(CAS NO.:128 - 13 - 2);(3)牛磺熊去氧胆酸(CAS NO.:14605 - 22 - 2)

(二)毒性作用与机制

1. 毒性作用

急性毒性:小鼠不同方式给予熊胆粉的 LD_{50} 分别为 8.6 g/kg(ig)、1.165 g/kg(ip)和 1.072 g/kg(sc)。小鼠 sc 引流熊胆粉的 LD_{50} 为 1.243 g/kg。也有报道指出小鼠灌胃熊胆粉、人工引流熊胆粉 15 g/kg 无中毒现象。小鼠不同方式给予熊去氧胆酸的 LD_{50} 分别为 1.2 g/kg(ip)、1 g/kg(sc)、240 mg/kg(iv)。小鼠不同方式给予鹅去氧胆酸的 LD_{50} 分别为 86 mg/kg(ip)、100 mg/kg(iv)、4 g/kg(sc)。

慢性毒性:大鼠灌胃熊胆粉 200 mg/kg,连续 90 d,未见毒性作用。在临床上,人口服熊去氧胆酸 250 mg,每日 3 次,不良反应为便秘、头痛、恶心和上腹不适,均可自行缓解,发生率为 5.4%。人口服鹅去氧胆酸每日 750 mg,3%患者有肝脏毒性表现,停药后可恢复。人口服牛磺熊去氧胆酸 250 mg,每日 3 次,2、4、6 个月后,不良反应为恶心、呕吐和腹泻,停药后可缓解,发生率为 1.8%。对肝肾功能无影响。

特殊毒性:小鼠灌胃熊胆粉的剂量高达 1.0 g/kg 时,未见致突变和畸变作用。

2. 毒理机制 熊胆粉中疏水性胆汁酸可导致胆汁淤积性肝损伤。疏水性胆汁酸能通过炎症、线粒体损伤、内质网应激、死亡信号激活等机制加剧肝损伤。

（三）毒代动力学

目前尚无熊胆粉毒代动力学报道。其药代动力学为：鹅去氧胆酸在空腹和与食物同服状态下在肠道吸收入血，主要以游离形式存在。鹅去氧胆酸能够通过肝肠循环释放入肠道。鹅去氧胆酸能被肠道菌群代谢为具有肝毒性的石胆酸。但是，大部分石胆酸随粪便排出，只有少部分石胆酸在肝脏通过形成硫酸盐解毒。兔 po 熊去氧胆酸 20 mg/kg 后，药动学符合二室模型。其 $t_{1/2\alpha}$ 为 58.20 min，$t_{1/2\beta}$ 为 125.6 min。

（四）毒性作用的预防

1. 病症禁忌　脾胃虚寒、虚证者忌服。

2. 使用注意

用法用量：内服 0.3～1 g，多入丸、散服。外用适量，研末或水调涂敷患处。

（五）中毒救治

西医救治：以对症治疗为主。静脉注射维生素 K_3、25% 硫酸镁、地塞米松以退黄疸。给予葡萄糖醛酸内酯、复合维生素 B、肌苷等保肝治疗。

中医救治：退黄疸可用茵栀黄。

千里光《本草拾遗》

本品为菊科植物千里光 *Senecio scandens* Buch.- Ham. 的干燥地上部分。

苦，寒。归肺、肝经，清热解毒，明目，利湿。用于痈肿疮毒，感冒发热，目赤肿痛，泄泻痢疾，皮肤湿疹。

（一）毒性成分

千里光的毒性成分为吡咯里西啶类生物碱（pyrrolizidine alkaloids，PAs），包括千里光宁碱、千里光菲灵碱、克氏千里光碱、阿多尼弗林碱等。

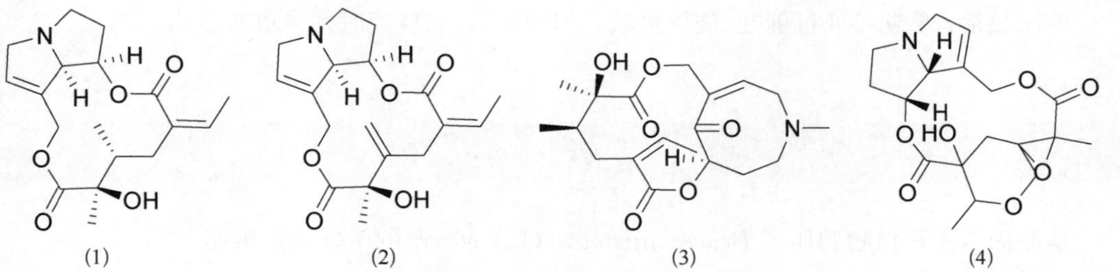

图 8-17　千里光部分毒性成分

（1）千里光宁碱（CAS NO.：130-01-8）；（2）千里光菲灵碱（CAS NO.：480-81-9）；（3）克氏千里光碱（CAS NO.：2318-18-5）；（4）阿多尼弗林碱（CAS NO.：115712-88-4）

（二）毒性作用与机制

1. 毒性作用　千里光毒性成分 PAs 可导致显著的肝毒性、肺毒性、遗传毒性、神经毒性和胚胎毒性。

消化系统：摄入中毒剂量的千里光 PAs 会引起急性及慢性肝损伤。

生殖系统：表现为致突变、精子畸形、胚胎毒性、影响骨骼发育等。

急性毒性：小鼠 ig 千里光水提液 48.6～95 g/kg 后出现鼻翼翕动、张口呼吸、呼吸频率加快、剧烈抽搐、大小便失禁等症状，多数小鼠在 30 min 内死亡，LD_{50} 为 63.46 g/kg。小鼠 ig 千里光 60％乙醇提取液 38.4～75.0 g/kg 即可出现上述症状，多数在 150 min 内死亡，LD_{50} 为 47.88 g/kg。小鼠 ig 千里光 95％乙醇提取液 26.2～51.2 g/kg 后，多数小鼠在 1 h 后死亡，LD_{50} 为 34.56 g/kg。千里光提取物的毒性大小顺序：95％乙醇提取物＞60％乙醇提取物＞水提取物。

特殊毒性：千里光 70％乙醇提取物 1 309.0 mg/kg 剂量可引起小鼠骨髓细胞微核率升高；对于雌性小鼠，392.7 mg/kg 剂量即能增加骨髓细胞微核率。392.7 mg/kg 及 1 309.0 mg/kg 剂量的千里光 70％乙醇提取物可引起小鼠精子畸形率升高。

2. 毒理机制　PAs 原型化合物的毒性很小，而由肝脏微粒体 CYPs 代谢后可形成代谢吡咯，为有毒的代谢中间体，能与肝脏中的大分子如酶、蛋白质、DNA、RNA 以共价结合，抑制有丝分裂，诱导形成巨大肝细胞，造成肝细胞脂肪变性、裂解或坏死。当吡咯代谢产物溢出到肺脏，可引起肺水肿和胸膜渗液。千里光菲灵碱和克氏千里光碱会导致胚胎发育异常，通过影响 DNA 复制造成 DNA 损伤和凋亡。

（三）毒代动力学

千里光宁碱在大鼠体内的代谢涉及Ⅰ相和Ⅱ相代谢，包括：① 酯键水解，形成次碱及次酸。② 次碱部分氮氧化形成氮氧化物，或者其他部位氧化形成羟化产物，氮氧化物继续代谢成羟化产物或羟化产物继续氮氧化、水解。③ 原型化合物或羟化产物与硫酸、GA 结合。④ 次碱脱氢形成还原产物，并进一步与 GSH 结合。

（四）毒性作用的预防

1. 病症禁忌　中寒泄泻者勿服。孕妇、儿童勿服。

2. 使用注意

用法用量：成年人摄入千里光中 PAs 的中毒剂量为每日 0.1～10 mg/kg。《中国药典》（2020 年版）规定千里光用量为 15～30 g。千里光多复方使用，可通过方剂配伍减少毒性。

（五）中毒救治

西医救治：早期可通过催吐、洗胃抢救。出现肝腹水、肝炎时则采取对症治疗。

鸦胆子 《本草拾遗》

本品为苦木科植物鸦胆子 *Brucea javanica* （L.）Merr. 的干燥成熟果实。

苦，寒；有小毒。归大肠、肝经。清热解毒，截疟，止痢；外用腐蚀赘疣。用于痢疾，疟疾；外治赘疣，鸡眼。

（一）毒性成分

鸦胆子毒性成分主要为水溶性的苦味成分，如鸦胆子苦素 A、B、C、D，鸦胆酮酸，以及鸦胆子油等。

（二）毒性作用与机制

1. 毒性作用　鸦胆子中毒后可见胃肠道充血、肝脂肪变性及充血、肾脏充血及变性、血压降低、便血、尿量减少、体温升高、眼结膜充血、四肢麻木或瘫痪、昏迷、抽搐等。鸦胆子仁的毒

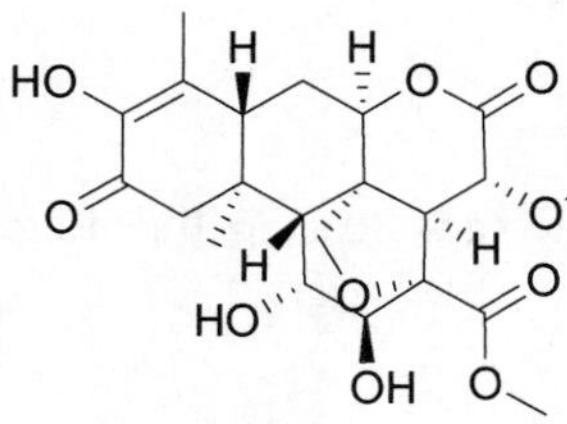

图 8-18 鸦胆子部分毒性成分

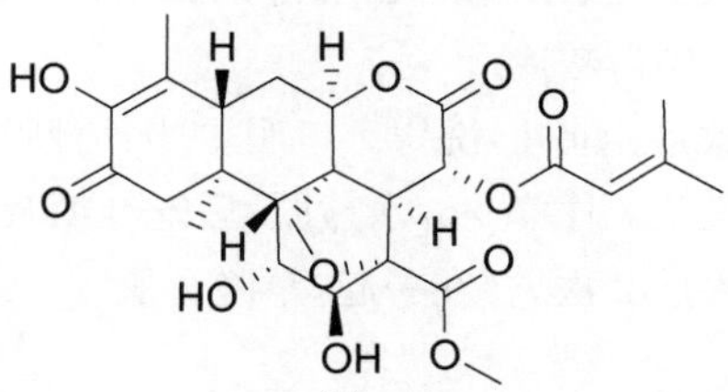

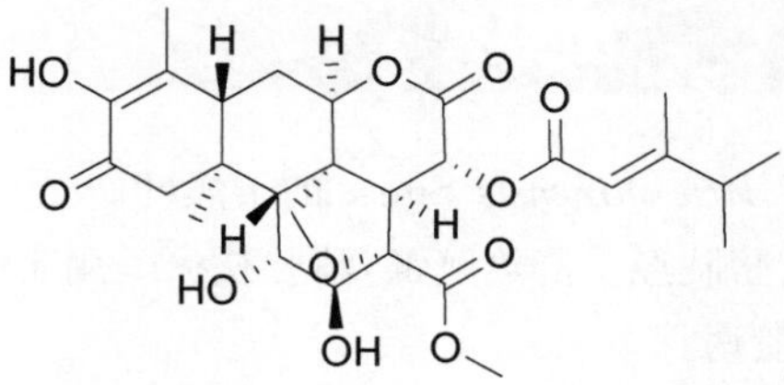

(1) 鸦胆子苦素 A(CAS NO.：25514-31-2)；(2) 鸦胆子苦醇(CAS NO.：14907-98-3)；
(3) 鸦胆亭(CAS NO.：41451-75-6)

性强于鸦胆子油及壳，口服可致呕吐、腹痛、腹泻及尿闭。

急性毒性：猫给予鸦胆子仁的 LD_1 约为 0.1 g/kg(po)。小鼠给予鸦胆子苷的 LD_{50} 为 7~10 mg/kg(sc)，猫及犬给予鸦胆子苷的 LD_{50} 为 0.5~1 mg/kg(sc)。达此剂量会导致动物的 WBC 增多、心跳加快、呼吸减慢、肠胃等内脏出血、昏迷、惊厥，最后因呼吸衰竭致死。鸦胆子中所含酚性化合物毒性最大，对大鼠的 LD_{50} 为 0.65 mg/kg(sc)。小鼠 ig 鸦胆子全组分、水提组分、醇提组分、氯仿提取物的 LD_{50} 分别为 3.14 mg/kg、4.023 mg/kg、3.320 mg/kg 及 54 mg/kg。雏鸡给予鸦胆子煎剂的 LD_{50} 分别为0.25 g/kg(im) 及 0.4 g/kg(ig)。小鼠 iv 鸦胆子水针剂的 LD_{50} 为 2.16 g/kg，iv 鸦胆子油静脉乳的 LD_{50} 则为 6.25 g/kg。

慢性毒性：家兔尾静脉注射鸦胆子油静脉乳每日 10 g/kg，连续 7d，对体重、氨基转移酶、BUN 及血象都无明显影响。

2. 毒理机制 鸦胆子的毒性成分对中枢神经有抑制作用，可损害肝肾实质，能使内脏动脉显著扩张，引起出血。鸦胆子油为剧烈细胞原浆毒，挥发性油对皮肤和黏膜有强烈的刺激性。

（三）毒代动力学

目前尚无鸦胆子毒代动力学报道。其药代动力学为：临床上常用鸦胆子油乳剂，其在大鼠体内的油酸和亚油酸药代动力学符合二室模型。大鼠灌胃 10%鸦胆子油微乳 2.5 mL/kg 后，油酸的 $t_{1/2}$ 为 5.83 h，C_{max} 为 52.89 mg/L；亚油酸的 $t_{1/2}$ 为 4.60 h，C_{max} 为 48.71 mg/L。毒性成分鸦胆子苦醇在大鼠体内的药代动力学符合二室模型，灌胃 6 mg/kg 鸦胆子苦醇后，$t_{1/2}$ 为 0.59 h，C_{max} 为 88.61 mg/L。

（四）毒性作用的预防

1. 病症禁忌 脾胃虚弱呕吐、胃肠出血者及肝肾病患者忌服。孕妇和儿童慎用。

2. 使用注意

用法用量：内服 0.5~2 g，勿直接吞服或嚼服，可用龙眼肉包裹或装入胶囊吞服，以免刺激胃肠黏膜;也可去油制成丸剂、片剂服用,不宜入煎剂。外用适量。

（五）中毒救治

西医救治:催吐,洗胃。口服牛奶、活性炭及对症处理。

中医救治:甘草9 g,水煎服,后吃红糖及冷粥。芦根60 g,绿豆30 g,金银花15 g,葛根9 g,甘草9 g,水煎2次,合在一起,早晚分服。

四季青《本草拾遗》

本品为冬青科植物冬青 *Ilex chinensis* Sims. 的干燥叶。

苦,涩,凉。归肺、大肠、膀胱经。清热解毒,消肿祛瘀。用于肺热咳嗽,咽喉肿痛,痢疾,胁痛,热淋;外治烧烫伤,皮肤溃疡。

（一）毒性成分

四季青中的主要毒性成分是原儿茶酸、原儿茶醛和鞣质。

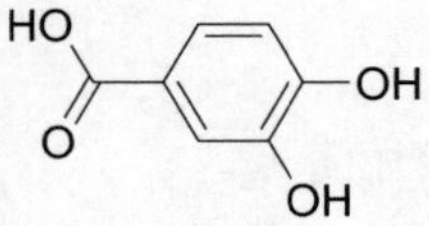

图 8-19　四季青部分毒性成分
(1) 原儿茶酸(CAS NO.:99-50-3);(2) 原儿茶醛(CAS NO.:139-85-5)

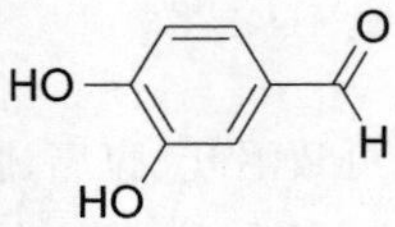

（二）毒性作用与机制

1. 毒性作用　四季青中毒表现为精神不振,呼吸明显加快。濒死前由于缺氧引起呼吸短促、四肢抽搐、大小便失禁等。口服四季青相关剂型也可引起目眩头重、恶心欲呕、坐立不稳、食欲减退及皮疹等。静脉注射四季青注射液会引起四肢、胸腹皮肤麻疹、注射部位局部疼痛、静脉炎。

消化系统:可导致小鼠肝脏糖原反应减弱、脂类反应增强,血清 ALT 含量明显高于正常。

泌尿系统:肾小管上皮细胞有颗粒状变性。

呼吸系统:肺毛细血管周围有少量液体渗出。

急性毒性:小鼠 ig 四季青提取液的 LD_{50} 为 233.2 mg/kg,LD_{50} 为 158.9 mg/kg,iv 的 LD_{50} 为 103.95 mg/kg。小鼠 sc 四季青鞣质 125 mg/kg 后,肝功能与组织切片均无异常,肝糖原、脂类和碱性磷酸酶(alkaline phosphatase,ALP)的含量无显著变化。剂量增加 3~4 倍也无明显毒性。小鼠 sc 四季青鞣质的绝对致死量(LD_{100})为 750 mg/kg。

慢性毒性:家兔 ig 四季青提取液 10 g/kg,连续 2 周,肝肾功能及形态无显著影响。

2. 毒理机制　四季青的鞣质能与机体内的铁生成难溶或不溶的络合物。大剂量和长时间口服四季青可能影响铁的正常代谢。

（三）毒代动力学

目前尚无四季青毒代动力学报道。其药代动力学为:四季青水煎液口服后易从胃肠道吸收,原儿茶醛注射液肌内注射则吸收更快。原儿茶醛注射液静脉注射后迅速分布于各器官组织中,并能透过血脑屏障。组织分布以肾脏为最高,脑、肝、心等次之。原儿茶醛注射液静脉注射 30 min 后,组织中含量即达高峰;60 min 后,组织含量可快速减少至一半左右;120 min 后,组织含量则极低。

（四）毒性作用的预防

1. 病症禁忌　孕妇慎用。

2. 配伍禁忌

中药配伍：不宜与温补类中药同时服用。

3. 使用注意

用法用量：煎服,15～60 g。外用适量。

（五）中毒救治

西医救治：停药。使用抗过敏类药物如氯雷他定等。出现麻疹样皮疹时,使用激素类药物并口服抗过敏类药物。

青蒿 《神农本草经》

本品为菊科植物黄花蒿 Artemisia annua L. 的干燥地上部分。

苦、辛,寒。归肝、胆经。清虚热,除骨蒸,解暑热,截疟,退黄。用于温邪伤阴,夜热早凉,阴虚发热,骨蒸劳热,暑邪发热,疟疾寒热,湿热黄疸。

（一）毒性成分

青蒿的有效成分和毒性成分均为青蒿素、青蒿琥酯、二氢青蒿素等。

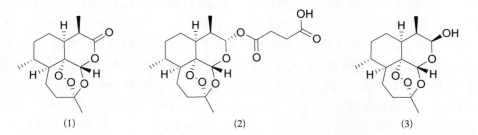

图 8-20　青蒿部分毒性成分

(1) 青蒿素(CAS NO.：63968-64-9);(2) 青蒿琥酯(CAS NO.：88495-63-0);
(3) 二氢青蒿素(CAS NO.：71939-50-9)

（二）毒性作用与机制

1. 毒性作用

神经系统：青蒿素的神经毒性主要表现为听力损伤、共济失调和震颤。其病理特点为神经元染色质溶解、坏死,细胞体肿胀、核固缩、胞浆空泡化等。主要损伤脑干、前庭系统和听觉系统。研究发现青蒿素类药物对神经元细胞而非神经胶质细胞有毒性损伤。然而,临床上儿童应用低剂量的青蒿琥酯未见神经毒性。青蒿琥酯神经毒性可能具有与年龄相关的特点。

血液系统：青蒿素类药物能导致网织红细胞下降,以及抑制 T 细胞的免疫作用。

心血管系统：青蒿素类衍生物能引起室性心律失常与转氨酶升高，提示其具有心脏毒性与肝毒性。

急性毒性：小鼠和大鼠 ig 青蒿素水混悬液的 LD_{50} 分别为 4 228 mg/kg 及 5 576 mg/kg，im 青蒿素油混悬液的 LD_{50} 分别为 3 840 mg/kg 及 2 571 mg/kg。小鼠给予青蒿甲醚油剂的 LD_{50} 分别为 263 mg/kg(im)、391 mg/kg(sc)、977 mg/kg(ig)。小鼠给予青蒿琥酯钠的 LD_{50} 分别为 520 mg/kg(iv)、475 mg/kg(im)。大鼠 sc 青蒿琥酯钠的 LD_{50} 为 438 mg/kg。

慢性毒性：犬 iv 青蒿琥酯 90 mg/kg，1 次/d，连续 14 d 后全部死亡。而犬每天 iv 11.25 mg/kg 青蒿琥酯则未见明显毒性作用。

特殊毒性：青蒿琥酯对雄性大鼠的生殖功能无影响。雌性大鼠在孕中期给药，出现明显胚胎毒性。其剂量非常小即可引起胚胎毒性。其最大无作用剂量为 0.41 mg/kg(sc)。当剂量为 0.54 mg/kg(sc)时，在母鼠无损害的情况下，仍出现 32.8% 的吸收胎。此说明胚胎对该药物的敏感性明显高于母鼠。青蒿琥酯对体外培养小鼠胚胎发育同样有抑制作用，4 mg/L 的青蒿琥酯即能影响卵黄囊循环。遗传毒性方面，青蒿琥酯能导致人淋巴细胞的凋亡和坏死，微核试验阳性。

2. 毒理机制　青蒿素化学结构中的内过氧桥能被还原型血红素或亚铁激活，形成具有细胞毒性的碳中心自由基。其产生的 ROS 导致胞浆流动，提高氧化应激水平和内质网应激反应，进而影响细胞生长周期，直接或间接损伤 DNA，进而导致 DNA 断裂。其中，胚胎毒性可能与其抑制胚胎造血功能有关。神经毒性可能与青蒿素产生的自由基细胞毒作用有关。

（三）毒代动力学

青蒿素的体内过程特点是吸收快、分布广、代谢和排泄快、无蓄积性。小鼠灌胃青蒿素后，其在体内以肾脏和肝脏分布最多，其他器官分布量的顺序为：心＞肺＞脾＞肌肉＞骨骼＞脑。青蒿素静脉注射后 30 min，血中大部分青蒿素被代谢。大鼠肌内注射青蒿素后 0.5 h 即有显著吸收，1～8 h 达到高峰，以肝、脑、骨、血液含量最高。犬口服青蒿琥酯片剂后，体内药物为一室模型，20 mg/kg 及 40 mg/kg 青蒿琥酯的 $t_{1/2}$ 分别为 38.74 min、25.93 min，t_{max} 分别为 80.28 min、86.64 min。人口服青蒿琥酯时为一室模型，静脉注射时则为二室模型，$t_{1/2}$ 分别为 41.35 min 和 33.96 min。青蒿琥酯在人体主要代谢为二氢青蒿素，而后进行消除。疟疾患者静脉注射、肌内注射、口服、直肠给药青蒿琥酯后的 t_{max} 分别为 null、7.2～12 min、30～65 min、35～60 min，$t_{1/2}$ 分别为 1.5～11.5 min、30～41 min、21.6～32.4 min、54 min；二氢青蒿素的 t_{max} 分别为 7～9 min、35～45 min、50～96 min、68～120 min，$t_{1/2}$ 分别为 20.4～59 min、52.7～64 min、38.4～78.6 min、78～108 min。

（四）毒性作用的预防

1. 病症禁忌　产后血虚、内寒作泻及饮食停滞泄泻者勿用。

2. 配伍禁忌

中药配伍：产后脾胃薄弱，忌与当归、地黄同用。

3. 使用注意

用法用量：煎服，6～12 g，宜后下；或鲜用绞汁服。

（五）中毒救治

西医救治：停药。口服或肌内注射马来酸氯苯那敏、非索非那定等对症治疗。

中医救治：甘草 30 g，绿豆 60 g，金银花 15 g，水煎服。

白薇《神农本草经》

本品为萝藦科植物白薇 *Cynanchum atratum* Bge. 或蔓生白薇 *Cynanchum versicolor* Bge. 的干燥根和根茎。

苦、咸,寒。归胃、肝、肾经。清热凉血,利尿通淋,解毒疗疮。用于温邪伤营发热,阴虚发热,骨蒸劳热,产后血虚发热,热淋,血淋,痈疽肿毒。

(一)毒性成分

白薇的毒性成分主要为强心苷类,如 cynanoside P_1、P_2、P_3、P_4、P_5 等。

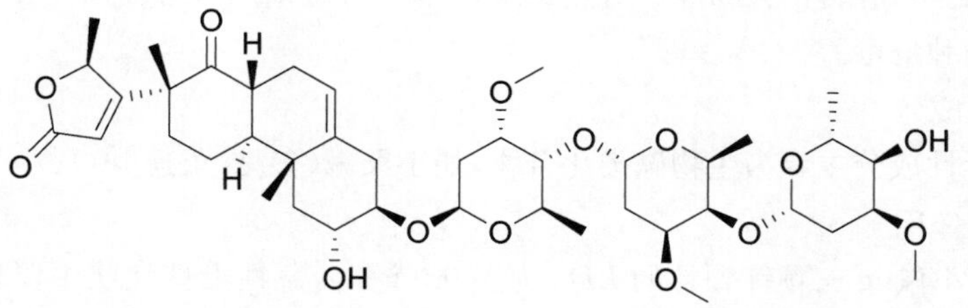

图 8-21 cynanoside P_1
(CAS NO.：1132772-72-5)

(二)毒性作用与机制

1. 毒性作用 人口服过量白薇水煎液会引起强心苷样中毒反应,中毒剂量为 30~40 g。中毒初期会出现头晕头痛、恶心呕吐、腹痛腹泻、烦躁谵妄、尿少、心动过缓、心律不齐、脉律不整、视物模糊、黄视、光感迟钝,继而出现四肢厥冷、面色苍白、口唇发绀、汗出淋漓,最后出现痉挛、昏迷、血压下降、心跳停止而死亡。

急性毒性:小鼠 ig 白薇和蔓生白薇水提物的 MTD 均为 120 g/kg,未见明显毒性。而小鼠 ip 白薇和蔓生白薇水提物的 LD_{50} 则分别为 26.7 g/kg 和 8.5 g/kg。小鼠 ig 白薇和蔓生白薇醇提物的 LD_{50} 分别为 7.5 g/kg 和 12.3 g/kg。

2. 毒理机制 白薇所含强心苷类成分主要对消化道黏膜有刺激作用,并能兴奋迷走神经和延髓中枢,抑制心脏传导作用,大剂量可引起房室传导阻滞、心房扑动与心房纤颤,并引起室性节律和期外收缩。

(三)毒性作用的预防

1. 病症禁忌 血分无热、中寒便滑、阳气外泄者慎服。脾胃虚寒、食少便溏者不宜服用。

2. 配伍禁忌

中西药配伍:禁与含强心苷类的药物和制剂同时使用。

3. 使用注意

用法用量:煎服,5~10 g。

炮制减毒:通过炒制可以缓和苦寒之性。

(四)中毒救治

西医救治:用 0.2%~0.5% 鞣酸洗胃,口服硫酸镁或硫酸钠 25~30 g 导泻,泻毕服浓茶,加适量白糖,频服。

中医救治:绿豆 30 g,甘草 15 g,水煎代茶,频服。

三颗针 《神农本草经》

本品为小檗科植物拟獴猪刺 *Berberis soulieana* Schneid.、小黄连刺 *Berberis wilsonae* Hems.、细叶小檗 *Berberis poiretii* Schneid. 或匙叶小檗 *Berberis vernae* Schneid. 等同属数种植物的干燥根。

苦,寒;有毒。归肝、胃、大肠经。清热燥湿,泻火解毒。用于湿热泻痢,黄疸,湿疹,咽痛目赤,聤耳流脓,痈肿疮毒。

（一）毒性成分

三颗针的毒性成分主要为生物碱类化合物,如小檗碱(参见[黄连]项)。

（二）毒性作用

急性毒性:小鼠 ig 三颗针颗粒的 LD_{50} 为 149.9 g/kg,急性毒性症状主要表现为自发活动减少、俯卧、呼吸急促等。

慢性毒性:小鼠 ig 三颗针颗粒,每日 1 次,连续用药 42 d 后,与对照组无明显差异。

（三）毒性作用的预防

1. 病证禁忌　脾胃虚寒者和孕妇、儿童慎用。

2. 配伍禁忌　三颗针不宜与碘化钾同用,避免降低药效。

3. 使用注意

用法用量:9～15 g。

臭灵丹草 《滇南本草》

本品为菊科植物翼齿六棱菊 *Laggera pterodonta* (DC.) Benth. 的干燥地上部分。

辛、苦,寒;有毒。归肺经。清热解毒,止咳祛痰。用于风热感冒,咽喉肿痛,肺热咳嗽。

（一）毒性成分

臭灵丹草的毒性成分主要为黄酮类成分,如金腰乙素、洋艾素等。

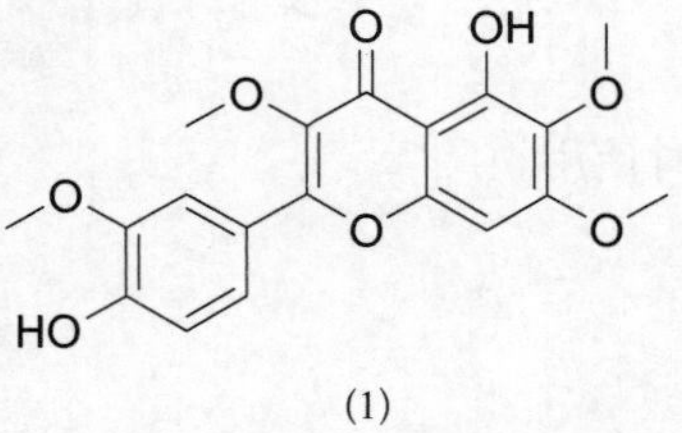

(1) 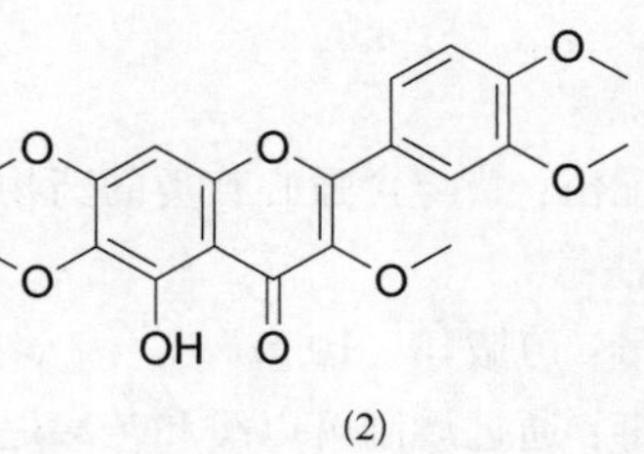　　　　　　　　　　　　　(2)

图 8 - 22　臭灵丹草部分毒性成分

(1) 金腰乙素(CAS NO.:603 - 56 - 5);(2) 洋艾素(CAS NO.:479 - 90 - 3)

（二）毒性作用

过量服用会出现胃痛、精神疲倦、面色苍白、四肢乏力、呕吐恶心等症状。

泌尿系统：臭灵丹复方合剂对犬肾上皮细胞半数抑制浓度（median inhibition concentration, IC_{50}）为 4.46 mg/mL。

急性毒性：小鼠 ip 臭灵丹草水煎液的 LD_{50} 为 1.19 g/kg，表现出肌无力、嗜睡、丧失翻正反射甚至死亡等毒性反应。

（三）毒性作用的预防

1. 病证禁忌　风寒感冒及虚证咳嗽等不宜服用。脾胃寒虚者不宜长期服用。过敏体质者慎用。

2. 配伍禁忌

中药配伍：臭灵丹草不宜与温补性中药同时服用。

3. 使用注意

用法用量：9～15 g。服用臭灵丹草时不宜食用辛辣刺激、生冷、油腻的食物以及茶类，避免降低药效。

飞扬草 《岭南采药录》

本品为大戟科植物飞扬草 *Euphorbia hirta* L. 的干燥全草。

辛、酸，凉；有小毒。归肺、膀胱、大肠经。清热解毒，利湿止痒，通乳。用于肺痈，乳痈，疔疮肿毒，牙疳，痢疾，泄泻，热淋，血尿，湿疹，脚癣，皮肤瘙痒，产后少乳。

（一）毒性成分

飞扬草中毒性成分主要为 PAs，尤其是印美定、石松胺和克氏千里光碱（参见［千里光］项）等不饱和的 PAs。

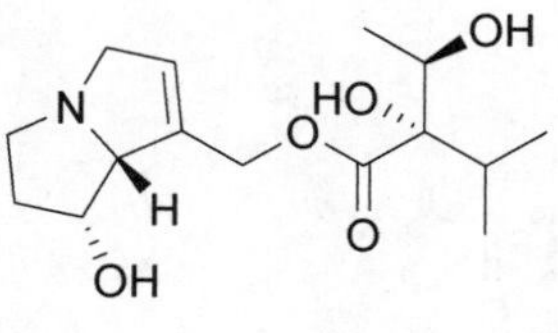

(1) 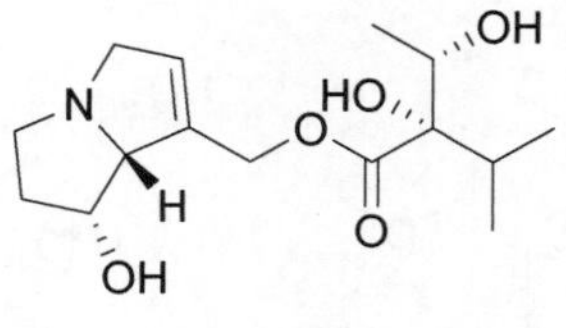　　　　　　　　　　(2)

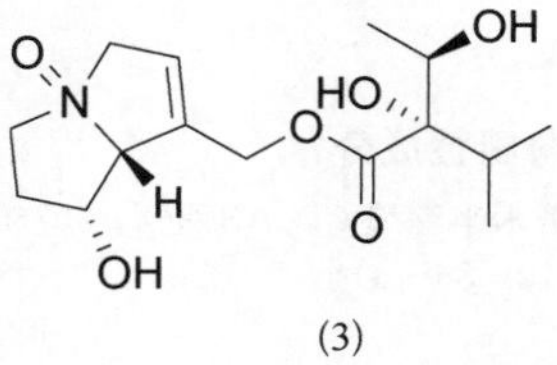

(3) 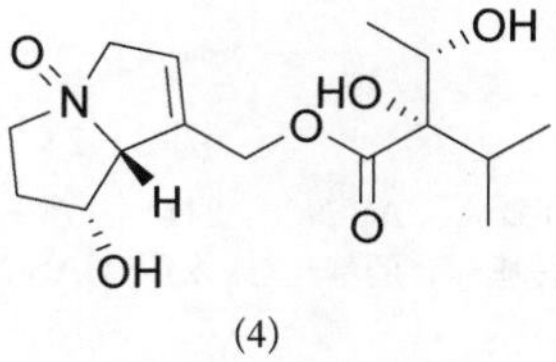　　　　　　　　　　(4)

图 8-23　飞扬草部分毒性成分

(1) 印美定（CAS NO.：10285-06-0）；(2) 石松胺（CAS NO.：10285-07-1）；(3) N-氧化印美定（CAS NO.：95462-14-9）；(4) N-氧化石松胺（CAS NO.：95462-15-0）

（二）毒性作用与机制

1. 毒性作用

消化系统：过量服用飞扬草可见肠蠕动增加、腹泻、腹痛等。

急性毒性：小鼠 ig 飞扬草水提物的 MFD 为 117.6 g/kg，此剂量下未观察到急性毒性反应。小鼠 ig 飞扬草醇提取物 5 g/kg，亦未见明显急性毒性反应。

慢性毒性：大鼠 ig 飞扬草醇提物，连续给药 3 个月，在 50 mg/kg、250 mg/kg、1 000 mg/kg 剂量下均未产生毒性反应，其安全剂量为 1 g/kg。

2. 毒理机制　PAs 主要经 CYPs 中的 CYP3A 代谢脱氢生成脱氢吡咯里西啶生物碱（dehydropyrrolizidine alkaloids，DHPA），DHPA 具有较强的亲电子性，易与胞内亲核类物质（如 DNA、RNA、蛋白质）加合，形成加合物，造成肝细胞损伤及凋亡，是 PAs 引起肝损伤的主要致毒机制。

（三）毒性作用的预防

1. 病证禁忌　孕妇禁用。

2. 使用注意

用法用量：6～9 g。外用适量，煎水洗。

（四）中毒救治

中医救治：甘草 9 g，金银花 12 g，水煎服，可缓解消化系统损伤症状。

苦木 《中华本草》

本品为苦木科植物苦木 *Picrasma quassioides* (D.Don) Benn. 的干燥枝和叶。

苦，寒；有小毒。归肺、大肠经。清热解毒，祛湿。用于风热感冒，咽喉肿痛，湿热泻痢，湿疹，疮疖，蛇虫咬伤。

（一）毒性成分

苦木的主要毒性成分为苦味素类、生物碱类，包括苦木内酯 A、苦木半缩醛 C、4-甲氧基-5-羟基-铁屎米酮等。

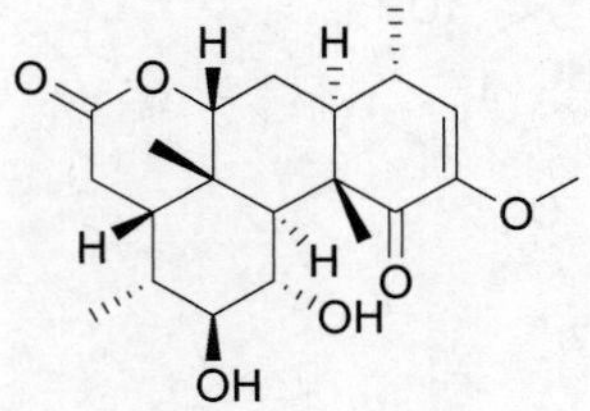

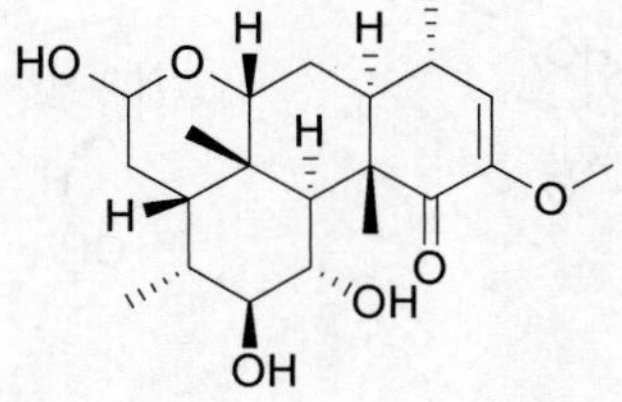

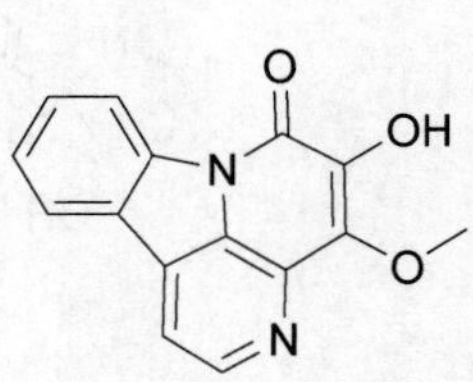

图 8 - 24　苦木部分毒性成分

(1) 苦木内酯 A（CAS NO.：24148 - 76 - 3）；(2) 苦木半缩醛 C（CAS NO.：30760 - 22 - 6）；
(3) 4-甲氧基- 5-羟基-铁屎米酮（CAS NO.：18110 - 86 - 6）

（二）毒性作用

服用过量的苦木可引起中毒，表现为咽喉、胃部疼痛，呕吐、腹泻、眩晕、抽搐，严重者可发生休克。

昆明小鼠 ip 复方苦木注射液的 LD_{50} 为 2 336 mg/kg。小鼠 ig 苦木总生物碱的 LD_{50} 为 1.971 g/kg。较大剂量给药后，小鼠出现明显的中毒症状，如活动减少、站立不稳、闭眼伏下不动、呼吸困难，一般在给药后 4 h 内中毒死亡。分别从麻醉犬股静脉注射苦木总生物碱 5 mg/kg、7.5 mg/kg、10 mg/kg、15 mg/kg、20 mg/kg、30 mg/kg、50 mg/kg、100 mg/kg，发现给药后出现不同程度的心率减慢、心电图 P－R 间期(指心房开始除极到心室开始除极的时间)延长、房室传导减慢等现象，但心肌收缩力未见降低；当给药剂量为 15 mg/kg 以上时，实验犬出现因血压极度低下而导致的心肌缺血现象。苦木总生物碱对大鼠生长、发育、肝肾功能、血象及心、肝、脾、肺、肾均未见明显影响。

（三）毒性作用的预防

使用注意

用法用量：枝 3～4.5 g，叶 1～3 g；外用适量。

（四）中毒救治

西医救治：洗胃，服蛋清、面糊或藕粉，静脉滴注葡萄糖盐液或葡萄糖液等对症措施。

绵马贯众 《神农本草经》

本品为鳞毛蕨科植物粗茎鳞毛蕨 *Dryopteris crassirhizoma* Nakai 的干燥根茎和叶柄残基。

苦，微寒；有小毒。归肝、胃经。清热解毒、驱虫。用于虫积腹痛，疮疡。

（一）毒性成分

绵马贯众中间苯三酚类化合物绵马贯众素和绵马酸具有毒性。

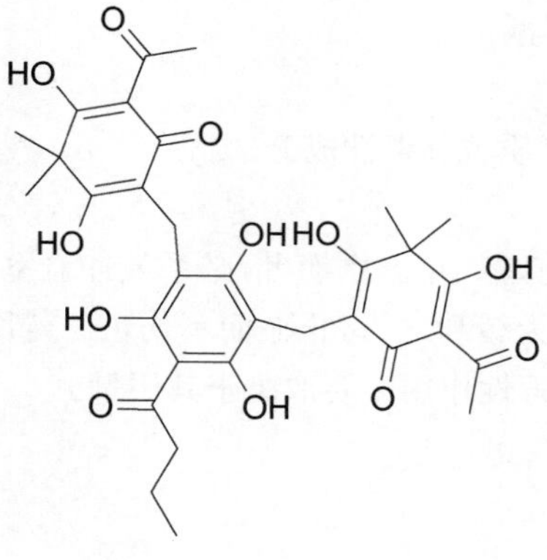

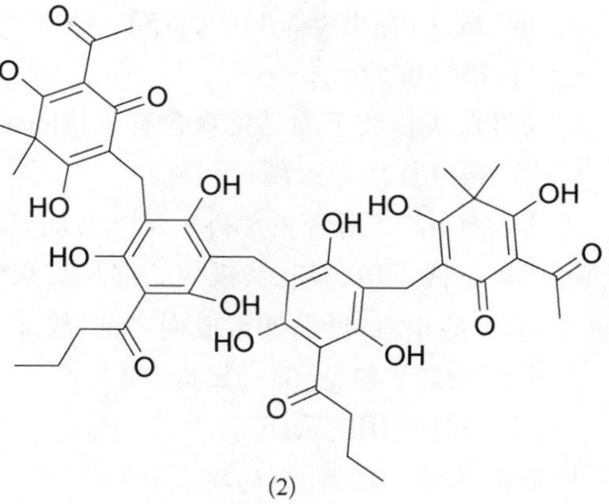

图 8-25 绵马贯众部分毒性成分

（1）绵马酸 ABA（CAS NO.：38226－84－5）；（2）绵马贯众素 ABBA（CAS NO.：12777－70－7）

（二）毒性作用与机制

1. 毒性作用　绵马贯众的中毒症状包括头痛、头晕、恶心、呕吐、腹泻，严重时可引起谵妄、抽搐、惊厥、昏迷、黄疸和视力损伤。过量服用可能会导致永久性肝肾损伤、昏迷，甚至引发呼吸和心脏衰竭而导致死亡。

急性毒性：小鼠 ig 绵马贯众水提物的 LD_{50} 为 104.1 g/kg，为临床用量的 500 倍以上，提示绵马贯众的毒性小。小鼠 iv 绵马贯众注射液的 LD_{50} 为 1.7 g/kg。小鼠 ig 绵马贯众素和绵马酸的 LD_{50} 分别为 640 mg/kg 和 298 mg/kg。

慢性毒性：兔静脉注射绵马贯众注射液后，其呼吸、血压无明显影响，大剂量连续多日注射也未见主要脏器有明显影响。

特殊毒性：5 g/kg 的绵马贯众水提液不增加小鼠骨髓细胞的微核率，并且体外测试发现绵马贯众无显著增加细菌回复突变数量和染色体畸变，提示绵马贯众无遗传毒性。

2. 毒理机制　绵马贯众中绵马贯众素可诱导细胞 DNA 断链，影响 DNA 合成，提示该毒理机制可能与间苯三酚类成分释放 ROS 损伤 DNA 有关。

（三）毒性作用的预防

1. 病症禁忌　孕妇慎用，以防流产。肝肾功能不全或脾胃虚弱的患者和儿童应酌情减少用量。

2. 使用注意

用法用量：4.5～9 g。要根据患者年龄和身体状况确定用药剂量。服用绵马贯众时须忌食脂肪类食物。

（四）中毒救治

西医救治：采用对症治疗措施。禁用含油脂类的药物进行解救。

附：绵马贯众炭《太平圣惠方》

本品为绵马贯众的炮制加工品。

苦、涩，微寒；有小毒。归肝、胃经。收涩止血。用于崩漏下血。

（一）毒性成分

绵马贯众炭相较于绵马贯众含有少量间苯三酚类和鞣质类等毒性成分。

（二）毒性作用与机制

1. 毒性作用　《傅青主女科·年老血崩篇》记载："亦有孀妇年老血崩者，必系气冲血室，原方加杭芍炭三钱，贯众炭三钱极效。"绵马贯众炭剂量小则为缓和之力，止血而不伤正。若用之不慎，不但不能止血，反而加重血崩之证，故绵马贯众炭的毒性作用主要取决于其用量。

2. 毒理机制　参见［绵马贯众］项。

（三）毒性作用的预防

1. 病症禁忌　参见［绵马贯众］项。

2. 使用注意

用量用法：5～10 g。研末冲服。

炮制减毒：绵马贯众寒性较大，炮制成绵马贯众炭能减弱寒性，热性血崩的应用剂量仍需要慎重。

（四）中毒救治

西医救治：参见［绵马贯众］项。

紫萁贯众 《中华本草》

本品为紫萁科植物紫萁 *Osmunda japonica* Thunb. 的干燥根茎和叶柄残基。

苦,微寒;有小毒。归肺、胃、肝经。清热解毒,止血,杀虫。用于疫毒感冒,热毒泻痢,痈疮肿毒,吐血,衄血,便血,崩漏,虫积腹痛。

（一）毒性成分

紫萁贯众中含有多糖、萜类等毒性成分。

（二）毒性作用与机制

1. 毒性作用 小鼠给予紫萁贯众水煎液的 $LD_{50} > 166.7$ g/kg,提示其为无毒级别。但是紫萁多糖在体外具有一定毒性。紫萁多糖浓度为 10 mg/mL 时,对肝细胞株 $HepG_2$ 细胞的抑制率为 72.65%,IC_{50} 为 0.474 mg/mL。另外,紫萁贯众的主要化学成分(16S)- 17 - hydroxy - *ent* - kauran - 19 - oic acid 对 HeLa 细胞和 $HepG_2$ 细胞表现出细胞毒性,其 IC_{50} 分别为 9.31 μmol/L 和 9.66 μmol/L。

2. 毒理机制 紫萁贯众毒理机制不明确,可能与抑制体细胞增殖有关。

（三）毒性作用的预防

1. 病症禁忌 本品药性苦寒,脾胃虚寒无实热者慎服。

2. 使用注意

用法用量：5～9 g。

（四）中毒救治

西医救治：对症治疗。

第九章

泻 下 药

导学

本章介绍了泻下药的功效和毒性作用概述,以及代表药味的基原、功效、毒性成分、毒性作用与机制、毒动学、毒性作用的预防、中毒救治等。

学习要求:

(1) 掌握泻下药的毒性作用与机制。

(2) 熟悉泻下药的基原和毒性成分。

(3) 了解泻下药的功效、毒动学、毒性作用的预防和中毒救治。

凡能引起腹泻或滑利大肠、促进排便的药物,称为泻下药。根据泻下作用的强弱,泻下药分攻下药、峻下逐水药和润下药三类。

泻下药多为毒性中药,含有毒性成分,如甘遂含二萜类化合物,过量或久服致毒性成分蓄积,可发生中毒反应;大黄、芦荟、番泻叶所含的大黄素等蒽醌类成分,虽为治疗性成分,但药性峻猛,过量服用或久服也可引起中毒。因此,年老体虚、脾胃虚弱者及小儿应慎用泻下药,尤其是峻下逐水药;妇女孕前、孕中、产后及月经期多忌用;如临证必用,则需奏效即止,切勿过剂,以免伤及脾胃正气;注意规范炮制,严守用量,避免发生中毒。

大黄 《神农本草经》

本品为蓼科植物掌叶大黄 *Rheum palmatum* L.、唐古特大黄 *Rheum tanguticum* Maxim. ex Balf. 或药用大黄 *Rheum officinale* Baill. 的干燥根和根茎。

苦,寒。归脾、胃、大肠、肝、心包经。泻下攻积,清热泻火,凉血解毒,逐瘀通经,利湿退黄。用于实热积滞便秘,血热吐衄,目赤咽肿,痈肿疔疮,肠痈腹痛,瘀血经闭,产后瘀阻,跌打损伤,湿热痢疾,黄疸尿赤,淋证,水肿;外治烧烫伤。

（一）毒性成分

大黄中大黄素等蒽醌类成分和鞣质类成分具有毒性。大黄蒽醌类成分中,大黄素含量最高,是大黄重要的毒性成分。

（二）毒性作用与机制

1. 毒性作用

消化系统:大黄对肝脏具有毒性。可出现腹泻、腹痛、呕吐、恶心、肠鸣等胃肠反应,造成电解质紊乱。大黄可治疗黄疸,但疗程过长或剂量过大可引起胆红素代谢障碍,加重病情。以肝癌细胞 $HepG_2$ 为模型,其毒性大小顺序为:大黄酸＞大黄素＞芦荟大黄素＞大黄酚和大黄素

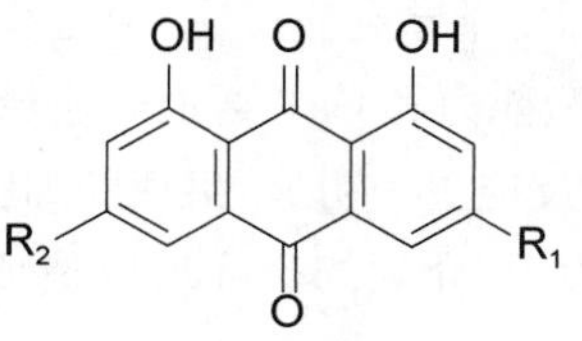

R1 R2
(1) CH_3 H
(2) CH_2OH H
(3) COOH H
(4) CH_3 OH
(5) CH_3 OCH_3

图 9－1 大黄部分毒性成分

(1) 大黄酚(CAS NO.：481－74－3)；(2) 芦荟大黄素(CAS NO.：481－72－1)；(3) 大黄酸(CAS NO.：478－43－3)；(4) 大黄素(CAS NO.：518－82－1)；(5) 大黄素甲醚(CAS NO.：521－61－9)

甲醚。大黄中的鞣质有收敛作用，可麻痹肠神经，停药后可能出现继发性便秘。鞣质、蒽醌类成分常引发结肠黑变病。

呼吸系统：支气管哮喘患者服用大黄后，可出现皮疹、水疱、哮喘加重等过敏反应。

泌尿系统：常见为肾损伤。对肾小管上皮 HK－2 细胞的毒性大小顺序为：大黄素甲醚＞大黄酸＞大黄素＞芦荟大黄素＞大黄酚。

免疫系统：大鼠 ig 大黄可引起"虚证"，胸腺、脾、肠系膜淋巴结等免疫器官减轻、变小，小鼠实验中也可引起胸腺明显萎缩。

急性毒性：单次给药毒性研究表明，小鼠单次 ig 生大黄粉剂的 LD_{50}＞5.00 g/kg；小鼠单次 ig 水煎剂的 LD_{50}＞10.00 g 生药/kg，大鼠单次 ig 的 LD_{50}＞6.00 g 生药/kg。小鼠单次 ig 掌叶大黄生品水煎液的 LD_{50} 为 153.50 g 生药/kg。单次使用大黄 30 g 以上，所含苷类对胃肠黏膜的强烈刺激作用可引起呕吐、峻泻等毒性反应。小鼠 ig 大黄后，血清 ALT 和 γ－谷氨酰转肽酶(γ-glutamyltranspeptidase，γ-GT)随剂量增加而升高，剂量达到 8.00 g/kg 时可引起小鼠肝脏脂肪变性，TNF－α 表达增加。

慢性毒性：重复给药毒性研究表明，昆明小鼠 ig 不同剂量大黄素，1 次/d，共 28 d，结果 1 000 mg/kg 剂量大黄素可使昆明小鼠产生明显的全身毒性，出现肝、肾、胆囊损伤；600 mg/kg 剂量大黄素引起的肝、肾损伤较轻。另有研究发现，大鼠分别 ig 大黄素 40 mg/kg、80 mg/kg，1 次/d，共 30 d，均能升高大鼠血清 ALT、总胆汁酸(total bile acid，TBA)、直接胆红素(direct bilirubin，DBIL)和总胆红素(total bilirubin，TBIL)含量。

特殊毒性：对大黄的三致作用实验发现，生大黄可对妊娠个体子宫内膜形态结构产生损害，改变早期胚胎发育的良好环境，引起早期胚胎流产。对大鼠的实验研究发现，雌鼠 ig 大黄 7.5 g/kg，连续 14 d，可见性成熟期明显延缓，子宫、卵巢重量显著减轻。芦荟大黄素经多种细胞株 Ames 试验显示有致突变作用；大黄素及其他蒽醌类化合物在多种细胞株试验中表现有遗传毒性作用。

2. 毒理机制

消化系统：大黄引起肝肾毒性的成分主要为蒽醌类化合物，对肝肾的毒性大小为：总结合蒽醌＞总鞣质＞总游离蒽醌。炮制可减少大黄肝肾毒性，主要与炮制后大黄中的结合蒽醌和鞣质类成分降低有关。大黄素、芦荟大黄素、大黄酸、大黄酚等蒽醌类成分和鞣质水解产物是大黄肝毒性的物质基础，损伤机制与提高 TNF－α 表达，上调 P－gp、Nrp3 表达，下调钠离子－牛黄胆酸共转运蛋白[(Na^+/taurocholate cotransporting) polypeptide，Ntcp]、尿苷二磷酸葡萄糖醛酸转移酶 1A1(UDP‐glucuronyl transferase 1A1 UGT1A1) mRNA 和蛋白表达,从而引起肝脏脂肪变性,诱导肝脏纤维化相关;同时与 IL 介导炎症反应、通过线粒体 Caspase 通路诱导 L02 细胞和 HepG₂ 细胞凋亡、激活内质网应激能力和 Ca^{2+} 通道等途径有关。与幼年大鼠相比,衰老大鼠对 40 g/kg 剂量的大黄提取物毒性反应更为明显,出现肝细胞坏死和小胆管增生,肝窦区枯否细胞活化和淋巴细胞浸润增多,系由 IL 介导的炎症反应造成肝损伤,肝细胞纤维化也参与引起了肝损伤。

泌尿系统:大黄素、大黄酸和大黄素甲醚等蒽醌类成分是大黄肾毒性的物质基础,毒理机制与升高 BUN、血肌酐(serum creatinine, Scr)、β_2 微球蛋白(β_2‐microglobulin, β_2M)、胱抑素 C(cystain C, Cys‐C)、乳酸脱氢酶(lactate dehydrogense, LDH)、N‐乙酰‐β‐D‐氨基葡萄糖苷酶(N‐acetyl‐β‐D‐glucosaminidase, NAG)、中性粒细胞明胶酶相关脂质运载蛋白(neutrophil gelatinase-associated lipocalin, NGAL)含量和活性,上调 Oat1、Oat3、Bax 的 mRNA 和 PPARγ 表达水平,抑制 HK‐2 细胞增殖促进其凋亡,阻滞人肾皮质/近曲小管细胞 HK‐2 的细胞周期,诱导肾小管透明小滴生成和肾小管色素沉着相关,也涉及线粒体膜电位途径凋亡机制(Bax/Caspase 途径),p38MAPK 通路中促分裂原活化的蛋白激酶(mitogen-activated protein kinase, MAPK)和 CYP1A1 基因激活,以及机体氧化应激、细胞凋亡、炎症反应等途径。

（三）毒代动力学

目前尚无大黄毒代动力学报道。其药代动力学为:核素标记的大黄素单剂量口服,吸收 2 h 达峰,24 h 时血药浓度下降为峰浓度的 30%,随后下降较为缓慢;主要分布于肾、肠系膜和脂肪组织,脑、肌肉、小肠和结肠中较少分布。小鼠 ig 大黄素 91 mg/kg,0～48 h 内由尿排出的总蒽醌类衍生物约为 53%,含有大黄素葡萄糖醛酸苷、其他蒽醌类代谢产物及大黄素。大黄蒽醌类衍生物在肝、肾、胆囊分布最多,均可与 GA 结合;经尿排泄约 22.8%,2～4 h 排泄达峰;由粪便排泄约 23.4%。大鼠、小鼠 ig 大黄素甲醚,代谢产物主要为大黄素、大黄酚等,大黄酚在体内可进一步氧化为芦荟大黄素和大黄酸,仍有较强活性。Beagle 犬分组经口分别给予大黄酸 35 mg/kg、111 mg/kg 和 350 mg/kg,给药 39 周,各剂量大黄酸在犬体内的毒代动力学过程基本一致,单次和多次给药后的 AUC 和 C_{max} 无明显改变。

（四）毒性作用的预防

1. 病症禁忌　孕妇及月经期、哺乳期患者慎用。

2. 使用注意

炮制适应证:酒大黄善清上焦血分热毒,用于目赤咽肿、齿龈肿痛;熟大黄泻下力缓、泻火解毒,用于火毒疮疡;大黄炭凉血化瘀止血,用于血热有瘀出血症。酒炖、炒制、蒸制、制炭等可消除或减弱大黄的泻下作用,同时可增强其止血等作用。

炮制减毒:实验发现,生大黄总提取物的最小中毒剂量为 20 g/kg,而炮制后的熟大黄总提取物最小中毒剂量增大为 40 g/kg,炮制发挥了减毒作用。

配伍减毒:比较生大黄总提取物与大黄蟅虫丸的最小中毒剂量,两者分别为 20 g/kg 和 44 g/kg,表明配伍减轻了大黄的毒性。

用法用量:3～15 g,外用适量。

基原鉴别:应注意正品大黄之外,被混用的同属品种,如河套大黄(*Rheum hotaoense* C.Y. Cheng et Kao)来源的药材泻下作用较弱,但可引起腹痛,仅作兽药。

（五）中毒救治

西医救治：用0.1%鞣酸溶液洗胃，并采取其他对症治疗措施。

中医救治：生地榆、干姜各9g，煎汤，加红糖适量服用。

芦荟《开宝本草》

本品为百合科植物库拉索芦荟 *Aloe barbadensis* Miller、好望角芦荟 *Aloe ferox* Miller 或其他同属近缘植物叶的汁液浓缩干燥物。

苦，寒。归肝、胃、大肠经。泻下通便，清肝泻火，杀虫疗疳。用于热结便秘，惊痫抽搐，小儿疳积；外治癣疮。

（一）毒性成分

芦荟大黄素（参见[大黄]项）为芦荟的主要毒性成分，芦荟苷等成分也可产生一定的毒性作用。

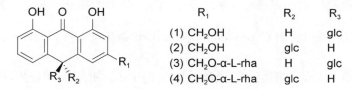

图9-2 芦荟部分毒性成分

（1）芦荟苷 A（CAS NO.：1415-73-2）；（2）芦荟苷 B（CAS NO.：28371-16-6）；

（3）芦荟糖苷 A（CAS NO.：56645-88-6）；（4）芦荟糖苷 B（CAS NO.：11006-91-0）

（二）毒性作用与机制

1. 毒性作用　包括恶心、呕吐、腹痛腹泻、出血性肠炎、里急后重、血便、流产、腰痛，以及肾脏损害致尿少、蛋白尿、血尿等。长期应用可致结肠炎，或导致孕妇流产。

急性毒性：小鼠单次 ig 芦荟全叶冻干粉，未见明显毒性反应，测不出 LD_{50}，MFD 为 48.78 g 生药/kg。

慢性毒性：SD 大鼠分别 ig 芦荟全叶冻干粉每日 6.10 g 生药/kg、3.41 g 生药/kg 和 0.71 g 生药/kg，连续 26 周，结果高剂量组（6.10 g 生药/kg）大鼠出现肠道反应，小肠黏膜变性、坏死、脱落，有层棕色色素颗粒沉着；其余剂量组未见明显毒性反应。小鼠 ig 芦荟大黄素每日 1.6 g/kg，连续 11 周，表现出明显肾脏毒性。

2. 毒理机制　芦荟大黄素大剂量、长期给予对小鼠表现出肾毒性，其机制与诱导氧化应激、细胞凋亡及转化生长因子（transform growth factor，TGF）- β_1 蛋白表达有关。芦荟蒽醌衍生物刺激性泻下，伴有显著腹痛和盆腔充血，严重时可引起肾炎。对离体蟾蜍心脏有抑制作用。芦荟汁液浓缩物可显著升高尿 NAG、ALP 的活性，引起肾小管上皮细胞、肠系膜淋巴结、结肠黏膜固有层色素沉积，肾通透性增强。

（三）毒代动力学

目前尚无芦荟毒代动力学报道。其药代动力学为：大鼠 ig ^{14}C-芦荟大黄素 4.5 mg/kg，1.5～

3 h血药浓度达峰,$t_{1/2}$为 50 h。肝、肾和肠道中芦荟大黄素分布高于血浆,卵巢、睾丸均有分布。给健康志愿者连续试服芦荟大黄素,第一次给药后 90 h 采血未检出芦荟大黄素,可检出大黄酸;大黄酸血药浓度在 3～5 h 和 10～11 h 出现双峰。原因可能是大黄酸来源有二,即吸收后的芦荟大黄素代谢产物,以及芦荟大黄素在肠内被细菌转化产生的大黄酸吸收入血。

（四）毒性作用的预防

1. 病症禁忌　孕妇慎用。

2. 配伍禁忌

中西药配伍:芦荟中毒时禁用吗啡、哌替啶等阿片类镇痛药。

3. 使用注意

用法用量:入丸、散,每次 1～2 g。

（五）中毒救治

西医救治:早期进行催吐、洗胃后再服硫酸镁泻剂导泻。其他对症支持疗法。

番泻叶 《饮片新参》

本品为豆科植物狭叶番泻 *Cassia angustifolia* Vahl 或尖叶番泻 *Cassia acutifolia* Delile 的干燥小叶。

甘、苦,寒。归大肠经。泻热行滞,通便,利水。用于热结积滞,便秘腹痛,水肿胀满。

（一）毒性成分

番泻叶泻下的主要有效成分和毒性成分为番泻苷,《中国药典》(2020 年版)以番泻苷 A、番泻苷 B 含量进行质控。

（二）毒性作用与机制

1. 毒性作用

神经系统:可致三叉神经支配区痛觉减退,面部麻木、头晕,大小便失禁、癫痫等。

消化系统:包括消化道出血、上腹部剧烈疼痛、呕吐咖啡色液体、排黑便等;发热尿黄,巩膜黄染,肝脾肿大,尿胆原明显升高。

心血管系统:频繁呕吐,血压骤降或骤升,休克。

泌尿系统:肾损伤、肾功能衰竭等。

生殖系统:盆腔器官充血,月经过多或宫腔出血。

急性毒性:小鼠 ip 番泻叶总苷的 LD_{50} 为 1.414 g/kg,相当于 36.3 g 生药/kg。小鼠 ip 番泻叶提取物(狭叶番泻叶 500 g,粉碎,用 pH 为 4 的 15% 乙醇浸泡 15 min,回流 20 min 提取)的 LD_{50} 为 185.44 g 生药/kg。

慢性毒性:长期滥用番泻叶治疗便秘可产生药物依赖性,导致肝、肾功能受损及消化道损伤等毒性反应。

特殊毒性:长期服用番泻叶可致成瘾,戒断症状有全身不适、焦虑不安、心烦失眠、哈欠连连,严重时疼痛有蚁行感、瞳孔散大、面热潮红、发热,厌食、体重下降,呼吸加快、血压升高等。

2. 毒理机制　番泻苷水解形成大黄酸蒽酮等苷元,可兴奋肠平滑肌 M-受体,增加肠蠕动;同时抑制肠细胞膜 Na^+-K^+-ATP 酶,阻碍 Na^+ 转运,增高肠腔渗透压,保留大量水分并促

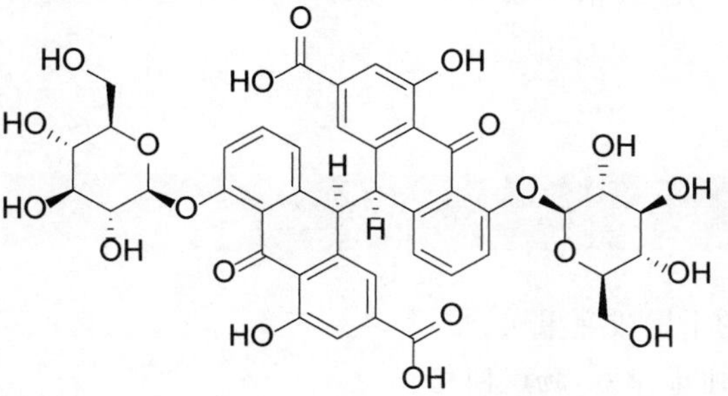

图 9-3 番泻叶部分毒性成分

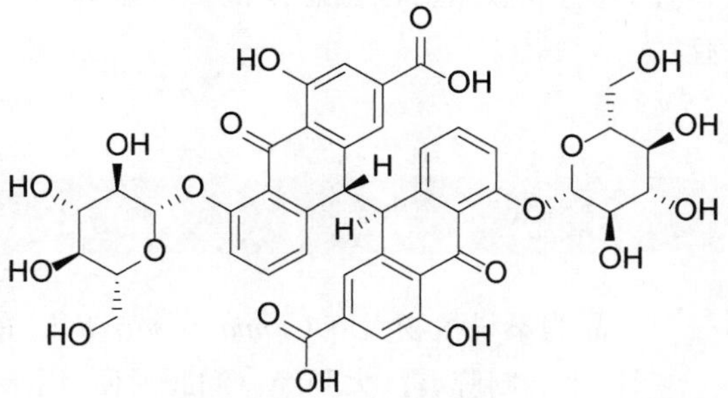

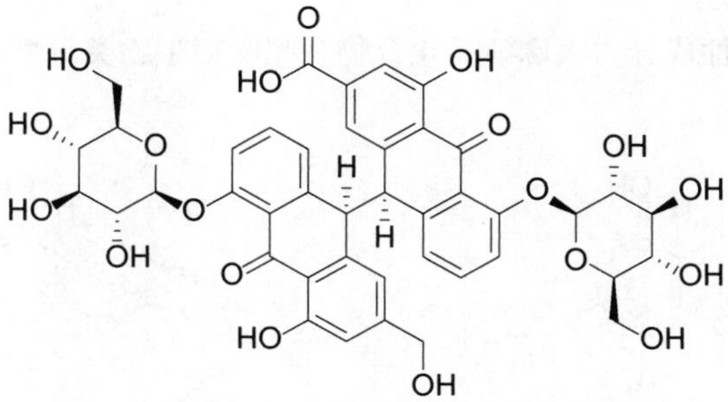

（1）番泻苷 A（CAS NO.：81-27-6）；（2）番泻苷 B（CAS NO.：128-57-4）；
（3）番泻苷 C（CAS NO.：37271-16-2）

进肠蠕动致泻下排便。但剧烈腹泻可致水、电解质大量丢失；肠管膨胀，肠壁静脉回流受阻，血浆水分向肠管渗出，血容量减少，引起低血容量休克，严重时可致肠黏膜上皮坏死。严重休克时微循环障碍，组织灌注不足，器官缺血、缺氧，代谢障碍，自由基堆积，细胞水肿坏死，可诱发多器官功能衰竭。血容量不足可进一步致肾血管收缩，肾小球内皮细胞肿胀，肌红蛋白和 Hb 大量阻塞，基膜破坏，各种有害物质蓄积，肾小管坏死，肾脏的损害加重，易引起急性肾功能衰竭。

（三）毒代动力学

目前尚无番泻叶毒代动力学报道。其药代动力学为：番泻叶经口服后在小肠吸收较少，大部分在大肠水解为苷元大黄酸蒽酮；经小肠吸收入血的少量番泻苷在肝脏代谢产生大黄酸蒽酮，对盆神经丛有刺激作用。

（四）毒性作用的预防

1. 病证禁忌　孕妇慎用。

2. 配伍禁忌

中西药配伍：不可与甘露醇同用，否则消化液大量潴留肠腔，有效循环血量减少，引起水电解质平衡及酸碱紊乱，导致低血容量性休克，诱发急性肾衰。

3. 使用注意

用法用量：2~6 g，后下，或开水泡服。

（五）中毒救治

西医救治：吐泻严重者，宜服浓茶、鞣酸，并用高锰酸钾洗胃。口服鞣酸蛋白，每次 2 g，每日 3 次,或服用活性炭悬浮液。口服蛋清、牛乳、五倍子粉等黏膜保护剂。其他对症支持疗法。

火麻仁 《神农本草经》

本品为桑科植物大麻 *Cannabis sativa* L. 的干燥成熟果实。

甘,平。归脾、胃、大肠经。润肠通便,用于血虚津亏,肠燥便秘。

(一) 毒性成分

火麻仁主要毒性成分为大麻酚类化合物及吲哚衍生物类毒性蛋白。

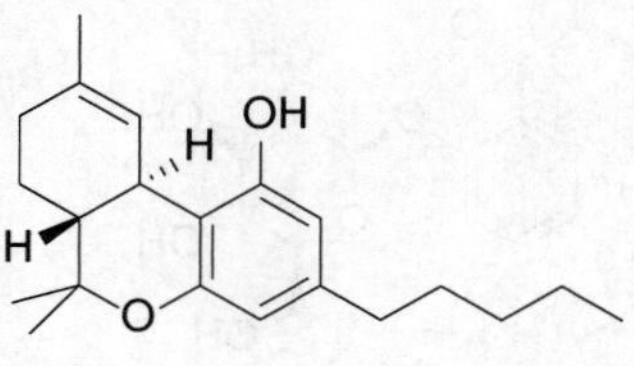

图 9-4 火麻仁部分毒性成分

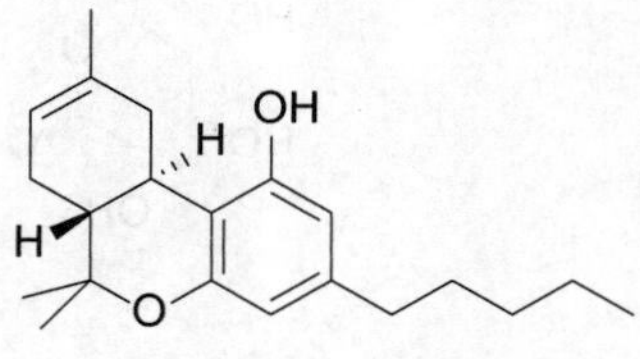

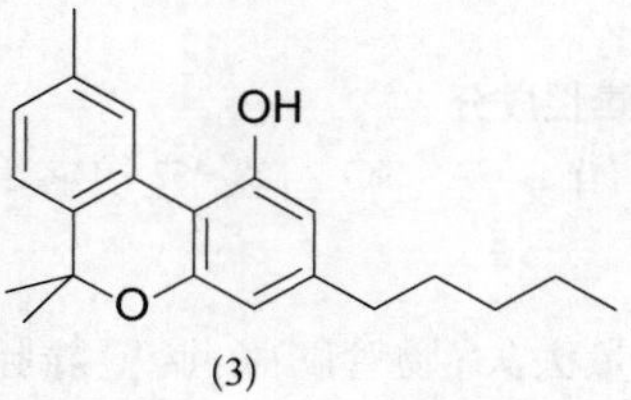

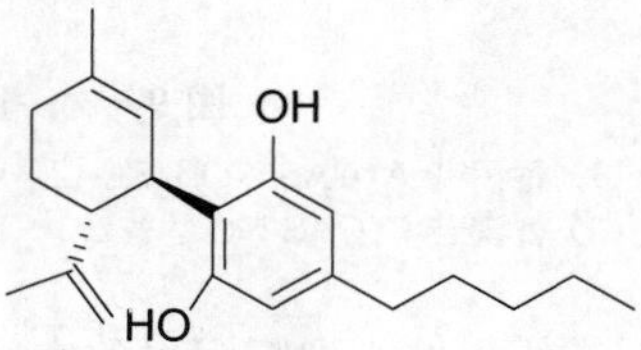

(1) Δ^9-四氢大麻酚(CAS NO.:1972-08-3);(2) Δ^8-四氢大麻酚(CAS NO.:5957-75-5);(3) 大麻酚(CAS NO.:521-35-7);(4) 大麻二酚(CAS NO.:3556-78-3)

(二) 毒性作用与机制

1. 毒性作用

神经系统:火麻仁可致大脑灰质神经元溶解及胶质细胞增生,引起头晕、头痛、四肢麻木、视力模糊、精神错乱、失去定向能力,进一步可出现瞳孔散大、抽搐、昏迷等。

消化系统:火麻仁毒性蛋白有胃肠道刺激性,可出现恶心、呕吐、腹泻、口干等症状,还能引起肝细胞脂肪变性。

血液系统:食管、胃、结肠、空肠、回肠广泛出血。

心血管系统:可引起血压下降、心率加快、心肌变性坏死等。

急性毒性:服用火麻仁 60～120 g,1～2 h 内可发生中毒反应。小鼠 ig 大麻石油醚提取物的 $LD_{50}>10$ g 生药/kg;家兔 iv 四氢大麻酚 8.0 mg/kg,脑电图表明皮层神经元和中脑兴奋性增加,动物表现不安,活动增多。

慢性毒性:大鼠连续 ig Δ^9-四氢大麻酚每日 10～50 mg/kg,其行为表现先抑制后兴奋:第 1 周,活动较少,之后活动逐渐增加,出现不安;到第 3 周,多数动物出现攻击性。

特殊毒性:妊娠大鼠 ig 大麻酚 500 mg/kg,可引子鼠体重降低,四肢畸形。

2. 毒理机制

神经系统：火麻仁可增加中脑-边缘系统多巴胺能神经功能。

（三）毒代动力学

目前尚无火麻仁毒代动力学报道。其药代动力学为：家兔 sc 大麻蒸馏提取物，毒性成分吸收迅速，代谢产物大麻酚羧酸 12 h 后浓度最高，9 d 后仍可检出。

（四）毒性作用的预防

1. 病证禁忌　孕妇忌用。习惯性流产、脾胃虚弱滑肠者禁用。

2. 配伍禁忌

中药配伍：火麻仁畏牡蛎、白薇，恶茯苓。

3. 使用注意

炮制减毒：果皮毒性大，加工大麻仁药材时应除净。

用法用量：10～15 g。

（五）中毒救治

西医救治：先催吐，然后用 0.2% 鞣酸溶液、1∶4 000 的高锰酸钾或 0.5% 药用炭洗胃，之后用硫酸钠导泻。过度兴奋者可用镇静药。对昏睡者用适量兴奋药。

甘遂 《神农本草经》

本品为大戟科植物甘遂 *Euphorbia kansui* T. N. Liou ex T. P. Wang 的干燥块根。

苦，寒；有毒。归肺、肾、大肠经。泻水逐饮，消肿散结。用于水肿胀满，胸腹积水，痰饮积聚，气逆咳喘，二便不利，风痰癫痫，痈肿疮毒。

（一）毒性成分

萜类化合物为甘遂的主要毒性成分。采用加速溶剂萃取法分析甘遂化学成分，通过小鼠毒性试验，发现石油醚部位为甘遂毒性最大的部位，从其中分离到甘遂萜酯 G、甘遂萜酯 M、甘遂萜酯 D 等 14 个二萜类成分，7 个为巨大戟二萜醇型，7 个为假白榄酮型。

（二）毒性作用与机制

1. 毒性作用　用药后 30～120 min 内发作，先为咽部充血、肿胀，继而腹痛、峻泻、恶心，剧烈频繁呕吐，水样便、里急后重。重者肠壁腐蚀，出现霍乱样米汤状便；头晕、头痛、心悸、血压下降、脱水、呼吸困难、脉搏细弱、体温下降、谵语、发绀，引发呼吸或循环衰竭而致死亡。大戟二萜醇类化合物有皮肤刺激性；甘遂注射液有强溶血性，但未观察到过敏反应。

急性毒性：小鼠 ig 甘遂生品的 LD_{50} 约为 32 g/kg，醋制的 LD_{50} 为 103 g/kg，甘草制品的 LD_{50} 为 160 g/kg。毒性作用类似巴豆酸和斑蝥素。家兔连续耳静脉注射甘遂注射液 7 d 后，心、肝、肾有一定中毒性组织病理学改变。

特殊毒性：生甘遂可促进肿瘤生长，醋制可明显减弱该作用；甘遂对胚胎增殖有毒性。

2. 毒理机制　甘遂 Kansuinine G、Kansuinine M、Kansuinine D 等二萜类成分可强烈刺激肠黏膜，可引起炎症充血及蠕动，溶血及 RBC 凝集，麻痹呼吸、血管运动中枢。肝毒性机制可能是诱导肝脏细胞色素氧化酶表达，增加活性，进一步促进所含前致癌物质和前毒物转化成为致癌物和毒物，引起毒性作用。

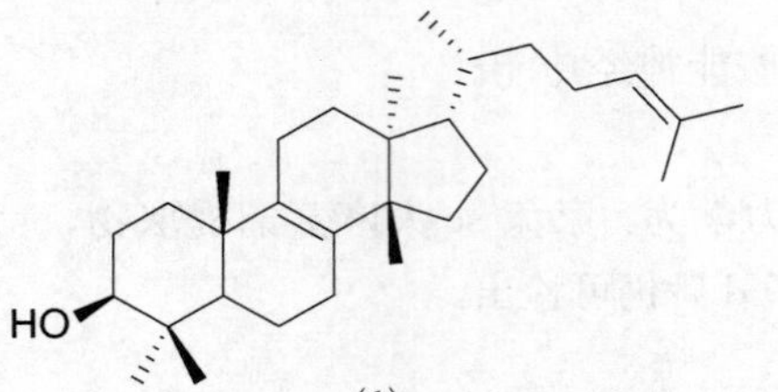

图 9-5　甘遂部分毒性成分

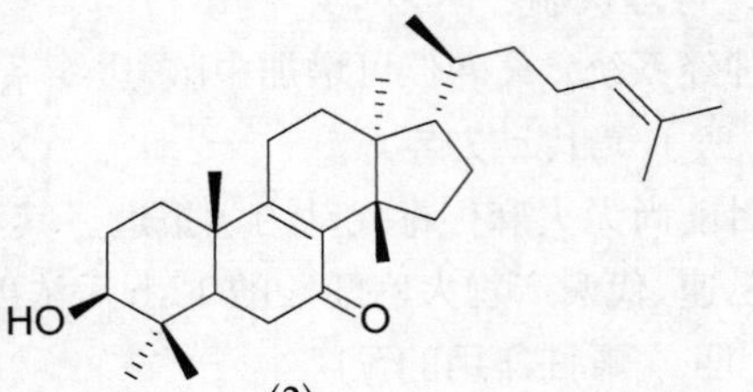

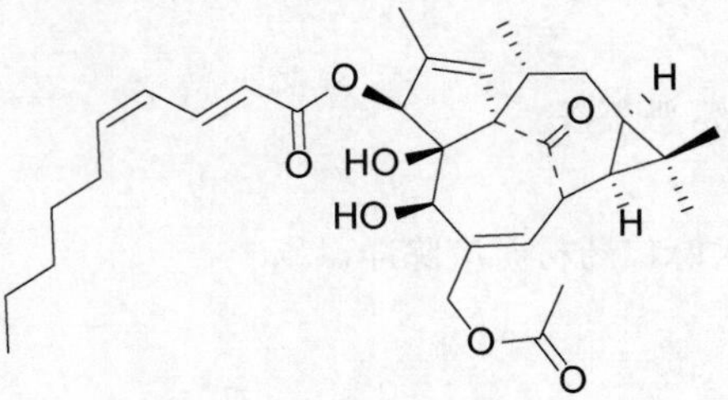

（1）大戟二烯醇（CAS NO.：514-47-6）；（2）表大戟二烯醇（CAS NO.：514-46-5）；（3）3-O-（2′E,4′Z-癸二烯酰基）-20-O-乙酰基巨大戟二萜醇（CAS NO.：158850-76-1）

（三）毒代动力学

目前尚无甘遂毒代动力学报道。其药代动力学为：采用加速溶剂法萃取甘遂成分，大鼠ig石油醚部位，Kansuinine G、Kansuinine M 和 Kansuinine D 等成分均可在血浆中检出。

（四）毒性作用的预防

1. 病证禁忌　孕妇禁用。

2. 配伍禁忌

中药配伍：禁与甘草配伍，配伍甘草可使对心、肝、肾毒性作用增加。

中西药配伍：与垂体后叶素、利血平、胍乙啶、毛果芸香碱合用可增强消化道损害。

3. 使用注意

用法用量：甘遂中毒量为10～15 g，生品仅外用，内服宜醋制。入煎剂应小于4 g，入丸、散每次0.5～1 g。

（五）中毒救治

西医救治：温开水洗胃，然后导泻、高位灌肠。输液补水。在中毒后0.5～1 h给予10％氢氧化铝凝胶10～15 mL。强心及兴奋呼吸中枢。给氧、输血、人工呼吸、心脏按压等对症支持治疗。

京大戟 《神农本草经》

本品为大戟科植物大戟 *Euphorbia pekinensis* Rupr. 的干燥根。

苦，寒；有毒。归肺、脾、肾经。泻水逐饮，消肿散结。用于水肿胀满，胸腹积水，痰饮积聚，气逆咳喘，二便不利，痈肿疮毒，瘰疬痰核。

（一）毒性成分

萜类成分是京大戟的活性成分，也是毒性成分，其中主要是二萜类成分，如京大戟素（euphpekinensin）、异大戟素（isoeuphpekinensin）、pekinenic C 等。

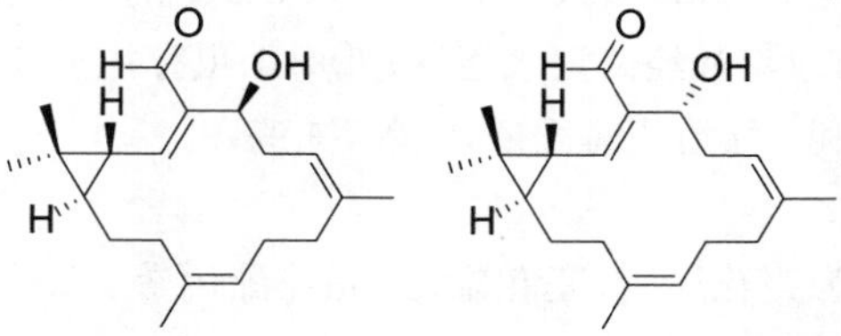

图 9-6　京大戟部分毒性成分

(1) 京大戟素（CAS NO.：450408-55-6）；(2) 异大戟素（CAS NO.：1145910-37-7）

（二）毒性作用与机制

1. **毒性作用**　外用可引起充血、脱皮等皮肤刺激症状。内服可引起恶心、呕吐、腹泻，甚至便血等消化道刺激症状，严重时可致脱水、电解质紊乱、虚脱、肾功能衰竭；眩晕、昏迷、痉挛、瞳孔散大等中枢中毒反应，可因呼吸麻痹而死亡。

急性毒性：京大戟粉末混入饲料喂食小鼠，MLD 为 75.63 g/kg；小鼠 ig 京大戟 50％乙醇提取物的 LD_{50} 为 19.5 g/kg；小鼠 ig 京大戟和醋京大戟相同提取部位的 LD_{50} 分别为 160.3 g/kg、234.8 g/kg，表明醋制京大戟有减毒作用；京大戟配伍甘草可使 LD_{50} 降低，表明毒性增强。

2. **毒理机制**　京大戟对大鼠小肠隐窝上皮细胞 IEC-6 具有较强毒性，机制可能与其增加细胞线粒体膜通透性，引起细胞凋亡有关；京大戟卡司烷型二萜类成分 pekinenin C 可通过线粒体和死亡受体途径促进大鼠小肠隐窝上皮细胞 IEC-6 凋亡，并致细胞周期停滞。京大戟可抑制肝药酶 CYP3A2 活性，使毒性成分代谢减慢，蓄积增加。大戟刺激性强烈，对皮肤、口腔黏膜、咽喉及胃肠黏膜等接触部位可致肿胀及充血，可因强烈刺激作用引起急性泻下作用。

（三）毒代动力学

目前尚无京大戟毒代动力学报道。其药代动力学为：大鼠 ig 京大戟提取物 9 g/kg，二萜类成分的血浆浓度迅速达峰，然后缓慢降低，表明京大戟二萜类成分易吸收且消除缓慢。

（四）毒性作用的预防

1. **病证禁忌**　孕妇禁用。

2. **配伍禁忌**

中药配伍：不宜与甘草同用。

3. **使用注意**

炮制减毒：研究表明醋制可使生京大戟毒性降低。菖蒲可降低大戟毒性。

用法用量：1.5～3 g；入丸、散，每次 1 g。内服宜用醋制品。

（五）中毒救治

西医救治：以 0.02％高锰酸钾溶液或 0.10％鞣酸溶液洗胃，然后内服生蛋清、牛乳等保护胃黏膜。纠正水、电解质紊乱及其他对症支持疗法。

芫花 《神农本草经》

本品为瑞香科植物芫花 *Daphne genkwa* Sieb. et Zucc. 的干燥花蕾。

苦、辛,温;有毒。归肺、脾、肾经。泻水逐饮;外用杀虫疗疮。用于水肿胀满,胸腹积水,痰饮积聚,气逆咳喘,二便不利;外治疥癣秃疮,痈肿,冻疮。

（一）毒性成分

芫花的毒性成分主要为芫花酯甲、芫花酯乙、芫花酯丙等二萜类化合物,其中芫花酯甲毒性强,含量最高。

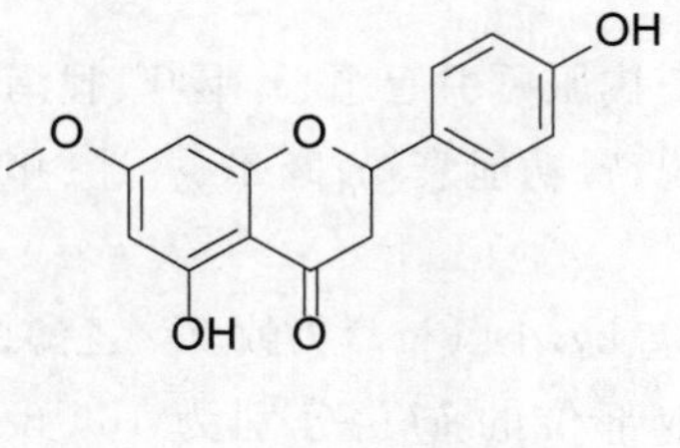

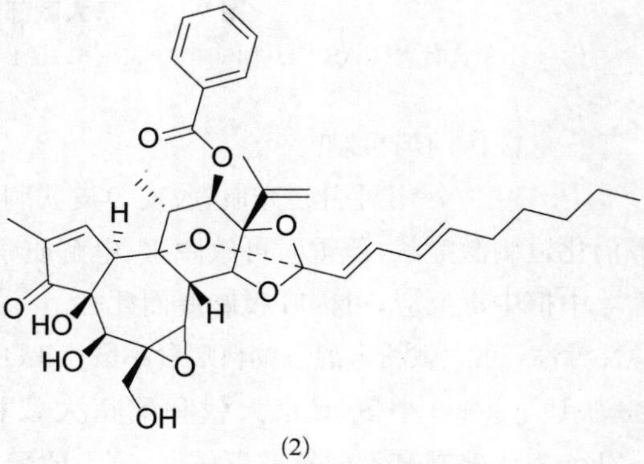

图 9 - 7　芫花部分毒性成分

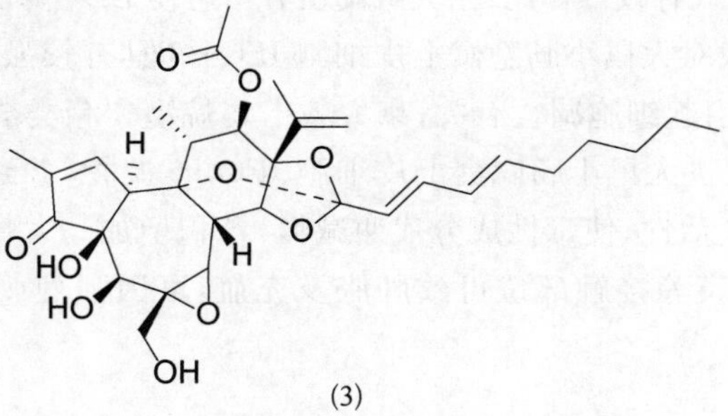

(1) 芫花素(CAS NO.：437 - 64 - 9);(2) 芫花酯甲(CAS NO.：60195 - 70 - 2);
(3) 芫花酯乙(CAS NO.：76402 - 66 - 9)

（二）毒性作用与机制

1. 毒性作用

神经系统:头晕、头痛、四肢疼痛、耳鸣、眼花等。

消化系统:口干、恶心、呕吐、腹痛、腹泻及胃部灼烧感等。

其他系统:外用局部组织发红、起疱、糜烂甚至坏死,渗出液增加。

急性毒性:小鼠 ip 芫花煎剂的 LD_{50} 为 5.5 g 生药/kg。芫花醋制可降低毒性,小鼠 ip 芫花、醋制芫花的水浸剂,LD_{50} 分别为 8.30 g 生药/kg 与 17.78 g 生药/kg,而其醇浸剂的 LD_{50} 则分别为 1.0 g 生药/kg 和 7.07 g 生药/kg。

2. 毒理机制　芫花酯甲对肠胃道、皮肤黏膜刺激强烈,可致腹部剧痛和严重腹泻。芫花及芫花酯甲对大鼠心、肝、肾均有损害作用,配伍甘草可增加毒性,其机制与甘草中的甘草酸能和芫花酯甲等形成分布均匀的纳米粒、增加二萜类毒性成分溶出有关。

（三）毒代动力学

目前尚无芫花毒代动力学报道。其药代动力学为:芫花酯甲为中性二萜原酸酯,脂溶性高,易通过质膜吸收,临床上常将其制成膜剂置入宫腔以减少吸收面积、提高局部浓度,用于终止早、中期妊娠和催经止孕。芫花酯甲注入孕兔宫腔,其药动学符合二室开放模型,可以迅速吸收入血,但吸收较少,大部分药物仍留存于宫腔内。孕兔羊膜腔内注射芫花酯甲,其在羊水、胎盘及胎儿肝内分布最高,其他组织仅有微量分布。

（四）毒性作用的预防

1. 病症禁忌　孕妇禁用。

2. 配伍禁忌

中药配伍:禁与甘草同用。

3. 使用注意

用法用量:1.5～3 g;醋芫花研末吞服,一次 0.6～0.9 g,一日 1 次。

（五）中毒救治

西医救治:用 0.02% 高锰酸钾溶液或温开水洗胃,硫酸镁导泻,口服鞣酸蛋白。纠正水、电解质紊乱。其他对症支持疗法。

商陆 《神农本草经》

本品为商陆科植物商陆 *Phytolacca acinosa* Roxb. 或垂序商陆 *Phytolacca americana* L. 的干燥根。

苦,寒;有毒。归肺、脾、肾、大肠经。逐水消肿,通利二便,外用解毒散结。用于水肿胀满,二便不通;外治痈肿疮毒。

（一）毒性成分

商陆毒性部位是正丁醇部位,主要毒性成分为商陆皂苷甲（EsA）、商陆皂苷乙（EsB）、商陆皂苷丙（EsC）等。

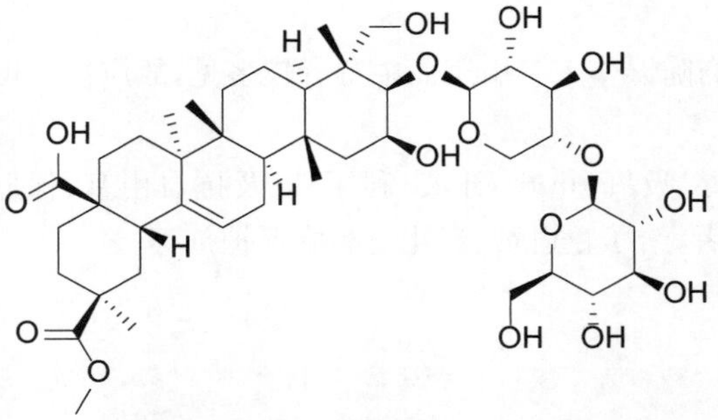

图 9 - 8　商陆皂苷甲

(CAS NO.：65497 - 07 - 6)

（二）毒性作用与机制

1. 毒性作用　中毒潜伏期为 20 min 至 3 h,刺激胃肠道出现呕吐腹泻、便血等,并因脱水导致休克。或出现心脑血管以及呼吸系统症状,如发热、眩晕、头痛、言语不清、呼吸急促、心率加快、血压升高等;严重者出现四肢抽搐、瞳孔散大、血压下降、心脏停搏、呼吸衰竭。可引起孕妇流产。

急性毒性:小鼠 ig 商陆水浸剂、煎剂、酊剂及浸膏,LD_{50} 分别为 26.0 g/kg、28.0 g/kg、46.5 g/kg 和 11.9 g/kg。商陆醋制后毒性显著降低,小鼠 ip 不同商陆提取物的 LD_{50} 大小顺序为:30%醋煮＞50%醋煮＞100%醋煮＞生品。小鼠 ip EsA 的 LD_{50} 为 26.19 mg/kg。EsA 具有显著的肝细胞和肾细胞毒性,对肝 L02 细胞和肾 HK-2 细胞的 IC_{50} 分别是 360.18 $\mu g/mL$ 和 149.11 $\mu g/mL$。

慢性毒性:体内外毒性研究均显示商陆具有肾毒性。大鼠长期大剂量(30 g/kg)ig 商陆水煎剂会诱发肾损伤,表现为肾脏脏器指数升高、BUN 升高,肾脏组织见肾小管局部坏死、肾间质肾炎、局部肾小管萎缩等病理改变。小鼠连续 iv EsA 10 mg/kg 7 d,可显著升高血清 AST 和 ALT 含量,提示大剂量 EsA 对肝脏有较强的毒性作用。

特殊毒性:孕鼠 ig 商陆 10 g/kg,可分别诱发小鼠骨髓和胚胎肝内的嗜多染红细胞微核率阳性,表明商陆具有潜在的致突变作用。

2. 毒理机制　商陆的肾毒理机制与其诱导氧化应激、炎症反应和细胞凋亡等因素有关。商陆刺激黏膜引起肠蠕动亢进;刺激兴奋交感神经,使血管收缩;兴奋延脑运动中枢,使四肢肌肉抽搐,同时有催吐以及利尿作用,过量时可引起惊厥;对呼吸中枢和血管运动中枢先兴奋后麻痹,可导致心肌抑制、呼吸麻痹、循环衰竭而死亡。

（三）毒代动力学

目前尚无商陆毒代动力学报道。其药代动力学为:大鼠 ig 商陆水提取物 15 g 生药/kg,以 EsA 为指标成分,测出药动学参数 C_{max} 为 84.58 ng/mL,t_{max} 为 0.75 h,$t_{1/2}$ 为 10.52 h,AUC_{0-t} 为 398.47 ng/mL·h。EsA 在大鼠体内吸收迅速,t_{max} 为 45 min,随后血药浓度逐渐降低,$t_{1/2}$ 为 6.13 h。

（四）毒性作用的预防

1. 病症禁忌　脾虚水肿者及孕妇忌服。

2. 使用注意

用法用量:内服,煎汤,3~9 g;或入散剂,每日 1 次。不宜大剂量使用,应中病即止。外用适量,煎汤熏洗。

基原鉴别:临床以商陆误作人参服用而中毒者较多见,故应提高识别能力。

（五）中毒救治

西医救治:进行洗胃、吸氧、止吐、补液、利尿,以及抗自由基、保肝、护心、对症、支持等治疗。有消化道出血等患者,给予止血剂、消化道黏膜保护剂等。

巴豆《本草纲目》

本品为大戟科植物巴豆 *Croton tiglium* L. 的干燥成熟果实。

辛,热;有大毒。归胃、大肠经。外用蚀疮。用于恶疮疥癣,疣痣。

（一）毒性成分

巴豆中主要毒性成分为脂肪油和巴豆蛋白等。

（二）毒性作用与机制

1. 毒性作用　临床表现为消化道刺激、腐蚀现象,咽喉肿痛、吐泻、腹痛、肠壁糜烂,出现米汤样大便。服后一般在 20 min 左右开始出现腹泻,1 h 左右达到高峰,开始腹泻时多数患者有明显的里急后重感觉,数次后消失。腹泻持续时间在 12 h 左右。腹痛以隐痛为主。损害肾脏,出现蛋白尿、血尿、少尿等;因脱水、呼吸、循环衰竭而死亡。巴豆脂肪油对皮肤具有强烈的致炎作用,外用或皮肤黏膜接触可产生接触性皮炎,局部出现脓肿状红疹、水疱等。刺激子宫导致流产。小鼠 ig 巴豆脂肪油 0.05 mL/只,能够导致肠道炎症。除肠道炎症外,巴豆脂肪油外用涂抹小鼠耳朵,能够造成明显的急性炎症反应,表现为红、肿、热、痛。

急性毒性:小鼠 ig 巴豆提取物的 LD_{50} 为 0.68 g/kg,制霜后其 LD_{50} 为 1.82 g/kg。家兔 sc 巴豆毒素的 LD_{50} 为 50～80 mg/kg。大鼠 ig 巴豆油酸的 LD_{50} 为 1 g/kg。人用巴豆脂肪油 20 滴(约 1 g)可致死。小鼠 ip 巴豆毒蛋白 I 和巴豆毒蛋白 II 的 LD_{50} 分别为 0.45 mg/只和 2.23 mg/只。小鼠 ig 含油量为 9.5%、19.6%、30.5%、39.7% 的巴豆霜,LD_{50} 分别是 1 535 mg/kg、1 012 mg/kg、522 mg/kg 和 540 mg/kg。

特殊毒性:巴豆脂肪油、巴豆树脂和巴豆醇脂有弱的致癌活性,且能通过胎盘屏障,对胚胎小鼠具有更明显的损伤作用。另外,巴豆提取物对 5 株鼠伤寒沙门氏菌有致突变作用。巴豆毒性球蛋白可以溶解 RBC,尤其是对兔、鸡、猪等动物的 RBC 作用显著,但对人的 RBC 无影响。巴豆毒蛋白能使局部细胞坏死,内服可使消化道腐蚀出血,外用则可引起皮炎。

2. 毒理机制

消化系统:巴豆蛋白作用于肠上皮细胞,可破坏上皮细胞的紧密连接结构,增加肠通透性;可通过松散的上皮细胞层进入固有层,刺激巨噬细胞释放炎症因子;从而诱发严重的肠道炎症反应。同时,巴豆脂肪油是一种峻泻剂,在碱性肠液中析出巴豆酸,从而对胃肠道黏膜具有强烈的刺激和腐蚀作用,重则发生出血性胃肠炎。

特殊毒性:巴豆脂肪油可诱导细胞增殖加快,异倍体 DNA 含量增加,从而产生致癌作用。巴豆蛋白属于核糖体失活蛋白,是具有 A 单链的活性蛋白,在进入细胞后,能抑制蛋白质的合成,产生细胞毒性。

（三）毒性作用的预防

1. 病证禁忌　无寒实积滞者、老幼体弱者和孕妇忌服。

2. 配伍禁忌

中药配伍:巴豆畏牵牛为中药配伍禁忌"十九畏"内容之一,巴豆与牵牛子合用后,泻下作用增强,降低免疫功能作用更明显,对胃黏膜损伤作用增强。

3. 使用注意

用法用量:外用适量,研末涂患处;或捣烂以纱布包擦患处。

（四）中毒救治

西医救治:轻柔洗胃,防止加重食道黏膜损伤;服用活性炭吸附毒物;服用蛋清保护黏膜。输液及对症治疗。

本品为巴豆的炮制加工品。

辛，热；有大毒。归胃、大肠经。峻下冷积，逐水退肿，豁痰利咽；外用蚀疮。用于寒积便秘，乳食停滞，腹水臌胀，二便不通，喉风，喉痹，外治痈肿脓成不溃，疥癣恶疮，疣痣。

巴豆制霜后脂肪油含量显著降低，《中国药典》(2020年版)规定巴豆霜中脂肪油含量为18%～20%。巴豆古法炮制为巴豆霜主要采用去油制霜法，制霜工艺首载于汉代《华氏中藏经》："去皮研细取霜。"炮制的目的与特点：其一是加热减毒；其二通过配伍其性味、功效相畏相杀的药材共同炮制以纠其偏性，制约毒性而减毒；其三是去油减毒。巴豆的煨法、制霜法等均有去油减毒的思路，其中巴豆的煨法有面裹煨、湿纸煨、枣煨均对脂肪油有一定的吸附程度，制霜法中主要采用物理压榨出油，利用不同材质吸附油脂。巴豆霜的现代制法主要是根据毒性成分而减毒。包括去油减毒—有机溶剂脱脂提油法；去蛋白减毒，如烘制温度180℃，铺放厚度3 cm，烘制时间90 min，或者在80℃、150 kPa的条件下，压制3次，每次30 min；此外还有生物技术发酵等新炮制思路。

将巴豆加工成巴豆霜时不可用手接触。巴豆霜内服入丸、散，0.1～0.3 g；外用适量，研末涂患处，或捣烂以纱布包擦患处。

本品为旋花科植物裂叶牵牛 *Pharbitis nil*（L.）Choisy 或圆叶牵牛 *Pharbitis purpurea*（L.）Voigt 的干燥成熟种子。

苦、寒；有毒。归肺、肾、大肠经。泻水通便，消痰涤饮，杀虫攻积，用于水肿胀满，二便不通，痰饮积聚，气逆喘咳，虫积腹痛。

（一）毒性成分

牵牛子毒性成分为牵牛子苷，如牵牛子苷F(Pharbitin F)、牵牛子苷G(Pharbitin G)，以及牵牛子总生物碱。

（二）毒性作用与机制

1. 毒性作用

消化系统：剧烈呕吐、腹痛、强烈的泻下，出现黏液样便。

泌尿系统：损害肾脏，出现血尿、蛋白尿、管型尿。

神经系统：严重者可损及神经系统，表现为舌强硬，尤以舌下神经易受损，出现言语障碍、昏迷等。

生殖系统：子宫出血过多，以及月经过多，如在妊娠，则易流产或早产。

急性毒性：小鼠ig牵牛子石油醚、氯仿、正丁醇提取物均不同程度表现出急性毒性症状，其LD_{50}分别是455 g/kg、32 g/kg、9 g/kg。小鼠sc牵牛子苷的LD_{50}为37.5 mg/kg。

慢性毒性：大鼠ig牵牛子95%乙醇提取物连续14 d，每日15 g/kg，或连续10周，每日3 g/kg，均引起肾脏损伤，表现为Scr和BUN升高，肾小球毛细血管壁细胞坏死、脱落，肾小球萎缩、肾

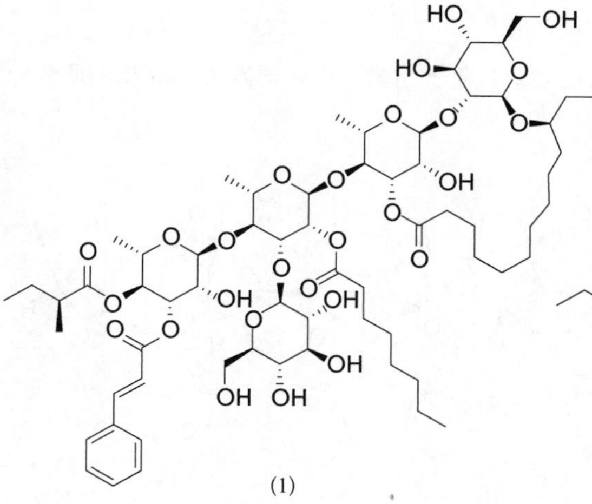

图 9 - 9 牵牛子部分毒性成分

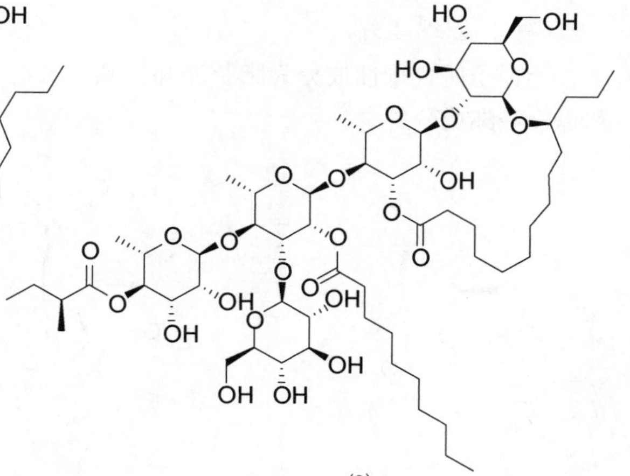

(1) 牵牛子苷 F；(2) 牵牛子苷 G

小囊腔扩张,肾小管上皮细胞空泡变性、脱落,管腔扩张,刷状缘消失。大鼠 ig 牵牛子连续 90 d 的慢性毒性试验结果显示,大鼠血清 AST、ALT、肌酐和 BUN 显著升高,肝脏和肾脏脏器指数增加,并见肝细胞凋亡。牵牛子苷分解出的水溶性物质可能作用于中枢神经系统,长期大量服用时出现神经症状。

2. 毒理机制　牵牛子苷在肠内遇胆汁及肠液分解出牵牛子素,可刺激肠道,促进肠蠕动,导致泻下。牵牛子的泻下作用机制与硫酸镁、大黄不同,在泻下时不引起血糖的剧烈变化,但能加速菊糖在肾脏中的排出,提示其可能有利尿作用,但经煎煮后失去作用。

（三） 毒性作用的预防

1. 病症禁忌　孕妇禁服。

2. 配伍禁忌

中药配伍：不宜与巴豆同用。

3. 使用注意

用法用量：煎服,3～6 g;入丸、散服,每次 1.5～3 g。需严格控制用量。

炮制减毒：牵牛子炒制后可使一部分苷破坏,毒性蛋白凝固变性,毒性大大降低,并且有效成分易于保存。

（四） 中毒救治

西医救治：洗胃,口服吸附剂、黏膜保护剂、收敛剂、活性炭、鸡蛋清、牛奶、鞣酸蛋白等。其他对症支持疗法。

千金子 《开宝本草》

本品为大戟科植物续随子 *Euphorbia lathyris* L. 的干燥成熟种子。

辛,温;有毒。归肝、肾、大肠经。泻下逐水,破血消癥;外用疗癣蚀疣。用于二便不利,水肿,痰饮,积滞胀满,血瘀经闭;外治顽癣,赘疣。

（一）毒性成分

千金子所含毒性成分为脂肪油和二萜类成分,如千金子甾醇、千金子素 L2 和 L3、殷金醇和棕榈酸酯成分等。

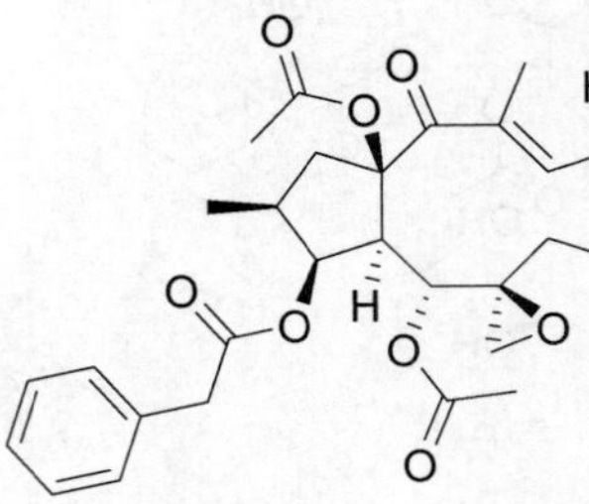

图 9-10　千金子部分毒性成分

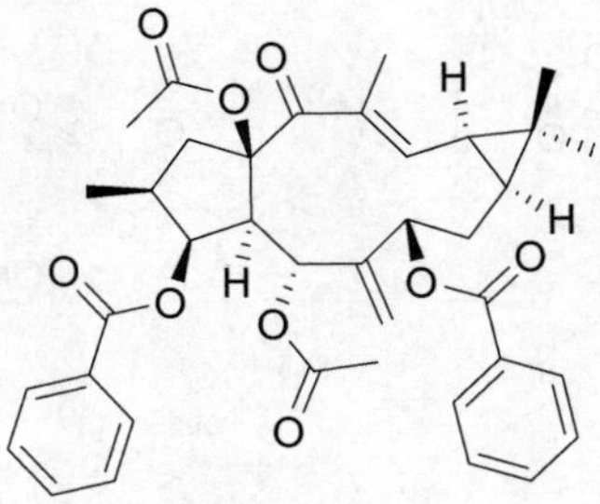

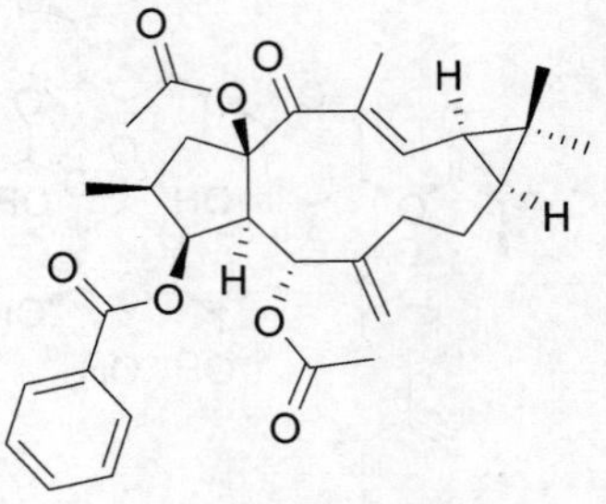

(1) 千金子甾醇(CAS NO.:28649-59-4);(2) 千金子素 L2(CAS NO.:218916-51-9);(3) 千金子素 L3(CAS NO.:218916-52-0)

（二）毒性作用与机制

1. 毒性作用　潜伏期 1～3 h,症状包括剧烈呕吐,腹痛、腹泻、头晕、头痛、烦躁不安、体温升高、出汗、心慌、血压下降,严重者出现呼吸循环衰竭。

急性毒性:小鼠 ig 千金子乙酸乙酯提取物的 LD_{50} 为 160.23 g/kg,石油醚提取物的 $LD_{50}>$ 90.8 g/kg,水提取物的 $LD_{50}>912.0$ g/kg。小鼠 ig 千金子挥发油的 MTD 为 266.8 g/kg。小鼠 ig 含油量为 22.3%、25.0% 和 28.4% 的千金子霜均无法测出 LD_{50},提示千金子霜的安全范围较大。

特殊毒性:殷金醇和棕榈酸酯成分有致癌、促癌作用。

2. 毒理机制　千金子素可诱导人结肠腺癌细胞 Caco-2 细胞毒性,引起 miRNA 和 mRNA 表达谱发生改变。千金子诱导人胚肾细胞 HEK293 和人正常肝细胞 L02 毒性,制霜后细胞毒性显著降低。千金子甾醇对胃肠黏膜有强烈刺激作用,可产生峻泻,致泻强度是蓖麻油的 3 倍。千金子提取液对大鼠原代培养的肺成纤维细胞生长有较强的抑制作用,形态学观察肺成纤维细胞数目显著减少,形状不规则,突起变短,排列混乱。

（三）毒代动力学

目前尚无千金子毒代动力学报道。其药代动力学为:千金子素 L2、L3 口服生物利用度差。大鼠 iv 千金子素 L2、L3 4 mg/kg 后,C_{max} 和 $AUC_{0-24 h}$ 分别为 20.76 μg/mL、13.48 μg/mL 和 8.43 μg/mL·h,5.13 μg/mL·h。

（四）毒性作用的预防

1. 病症禁忌　孕妇及体弱便溏者忌服。

2. 使用注意

用法用量:千金子,内服 1～2 g,去壳,去油用,多入丸、散服;外用生品捣烂敷患处,不可过量。千金子霜,0.5～1 g,多入丸、散服;外用适量。

炮制减毒:千金子制霜后脂肪油和千金子素含量降低,毒性显著降低。

（五）中毒救治

西医救治：用温水反复洗胃后服活性炭，口服硫酸钠导泻，静脉输液及其他对症支持疗法。

蓖麻子《雷公炮炙论》

本品为大戟科植物蓖麻 *Ricinus communis* L. 的干燥成熟种子。

甘、辛，平；有毒。归大肠、肺经。泻下通滞，消肿拔毒。用于大便燥结，痈疽肿毒，喉痹，瘰疬。

（一）毒性成分

蓖麻毒蛋白和蓖麻碱是蓖麻子中主要的毒性成分。蓖麻毒蛋白是一种植物糖蛋白，在蓖麻子中的含量为1%～5%，为白色粉末状或结晶状固体。蓖麻毒蛋白是异二聚体，由两条多肽链（A链和B链）组成，A链为活性链，由267个氨基酸组成球形蛋白；B链为结合链，具有凝集素活性，能与半乳糖残基结合。A链与B链通过二硫键连接。

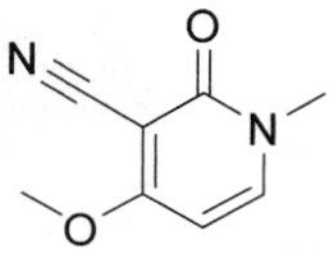

(1)

图 9-11 蓖麻碱

（CAS NO.：524-40-3）

（二）毒性作用与机制

1. 毒性作用 蓖麻子中毒常表现为普遍性细胞中毒性脏器损伤，如中毒性肝病、肾病及出血性胃肠炎，以及因呼吸和血管运动中枢麻痹而导致的死亡。蓖麻子中毒轻者出现咽部刺激症状、恶心、呕吐、腹痛、腹泻等。重者出现血尿、少尿，甚至出现呼吸、意识障碍，抽搐和出血性肠炎等。蓖麻子中毒的表现不一，可能与患者食入蓖麻子的量，进食时是否咀嚼，以及咀嚼程度，是否空腹食入及个体差异等情况有关。

急性毒性：蓖麻毒蛋白的毒性是有机磷神经毒剂的385倍、氰化物的6 000倍、眼镜蛇神经毒的2～3倍，属于剧毒。小鼠ip蓖麻毒蛋白的LD_{50}为112 μg/kg。蓖麻碱是一种中等毒性的生物碱，可引起动物呕吐、血压下降、呼吸抑制，并可损害肝脏和肾脏。小鼠ip蓖麻碱的MLD为16 mg/kg。

慢性毒性：小鼠连续4周ig蓖麻碱300 mg/kg，血清ALT、AST升高，肝脏和肾脏出现轻微病理改变，全血WBC、淋巴细胞数量和脾脏指数均降低。

2. 毒理机制 蓖麻毒蛋白A链通过B链特异性地与细胞表面的受体结合，通过受体介导的内吞方式进入细胞。A链能与核糖体60S大亚基结合，通过其特异的N-糖苷酶活性，催化切断60S亚基28S rRNA中第4234位腺嘌呤与核糖体分子之间的糖苷键，这一嘌呤的脱落可导致整个核糖体的失活，最终导致蛋白质合成障碍，引起细胞死亡。

（三）毒性作用的预防

1. 病症禁忌 孕妇及便滑者禁服。

2. 使用注意

用法用量:内服 2～5 g,外用适量。内服外用均可引起中毒,临床应用严格控制剂量。

（四）中毒的救治

西医救治:目前蓖麻子中毒无特效解毒药物,临床主要采用对症治疗。救治手段主要包括催吐、洗胃、灌肠等促进毒物排出;应用活性炭、磷酸铝凝胶、鸡蛋清、牛奶等保护胃肠黏膜;维持水、电解质平衡;保肝,营养支持,预防感染等。对危重患者可采用血液净化疗法清除血中毒素。

第十章
祛风湿药

导学

本章介绍了祛风湿药的功效和毒性作用概述,以及代表药味的基原、功效、毒性成分、毒性作用与机制、毒动学、毒性作用的预防、中毒救治等。

学习要求:

(1) 掌握祛风湿药的毒性作用与机制。

(2) 熟悉祛风湿药的基原和毒性成分。

(3) 了解祛风湿药的功效、毒动学、毒性作用的预防和中毒救治。

凡以祛除风寒湿邪、解除痹痛为主要功效的药物,称为祛风湿药。本类药物大多味辛、苦,性温,或性寒凉;部分药物毒性较大。祛风湿药具有祛除肌肉、经络、筋骨风湿之邪,兼备舒筋、通络、活血、止痛及强筋骨等作用,可用于治疗风湿痹痛、筋脉拘挛、麻木不仁、半身不遂、腰膝酸痛、下肢痿弱等。痹证多属慢性疾患,祛风湿药可做酒剂或丸散以便长期服用,但热痹患者不宜服用酒剂。痹证多见于结缔组织疾病、自身免疫性疾病、骨与骨关节病及软组织疾病等。

本类药物辛温香燥,易耗伤气血,故气血虚者应慎用。此外,部分毒性较大的药物,内服宜慎重,需严格控制剂量,并慎用酒剂。孕妇禁用。

雷公藤《中国药用植物志》

本品为卫矛科植物雷公藤 *Tripterygium wilfordii* Hook. f.的全株。

苦,辛,寒,有大毒。归心、肝经。祛风除湿、活血通络、消肿止痛、杀虫解毒。用于风湿顽痹、麻风、顽癣、疥疮、湿疹、疔疮肿毒。

（一）毒性成分

雷公藤中的生物碱类,二萜类、三萜类及其苷既是有效成分,又是毒性成分。雷公藤中成分的毒性大小为:二萜类>生物碱类>三萜类>苷类。

（二）毒性作用与机制

1. 毒性作用　生物碱类成分,如雷公藤次碱、雷公藤精碱、雷公藤春碱等,主要损伤肝,并破坏 RBC,引起进行性贫血;还可导致肾小管缺氧性损害和中枢神经系统损害,以及严重营养不良。二萜类成分如雷公藤甲素是雷公藤毒副作用的主要成分,具有心血管系统、消化系统、生殖系统毒性及遗传毒性。三萜类成分,如雷公藤红素,对心脏、胆管及造血系统具有一定的毒性。

急性毒性:小鼠 ig 雷公藤水提物的 MTD 为 150.3 g/kg,ig 雷公藤醇提物的 LD_{50} 为

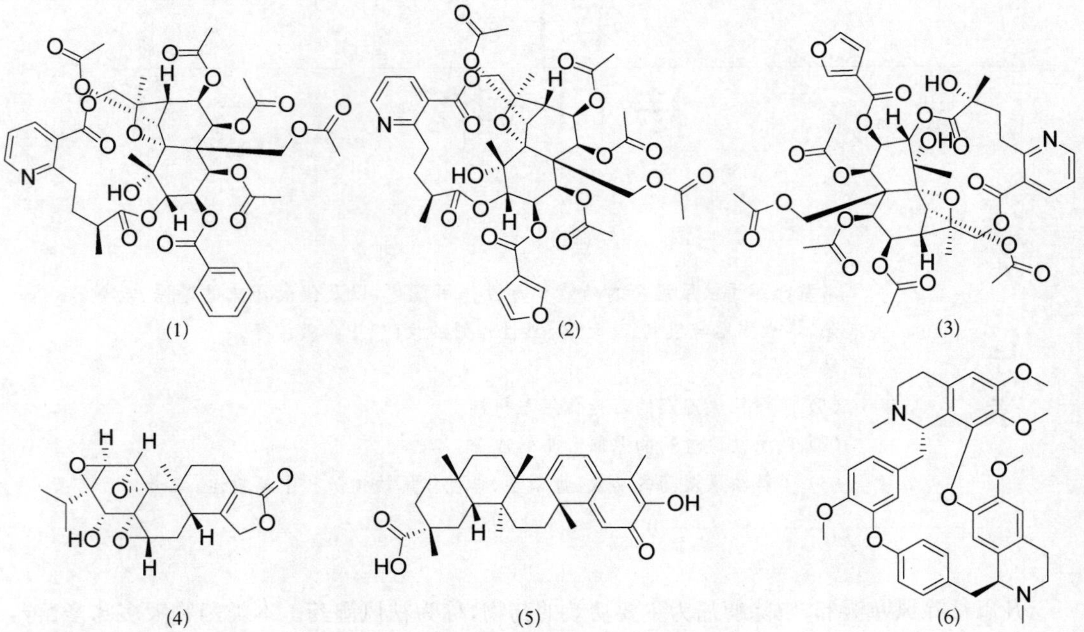

图 10 - 1　雷公藤部分毒性成分

（1）雷公藤次碱（CAS NO.：11088 - 09 - 8）；（2）雷公藤精碱（CAS NO.：37239 - 47 - 7）；（3）雷公藤春碱（CAS NO.：37239 - 48 - 8）；（4）雷公藤甲素（CAS NO.：38748 - 32 - 2）；（5）雷公藤红素（CAS NO.：34157 - 83 - 0）；（6）粉防己碱（CAS NO.：518 - 34 - 3）

5.6 g/kg（4.8～6.4 g/kg），iv 雷公藤红素的 LD_{50} 为 4.899 mg/kg（4.483～5.354 mg/kg），ip 和 ig 雷公藤甲素的 LD_{50} 分别为 0.725 mg/kg（0.591～0.889 mg/kg）和 0.788 mg/kg（0.663～0.936 mg/kg）。小鼠 ig 雷公藤生品及不同炮制品的 LD_{50} 分别为：生品 111.45 mg/kg（103.08～120.51 mg/kg）、酒炙品 112.32 mg/kg（102.96～122.52 mg/kg）、清炒品 113.64 mg/kg（105.39～122.31 mg/kg）、醋炙品 121.29 mg/kg（112.59～130.68 mg/kg）、蒸制品组 121.83 mg/kg（113.73～130.50 mg/kg）、甘草炮制品 127.92 mg/kg（118.59～138.00 mg/kg）、莱菔子炮制品 155.37 mg/kg（142.11～169.92 mg/kg）。

慢性毒性：大鼠 ig 雷公藤水提物 1.92 g/kg，1 次/d，连续 30 d，肝肾功能指标明显升高，肝、肾组织可见轻微肿胀、少量炎细胞浸润等病理改变。

特殊毒性：雷公藤的多种提取物及主要成分对生殖系统均有显著影响。不仅影响女性卵巢功能，导致月经紊乱、育龄妇女不孕，也影响男性睾丸、精子发育，致使生育能力下降。

2. 毒理机制

消化系统：雷公藤所致的消化系统不良反应最常见，尤以肝脏毒性较为突出，多为肝实质细胞损伤和坏死。雷公藤导致肝毒性的机制十分复杂，目前认为主要与氧化应激、肝药酶代谢异常、免疫反应及肝超敏化等有关。高剂量使用会引起围产期母鼠肝脏线粒体损伤、琥珀酸脱氢酶（succinic dehydrogenase，SDH）活性分布改变、糖原合成减少、肝细胞空泡变性。

心血管系统：雷公藤对心肌具有毒性作用，可直接作用于心肌，引起肺水肿及心源性脑缺血综合征。

生殖系统：雷公藤对雄性小鼠生殖系统的影响主要表现为附睾精子活率下降、精子畸形率提高、睾丸各级生精细胞及精子数量降低。雷公藤甲素可抑制发育阶段的生精细胞分裂，降低睾丸中酸性磷酸酶活性和果糖含量，阻碍精子获能，影响精子成熟，增加精子畸形率。雷公藤甲素还可降低睾丸中玻璃酸酶及 α-淀粉酶活性，从而抑制精子液化和受精卵生成，这可能是雷公藤甲素致雄性不育的主要原因。雷公藤多苷通过抑制睾丸中参与睾酮合成相关酶的 mRNA 和蛋白质表达而对雄性小鼠产生生殖毒性。这些酶包括急性调节蛋白、P450 侧链裂解酶、细胞色素 P450 17-羟化酶、3β-羟类固醇脱氢酶和 17β-羟类固醇脱氢酶。

其他系统：雷公藤接触皮肤可引起局部刺激作用。

（三）毒代动力学

目前尚无雷公藤毒代动力学报道。其药代动力学为：小鼠 ig 雷公藤甲素 600 μg/kg，吸收迅速，t_{max} 为 5 min，C_{max} 为 14.38 ng/mL，$t_{1/2}$ 为 0.76 h，CL 为 103.19 L/(h·kg)。大鼠 ig 和 iv 雷公藤甲素，其分布和消除速率大致相似，均以肝组织中浓度最高，其次为脾、胃、肠、心、脑，体内消除缓慢，以原药排泄为主。大鼠 ig 雷公藤红素 110 mg/kg，其 C_{max} 为 3.00 μg/mL，$t_{1/2}$ 为 16.76 h。

（四）毒性作用的预防

1. 病证禁忌　患有心、肝、肾等器质性疾病者慎用。孕妇忌用。

2. 使用注意

用法用量：雷公藤使用时必须严格控制剂量，超量内服或食入雷公藤胚芽数个，或误服大量雷公藤，或因炮制不当（根皮未剥、原液汁未洗净），均可导致中毒，甚至死亡。雷公藤的剂型和给药方式不同，其毒性也有显著差异，除了经典汤剂、合剂、冲剂、丸剂、片剂、胶囊剂、糖浆剂等之外，新剂型的研发应用将在一定程度上减少雷公藤的不良反应。目前已报道了雷公藤甲素脂质体、雷公藤胃漂浮缓释片、雷公藤微乳凝胶剂、雷公藤甲素纳米制剂，以及雷公藤的肝靶向制剂（雷公藤甲素-半乳糖-壳聚糖纳米粒）等，这些制剂均可不同程度降低其肝毒性及全身不良反应并提高疗效。

炮制减毒：雷公藤有大毒，特别是皮部毒性极大。因此在使用时必须严格剥净皮部，包括二重皮。雷公藤的炮制加工品包括酒炙品、清炒品、醋炙品、蒸制品、甘草炮制品和莱菔子炮制品等，实验数据表明，各种炮制品毒性均低于生品。

（五）中毒救治

西医救治：及时洗胃、催吐，减少毒物的吸收。早期给予皮质类固醇激素。其他对症支持疗法。

中医救治：绿豆 125 g，甘草 50 g，煎水分次服。鹿藿鲜品 125 g 或干品 60 g，煎水频服。枫杨枝一握，捣烂滤汁，每次约 50 mL。鲜白萝卜 125 g（或莱菔子 250 g），炖服。鲜连钱草 150 g，捣汁服用。新鲜羊血灌服，每次 200～300 mL。

昆明山海棠 《本草纲目》

本品为卫矛科植物昆明山海棠 *Tripterygium hypoglaucum* (Levl.) Hutch 的根。

味苦，辛，性温，有大毒。归肝、脾、肾经。祛风除湿，祛痰通络，续筋接骨。用于风湿痹痛、跌打损伤、半身不遂,外用治疗骨折及外伤出血。

（一）毒性成分

昆明山海棠毒性成分主要是雷公藤甲素（参见［雷公藤］项）。

（二）毒性作用与机制

1. 毒性作用　包括消化系统、神经系统、泌尿系统毒性等。

急性毒性：小鼠 ig 昆明山海棠酒制剂的 LD_{50} 为 35.2 g/kg。雄性小鼠 ig 昆明山海棠水提液的 LD_{50} 为 79 g/kg（69～89 g/kg）,而雌性小鼠的 LD_{50} 为 100 g/kg（90～112 g/kg）,说明雄性小鼠对昆明山海棠的毒性更敏感。雷公藤甲素的 LD_{50} 参见［雷公藤］项。

慢性毒性：大鼠 ig 昆明山海棠 70% 乙醇提取物 1 325 mg/kg,1 次/d,连续 12 d,未见毒性。

特殊毒性：对男性、女性生殖系统皆有毒性。

2. 毒理机制

消化系统：昆明山海棠的毒性靶点可能与 p53 信号通路、PI3K - Akt 信号通路等密切相关。

神经系统：昆明山海棠可引起中枢神经系统损害,表现为视丘脑、中脑、脑桥、延脑、小脑、脊髓等的严重营养不良性改变及出血。

泌尿系统：昆明山海棠可使肾小管上皮细胞出现轻度脂肪变性或坏死,中等剂量即可引起肾小管细胞变性和坏死。

生殖系统：昆明山海棠对人精子染色体具有生殖毒性作用,表现为增加骨髓细胞姐妹染色单体交换率,增加嗜多染红细胞微核率,提高精子染色体畸变率。昆明山海棠可能通过靶向雌激素受体、孕激素受体、雄激素受体、肾上腺素能受体导致激素水平失调,从而导致月经不调甚至闭经。

（三）毒代动力学

参见［雷公藤］项。

（四）毒性作用的预防

1. 病证禁忌　孕妇禁服。小儿及育龄期妇女慎服。

2. 使用注意

用法用量：煎汤,6～15 g,先煎;或浸酒。

（五）中毒救治

西医救治：一旦出现中毒症状,立即停药和对症处理,具体参考［雷公藤］项。

中医治疗：绿豆 30 g,生甘草、茶叶各 10 g,红糖 15 g,煎汤内服。

防己 《神农本草经》

本品为防己科植物粉防己 Stephania tetrandra S. Moore 的干燥根。

苦、寒。归膀胱、肺经。祛风止痛、利水消肿。用于风湿痹痛,水肿脚气,小便不利,湿疹疮毒。

（一）毒性成分

防己中的主要活性成分和毒性成分为粉防己碱（参见［雷公藤］项）。

（二）毒性作用与机制

1. 毒性作用　防己毒性主要为肝肾毒性，且损害程度与药物剂量及给药时间呈现正相关性。

急性毒性：小鼠 ig 防己醇提液的 LD_{50} 为 81.9 g/kg。大鼠 ig 粉防己碱的 LD_{50} 为 646 mg/kg，小鼠 iv 粉防己碱的 LD_{50} 为 444.67 mg/kg。

慢性毒性：大鼠 ig 粉防己碱 22.52 mg/kg，1 次/d，连续 12 d 和 24 d，均可明显升高 ALT 和 AST 的活性，引起肝细胞受损，停药后，其肝损伤具有不可逆性。犬连续服用粉防己碱（40 mg/kg，1 次/d）2 个月，可导致肝细胞局灶性坏死、肝功能异常和 RBC 沉降速度加快，连续服用 6 个月后，肝组织出现坏死。

特殊毒性：粉防己碱是一种弱促突变剂，可诱发移码突变。

2. 毒理机制　粉防己碱的肝毒性作用与其诱导细胞凋亡、引起 ALT、AST 升高相关。

（三）毒代动力学

家兔 iv 粉防己碱 4 mg/kg，C‐T 曲线符合二室开放模型，$t_{1/2\alpha}$ 为 0.112 h，$t_{1/2\beta}$ 为 1.545 h，V_d 为 42.10 L/kg。

（四）毒性作用的预防

1. 病证禁忌　本品苦寒，易伤胃气。婴幼儿、老年人、体弱阴虚者和肝肾功能不全者慎用。

2. 使用注意

用法用量：5～10 g。

基原鉴别：防己存在较为严重的品种混乱问题。防己品种除本品外，防己科植物木防己 *Cocculus orbiculatus* （L.）DC.、马兜铃科异叶马兜铃 *Aristolochia heterophylla* Hemsl. 和广防己 *Aristolochia fangchi* Y. C. Wu ex L. D. Chow et S. M. Hwang. 亦作为防己混用。以异叶马兜铃为基原的汉中防己和广防己因马兜铃酸类成分而被禁用，《中国药典》（2020 年版）中已经取消广防己的使用。为保证防己用药安全，防己基原应选用粉防己 *Stephania tetrandra* S. Moore，按现行标准规定进行炮制。

（五）中毒救治

西医救治：尽量减少外界刺激，保持周围环境的安静。洗胃、导泻、输液及具体对症治疗。

中医救治：黄芩 15 g，甘草 15 g，水煎服。出现尿少时，以鲜茅根 30～50 g，水煎代茶频服。

闹羊花 《神农本草经》

本品为杜鹃花科植物羊踯躅 *Rhododendrn molle* G. Don 的干燥花。

辛，温；有大毒。归肝经。祛风除湿，散瘀定痛。用于风湿痹痛，偏正头痛，跌扑肿痛，顽癣。

（一）毒性成分

二萜类成分既是闹羊花的重要药效成分，也为其主要毒性成分。

（二）毒性作用与机制

1. 毒性作用　闹羊花的毒性极大，剂量大则表现为神经毒性、心脏毒性、肝肾毒性，严重时可致呼吸衰竭而死亡。

急性毒性：中毒潜伏期短，服用 0.5 h 后即有明显中毒反应。小鼠 ig 闹羊花毒素Ⅲ的 LD_{50}

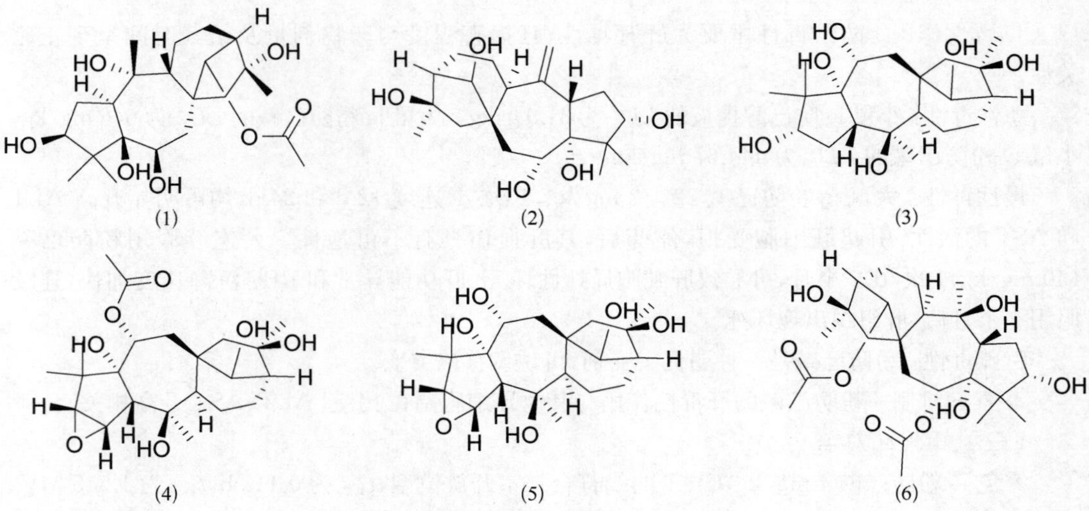

图 10-2　闹羊花部分毒性成分

(1) 木藜芦毒素 I (CAS NO.：4720-09-6)；(2) 木藜芦毒素 II (CAS NO.：4678-44-8)；(3) 木藜芦毒素 III (CAS NO.：4678-45-9)；(4) 闹羊花毒素 II (CAS NO.：26116-89-2)；(5) 闹羊花毒素 III (CAS NO.：26342-66-5)；(6) 闹羊花毒素 IV (CAS NO.：30460-34-5)

为 2.35 mg/kg，小鼠 ip 闹羊花毒素 II 的 LD_{50} 为 0.25 mg/kg，木藜芦毒素 I 的 LD_{50} 为 1.31 mg/kg，木藜芦毒素 II 的 LD_{50} 为 26.10 mg/kg，木藜芦毒素 III 的 LD_{50} 为 0.84 mg/kg。

慢性毒性：小鼠 ig 闹羊花水煎剂生品 1.3～4.0 g/kg，炮制品 1.8～6.0 g/kg，1 次/d，连续 14 d，各剂量组小鼠均有不同程度的肝脏损伤，表现为肝细胞肿胀、脂肪变性，甚至腔内细胞坏死等。小鼠 ig 闹羊花生品及各种炮制品的 LD_{50} 如下：生品 LD_{50} 为 2.17 mg/kg，清蒸品的 LD_{50} 为 2.73 mg/kg，酒蒸品的 LD_{50} 为 3.47 mg/kg，醋蒸品的 LD_{50} 为 3.54 mg/kg。

2. 毒理机制

神经系统：木藜芦毒素类成分主要通过增加 GABA 的释放，影响丙氨酸、天冬氨酸和谷氨酸代谢，最终产生神经毒性。

心血管系统：闹羊花中的木藜芦毒素类和闹羊花毒素类成分可通过干扰心肌 Na^+ 通道以及 GABA 代谢，导致心脏毒性。

消化系统：闹羊花大剂量使用还可造成肝损伤，其毒性成分多为 CYP3A4 酶的底物，推测 CYPs 可能是闹羊花肝毒性的靶点之一。

（三）毒代动力学

目前尚无闹羊花毒代动力学报道。其药代动力学为：小鼠 ig 闹羊花毒素 III 0.24 mg/kg，吸收较快，t_{max} 为 0.08 h，生物利用度为 73.6%，$t_{1/2}$ 为 0.76 h。闹羊花毒素 III 吸收后，广泛分布于肾、肺、心、脾、胸腺等组织，但在肝、脑中浓度极低。

（四）毒性作用的预防

1. 病证禁忌　体虚者忌服。

2. 使用注意

用法用量：0.6～1.5 g，浸酒或入丸、散服。外用适量，煎水洗。不宜过量服、久服。

炮制减毒：闹羊花多经炮制后入药,炮制辅料多以酒或醋为辅料。与生品相比,闹羊花醋蒸品和酒蒸品的LD_{50}增加,具有减毒的作用。

（五）中毒救治

西医救治：催吐或洗胃及导泻。输液,纠正酸中毒。对症治疗等。

中医救治：用栀子汁解毒。此外,据《本草求原》载,中其(闹羊花)毒者,黄糖、黄蚬汤、绿豆可解。

威灵仙《新修本草》

本品为毛茛科植物威灵仙 *Clematis chinensis* Osbeck、棉团铁线莲 *Clematis hexapetala* Pall. 或东北铁线莲 *Clematis manshurica* Rupr. 的干燥根和根茎。

辛、咸,温。归膀胱经。祛风湿、通经络。用于风湿痹痛,肢体麻木,筋脉拘挛,屈伸不利。

（一）毒性成分

原白头翁素(参见[白头翁]项)和白头翁素是威灵仙的主要药效成分,也是其毒性成分。

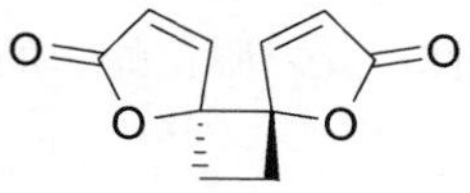

图 10-3 白头翁素
(CAS NO.：508-44-1)

（二）毒性作用与机制

1. 毒性作用 当大量外敷或过量内服时,易产生过敏性皮炎、呕吐、腹痛、心律失常等反应。

急性毒性：小鼠 ig 东北铁线莲及其挥发油的LD_{50}分别为 51.58 g/kg(48.57～54.77 g/kg)和 3.28 mL/kg(3.03～3.56 mL/kg)。

慢性毒性：大鼠 ig 威灵仙水煎液 6.75 g/kg 和 13.5 g/kg,1 次/d,连续 3 个月,均可导致大鼠肾组织病理学改变,表现为肾小管上皮细胞肿胀、细胞内空泡样变性、细胞核变形,以 13.5 g/kg 组大鼠肾毒性表现更为严重。

2. 毒理机制 威灵仙肾毒性可能是由全身过敏反应引起的,主要表现为急性过敏性间质性肾炎；或是通过免疫介导引起的肾损害,可累及肾小球、肾小管、肾间质或肾血管。

（三）毒性作用的预防

1. 病症禁忌 凡气虚血弱、无风寒湿邪者忌服。威灵仙易引起过敏反应,过敏体质患者慎用。

2. 配伍禁忌

中药配伍：与醋、酒同用或与附子联用时,更易发生毒性作用。

3. 使用注意

用法用量：6～10 g。水煎后具有挥发性的原白头翁素、白头翁素随水蒸气蒸发,从而降低了毒性,故宜水煎服用。

（四）中毒救治

西医救治:出现过敏反应时及时停药,并用抗过敏药物处理。对威灵仙引起的局部皮肤刺激性反应,应及时用清水、硼酸或鞣酸溶液清洗。对威灵仙引起的消化道毒性反应,应催吐、洗胃及导泻,并采用对症疗法。

中医救治:党参 30 g,炮姜、艾叶炭、醋煅花蕊石末(另吞)各 6 g,侧柏叶 15 g,煎服,以止血。养胃清热用青蒿鳖甲汤;或甘草和绿豆同煎服用。

眼镜蛇 《广西中药志》

本品为眼镜蛇科动物眼镜蛇 *Naja naja* L.除去内脏的全体。

甘、咸,温;有毒。归肝、肾经。祛风通络止痛。用于风湿痹痛。

（一）毒性成分

眼镜蛇毒素中的眼镜蛇神经毒素,根据其氨基酸序列可将其分为两大类:长链神经毒素由 65～72 个氨基酸残基构成,含有 5 对二硫键;短链神经毒素由 60～62 个氨基酸残基构成,含有 4 对二硫键。心脏毒素是一种碱性多肽,其成分是由 15～17 种氨基酸、60 个氨基酸链所组成,分子量约 7 000 Da,具有广泛的毒性。此外眼镜蛇中的毒性成分还包括细胞毒素、磷脂酶 A 和透明质酸酶等。

（二）毒性作用与机制

1. 毒性作用　首先表现为颈部肌群和眼肌麻痹、眼睑下垂、面部肌肉松弛、张口困难,继而向躯体发展,引起呼吸肌麻痹,导致呼吸困难,甚至死亡。此外尚可表现为头昏、嗜睡、恶心、头痛、听力障碍、大小便失禁、发热或寒战、抽搐、昏迷等。

急性毒性:小鼠 iv、ip、im 和 sc 眼镜蛇蛇毒的 LD_{50} 分别为 0.691 mg/kg(0.634～0.742 mg/kg)、0.741 mg/kg(0.676～0.792 mg/kg)、0.803 mg/kg(0.754～0.856 mg/kg)和 0.915 mg/kg(0.851～1.05 mg/kg)。中毒症状表现为呼吸困难、精神萎靡、眼球浑浊、眼角有分泌物、身体出现扭体抽搐等,均于 2～9 h 内死亡。

慢性毒性:以浓度 5 mg/kg,剂量 0.2 mL/kg 于实验猪右后侧大腿肌内注射中华眼镜蛇毒,3 h 后,注射部位伤口开始出现瘀青肿胀,随后肿胀部位不断扩大;6～12 h 出现渗出液外渗,且伴有出血;24 h 伤口出现糜烂性溃疡,且缓慢向四周扩散;3 d 伤口部位皮肤向下凹陷,出现坏死;6 d 出现伤口全部坏死溃烂;7 d 坏死部分全部脱落。

2. 毒理机制

神经系统:眼镜蛇毒素的神经毒素为突触后神经毒素(α-神经毒素),主要是通过与神经肌肉接头处 N 胆碱受体结合,抑制 Ach 与受体结合,从而阻断神经-肌肉的兴奋性,引起骨骼肌弛缓性麻痹,以头颈部为先,到胸部,最后到膈肌,反方向恢复。

血液及泌尿系统:细胞毒素可与细胞膜结合,形成孔道,打破了细胞内外离子的平衡,引起细胞水肿、气球样变,破裂而死亡;还能导致某些动物的 RBC 裂解,最终引起肢体组织溶解及血尿,严重者可导致肾小管损坏;还可作用于溶酶体、线粒体等靶位,激活凋亡信号通路导致细胞凋亡。

心血管系统：心脏毒素主要作用于心肌细胞，使心肌细胞结构受损，心脏泵血能力下降，出现循环衰竭、休克而死亡。

其他系统：眼镜蛇毒素中的磷脂酶A和透明质酸酶等，可破坏皮肤软组织及结缔组织、毛细血管壁的完整性，利于毒素扩散与吸收。

（三）毒代动力学

毒蛇咬伤后，毒素主要通过皮下组织及淋巴管回流迅速吸收，3～5 min即可进入血循环，30 min左右在血中即可达到峰值浓度。

（四）毒性作用的预防

病证禁忌 《广西药用动物》载："血燥筋枯的人和孕妇忌用。"

（五）中毒救治

西医救治：中毒早期进行催吐、洗胃、导泻。服用活性炭20～30 g。输液及对症治疗。

中医救治：甘草60 g，绿豆30 g，水煎服。土茯苓30 g，半边莲9 g，野菊花15 g，白花蛇舌草30 g，白茅根15 g，甘草15 g，水煎2次，合并煎液，每3～4 h服1次，2次服完，连服3～4剂。七叶一枝花15 g，半边莲12 g，田基黄9 g，两面针10 g，水煎服。生大黄12 g（后下），玄明粉12 g（冲服），半边莲30 g，车前子10 g（布包），白芷9 g，夏枯草9 g，野菊花9 g，蒲公英9 g，大蓟、白茅根各15 g，蜈蚣3条，全蝎3只，水煎服，一般服药1剂，大便通畅后即减掉生大黄和玄明粉，继续服3～4剂。半边莲12 g，地丁草15 g，徐长卿9 g，蛇莓9 g，青木香6 g，水煎，早晚服。

蕲蛇《雷公炮炙论》

本品为蝰科动物五步蛇 *Agkistrodon acutus* (Guenther)的干燥全体。

甘、咸，温；有毒。归肝经。祛风，通络，止痉。用于风湿顽痹，麻木拘挛，中风口眼㖞斜，半身不遂，抽搐痉挛，破伤风，麻风，疥癣。

（一）毒性成分

蛇毒中的蛋白类成分是其主要毒性成分，包括酶和毒素两大类。其中神经毒素是一种由60～74个氨基酸链（15～18种氨基酸）所结合而成的肽链。

（二）毒性作用与机制

1. 毒性作用　蛇毒可明显破坏中毒动物的血液循环系统，从而造成机体广泛性出血、溶血、局部组织肿胀及坏死。神经毒素可使动物弛缓性麻痹和呼吸衰竭，从而导致死亡。

急性毒性：小鼠 ig 蕲蛇粗毒的 LD_{50} 为 0.5 g/kg（0.5～0.6 g/kg），中毒表现为烦躁不安、竖毛、皮肤苍白，进而懒动、萎靡不振、匍匐，随后呼吸困难、抽搐，直至心跳停止，于24 h内死亡。小鼠 sc 蛇毒干粉的 LD_{50} 为 7.18 mg/kg（5.76～8.60 mg/kg），中毒表现为呼吸急促、搔挠注射部位至溃烂、注射部位肿胀发黑、神情呆滞、瞳孔缩小、活动缓慢、抱团嗜睡、局部发绀。来源于不同地理位置的五步蛇，其毒性存在差异。

慢性毒性：犬（200 μg/kg）及家兔（540 μg/kg）iv 蛇毒凝血酶样酶，1次/d，连续注射28 d，无明显毒性反应。

2. 毒理机制　蕲蛇蛇毒含有的出血毒素作用于毛细血管，导致血管内皮细胞损伤，进而造成血管破裂；磷脂酶 A_2 可催化甘油磷脂的脂酰键水解，生成溶血磷脂和脂肪酸，具有神经毒、肌肉毒及溶血活性;纤维蛋白溶解酶及凝血酶样酶能抑制血液中血小板聚集;神经毒素对中枢神经系统、周围神经、神经肌肉的传导机能等有选择性作用而产生毒害,引起心律失常、传导阻滞、循环衰竭和心跳骤停。

（三）毒代动力学

目前尚无蕲蛇毒代动力学报道。其药代动力学为:大鼠 iv 蛇毒凝血酶样酶 150 μg/kg,药代动力学具有二室开放模式特征,$t_{1/2\alpha}$ 为 10.6 min,$t_{1/2\beta}$ 为 7.0 h。其 V_d 较低,中心室 V_d 约占动物平均体重的 8%,而总 V_d 约为动物平均体重的 20%,31.5 h 后基本消除,肝肾是其主要消除途径。毒素可部分以原型或与原型具有相同抗原性的大分子物质形式排泄。

（四）毒性作用的预防

1. 病证禁忌　阴虚内热及血虚生风者禁用。

2. 配伍禁忌

中西药配伍:蕲蛇与白硝铵、环磷酰胺(cyclophosphamide,CPA)、甲氨喋呤、争光霉素、六烃季铵、美加明、呋喃妥因、麦角新碱、口服避孕药、氯噻嗪和保泰松等西药不可合用,配伍可引致药源性呼吸困难加重。

3. 使用注意

用法用量:3～9 g;研末吞服,一次 1～1.5 g,一日 2～3 次。水煎服和酒剂可使过敏反应的异体蛋白变性,降低过敏反应和毒性反应的发生概率。

炮制减毒:通过去除头等毒性较大的部位可以达到减毒的目的,因其头部的毒腺中含有大量的毒性成分。

（五）中毒救治

西医救治:有咬伤者立即局部处理。口服中毒早期进行催吐或机械性刺激催吐、导泻、高位灌肠,然后服活性炭末或白陶土,阻止毒物吸收。其他对症支持疗法。

中医救治:参见[眼镜蛇]项。

徐长卿 《神农本草经》

本品为萝藦科植物徐长卿 *Cynanchum paniculatum* (Bge.) Kitag. 的干燥根和根茎。

辛,温。归肝、胃经。祛风,化湿,止痛,止痒。用于风湿痹痛,胃痛胀满,牙痛,腰痛,跌扑伤痛,风疹、湿疹。

（一）毒性成分

丹皮酚是徐长卿的主要有效成分,也是其毒性反应的重要成分。

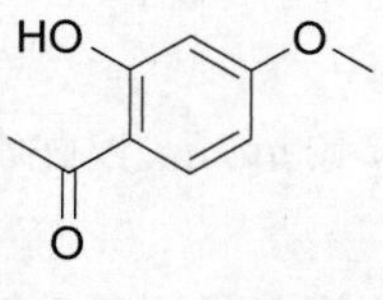

图 10-4　丹皮酚

(CAS NO.: 552-41-0)

（二）毒性作用

小鼠 ig 丹皮酚的 LD_{50} 为 3.44 g/kg。妊娠小鼠 ip 丹皮酚，对其心、肝、肾和生殖系统毒性较小，但黄体细胞体积变小，包膜界限不清，胞浆淡染疏松状，呈退行性改变。

（三）毒代动力学

目前尚无徐长卿毒代动力学报道。其药代动力学为：家兔 ig 徐长卿水煎液 10 g/只，丹皮酚在兔体内的代谢过程为二室模型，$t_{1/2\beta}$ 为 3.04 h，$t_{\max}$ 为 3 h，属快速消除药物。AUC 为 67.01 μg/mL·h。大鼠 ig 丹皮酚 16.6 mg/kg，20 min 后血中浓度达到最高水平，然后急速下降，给药 24 h 内尿和粪中排出率分别为 89% 和 5%，从尿中检出丹皮酚及其代谢产物二羟基苯乙酮、2,5-二羟基-4-甲氧基苯乙酮等 3 种物质分别占 11.4%、21.0% 及 67.6%，说明丹皮酚口服后吸收、代谢和排泄迅速。

（四）毒性作用的预防

1. 病症禁忌　体弱者慎服。

2. 使用注意

用法用量：3～12 g，后下。需谨慎使用丹皮酚注射液，不可过量使用。

青风藤 《本草纲目》

本品为防己科植物青藤 *Sinomenium acutum*（Thunb.）Rehd. et Wils. 和毛青藤 *Sinomenium acutum*（Thunb.）Rehd. et Wils. var. *cinereum* Rehd. et Wils. 的干燥藤茎。

苦、辛，平。归肝、脾经。祛风湿，通经络，利小便。用于风湿痹痛，关节肿胀，麻痹瘙痒。

（一）毒性成分

青藤碱是青风藤的主要毒性成分。

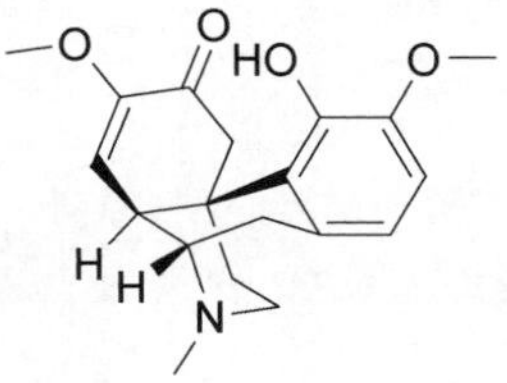

图 10-5　青藤碱

（CAS NO.：115-53-7）

（二）毒性作用与机制

1. 毒性作用

急性毒性：小鼠 ig 青藤碱的 LD_{50} 为 580 mg/kg，给药后 30 min 开始出现死亡。大鼠（694 mg/kg）、犬（45 mg/kg）和猴（95 mg/kg）单次 ig 青藤碱后，表现出镇静、呼吸抑制、呕吐等急性中毒症状，但均未见死亡。小鼠 sc 青藤碱的 LD_{50} 为 285 mg/kg。猫 iv 青藤碱的 MLD 为 75 mg/kg。

慢性毒性：大鼠 iv 青藤碱 150 mg/kg，1 次/d，连续 6 周，对肝细胞有一定的影响，主要表现为细胞肿胀、肝窦消失,但对肝功能无明显损害;也可引起心肌轻度充血,但未见明显心肌病理改变;还可降低精子活力,死精增加,停药1周后可基本恢复。

特殊毒性:青藤碱($7.5 \sim 15$ g/L)体外具有抑制大鼠精子活力的作用。

2. 毒理机制 青风藤导致胃肠不适反应的机制可能与其促进肥大细胞脱颗粒有关。

(三)毒代动力学

目前尚无青风藤毒代动力学报道。其药代动力学为:大鼠单次 ig 青风藤提取液 10 g 生药/kg,青藤碱的药代动力学参数 C_{max} 为 14.88 μg/mL,t_{max} 为 55.00 min,$t_{1/2}$ 为 2.64 h,AUC_{0-t} 为 2 482.76 μg/mL · h。家兔 ig 青藤碱 45 mg/kg,其体内代谢过程按一室模型分布,药代动力学参数 $t_{1/2ka}$ 为 0.31 h,$t_{1/2ke}$ 为 3.15 h,t_{max} 为 1.05 h,C_{max} 为 15.09 μg/mL,AUC_{0-t} 为 78.29 μg/L · h。兔 iv 青藤碱 20 mg/kg,体内的代谢过程为二室模型,药代动力学参数 $t_{1/2a}$ 为 0.62 h,$t_{1/2\beta}$ 为 2.73 h,AUC 为 14.4 g/L · h,中央室 V_d 可占总 V_d 的 71%左右,青藤碱主要分布在大循环和血流丰富的脏器。青藤碱卯时给药和酉时给药,大鼠血中青藤碱 C-T 曲线均可用二室模型描述,但动力学参数存在较大差异,说明青藤碱药物动力学具有生物节律依赖性。SD 大鼠静脉给药青藤碱 150 mg/kg 1 h 后,药物在体内以肝脏分布最多,其次为心、肾、肺和脑组织。肝和肾为青藤碱主要代谢器官,其中以氧化、α,β-不饱和双键加成、4-羟基硫酸化和葡萄糖醛酸化反应为主。

(四)毒性作用的预防

1. 病症禁忌 脾胃虚寒者忌用。

2. 使用注意

用法用量:$6 \sim 12$ g。严格控制青风藤的给药途径,切勿轻易静脉注射。肌内注射量亦不宜大。服药量的大小应依患者体质而定,从小剂量开始逐渐加大。

(五)中毒救治

西医救治:降低剂量或停止服用,多数症状可缓解至消失。给予 654-2 注射液 10 mg 肌注,生理盐水 50 mL 加法莫替丁 40 mg 静注,再予 5%葡萄糖盐水 500 mL 加维生素 C 2 g、维生素 B_6 0.2 g 静注。

两头尖 《本草品汇精要》

本品为毛茛科植物多被银莲花 *Anemone raddeana* Regel 的干燥根茎。

辛,热;有毒。归脾经。祛风湿,消痈肿。用于风寒湿痹,四肢拘挛,骨节疼痛,痈肿溃烂。

(一)毒性成分

两头尖主要毒性成分为原白头翁素(参见[白头翁]项)、白头翁素(参见[威灵仙]项)、毛茛苷以及总苷等。

(二)毒性作用

原白头翁素、白头翁素对皮肤黏膜有强烈的刺激作用,内服可引起流涎、呕吐、腹痛、肾炎、血尿、心衰乃至呼吸衰竭而死亡。白头翁素对心脏有先抑制后兴奋的作用。

急性毒性:小鼠 ig 两头尖水提物的 LD_{50} 为 104.5 g/kg。小鼠 ig 两头尖石油醚、氯仿和正丁醇萃取部位 1 000 g/kg,未见明显毒性。小鼠 ig 两头尖乙酸乙酯萃取部位的 LD_{50} 为 604.8 g/kg。

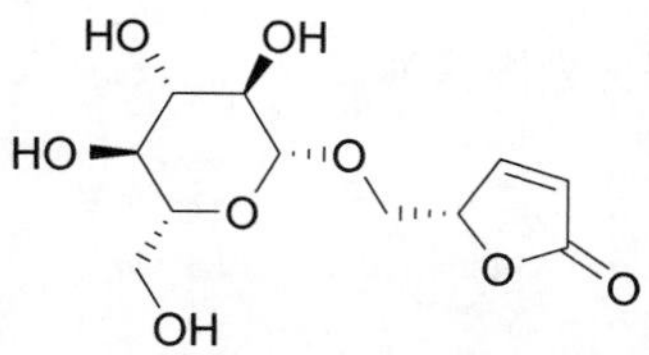

图 10-6　毛茛苷

（CAS NO.：644-69-9）

小鼠 ig 和 ip 两头尖总苷的 LD_{50} 分别为 5.7 g/kg 和 106 mg/kg。

（三）毒性作用的预防

1. 病症禁忌　体质虚弱者慎用。孕妇禁用。

2. 使用注意

炮制减毒：两头尖经醋制后毒性降低，抗炎活性增强。

用法用量：1~3 g。外用适量。

金铁锁 《滇南本草》

本品为石竹科植物金铁锁 *Psammosilene tunicoides* W. C. Wu et C. Y. Wu 的干燥根。

苦、辛，温；有小毒。归肝经。祛风除湿，散瘀止痛，解毒消肿。用于风湿痹痛，胃脘冷痛、跌打损伤、外伤出血；外治疮疖、蛇虫咬伤。

（一）毒性成分

金铁锁总皂苷是金铁锁中的毒性成分之一。

（二）毒性作用与机制

1. 毒性作用　小鼠皮下注射金铁锁总皂苷，出现活动减少、四肢无力、闭目嗜睡、呼吸急促、毛竖立，最后呼吸衰竭而死。家兔眼内滴入 0.05% 金铁锁总皂苷 2 滴，30 min 后结膜充血红肿。

急性毒性：小鼠 sc 金铁锁醇提液的 LD_{50} 为 15.63 g/kg。小鼠 sc 金铁锁总皂苷的 LD_{50} 为 48.7 mg/kg。小鼠 ig 金铁锁去皮根、带皮根、根皮三者水煎液的 LD_{50} 分别为 4.638 g/kg、4.847 g/kg 和 6.403 g/kg，提示毒性由大到小依次为去皮根、带皮根、根皮。可导致不同程度的生长迟缓，并造成心、肺、肝和肾损伤，对胃和小肠具有刺激性，三者的毒性差异不大，病理损伤程度相近。

2. 毒理机制　金铁锁总皂苷具有强溶血作用，对兔血、犬血、羊血和豚鼠血的溶血指数为 1：33 200。金铁锁总皂苷对黏膜还具有强刺激性，可导致家兔眼结膜充血红肿。

（三）毒性作用的预防

1. 病证禁忌　儿童和孕妇忌服。体质虚弱者慎用。

2. 使用注意

用法用量：内服宜慎。0.1~0.3 g，多入丸、散服。本品可刺激喉舌，易致呕吐。总皂苷对黏膜具有强刺激性，创伤外用宜慎。

（四）中毒救治

中医救治：甘草、红糖煎水服。内服猪油。

丁公藤 《炮炙全书》

本品为旋花科植物丁公藤 *Erycibe obtusifolia* Benth. 或光叶丁公藤 *Erycibe schmidtii* Craib 的干燥藤茎。

辛，温；有小毒。归肝、脾、胃经。祛风除湿，消肿止痛。用于风湿痹痛，半身不遂，跌扑肿痛。

（一）毒性成分

丁公藤主要毒性成分为东莨菪内酯、东莨菪苷和包公藤甲素。

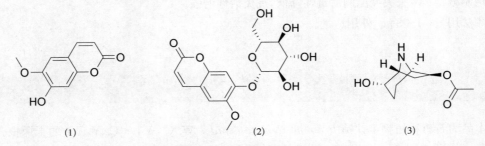

图 10-7　丁公藤部分毒性成分
(1) 东莨菪内酯（CAS NO.：92-61-5）；(2) 东莨菪苷（CAS NO.：531-44-2）；
(3) 包公藤甲素（CAS NO.：74239-84-2）

（二）毒性作用

急性毒性：小鼠 ip 丁公藤浓缩液的 LD_{50} 为 14.32 g/kg。小鼠 ig 丁公藤浓缩膏的 MTD 为 10.48 g/kg，此剂量相当于人一天口服量的 900 倍，说明该药毒性较小。犬 iv 丁公藤注射液 0.04～0.08 mL/kg，可导致血压下降，对呼吸、心率均无明显影响。小鼠 ip 丁公藤甲素苯甲酸盐的 LD_{50} 为 8.85 mg/kg，组织病理结果提示内脏器官淤血。兔 iv 大剂量的包公藤甲素可见心律失常，如窦性心动过缓、房颤、室性早搏、二联律、室颤乃至停搏，部分动物在 5 min 内死亡。

慢性毒性：家兔 im 丁公藤注射液 0.64 mL/kg，1 次/d，连续 4 周，肝肾功能与血象检查均未见异常，主要脏器及注射部位组织学检查未见有明显病理学改变。超剂量使用丁公藤可能引起中毒，血清 AST、ALT、BUN 水平升高，血细胞比容水平降低，但剂量与功能指标变化没有明显的相关性。

（三）毒代动力学

目前尚无丁公藤毒代动力学报道。其药代动力学为：采用不同方法研究丁公藤的药动学规律，结果不同。血药浓度法研究表明，总东莨菪内酯在小鼠体内呈一级动力学消除，具有二室开放式模型的特征。药物累积法研究表明，丁公藤注射液在小鼠体内呈一级动力学消除，具有一室开放式模型的特征，体内消除很慢，从 V_d 来看，丁公藤注射液与血浆蛋白结合率低，提示丁公藤酶饱和动力学在体内容易蓄积，虽然毒性不大，但长期使用蓄积中毒也不容忽视,尤其是对消除功能低下的患者,更须慎重。家兔 im 丁公藤注射液(东莨菪内酯含量 2 030 μg/mL)0.5 mL/kg,东莨菪内酯在体内呈现双峰现象,吸收较快,个体差异大,平均 t_{max1} 为 8.08 min,C_{max1} 为 145.5 ng/mL,t_{max2} 为 2.45 h,C_{max2} 为 48.7 ng/mL。

（四）毒性作用的预防

1. 病证禁忌　本品有强烈的发汗作用,虚弱者慎用。孕妇禁用。

2. 使用注意

用法用量:3～6 g,用于配制酒剂,内服或外搽。

（五）不良反应的救治

西医救治:给予低分子右旋糖酐 500 mL 静滴扩容,肾上腺素 1 mg 皮下注射,DA 60 mg、阿拉明 38 mg+5%葡萄糖氯化钠注射液 500 mL 静脉滴注。氯苯那敏 10 mg 肌注,吸氧,以及心电监测等。抗胆碱能药阿托品为高度特异性解毒剂。

地枫皮 《广西植物志》

本品为木兰科植物地枫皮 *Illicium difengpi* K.I.B. et K.I.M. 的干燥树皮。

微辛、涩,温;有小毒。归膀胱、肾经。祛风除湿、行气止痛。用于风湿痹痛、劳伤腰痛。

（一）毒性成分

从地枫皮同属植物中分离得到的 3 种倍半萜内酯(莽草毒素、2-氧代-6-脱羟基新莽草素、新大八角素)为有毒的化合物。地枫皮挥发油也具有一定毒性。

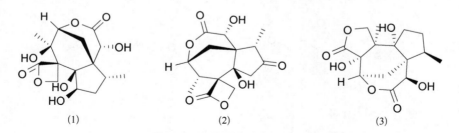

图 10-8　地枫皮部分毒性成分

(1) 莽草毒素(CAS NO.:5230-87-5);(2) 2-氧代-6-脱羟基新莽草素(CAS NO.:128129-58-8);(3) 新大八角素(CAS NO.:114687-98-8)

（二）毒性作用与机制

1. 毒性作用

急性毒性:小鼠 ig 地枫皮的 LD_{50} 为 75.71 g/kg。

2. 毒性机制　倍半萜内酯可引起动物惊厥并由于呼吸麻痹致死。挥发油成分如黄樟醚具有神经系统抑制作用及致癌作用。

（三）毒性作用的预防

1. 病证禁忌　孕妇慎服。

2. 使用注意

用法用量:6～9 g。

两面针 《神农本草经》

本品为芸香科植物两面针 *Zanthoxylum nitidum* (Roxb.) DC. 的干燥根。

苦、辛,平;有小毒。归肝、胃经。活血化瘀,行气止痛,祛风通络,解毒消肿。用于跌扑损伤,胃痛,牙痛,风湿痹痛,毒蛇咬伤;外治烧烫伤。

(一) 毒性成分

两面针的毒性成分主要是氯化两面针碱、氧化两面针碱、二氢两面针碱、6-甲氧基-5,6-二氢白屈菜红碱、α-别隐品碱、茵芋碱等。

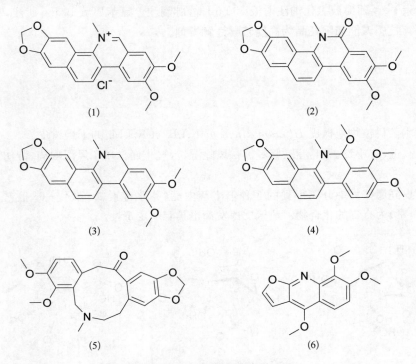

图 10-9　两面针部分毒性成分

(1) 氯化两面针碱(CAS NO.:13063-04-2);(2) 氧化两面针碱(CAS NO.:548-31-2);(3) 二氢两面针碱(CAS NO.:13063-06-4);(4) 6-甲氧基-5,6-二氢白屈菜红碱(CAS NO.:21080-31-9);(5) α-别隐品碱(CAS NO.:485-91-6);(6) 茵芋碱(CAS NO.:83-95-4)

(二) 毒性作用与机制

1. 毒性作用　汤剂过量服用出现眩晕、腹痛、呕吐等,亦有发生过敏反应的报道。

小鼠 ip 两面针根提取物 N-4(褐色油状液,以吐温-80 制成的乳液)的 LD_{50} 为 166 mg/kg。从上述提取物 N-4 中分离所得木脂类化合物——两面针结晶-8(分子量 354.35,分子式 $C_{20}H_{18}O_6$),小鼠 ip 的 LD_{50} 为 68.04 mg/kg。

2. 毒理机制　氯化两面针碱对人正常肝细胞和肾细胞的增殖有一定抑制作用,机制可能包括:有机阳离子转运蛋白(organic cation transporter,OCT)2 在肾脏对氯化两面针碱的摄取作用,以及外排转运蛋白 1(multidrug and toxin extrusion protein 1,MATE1)对氯化两面针碱的排出减弱。此外,实验证实通过 OCT1 和 OCT3 介导途径,还会导致氯化两面针碱聚集于心脏从而产生蓄积的心肌细胞毒作用。氯化两面针碱对斑马鱼胚胎有心脏毒性,低浓度时可提高 SOD 活力,降低 MDA 含量,对机体产生保护作用;高浓度时,可降低 SOD 活力,使 MDA 含量增加。

（三）毒代动力学

目前尚无两面针毒代动力学报道。其药代动力学为：氯化两面针碱在家兔、大鼠体内的药动学过程符合二室模型。兔耳缘静脉注射氯化两面针碱 4 mg/kg,$t_{1/2\alpha}$ 为 5.46 min,$t_{1/2\beta}$ 为 263.33 min,AUC 为 46.56 μg/mL·min。α-别隐品碱在大鼠体内的药动学过程符合二室模型,大鼠 ig α-别隐品碱 0.516 mg/kg,$t_{1/2}$ 为 11.5 min,C_{max} 为 24.9 ng/mL,AUC_{0-t} 为 209.5 ng/mL·h,$AUC_{0-\infty}$ 为 228.9 ng/mL·h。茵芋碱在大鼠体内的药动学过程也符合二室模型。

（四）毒性作用的预防

使用注意

用法用量：5～10 g。忌与酸味食物同服。

（五）中毒救治

西医救治：对症治疗。

第十一章
芳香化湿药

导学

本章介绍了芳香化湿药的功效和毒性作用概述，以及代表药味厚朴的基原、功效、毒性成分、毒性作用与机制、毒动学、毒性作用的预防、中毒救治等。

学习要求：

（1）掌握芳香化湿药的毒性作用与机制。

（2）熟悉芳香化湿药的基原和毒性成分。

（3）了解芳香化湿药的功效、毒动学、毒性作用的预防和中毒的救治。

凡具有化湿运脾作用的药物，称为化湿药，因其气味芳香，又称芳香化湿药。本类药物辛香温燥，入脾、胃、肺、膀胱经，具有舒畅气机、宣化湿浊、健脾醒胃等作用，用于湿阻中焦、湿温、暑湿等证。

厚朴 《神农本草经》

本品为木兰科植物厚朴 *Magnolia officinalis* Rehd. et Wils. 或凹叶厚朴 *Magnolia officinalis* Rehd. et Wils. var. *biloba* Rehd. et Wils. 的干燥干皮、根皮及枝皮。

苦、辛，温。归脾、胃、肺、大肠经。燥湿消痰，下气除满。用于湿滞伤中，脘痞吐泻，食积气滞，腹胀便秘，痰饮喘咳。

（一）毒性成分

厚朴毒性成分为木兰箭毒碱（magnocurarine，$C_{19}H_{24}NO_3$）、和厚朴酚（honokiol）、厚朴酚（magnolol）。

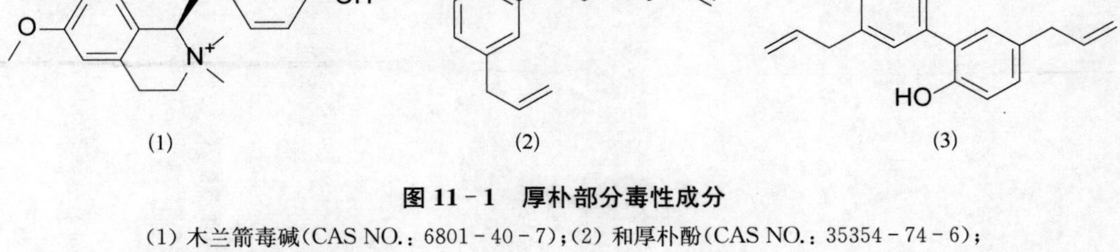

图 11-1 厚朴部分毒性成分

（1）木兰箭毒碱（CAS NO.：6801-40-7）；（2）和厚朴酚（CAS NO.：35354-74-6）；
（3）厚朴酚（CAS NO.：528-43-8）

（二）毒性作用与机制

1. 毒性作用　有降血压作用，降血压时反射性地引起呼吸兴奋，心率加快。大剂量使用能使运动神经末梢麻痹，引起全身骨骼肌松弛，因呼吸抑制而死亡。生厚朴对家兔眼刺激性较强，对豚鼠破损皮肤具有轻度刺激性。

急性毒性：小鼠一次 ig 厚朴煎剂 60 g/kg，观察 3 d 未见死亡。小鼠 ip 厚朴煎剂的 LD_{50} 为 6.12 g/kg。猫 iv 厚朴煎剂的 MLD 为 4.25 g/kg。小鼠 ip 木兰箭毒碱的 LD_{50} 为 45.55 mg/kg。小鼠 ip 厚朴干皮未发汗品和发汗品的 LD_{50} 分别为 24.21 g/kg 和 2.67 g/kg。

用和厚朴酚溶液浸泡的斑马鱼在 96 h 内不同程度出现死亡，其 96 h 的 LC_{50} 为 0.530 mg/L，72 h 的 LC_{50} 为 0.679 mg/L，48 h 的 LC_{50} 为 0.758 mg/L，24 h 的 LC_{50} 为 0.816 mg/L，而安全浓度为 0.264 mg/L，鳃和脑可能是和厚朴酚对鱼类的主要毒性靶器官。

慢性毒性：主要表现在影响食物利用率、血常规、肾功能等方面。

特殊毒性：主要表现在影响睾丸和卵巢发育方面。

2. 毒理机制

神经系统：厚朴酚能抑制谷氨酸（glutamic acid，Glu）活性，对 γ-氨基丁酸（γ-aminobutyric acid，GABA）无明显影响，提示其在脊髓中通过与递质相互作用产生非去极化性肌松作用。厚朴通过抑制脑干网状结构激活系统及下丘脑前部的觉醒中枢产生中枢抑制作用。

（三）毒代动力学

目前尚无厚朴毒代动力学报道。其药代动力学为：木兰箭毒碱在胃肠道内吸收缓慢，吸收后即由肾脏排泄，在血中浓度较低。和厚朴酚、厚朴酚都是疏水性联苯酚类结构的化合物，难溶于水，易溶于脂，在胃肠道吸收较差，但分布广泛，约 50％口服剂量的厚朴酚经胃肠道排出体外，40％以上的厚朴酚经代谢后排出体外。

（四）毒性作用的预防

1. 病证禁忌　本品应用不当易耗元气，有"破气"之说，气虚津伤血虚者与孕妇慎用。

2. 使用注意

用法用量：3～10 g。

（五）中毒救治

西医救治：主要采用对症治疗。急救措施：① 吸入。将患者移到新鲜空气处。② 皮肤接触。脱去污染的衣物，用肥皂水和清水彻底冲洗皮肤。如有不适感，立即就医。③ 眼睛接触。分开眼睑，用流动清水或生理盐水冲洗，立即就医。④ 食入。漱口，禁止催吐，立即就医。

第十二章
利 水 渗 湿 药

导学

本章介绍了利水渗湿药的功效和毒性作用概述,以及代表药味的基原、功效、毒性成分、毒性作用与机制、毒动学、毒性作用的预防、中毒救治等。

学习要求:

(1) 掌握利水渗湿药的毒性作用与机制,掌握关木通的基原鉴别。

(2) 熟悉利水渗湿药的基原和毒性成分。

(3) 了解利水渗湿药的功效、毒动学、毒性作用的预防和中毒救治。

凡以通利水道、渗泄水湿为主要功效,用于治疗水湿内停病证的药物,称为利水渗湿药。本类药物作用偏于下行,性味甘淡或苦寒,归肾、膀胱、肝、胆经。根据作用特点不同,分为利水消肿药、利尿通淋药和利湿退黄药三类,用于小便不利、水肿、淋症和黄疸、湿疮等水湿所致的病症。因利水渗湿药易耗伤津液,故津亏液少、肾虚遗精遗尿者应慎用或忌用;有些药物有较强的通利作用,孕妇禁用;对毒性较大的药物应严格掌握适应证和控制剂量。

泽泻 《神农本草经》

本品为泽泻科植物东方泽泻 *Alisma orientale*(Sam.)Juzep. 或泽泻 *Alisma plantago-aquatica* L. 的干燥块茎。

甘、淡,寒。归肾、膀胱经。利水渗湿,泄热,化浊降脂。用于小便不利,水肿胀满,泄泻尿少,痰饮眩晕,热淋涩痛,高脂血症。

(一)毒性成分

泽泻毒性研究报道主要集中在萜类成分,如泽泻醇 C、16,23 -环氧泽泻醇 B 和泽泻醇 O。

(二)毒性作用与机制

1. 毒性作用 泽泻生用主要毒性为皮肤触之可发痒、发红、起泡,食后可引起轻度食量减少、肠鸣;偶见口干、出汗等;严重者可出现肝损伤、恶心呕吐、腹痛腹泻、水电解质失衡及血尿,甚至引起酸中毒、呼吸麻痹。基于猪肾小管上皮细胞模型的研究结果表明,泽泻醇 C、16,23 -环氧泽泻醇 B 和泽泻醇 O 具有肾毒性。

急性毒性:小鼠 iv、ip 泽泻甲醇提取物的 LD_{50} 分别为 0.78 g/kg 和 1.27 g/kg,ig 4 g/kg 无死亡。小鼠 ip 泽泻煎剂的 LD_{50} 为 36.36 g/kg。

慢性毒性:小鼠 ig 泽泻乙醇提取物 100 g 生药/kg,3 d 后未见死亡。泽泻浸膏粉 1 g/kg 及 2 g/kg(相当于临床剂量 20 及 40 倍)混于饲料中喂饲大鼠 3 个月,体重无明显差异,ALT 及

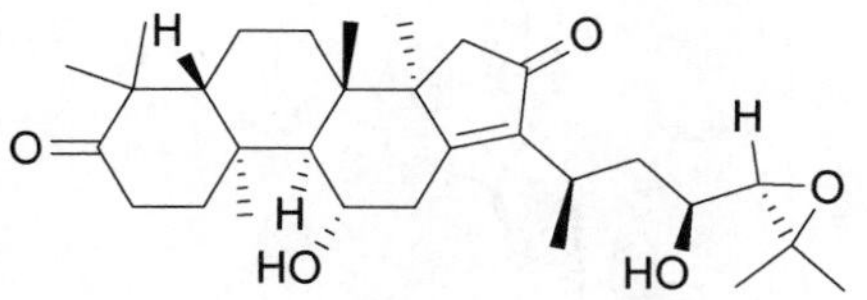

图 12 - 1　泽泻部分毒性成分

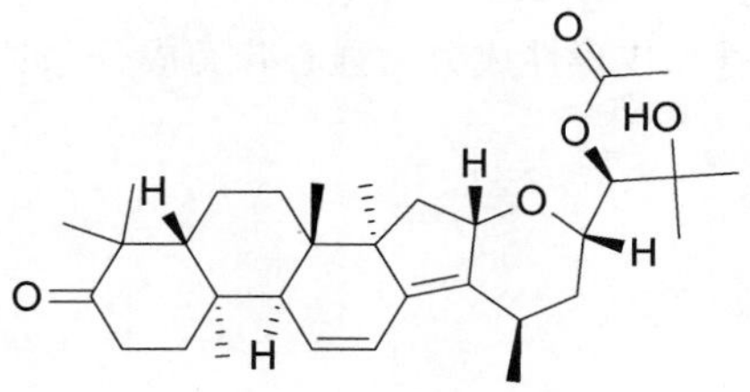

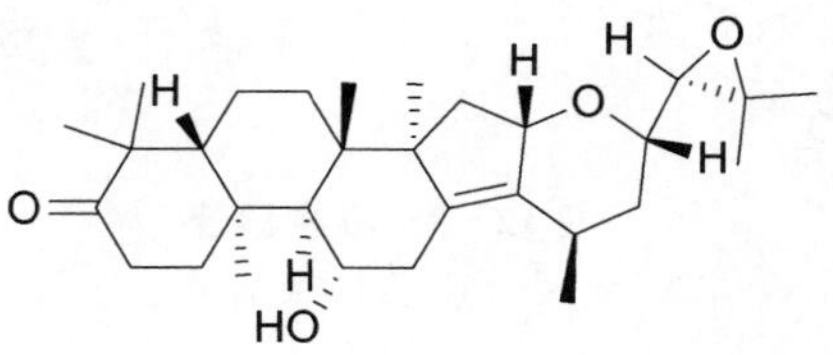

(1) 泽泻醇 C(CAS NO.：30489 - 27 - 1)；(2) 泽泻醇 O(CAS NO.：928148 - 51 - 0)；(3) 16,23 -环氧泽泻醇 B(CAS NO.：169326 - 06 - 1)

Hb 含量与正常接近；病理检查心、肝、肾，表明心脏无明显变化，肝脏有细胞肿胀及玻璃样变性，肾脏有近曲小管上皮细胞肿胀、空泡变性。

2. 毒理机制　泽泻萜类组分的肾毒性机制为诱导 HK - 2 细胞凋亡，同时肾损伤分子- 1(kidney injury molecule 1，KIM - 1)、clusterin、三叶肽因子 3(trefoil factor 3，TFF3)蛋白表达和 mRNA 水平均显著提高；此外，长期大剂量服用泽泻醇提物可能影响 KIM - 1、ceruloplasmin、clusterin、脂质运载蛋白 2(lipocalin 2，LCN2)、osteopontin 和基质金属蛋白酶抑制因子(tissue inhibitor of metalloproteinase 1，TIMP1)等蛋白的表达，导致雌性大鼠发生肾毒性反应。

（三）毒性作用的预防

1. 病证禁忌　肾虚精滑无湿热者禁服。

2. 使用注意

用法用量：6～10 g。

（四）中毒救治

西医救治：口服或用胃管注入大量温开水或淡盐水，洗胃后用生理盐水灌肠。对症治疗。

中医救治：有血尿时，煎服白茅根 100 g，日服 3 次。

香加皮《中药志》

本品为萝摩科植物杠柳 *Periploca sepium* Bge. 的干燥根皮。

辛、苦，温；有毒。归肝、肾、心经。利尿消肿，祛风湿，强筋骨。用于下肢浮肿，心悸气短，风寒湿痹，腰膝酸软。

（一）毒性成分

香加皮毒性成分为强心苷类成分，如杠柳毒苷。

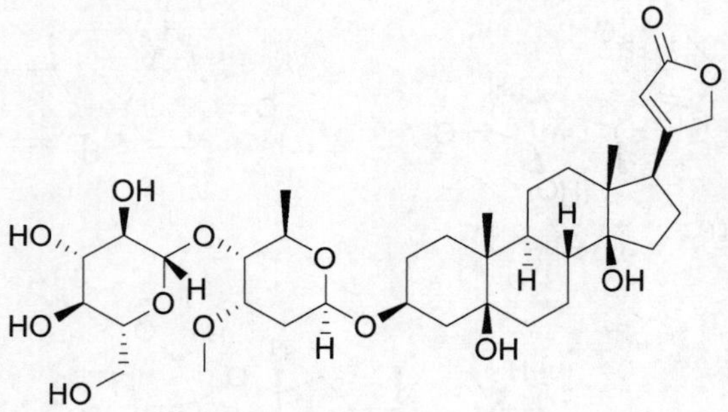

图 12-2 杠柳毒苷

(CAS NO.：13137-64-9)

（二）毒性作用与机制

1. 毒性作用　早期表现为恶心、呕吐和腹泻等胃肠道症状，减量或停药后多可消失。用量较大时，可见心动过缓，超大量时，先出现全身震颤，后麻痹，并出现室性早搏、室颤、房颤、房室传导阻滞等心脏毒性，严重时可致死。

急性毒性：小鼠 ig 香加皮水煎剂的 LD_{50} 为 86.76 g/kg。小鼠 sc 香加皮 40% 酊剂 0.2～0.8 mL，可出现呼吸深度抑制而死亡；蟾蜍淋巴囊注射 0.8～1.6 mL，20 min 后出现阵挛性惊厥，30 min 后死亡。兔、犬 iv 香加皮浸膏可使血压先升后降，继而呼吸麻痹，数分钟后即死亡；猫 ig 香加皮制剂 1 g/kg 即可致死。香加皮醇提取物剂量过大时可使离体蟾蜍心脏及在体蛙心停搏于收缩期。豚鼠 ip 香加皮可剂量依赖性地减慢心率，依次表现为心电图 T 波异常、P 波和 QRS 波群异常、QRS 波群的脱落。

多次给药香加皮水提组分和醇提组分对小鼠均有急性肝毒性，且醇提组分毒性较大，在给药后 1～3 d 即可表现出肝毒性，且随着时间的延长既有单一毒性效应的程度增加，也有非单一效应、非线性的毒性增加。香加皮水提组分在 0.78～15.0 g/kg 剂量范围内、醇提组分在 0.78～6.0 g/kg 剂量范围内，对小鼠的肝毒性损伤呈现明显的剂量依赖关系，包括 ALT、AST、ALP、TBI 和 ALB、肝体比值、病理变化等指标。

2. 毒理机制　杠柳毒苷的毒性作用与洋地黄类药物毒毛旋花子苷相似，每 1 mg 总苷相当于 0.587 mg 毒毛旋花子苷 G 结晶；2 mg 粗苷可 99% 抑制豚鼠心肌细胞 Na^+-K^+-ATP 酶活性。中毒时血压先升后降，心肌收缩力先增强后减弱，对心电图的影响呈现传导抑制和室性异位节律，最终导致室颤。另外，其心脏毒性的机制还包括引起鞘氨醇的变化可能导致心肌细胞中 1-磷酸鞘氨醇（sphingosine 1-phosphate，S1P）的改变，溶血卵磷脂的变化可能与心肌细胞膜整体结构的改变有关。

（三）毒代动力学

目前未见香加皮毒代动力学报道。其药代动力学为：口服含香加皮的八味健骨片，杠柳毒苷的 $t_{1/2}$ 为 13～14 h，36～72 h 内自尿中排泄率为 95% 以上。7.50 g 生药/kg 作为小鼠 iv 香加皮的 MTD，相当于杠柳毒苷 10.78 mg/kg，杠柳毒苷在 0～45 min 时间段为吸收相，符合零级动力学，拟合方程为 C=0.320 t，在 45 min 和 120 min 出现两个高峰，120～720 min 时间段符合二室模型，$t_{1/2\alpha}$为 1.694 min，$t_{1/2\beta}$为 344.049 min，杠柳毒苷及苷元在体内存在肝肠循环，且在心脏内有一定的蓄积。

大鼠尾静脉注射和 im 杠柳毒苷，t_{max}分别为 0.033 h 和0.112 h，C_{max}分别为 313.6 ng/mL 和 254.4 ng/mL，$t_{1/2}$分别为 0.507 h 和 0.351 h，AUC_{0-t}分别为 79.18 $\mu g/L \cdot h$ 和 145.4 $\mu g/L \cdot h$，$AUC_{0-\infty}$分别为 84.6 $\mu g/L \cdot h$ 和 147.8 $\mu g/L \cdot h$，MRT 分别为 0.444 h 和 0.519 h。

（四）毒性作用的预防

1. 病证禁忌 《四川中药志》(1960 年版)："血热，肝阳上亢者忌用。"

2. 使用注意

用法用量：3～6 g。特别是泡酒饮用时要严格控制剂量，泡酒含量不得超过 0.5%。

基原鉴别：本品有毒，应与南五加皮（五加科植物细柱五加 *Acanthopanax gracilistylus* W.W. Smith 的干燥根皮）、刺五加［五加科植物刺五加 *Acanthopanax senticosus*（Rupr. etMaxim.）Harms 的干燥根和根茎或茎］（均无毒）相区别，应掌握香加皮与南五加皮区别要点，如香加皮栓皮松软呈鳞片状，南五加皮的栓皮不呈鳞片状；南五加皮有扭曲的纵皱纹横长皮孔而香加皮没有；其次香加皮饮片中有较多呈不规则的块片状，香气强烈特异，而南五加皮几乎没有块片状，香气微弱。

3. 毒性中药管理 加强药材流通环节的管理，采用正名香加皮、五加皮，不用易产生混淆的南五加、北五加等别名。毒性成分的含量测定和限量规定：虽然杠柳毒苷的含量低，但其作用强烈，特别是与其他强心苷类药物联合使用时，会加重两者的不良反应，应按国家对毒性中药及其制剂的质量控制原则，建立对毒性成分的含量测定方法，并作相应的限量规定。

（五）中毒救治

西医救治：催吐之后用 0.2%～0.5% 鞣酸液洗胃，导泻，洗肠。对症治疗和支持疗法。参见［洋地黄］项。

中医救治：甘草 15 g，绿豆 30 g，水煎，分 2 次服。心律失常时，干姜 6 g，附子 12 g，甘草6 g，葱白二节，加水 600 mL，煎至 300 mL，分 2 次服，间隔 2～4 h。

泽漆 《神农本草经》

本品为大戟科植物泽漆 *Euphorbia helioscopia* L. 的干燥全草。

辛、凉，苦；有毒。归大肠、小肠、肺经。利水消肿、化痰散结、杀虫解毒。用于水气肿满，痰饮喘咳，瘰疬癣疮。

（一）毒性作用与机制

1. 毒性作用 主要表现在皮肤和消化系统。皮肤接触鲜品中的乳液汁后有剧痛，甚至红肿、溃烂；过量服用可引起口腔、食道、胃黏膜发炎或糜烂，以及剧烈腹痛、峻泻、恶心呕吐，严重时可致上消化道出血，并出现头晕、头痛、面色苍白、四肢乏力、烦躁不安和血压下降、脱水呈休克状态，甚至导致酸中毒。若乳液汁落入眼内，严重时可导致失明。

急性毒性：本品中毒潜伏期 1～3 h。小鼠 ig 泽漆乳胶和叶的甲醇提取物的$LD_{50}>$ 2 000 mg/kg，ig 水煎液 125 g/kg 未见致死。泽漆乳胶和叶的甲醇提取物可使胆固醇、甘油三酯、低密度脂蛋白（low-density lipoprotein, LDL）和极低密度脂蛋白（very low-density lipoprotein，VLDL)水平降低。肉眼及显微镜下检查,肝脏、心脏和肾脏等重要器官未发现异常。兔 po 10%～20%泽漆膏水制剂有刺激性。新鲜泽漆乳白色液汁,含有刺激性较强的树脂,接触后可导致红肿、疼痛,甚至溃烂,食后可引起口腔黏膜糜烂,眼部接触可引起失明,若煮沸后则毒性大减。泽漆乙酸乙酯萃取物属于 GHS3 类,小鼠 ig 的 LD_{50} 为 314.80 mg/kg,10%动物死亡剂量(LD_{10})估计为 220.53 mg/kg,表现出明显的偏瘫、体重和食量下降、伏地不动、步态不稳、四肢抽搐、嗝逆(或咳嗽)等中毒症状,对心脏、肝脏、脾脏、肺脏、肾脏均造成了不同程度的损伤,表现为胃部胀大且胃壁布满血丝,胃肠内容物为暗红色黏稠液体,有明显的腐臭味;肝脏有明显的黑斑;肺脏多处出现暗红色斑点;肾脏表皮容易被剥落;心脏局部变黑或出现血管突出。泽漆叶甲醇提取物具有诱变和遗传毒性,其潜在阈浓度为 10 μg/mL。

2. 毒理机制　主要致毒物质为泽漆毒素和皂苷。其中,泽漆中酸性和中性皂苷成分具有强溶血作用。另有树脂类成分具有强烈刺激性,接触皮肤能引起接触性皮炎,大量内服能引起消化道黏膜肿胀及充血,严重时呼吸麻痹、昏迷。

（二）毒性作用的预防

1. 病症禁忌　气血虚者忌服。有胃肠道溃疡性疾病者禁用。

2. 使用注意

用法用量:内服不宜超过 6～9 g。

基原鉴别:因毒性不同,应注意与来源同属植物的大戟类药材相区别。

（三）中毒救治

西医救治:中毒早期用温开水洗胃,然后导泻、护胃、补液、抗过敏和抗休克处理。其他对症支持疗法。

中医救治:大青叶 30 g,黑豆 30 g,甘草 15 g,煎服 3～4 剂。

关木通 《中国药典》(1963 年版)(附:广防己、青木香、天仙藤、马兜铃)

本品为马兜铃科植物东北马兜铃 *Aristolochia manshuriensis* Kom. 的干燥藤茎。

苦,寒。归心、小肠、膀胱经。清心泻火、利尿通淋、通经下乳。用于口舌生疮、小便涩痛、腹胀水肿、闭经不调、乳汁不通、关节痹痛等证。

（一）毒性成分

毒性成分主要为马兜铃酸及内源性马兜铃内酰胺。

（二）毒性作用与机制

1. 毒性作用　关木通引起的肾脏损害或称 AAN,与药物剂量大小、个体差异、服药持续时间等因素有关。长期、大量服用关木通,如超过药典法定规定剂量的 2～10 倍或以上剂量,可引起慢性或急性肾功能衰竭。临床表现多样,潜伏期 3～6 h。早期上腹不适、恶心呕吐、胸闷腹痛、腹泻;继而尿频、尿急、面部浮肿,渐至全身浮肿、尿少或无尿、血压升高,双肾区有叩击痛,甚至神昏、嗜睡。生化检查出现再障贫血、BUN 升高、CO_2 结合力降低、高血钾,尿中出现蛋白质、RBC 等,最终因肾衰、尿毒症而死亡。临床表现主要有三类:① 急性肾小管坏死。② 快速进展性或慢性的不可逆肾功能损害,最终发展为终末期肾衰竭。③ 肾小管酸中毒,有的伴有范可尼综合征,主要症状为恶心、呕吐、贫血和高血压。

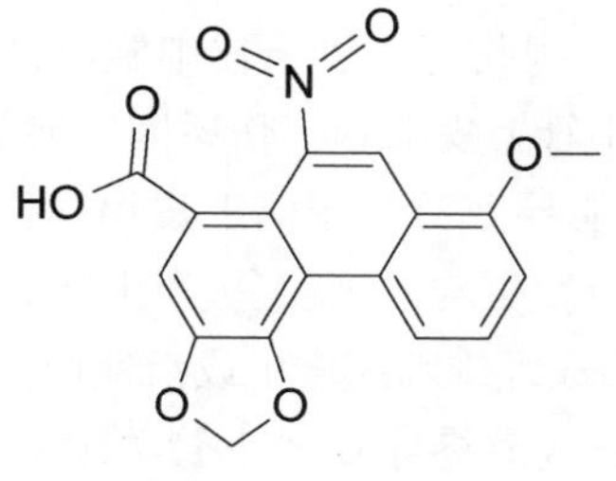

图 12-3 关木通部分毒性成分

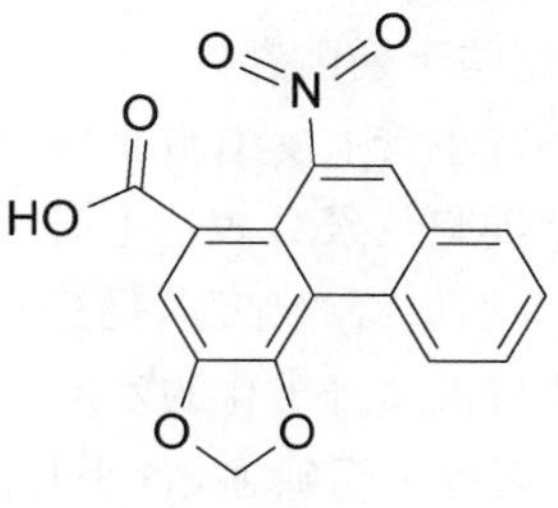

(1) 马兜铃酸 A（马兜铃酸Ⅰ,CAS NO.：313-67-7）；(2) 马兜铃酸 B（马兜铃酸Ⅱ,
CAS NO.：475-80-79）

急性毒性：小鼠 2 次 ig 关木通水煎剂的 LD_{50} 为 38.31 g/kg,而 ip 的 LD_{50} 为 19.42 g/kg。
雌性小鼠 ig 马兜铃酸Ⅰ的 LD_{50} 为 19.95 mg/kg。雄性大鼠、雌性大鼠、雄性小鼠和雌性小鼠 ig
马兜铃酸的 LD_{50} 分别为 203.4 mg/kg、183.9 mg/kg、55.9 mg/kg 和 106.1 mg/kg,iv 的 LD_{50} 分
别为 82.5 mg/kg、74.0 mg/kg、38.4 mg/kg 和 70.1 mg/kg。

大鼠 ig 关木通水煎剂 40 g/kg,2 次/d,可使肾上腺重量及脏器系数增加,血清皮质醇增高,
肾上腺皮质明显增厚,束状带细胞胞浆充满类脂质空泡;电镜观察束状带细胞胞浆中含丰富的
线粒体、光面内质网及大小不等的脂滴,线粒体嵴呈空泡状。马兜铃酸Ⅰ对照品、药材（关木
通、马兜铃、青木香和天仙藤）和传统方剂（龙胆泻肝丸和导赤丸）的提取物均可使大鼠出现急
性毒性反应,引起血浆与尿样中柠檬酸、甘氨酸、丝氨酸（serine, Ser）、乌头酸、棕榈酸、己二酸
和对羟基苯乙酸等多种代谢产物发生显著改变,其变化水平与给药剂量和天数显著相关,各组
间代谢谱差异可清晰区分机体不同染毒状态。

大鼠 ig 大剂量关木通煎剂每日 60 g/kg,相当于成人剂量的 6 g/kg,5 d 后出现肾小管损
伤,导致急性肾衰竭。按成人每天 10 g 关木通用药量进行的动物试验发现其对肾小管及肾间
质有损伤作用,随着剂量的增大其对肾小管、肾间质损伤逐渐加重。雌性 Wistar 大鼠分别 ig
马兜铃酸 10 mg/kg、50 mg/kg 或 100 mg/kg,3 d 内即可出现肾脏损害,且呈剂量依赖性,表现
为 Scr 和 BUN 上升伴尿糖、尿蛋白、尿 NAG、尿 γ-GT、尿苹果酸脱氢酶增加,组织学检查可见
肾小管上皮组织坏死。

慢性毒性：大鼠每日 ig 马兜铃酸 10 mg/kg、15 mg/kg、20 mg/kg,3 个月后发现大鼠肾小
管上皮细胞凋亡及近端小管萎缩。其毒性与动物种属、给药剂量及时间有关。大鼠 ig 关木通
水煎剂,每日 1 g/kg,相当于人用量 0.1 g/kg,2 个月后未发现对大鼠的肾功能、肾脏形态及细胞
外基质成分有明显的不利影响。

特殊毒性：台湾地区的 98 份肝癌样本中有 78% 的样本具有与马兜铃酸相关的突变特征,
中国内地（47%,89 样本）也相近似。在国外,东南亚（56%,9 样本）也有相似特征,而在北美和
欧洲肝癌样本中并不常见（分别为 5%,209 样本和 1.7%,230 样本）,提示与肝癌发生相关的基
因突变可能与含马兜铃酸的中草药直接相关。同时,马兜铃酸可增加大鼠肾脏、胃、膀胱和皮
下肿瘤形成的风险。

2. 毒理机制 马兜铃酸主要引起肾小管及肾间质损害,引起肾上腺皮质增生和肾损害,肾

上腺损害早于肾损害,导致广泛的肾间质纤维化,进而导致慢性肾衰竭,甚至泌尿系统恶性肿瘤。其发病机制与下列因素有关:① 马兜铃酸能直接损伤肾小管上皮细胞,特别是近端小管上皮细胞,造成肾小管上皮细胞的凋亡和坏死;近端小管上皮细胞损伤诱因可能是线粒体功能损伤,其中包括细胞色素 C 表达上升;马兜铃酸甚至能导致肾脏尿路上皮癌。② 诱导肾小管上皮细胞转化为肌成纤维细胞,促进肾间质纤维化的发生与发展。③ 产生马兜铃酸的 DNA 加成物,能促进肾间质纤维化的发生。④ 刺激肾间质成纤维细胞增生或活性增高,导致肾间质纤维化。⑤ 引起肾组织缺血,肾小管间质对缺血敏感,最终导致肾小管萎缩和间质纤维化。⑥ 马兜铃酸在大鼠体内的主要代谢产物为马兜铃内酰胺,其作用位点既存在于肾小管上皮细胞,也存在于肾间质成纤维细胞。

（三）毒代动力学

目前尚无关木通毒代动力学报道。其药代动力学为:大鼠 ig 马兜铃酸按 50 mg/kg 配成的 2% 淀粉混悬液,给药后 5 min 至 8 h,不同时间取血,未能测出药物,说明该成分口服生物利用度很低;另给大鼠尾静脉注射马兜铃酸 10 mg/kg,15 min 后药物在各组织分布以肾、脾较高,心、脑、肝次之,肺、肌肉最低,说明药物能通过血脑屏障进入脑内,且浓度也较高。正常大鼠 iv 马兜铃酸 I 后,其主要药动学参数为:① 低剂量(0.25 mg/kg),$V_c = 0.013$ L,$CL_s = 0.206$ L/h,$t_{1/2\alpha} = 2.5$ min,$t_{1/2\beta} = 10.9$ min,AUC 为 54.0 mg/L·min。② 高剂量(2.5 mg/kg),$V_c = 0.014$ L,$CL_s = 0.088$ L/h,$t_{1/2\alpha} = 3.9$ min,$t_{1/2\beta} = 24.3$ min,AUC 为 420.1 mg/L·min。马兜铃酸 I 在大鼠体内呈二室开放模型,进入体内分布迅速,同时自血浆中代谢消除也较快,$t_{1/2\beta}$ 随着剂量的增加明显延长,AUC 与剂量不成比例,具有非线性动力学性质。小鼠 ig 按 4.0 mg/kg 马兜铃酸 I 剂量折算的关木通提取液,马兜铃酸 I 药动学房室模型呈一室模型,主要药动学参数 $t_{1/2\alpha}$、$t_{1/2\beta}$、t_{max}、AUC、C_{max} 分别为 3.94 min、16.29 min、10.65 min、188.88 mg/L·min 和 2.84 mg/L。大鼠 ig 马兜铃酸混悬液 5 mg/kg,不同时间血清样品中含有马兜铃酸 I、马兜铃酸 II 和马兜铃内酰胺 I,其中马兜铃酸 I 含量最高,于服药后 1 h 达到峰值,且血药浓度随服药后时间延长而呈递减趋势,服药后 6 h 时其含量仅约为 1 h 时的 1/4,代谢速度快;马兜铃酸 II 含量最低,且血药浓度波动大、不稳定,吸收较差;马兜铃内酰胺 I 在一定时间内血药浓度相对稳定。另外用两次给药的小鼠急性死亡率法测定了关木通水煎剂总成分的表观毒代动力参数,显示关木通水煎剂呈一级动力学消除,一室模型,$t_{1/2}$ 为 31.87 h,表明有蓄积性毒性。

（四）毒性作用的预防

1. 病证禁忌 本品"多用则泄人元气",故津亏、气弱、精滑、溲频、内无湿热者慎用。心肾功能不全者及孕妇忌服。肝肾功能不全者禁用。

2. 使用注意

配伍减毒:有研究表明关木通与黄连配伍后肾毒性降低。

基原鉴别:与本品易造成误用和混用的中药材主要是防己和木通,同名异物的混乱现象很严重,应注意加强鉴别与区分,并尽可能从药源上加以分类管理,慎用或禁用含马兜铃酸的中药材。《中国药典》2005 年版已取消本品的使用。

3. 毒性中药管理 马兜铃酸类中药材如关木通、广防己、青木香、马兜铃、天仙藤、寻骨风等,已被中国列入毒性中药管理范畴,并取消了关木通的药用标准,禁止销售含关木通的中药制剂。

（五）中毒救治

西医救治：洗胃，灌肠，服用活性炭粉末，并对症治疗。出现肾功能损害、尿毒症时，应限制液体输入量，防止脑和肾水肿；有高血钾时，应用葡萄糖或5％碳酸氢钠静脉点滴。口服碳酸氢钠5～10 g碱化尿液，减少Hb的沉淀，纠正酸中毒。若肾衰症状严重，用药后仍不能纠正时，可用血液透析或腹膜透析疗法。对于急、慢性AAN患者，早期口服强的松等糖皮质激素有治疗和预防效果，可延缓肾间质纤维化的进展。另外，还应注意改善贫血和控制血压等对症治疗。

中医救治：绿豆30 g，黄连9 g，白茅根30 g，甘草6 g，煎汤300 mL，日分2次服。对抗纤维化治疗多采用丹参、当归、川芎、赤芍等活血化瘀中药，同时配合太子参、黄芪、白术、茯苓等益气健脾中药治疗。免疫调节治疗可采用冬虫夏草改善机体免疫力，促进肾小管间质病变的修复。

附：广防己、青木香、天仙藤、马兜铃

马兜铃科马兜铃属（Aristolochia）植物在世界上分布约200种，中国约30种，广布于南北各地，西南和南部较盛。其中不少为药用植物，除关木通外，尚有广防己（A. fangchi Y. C. Wu ex L. D. Chow et S. M. Hwang 的干燥根）、青木香（A. debilis Sieb. et Zucc. 的干燥根）、马兜铃（A. contorta Bge. 或 A. debilis Sieb. et Zucc. 的干燥成熟果实）和天仙藤（A. debilis Sieb. et Zucc. 或 A. contorta Bge. 的干燥地上部分）等常用中药，均含有马兜铃酸类成分。

广防己苦、辛，寒。归膀胱、肺经。功效与正品粉防己相似，祛风止痛、利水消肿。用于湿热身痛，风湿痹痛，下肢水肿，小便不利，脚气肿痛等证。

青木香辛、苦，寒。归肺、胃、肝经。行气止痛、解毒、辟浊、消肿。用于胸胁胀痛、脘腹疼痛、泄痢腹痛、疔疮肿毒、皮肤湿疮、毒蛇咬伤等证。

天仙藤苦，温。归肝、脾、肾经。理气、化湿、活血止痛。用于风湿痹痛、胃脘痛、疝气痛、产后腹痛、妊娠水肿、癥瘕积聚等证。

马兜铃苦，微寒。归肺、大肠经。清肺降气、止咳平喘、清肠消痔。用于肺热喘咳，痰中带血，肠热痔血，痔疮肿痛等证。

以上品种毒性成分与关木通相似，均为马兜铃酸，发生中毒时可参见关木通的中毒抢救措施。

虎杖《本草述》

本品为蓼科植物虎杖 Polygonum cuspidatum Sieb. et Zucc. 的干燥根茎和根。

微苦，微寒。归肝、胆、肺经。利湿退黄，清热解毒，散瘀止痛、止咳化痰。用于湿热黄疸，淋浊，带下，风湿痹痛，痈肿疮毒，水火烫伤，经闭，癥瘕，跌打损伤，肺热咳嗽。

（一）毒性成分

虎杖主要活性成分及毒性成分为白藜芦醇苷、虎杖苷和蒽醌类成分（参见［何首乌］项）。

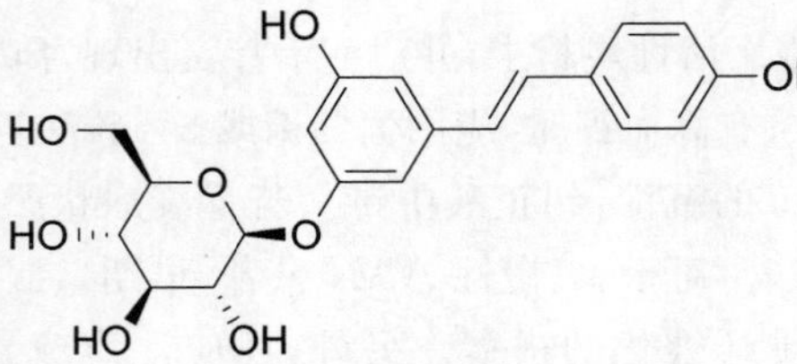

图 12 - 4　白藜芦醇苷

（CAS NO.：27208 - 80 - 6）

（二）毒性作用与机制

1. 毒性作用　小鼠 ig 虎杖所含蒽醌衍生物 9 g/kg，1 次/d，连服 1 周，无死亡发生。小鼠 ip 虎杖苷和白藜芦醇苷的 LD_{50} 分别为 1 363.9 mg/kg 和 1 000.0 mg/kg。小鼠分别 ip 白藜芦醇苷 50 mg/kg、150 mg/kg、170 mg/kg，1 次/d，连续 42 d，可造成不同程度的肝细胞坏死、腹膜炎症和骨髓脂肪增生，大剂量组还引起 WBC 减少。虎杖苷也可造成骨髓脂肪增生病变和肝细胞坏死。虎杖具有一定肾毒性，表现为小鼠肾组织对氨基马尿酸（para-aminohippuric acid，PAH）蓄积量增加，小鼠肾切片 PAH 摄取量减少。虎杖水煎液具有一定的神经毒性，表现为使共培养神经细胞存活率降低、细胞 LDH 释放量增加、胞内 Ca^{2+} 浓度升高、线粒体膜电位水平下降。

2. 毒理机制　虎杖所含的大黄素具有肝毒性、肾毒性、遗传毒性、生殖毒性和光毒性，与代谢和排泄过程、氧化应激损伤和相关受体介导的信号通路有关。可通过抑制 Oat1、Oat2、Oat3 而导致肾损伤。虎杖水煎液可通过下调一种突触可塑性相关蛋白，即细胞骨架活性调节蛋白（activity regulated cytoskeleton associated protein，Arc）的表达和减少 Ach 含量，升高神经递质 NO 和谷氨酸的含量产生神经毒性。

（三）毒代动力学

虎杖中白藜芦醇苷在猪体内的药代动力学研究结果显示，iv 虎杖注射液后，C - T 曲线呈二室模型，$t_{1/2}$ 较短，连续给药不易引起药物蓄积。

（四）毒性作用的预防

1. 病症禁忌　《药性本草》："有孕人勿服。"

2. 使用注意

配伍减毒：长期大量服用虎杖时，可配合服用维生素 B_1。

用法用量：9～15 g。外用适量，制成煎液或油膏涂敷。

（五）中毒救治

西医救治：虎杖及其制剂中毒主要表现为消化系统症状，出现口干、恶心、呕吐等症状，可对症处理。由于虎杖所含鞣质可与维生素 B_1 永久结合，故可用维生素 B_1 解毒。

- 164 -

第十三章

温 里 药

导学

　　本章介绍了温里药的功效和毒性作用概述,以及代表药味的基原、功效、毒性成分、毒性作用与机制、毒动学、毒性作用的预防、中毒救治等。

　　学习要求:

　　(1)掌握温里药的毒性作用与机制,掌握附子、川乌和同属植物的鉴别与炮制。

　　(2)熟悉温里药的基原和毒性成分。

　　(3)了解温里药的功效、毒动学、毒性作用的预防和中毒救治。

　　凡以温里祛寒为主要功效,用以治疗里寒证的药物,称为温里药,又称祛寒药。本类药物味辛而性温热,善走腔腑而能温里祛寒,益火助阳,有的能回阳救逆,主要用于里寒证,包括寒邪内盛所致中焦虚寒证,阳气衰弱、阴寒内盛或心肾阳虚所致亡阳证,肺寒痰饮证,以及寒滞肝脉证等,多见于心血管系统、消化系统疾病,或某些神经、肌肉、关节的炎症。

　　温里药多辛热燥烈,易耗气动火,天气炎热或素体火旺者应慎用。乌头类中药毒性大,使用不当会出现不良反应,甚至中毒。对毒性较大者应控制剂量;热伏于里、热深厥深、真热假寒证者禁用,实热证、阴虚火旺、津血亏虚者忌用,孕妇慎用或禁用。

附子及川乌 《神农本草经》

　　附子及川乌来源于毛茛科多年生草本植物乌头 *Aconitum carmichaeli* Debx.,其干燥母根为川乌,子根为附子。

　　附子辛、甘,大热;有毒。归心、肾、脾经。回阳救逆,补火助阳,散寒止痛。用于亡阳虚脱,肢冷脉微,心阳不足,胸痹心痛,虚寒吐泻,脘腹冷痛,肾阳虚衰,阳痿宫冷,阴寒水肿,阳虚外感,寒湿痹痛。

　　川乌辛、苦,热;有大毒。归心、肝、肾、脾经。祛风除湿,温经止痛。用于风寒湿痹,关节疼痛,心腹冷痛,寒疝作痛及麻醉止痛。

(一)毒性成分

　　乌头植物全株有大毒,以根毒性最强,种子次之,叶又次之。川乌及附子含多种生物碱,附子总生物碱主要含有 C_{19} 型二萜生物碱类(主要为乌头碱、中乌头碱、次乌头碱)、C_{20} 型二萜生物碱类、酰胺类、季铵盐类、阿朴啡类等。C_{19} 型二萜生物碱数量最多,也一直被认为是附子的有效成分和毒性成分。

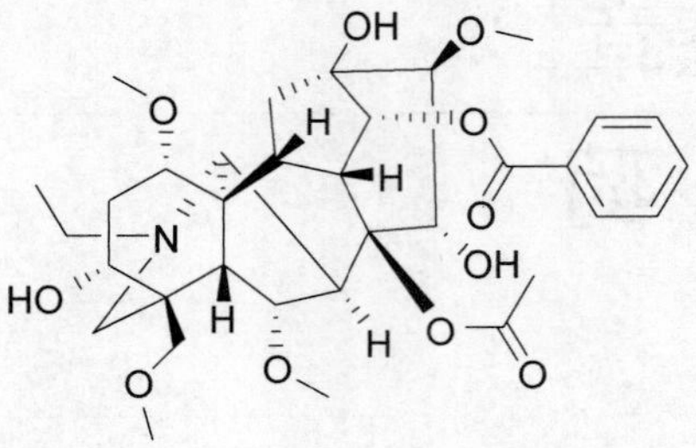

图 13 - 1　附子及川乌部分毒性成分
(1) 乌头碱(CAS NO.：302 - 27 - 2)；(2) 中乌头碱(CAS NO.：2752 - 64 - 9)；
(3) 次乌头碱(CAS NO.：6900 - 87 - 4)

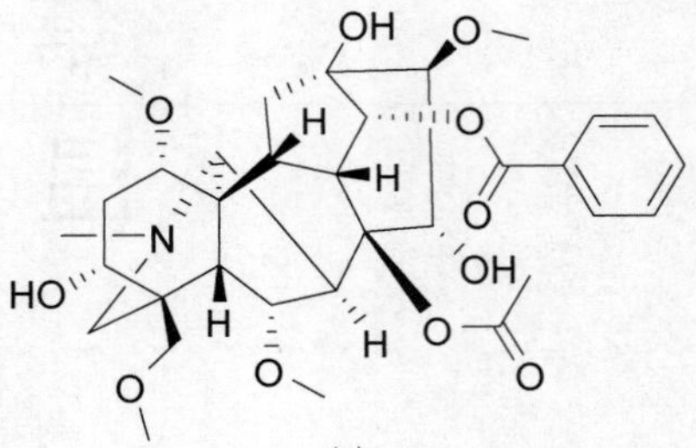

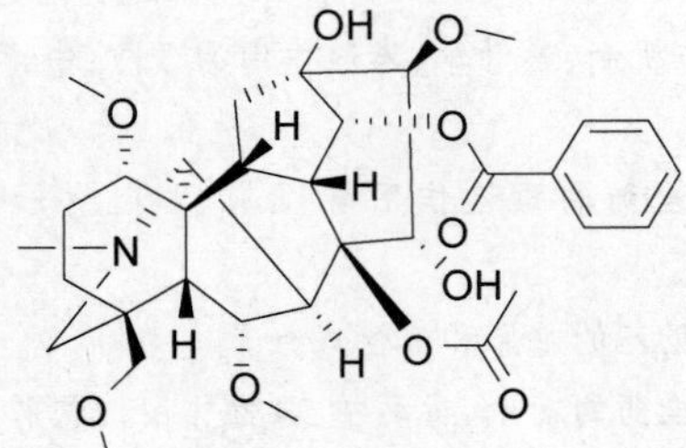

（二）毒性作用与机制

1. **毒性作用**　乌头类药材中毒一般在服药后 10 min 至 3 h 内出现症状,亦有在服药后立即发生或迟至 3 d 后发生的。附子作为川乌的子根加工品,其毒性小于川乌。乌头类药材经过炮制后其毒性显著降低,按《中国药典》方法炮制后毒性减小,无法测出 LD_{50}。根据 iv 的 LD_{50} 数据,苯甲酰乌头胺(次乌头碱、苯甲酰中乌头碱、苯甲酰次乌头碱)的毒性约为乌头碱的 1/200,但中毒症状类似乌头碱,可引起心律失常,而其水解物乌头胺(乌头原碱)及其衍生物,毒性仅为乌头碱的 1/1 000～1/4 000,不会引起心律失常。制川乌 3～90 g 或制附子 15～120 g 或乌头碱 0.2 mg 可致人中毒,乌头碱 2～4 mg 可致死;乌头碱的中毒和致死量非常接近,但制川乌和制附子中毒剂量的个体差异很大。

神经系统:先兴奋,后麻痹,由于对颜面神经及四肢更为敏感,故首先感到唇舌辛辣、灼热,继而发痒麻木,从指尖渐渐蔓延至四肢及全身,痛觉减弱或消失,头晕目眩,烦躁,呼吸急促,昏迷,呼吸麻痹合并脑水肿而死亡。中毒性休克:抑制血管运动中枢,引发严重心律失常,血压下降,心输出量下降,加上频繁呕吐使血容量减少,导致休克。孕妇流产。

消化系统:流涎、吞咽困难、恶心、频繁呕吐、胃部灼热、腹痛、腹泻、肠鸣音亢进,严重者可导致呕吐咖啡色样液及解鲜血样粪便,里急后重,酷似痢疾等表现。

心血管系统:心悸,脉搏缓弱,心律失常,血压下降,呼吸困难,面色苍白,甚至死亡。心电图可见窦性心动过缓,频发性室上性和室性早搏、室性心动过速、低电压 ST 段改变,T 波变平(由于心室肌弥漫性传导障碍,心肌复极不一致形成激动折返,发生扭转型室性心动过速)。严重心律失常导致心功能不全,甚至发生阿斯综合征。

其他系统:少数病例出现视物不清,甚至双目失明,亦有发生耳鸣、尿闭等症状。此外,个别病例发生过敏反应,出现全身燥热、瘙痒、颜面潮红、皮肤丘疹等。

急性毒性：ICR 小鼠 ig 附子的 LD_{50} 为 7.15～22.862 g/kg。小鼠摄入乌头类粗提取物的 LD_{50}：生川乌煎剂 ig 为 18 g/kg，制川乌 ip 为 25.14 g/kg；生附子煎剂 ip 为 5.49 g/kg，iv 为 0.49 g/kg；熟附子煎剂 ip 为 26.3 g/kg，ig 为 17.42 g/kg，iv 为 3.52 g/kg；经过 120℃ 40 min 处理的附子毒性仅为生附子的 1/5～1/350；含乌头碱类生物碱的乙醇浸膏 iv 为 93 mg/kg，而用化学方法除去乌头碱类生物碱的水溶性部分的 iv 为 1 074 mg/kg，且不引起心律失常。比较小鼠 sc 不同炮制品的 LD_{50}，毒性大小的顺序为：生附子＞白附片＞黑顺片。

小鼠摄入乌头生物碱类的 LD_{50}：乌头碱 ig、sc、ip、iv 分别为 1.8 mg/kg、0.27～0.38 mg/kg、0.30～0.38 mg/kg、0.12～0.27 mg/kg，中乌头碱 ig、sc、ip、iv 分别为 1.9 mg/kg、0.20～0.26 mg/kg、0.21～0.30 mg/kg、0.10～0.13 mg/kg，次乌头碱 ig、sc、ip、iv 分别为 5.8 mg/kg、1.19 mg/kg、1.10 mg/kg、0.47 mg/kg；乌头碱经酸、碱水解和化学改构后为苯甲酰乌头原碱、乌头原碱、3-乙酰乌头碱和 5-乙酰乌头原碱，其 iv 分别为 10.1 mg/kg、116.5 mg/kg、0.47 mg/kg、670 mg/kg，毒性大大下降。

慢性毒性：心脏和神经系统是附子及其炮制品毒性效应的主要靶器官。此外，附子还具有肝、肾毒性，长期服用可能引起代谢紊乱和内分泌功能失调。

特殊毒性：大剂量附子具有一定的生殖发育毒性。目前尚无证据表明其具有遗传毒性及致突变性。

2. 毒理机制　乌头、附子在炮制过程中酯键水解，先失去乙酰基生成单酯二萜类生物碱，再进一步水解为二萜类醇胺，这类物质包括乌头原碱（aconine）、中乌头原碱（mesaconine）与次乌头原碱（hypaconine），分别是乌头碱、中乌头碱和次乌头碱相应生物碱的水解产物，如乌头碱水解为苯甲酰乌头胺，再继续水解失去苯甲酰基生成乌头原碱。

神经系统：乌头碱使中枢神经与外周神经系统先兴奋而后抑制，并麻痹血管运动中枢和呼吸中枢，以致心源性休克、呼吸衰竭等。温、痛、触、压觉消失等的机制可能是乌头直接或间接作用于无髓鞘的神经纤维，从而阻止了冲动的发生和传导，原因可能是乌头碱与 Ca^{2+} 争夺膜上磷脂的结合，使 Na^+ 转运通道发生改变，阻止了产生动作电位所必需的 Na^+ 内流，从而阻断了神经冲动的传导，同时影响与疼痛有关的中枢内源性神经递质 5-HT、儿茶酚胺、Ach、内啡肽等致痛物质与相应受体的结合。乌头碱对神经-肌肉标本作用时，神经及肌肉动作电位上升相都减慢，表明有 Na^+ 通道活化过程异常。其次是兴奋-麻痹胆碱能神经和呼吸中枢出现一系列胆碱能神经 M 样作用症状和 N 样作用症状，最后由于呼吸麻痹和中枢抑制而死亡。

心血管系统：乌头碱强烈兴奋迷走神经，使节后纤维释放大量的 Ach，引起窦房结自律性和传导性降低，延长其绝对和相对不应期，使心肌（心房和心室）内异位节律点兴奋性增强，产生了各种心律失常；并直接作用于心肌，提高心肌兴奋性，心室内异位节律点兴奋性增强，使心肌各部分兴奋、传导和不应期不一致，复极不同步而易形成折返，从而发生严重室性心律失常（包括扭转型室性心动过速），甚至室颤而死。大量事实表明，严重心律失常是乌头碱中毒死亡的常见原因。临床确诊为乌头类药物中毒患者的心电图资料显示，乌头类药物中毒出现心律失常的原因主要为兴奋迷走神经、抑制窦房结功能，直接损伤心肌诱发心律失常。

生殖系统：乌头碱兴奋迷走神经或直接刺激子宫，导致子宫收缩，引起孕妇流产。

（三）毒代动力学

目前尚无附子及川乌毒代动力学报道。其药代动力学为：乌头碱微溶于水，易从黏膜吸收，在消化道及皮肤破损处易被吸收，乌头碱吸收和排泄均较快，故发生中毒时间也快，主要由唾液和尿液排出，无蓄积作用，以 LD_{50} 补量法测定中药附子、川乌的体存量，从体存量的经时性变化判断药物在体内的衰减模式，均符合二室动力学模型，乌头碱、次乌头碱和乌头原碱的 $t_{1/2\beta}$ 分别为 220 min、192 min 和 252 min。SD 大鼠 ig 附子总生物碱（折成剂量分别为：乌头碱 0.311 2 mg/kg、中乌头碱 3.912 mg/kg 和次乌头碱 1.309 6 mg/kg），其中乌头碱类双酯型生物碱口服后很快吸收入血，且分布快，20 min 后乌头碱类双酯型生物碱总血药浓度达最高，随后迅速下降，30 min 时下降至最高浓度约 3/4，随后呈缓慢下降趋势。各类生物碱的血药浓度变化分别为：乌头碱在给药后 10 min 达最高血药浓度，随后快速下降，30 min 时下降至最高浓度约一半，60 min 和 360 min 时出现多峰；中乌头碱在给药后 20 min 达最高血药浓度，随后缓慢下降，90 min 和 360 min 时出现多峰；次乌头碱在给药后 20 min 达最高血药浓度，随后快速下降，30 min 时下降至约最高血药浓度一半，60 min 和 120 min 时出现多峰。SD 大鼠尾静脉分别注射乌头碱、中乌头碱和次乌头碱溶液，收集给药后 6 h 内胆汁和 24 h 内尿液，大鼠胆汁中均未检出上述成分；尿液中乌头碱、中乌头碱和次乌头碱的 24 h 平均排除率分别为 32.83％、29.94％和 15.36％，提示尿液是以上 3 种生物碱的重要排泄途径。比格犬 po 附子水煎液 30 g（折成剂量分别为：乌头碱 0.121 mg/kg，中乌头碱 0.413 mg/kg，次乌头碱 0.406 mg/kg，苯甲酰乌头原碱 0.201 mg/kg，苯甲酰新乌头原碱 2.76 mg/kg，苯甲酰次乌头原碱 0.612 mg/kg）后未见毒性作用。6 种生物碱的血药浓度均在 90 min 内达到最高峰，随后迅速降低，之后下降速度又逐渐缓和。各种生物碱在比格犬体内的 $t_{1/2}$ 分别为：乌头碱 4.5 h，中乌头碱 6.2 h，次乌头碱 4.9 h，苯甲酰乌头原碱 7.6 h，苯甲酰新乌头原碱 4.3 h，苯甲酰次乌头原碱 5.7 h。

（四）毒性作用的预防

1. 病证禁忌　孕妇禁用。湿热证、火热证及阴虚火旺者忌用。房室传导阻滞、心肌疾患、肝功能不全者慎用。

2. 配伍禁忌

中药配伍：不宜与半夏、瓜蒌、贝母、白蔹、白及同用，属"十八反"之一，现在扩展为附子和川乌均不宜与半夏、瓜蒌、瓜蒌子、瓜蒌皮、天花粉、川贝母、浙贝母、平贝母、伊贝母、湖北贝母、白蔹、白及同用。此外，附子与麻黄、乌头类药物或含酸性的中药（山茱萸，乌梅，五味子）等同煎易引起中毒。

3. 使用注意

用法用量：附子：3～15 g，先煎，久煎。川乌：一般炮制后用，生品内服宜慎。服药时不宜饮酒，因能促进乌头碱吸收。

炮制减毒：生品易中毒。川乌饮片分为生川乌（生用）或制川乌（水浸、煮透、切片、炮制后用）。附子生品称"泥附子"，加工炮制为盐附子、黑顺片（黑附片）、白附片。有研究表明附子与川乌的乌头类总生物碱含量为 0.4％～0.8％（除不同产地显著差别外），而炮制后的生物碱含量可降低 81.3％。乌头、附子在炮制过程中，生物碱的减少主要在于胆巴水泡（损失 31.6％）、漂片（损失 33.6％）、加热破坏（损失 16.19％）。不同产地的乌头类药材其生物碱含量和毒性差别很大，使用生品或虽经炮制超量服用，都将导致中毒。

4. 毒性中药管理 生川乌、生附子、生草乌、生雪上一枝蒿、生关白附等5种中药,均为《医疗用毒性药品》管理品种,须注册医师处方按规定使用。

（五）中毒救治

西医救治:① 一般处理及对症治疗。在无惊厥、无呼吸困难及心律正常情况下,在中毒早期应尽快催吐或洗胃、导泻。如已有严重吐、泻,洗胃后可不必再服泻剂。患者如无大便,可用2%盐水作高位灌肠。如有呼吸抑制给予呼吸兴奋剂,但对伴有血压下降者,通过纠正其心律及补液等一般处理即能恢复正常,不必多用升压药,以防心律失常复发。② 阿托品治疗。注射阿托品以对抗迷走神经兴奋,解除平滑肌的过度紧张,抑制腺体分泌,一般是每4 h皮下注射或肌内注射硫酸阿托品1~2 mg,总量4~5 mg。需要时可延长使用。用药数次后,多数症状即行消失,严重患者在开始治疗时即可适当增大剂量、缩短间隔时间,必要时可用0.5~1 mg静脉缓慢注射。但需防止尿潴留和显著烦躁不安,注意个体耐受性等,以免中毒。③ 抗心律失常。对以迷走神经兴奋为主要表现者(心动过缓、传导阻滞),主要应用阿托品;对异位心律失常(室早、室速)明显者,则宜用利多卡因;如两者皆有,可同用阿托品及利多卡因等。乌头中毒所致心律失常的特点是多样易变,因此,抗心律失常的治疗药物及手段亦应多样。最好在心电图监测下,依其心律失常的性质选择用药,采取相应措施。电击转复亦安全有效,往往一次电击便可奏效。④ 出现窦性静止时的治疗。应用异丙肾上腺素等以重新兴奋心脏上部的起搏点。同时可用能量合剂辅助治疗。不宜应用抑制心肌应激性的药物,如利多卡因、普鲁卡因胺、钾盐等。

中医救治:有多种处方,常选择药物有蜂蜜、生姜、黄连、菊花、银花、甘草、黑豆、绿豆、赤小豆、肉桂、苦参等,水煎服。

附:草乌、雪上一枝蒿、关白附

毛茛科 Ranunculaceae 乌头属 Aconitum L. 植物品种繁多,其中有36种可供药用,中国明代以前多将其统称为乌头,《本草纲目》一书将其分为川乌与草乌两种,除川乌外,全国各地野生品统称草乌,现多以毛茛科植物北乌头 Aconitum kusnezoffii Reichb 的干燥块根为草乌正品,其他同属植物常做药用的有:雪上一枝蒿即白蒿乌头 A.brachypodum Diels. 及其变种,关白附即黄花乌头 A.coreanum (Levl) Rap.,又名白附子,均药用其干燥根。

化学成分方面,草乌(北乌头)的块根还含有异乌头碱。云南各地所产的雪上一枝蒿,根部含雪上一枝蒿甲素、乙素、丙素、丁素、戊素、己素、庚素。传统中医认为,草乌功同川乌而毒性更强。草乌因其多为野生品,往往又不经炮制,故毒性较川乌更甚。雪上一枝蒿在乌头类药物中毒性最大。

生草乌辛、苦,热;有大毒。归心、肝、肾、脾经。祛风除湿,温经止痛。用于风寒湿痹,关节疼痛,心腹冷痛,寒疝作痛等证。一般炮制后用。制草乌辛、苦,热;有毒。归心、肝、肾、脾经。功能与主治同生草乌。常用量1.5~3 g。

关白附辛、甘,热;有毒。归肝、胃经。散寒湿止痛,祛风痰解痉。用于中风痰壅,口眼㖞斜,惊风癫痫,破伤风,痰厥头痛,眩晕,瘰疬痰咳和毒蛇咬伤等证。

乌头类药物的毒性大小为:雪上一枝蒿>关白附>草乌>乌头>附子。草乌、雪上一枝蒿和关白附均含双酯二萜类生物碱,中毒情况与乌头碱相似,可参照川乌、附子的中毒抢救。

吴茱萸 《神农本草经》

本品为芸香科植物吴茱萸 *Euodia rutaecarpa*(Juss.)Benth.、石虎 *Euodia rutaecarpa*(Juss.)Benth. var. *officinalis*(Dode)Huang 或疏毛吴茱萸 *Euodia rutaecarpa*(Juss.)Benth. var. *bodinieri*(Dode)Huang 的干燥近成熟果实。

辛、苦、热;有小毒,归肝、脾、胃、肾经。散寒止痛,降逆止呕,助阳止泻。用于厥阴头痛,寒疝腹痛,寒湿脚气,经行腹痛,脘腹胀痛,呕吐吞酸,五更泄泻。

(一)毒性成分

吴茱萸有小毒,其中的毒性成分为吴茱萸次碱、吴茱萸碱等。

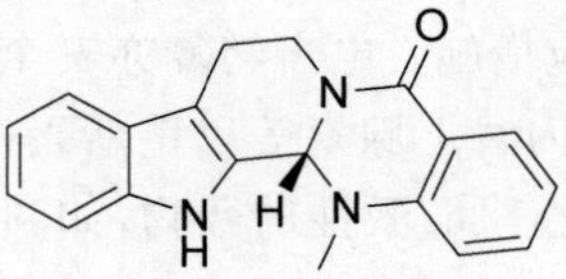

图 13 - 2　吴茱萸部分毒性成分

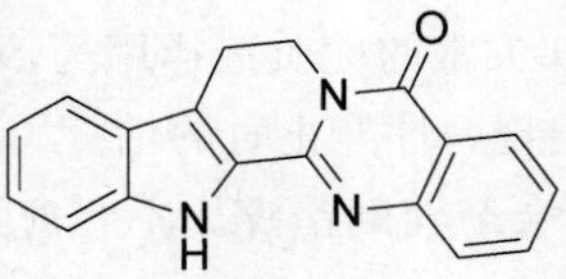

(1)吴茱萸碱(CAS NO.:518 - 17 - 2);(2)吴茱萸次碱(CAS NO.:84 - 26 - 4)

(二)毒性作用与机制

1. 毒性作用　吴茱萸有小毒,服用后 0.5 h 即可产生中毒症状,如:视力障碍,错觉等;肠蠕动增加,产生剧烈的腹痛和腹泻;猩红热样药疹,表现为四肢皮肤灼热,瘙痒不适,出现针尖大鲜红色小丘疹,压之可褪色,颈前及胸部连接成片,界限不清,局部温度升高。吴茱萸中毒亦可致毛发脱落等。一定剂量的吴茱萸煎剂对神经中枢有作用,故有镇痛及升高体温的作用。《中国药典》(2020 年版)规定,每剂服用吴茱萸不超过 5 g,有报道一次服用吴茱萸 12 g 会导致中毒。

急性毒性:小鼠一次 ig 12.5 g/kg、25 g/kg 和 50 g/kg 吴茱萸煎剂后,连续观察 7 d,无一动物死亡;小鼠一日分 3 次灌服生、制吴茱萸煎剂 50 g/kg,每隔 4 h 服用一次后,连续观察 7 d,无一动物死亡。按孙瑞元氏法计算,小鼠 ip 炮制前后吴茱萸的 LD_{50} 分别为 12.19 g/kg 和 0.91 g/kg。吴茱萸提取物大剂量单次给药可造成肝脏损伤。大鼠单次 ig 吴茱萸 70% 乙醇提取物 60 g 生药/kg,可引起大鼠血清转氨酶活性和肝脏指数增加,病理检查发现中央静脉周围肝细胞变性、坏死;小鼠给予吴茱萸水煎剂 60 g/kg 以上剂量时,可引起小鼠血清转氨酶活性和肝组织 MDA 水平升高,组织病理学检查见肝组织肿胀和脂肪变性。吴茱萸碱的 LC_{10} 为 354 ng/mL,处理后斑马鱼的心率和血液循环出现显著变化,心包出现畸形,同时诱发心脏功能衰竭。此外,吴茱萸次碱亦有肝肾毒性的报道。

慢性毒性:吴茱萸水提物、醇提物、挥发油均可造成动物肝损伤,表现为血清 ALT、AST 水平升高,肝脏组织脂肪变性和坏死。大鼠分别 ig 吴茱萸水提取物 16.67 g 生药/kg、4.98 g 生药/kg、1.67 g 生药/kg，连续 30 d 后，高剂量组大鼠血清 AST、总胆固醇升高，3 个剂量组动物肝脏指数均升高。组织病理学检查发现部分动物肝细胞胞质疏松，肝细胞灶性坏死；电镜检查显示肝细胞染色质呈现固缩凝聚，线粒体有肿胀，肝细胞胞质内可见大量的脂滴。生吴茱萸、甘草制吴茱萸及盐制吴茱萸 3 种吴茱萸炮制品，小鼠给药 15 d 后，各组小鼠血清 ALT 和 AST 均显著提高。以最大 100 g 生药/kg 剂量的吴茱萸，小鼠连续 ig 8 d，发现小鼠血清 ALT、AST 及肝脏指数均显著升高，且呈一定量效关系。大鼠 ig 吴茱萸醇提物 12.5 g 生药/kg 和 25 g 生药/kg，给药 14 d，大鼠肝脏系数和血清中 ALT、AST 均明显升高，高剂量组毒性反应明显高于低剂量组。病理学检查显示肝细胞有脂肪变性、炎性细胞的浸润和小灶坏死。大鼠分别 ig 吴茱萸挥发油 0.12 mL/kg、0.06 mL/kg、0.012 mL/kg，给药 35 d，检测显示大鼠血清中 ALT、AST、ALP、TP 均升高，肝脏指数升高，病理组织检查发现 0.12 mL/kg 组的大鼠肝脏出现重度细胞肿胀、部分嗜酸性变，并有大的灶性坏死，其余 2 组肝细胞呈现水样、酸性、玻璃样变性，并有小出血灶、点状坏死，肝脏间质充血，部分细胞水肿或溶解消失。小鼠一日 2 次 ig 生、制吴茱萸煎剂 50 g/kg，连续 7 d，停药后观察 1 日，结果表明 8 d 内无一动物死亡，肝脏血清 ALT 及 BUN 指标与对照组相比无显著性差异，未明显观察到器官病变。

2. **毒理机制**　吴茱萸中的生物碱可对中枢神经系统和胃肠道系统产生一系列影响，造成一定的毒性反应。高剂量的吴茱萸对神经中枢有兴奋作用，可引起视觉障碍和幻觉，一定浓度（4×10^{-4} g/mL）的吴茱萸提取液对离体兔小肠有兴奋作用，这种作用可能与吴茱萸中所含的拟交感成分去甲基乌药碱、辛弗林、环磷酸鸟苷（cyclic guanosine monophosphate，cGMP）、芸香胺（rutamine），以及 5 - HT 受体激动剂去氢吴茱萸碱有关。吴茱萸致肝损伤的机制可能与过氧化损伤、炎性反应因子介导、线粒体损伤有关，吴茱萸中的生物碱可被 CYPs 活化为活性代谢物，继而产生药物-蛋白质加合物，造成肝脏免疫损伤。

（三）毒代动力学

目前尚无吴茱萸毒代动力学报道。其药代动力学为：家兔 po 吴茱萸碱和吴茱萸次碱后，吴茱萸碱和吴茱萸次碱代谢均符合一室模型；犬 iv 吴茱萸次碱的半衰期较短，在剂量为 0.25 mg/kg、0.42 mg/kg、0.58 mg/kg 时，吴茱萸次碱的 $t_{1/2}$ 分别为 11.969 min、14.165 min、14.206 min；大鼠 ig 吴茱萸碱 100 mg/kg 后，C_{max} 为 5.3 ng/kg，t_{max} 为 22 min 左右，$t_{1/2}$ 为 451 min 左右，表明口服给药的吴茱萸碱生物利用度不高。

（四）毒性作用的预防

1. 病证禁忌　无湿寒滞气及阴虚火旺者慎服。

2. 配伍禁忌

中药配伍：有研究表明，附子与吴茱萸配伍易致中毒。

3. 使用注意

用法用量：2～5 g。外用适量。

炮制品选择：吴茱萸有小毒，可炮制后使用；但现代研究表明，不同的吴茱萸炮制品中生物碱的含量不同：醋制吴茱萸次碱含量下降，盐制吴茱萸碱及次碱含量都较生品高。临床使用时应加强对毒性成分含量的监控，防止因错用炮制品而中毒。

（五）中毒救治

西医救治：用 1∶5 000 的高锰酸钾洗胃，用硫酸镁导泻，内服牛奶、蛋清等以保护胃黏膜。腹痛时应用阿托品或颠茄合剂。视力障碍时可补充 B 族维生素等。其他对症治疗。

中医救治：黄连 15 g,水煎服。黄柏 9 g,绿豆 30 g,甘草 15 g,芦根 309 g,水煎服。视力障碍、毛发脱落时,用石斛 15 g,黄芩 9 g,谷精草 15 g,菊花 12 g,枸杞子 15 g,生地 9 g,甘草 6 g,水煎,早晚各服 1 次。剧烈腹痛、腹泻时,用地锦 24 g,延胡索 9 g,黄柏 9 g,秦皮 12 g,甘草 15 g,水煎,每 4 h 服 1 次,两次服完,连服 3～6 剂。

花椒 《本草纲目》

本品为芸香科植物青椒 *Zanthoxylum schinifolium* Sieb. et Zucc. 或花椒 *Zanthoxylum bungeanum* Maxim. 的干燥成熟果皮。

辛,温。归脾、胃、肾经。温中止痛,杀虫止痒。用于脘腹冷痛,呕吐泄泻,虫积腹痛;外治湿疹,阴痒。

（一）毒性成分

花椒中主要含有挥发油成分,其中以柠檬烯（limonene）含量最高,占总挥发油的 25.10%,其次为 1,8-桉叶素（1,8-cineole）,占 21.79%,月桂烯（myrcene）占 11.99%,花椒的挥发油成分有致癌作用,故推测,挥发油为其主要的毒性成分。

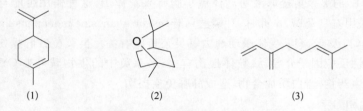

图 13-3　花椒部分毒性成分
（1）柠檬烯（CAS NO.：138-86-3）;（2）1,8-桉叶素（CAS NO.：470-82-6）;
（3）月桂烯（CAS NO.：123-35-3）

（二）毒性作用与机制

大量服用后可出现腹痛、恶心、呕吐、头晕等症状。

急性毒性：给予花椒挥发油后小鼠可见行动迟缓、嗜睡、腹泻、心律和呼吸减慢、四肢抽搐等症状,一般 72 h 内死亡。按寇氏法计算 LD_{50},小鼠单次 ig、ip、im 和 sc 花椒挥发油的 LD_{50} 分别为 2.27 mg/kg、2.03 mg/kg、4.64 mg/kg、5.32 mg/kg;此外,按寇氏法测定小鼠 ig 花椒不同部位提取物的 LD_{50},结果表明,花椒醚提取物的 LD_{50} 为 32.9 mL/kg,水提取物的 LD_{50} 为 52 g/kg,动物死亡前的标志为电休克样强直性惊厥。

特殊毒性：污染物致突变性试验（Ames）试验表明,花椒对 TA98 菌株和 TA100 菌株均表现为阳性反应,其中 TA98 菌株反应较强。

（三）毒代动力学

目前尚无花椒毒代动力学报道。其药代动力学为：采用药物累积法,以死亡率为指标测定花椒与青椒的药动学参数,花椒、青椒口服给药后体存量的表观药动学过程均符合一室开放模型。花椒主要的药动学参数为 $t_{1/2}$ 为 1.321 h,t_{max} 为 0.500 h,C_{max} 为 46.720 g/kg。青椒主要的药动学参数为 $t_{1/2}$ 为 0.607 h,t_{max} 为 0.250 h。

（四）毒性作用的预防

1. 病证禁忌　阴虚火旺者忌服。孕妇慎服。

2. 使用注意

用法用量：3～6 g。外用适量，煎汤熏洗。对《中国药典》（2020 年版）花椒项下一药多源的不同品种和产地的药用花椒的急性毒性进行比较，小鼠 ig 辽宁青花椒提取液的 LD_{50} 为 122 g/kg，而川椒的 LD_{50} 为 45 g/kg，川椒的急性毒性明显强于辽宁青花椒。采用简化概率单位法计算，小鼠 ig 花椒 7 d 的 LD_{50} 为 51.14 g/kg，青椒的 LD_{50} 为 78.02 g/kg，花椒的毒性大于青椒。

（五）中毒救治

西医救治：催吐洗胃等支持治疗。

丁香 《开宝本草》

本品为桃金娘科植物丁香 *Eugenia caryophyllata* Thunb. 的干燥花蕾。

辛，温。归脾、胃、肺、肾经。温中降逆，补肾助阳。用于脾胃虚寒，呃逆呕吐，食少吐泻，心腹冷痛，肾虚阳痿。

（一）毒性成分

丁香中含有丁香酚等挥发性成分，丁香酚本身毒性较小，具有一定的麻醉作用，能够使小鼠翻正反射消失；丁香酚进入体内后可能发生甲基化反应，产生甲基丁香酚。

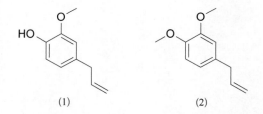

图 13 - 4　丁香部分毒性成分
(1) 丁香酚（CAS NO.：97 - 53 - 0）；(2) 甲基丁香酚（CAS NO.：93 - 15 - 2）

（二）毒性作用与机制

1. 毒性作用　出现恶心，上腹灼热感、消化道出血、头痛、头晕、烦躁等。

急性毒性：小鼠 ig 丁香油的 LD_{50} 为 1.6 g/kg；大鼠 ig 的丁香油 LD_{50} 为 19.3 g/kg；用简化概率法测定小鼠 ig 丁香醚提取物的 LD_{50}，观察 7 d 后为 1.74 mg/kg（醚提取物）；犬 po 丁香油 5 g/kg 后，造成吐泻后死亡。小鼠体内腹腔注射 ME 100.00 mg/kg 时血清中的 ALT、AST 含量明显高于正常，且肝细胞出现炎症、肿胀、坏死等病变。

特殊毒性：每日 10 mg/kg 和 30 mg/kg 的甲基丁香酚（ME）给小鼠 10 d 后，肝细胞出现增生和细胞质空泡化等非肿瘤性病变。ME 以每周 3 次的频率对雄性 F344 大鼠连续灌胃 16 周，125 mg/kg 和 250 mg/kg 组大鼠均发生肝细胞腺瘤样变。以 37 mg/kg、75 mg/kg 或 150 mg/kg 的剂量喂养 F344 大鼠和 $B_6C_3F_1$ 小鼠 2 年，发现大鼠和小鼠均有肝脏肿瘤发生，其中包括肝细胞腺瘤、肝癌、肝胆管瘤（仅大鼠）、肝母细胞瘤（仅小鼠）。研究还发现 ME 可直接引起 F344 大鼠腺胃黏膜壁细胞或顶叶细胞和主细胞的凋亡,导致胃内神经内分泌细胞增生和肿瘤的发生。美国国家毒理学计划（National Toxicology Program, NTP）报道给药剂量 100.00 mg/kg 时大鼠和小鼠可出现肝脏毒性,在此基础上增加给药剂量和给药时间则导致恶性间皮瘤、乳腺纤维腺瘤、皮下纤维瘤、纤维瘤、纤维肉瘤、乳腺纤维瘤等肿瘤发生。

2. 毒理机制　甲基丁香酚本身无致癌作用,进入体内后,甲基丁香酚经过转化形成的 1 - 羟基化合物可诱导 F344 大鼠肝细胞非时间依赖性合成 DNA,并与肝脏 DNA 和蛋白质产生交联,从而产生肝毒性和致癌作用。体外试验证明,肝内的 CYPs 能够将甲基丁香酚转变为具有致癌作用的 1 - 羟基甲基丁香酚,这种反应在人肝的试验中得到证实,但不同样品速率差别较大。1 - 羟基甲基丁香酚具有多个靶器官的致癌性,并致肝损伤,给犬灌服丁香油可致死,尸检表明肝肾瘀血及浊肿,部分肝细胞坏死,提示丁香油中的丁香酚成分可能存在于上述体内过程,并具有致癌性。

（三）毒性作用的预防

1. 病证禁忌　热病及阴虚内热者禁服。

2. 配伍禁忌

中药配伍:畏郁金。

3. 使用注意

用法用量:1～3 g,内服或研末外敷。

第十四章
理 气 药

导学

本章介绍了理气药的功效和毒性作用概述,以及代表药味的基原、功效、毒性成分、毒性作用与机制、毒动学、毒性作用的预防、中毒救治等。

学习要求:

(1) 掌握理气药的毒性作用与机制。

(2) 熟悉理气药的基原和毒性成分,熟悉川楝子的基原鉴别。

(3) 了解理气药的功效、毒动学、毒性作用的预防和中毒救治。

凡以疏畅气机、调整脏腑功能为主要功效,用以治疗气滞证或气逆证的药物称为理气药,又称行气药。本类药物性味多辛苦温,归脾、胃、肺、大肠经,具有行气止痛、理气畅中、疏肝解郁、破气散结等功效。气滞证,如脾胃气滞、肝气郁滞、肺气壅滞等,多见于消化系统、呼吸及妇科疾病。由于本类药物多辛温香燥,易耗气伤阴,故气虚阴液不足者慎用。

本章所收载的药物,是毒理实验及临床报道中常见的具有毒性或不良反应的理气药。只要合理使用本类药物,不良反应相对较少。

川楝子 《本草正》

本品为楝科植物川楝 *Melia toosendan* Sieb. et Zucc. 的干燥成熟果实。

苦,寒;有小毒。归肝、小肠、膀胱经。疏肝泄热,行气止痛,杀虫。用于肝郁化火,胸胁、脘腹胀痛,疝气疼痛,虫积腹痛。

(一) 毒性成分

川楝素被认为是川楝子的主要毒性成分,常引起急性药物性肝损伤。

(二) 毒性作用与机制

1. 毒性作用

消化系统:川楝子的中毒主要表现为胃肠道刺激反应,如腹痛、恶心、呕吐、腹泻,常引起急性药物性肝损伤,可引发急性中毒性肝炎,出现血清转氨酶升高、黄疸、肝大叩痛。

泌尿系统:川楝子提取物灌胃大鼠,Scr、BUN 水平均显著升高,出现蛋白尿。川楝子可致大鼠肾小管上皮细胞产生空泡变性,肾小球体积增大,肾小管上皮细胞坏死脱落和水肿。

神经系统:神昏、嗜睡、烦躁、呼吸中枢麻痹、呼吸困难。

运动系统:川楝素可引发一定程度的肌无力。大鼠给药川楝素后,其膈肌收缩反应幅度先是增大,然后逐步减小,最后完全停止。在去神经骨骼肌上,川楝素能增强直接刺激引起的收

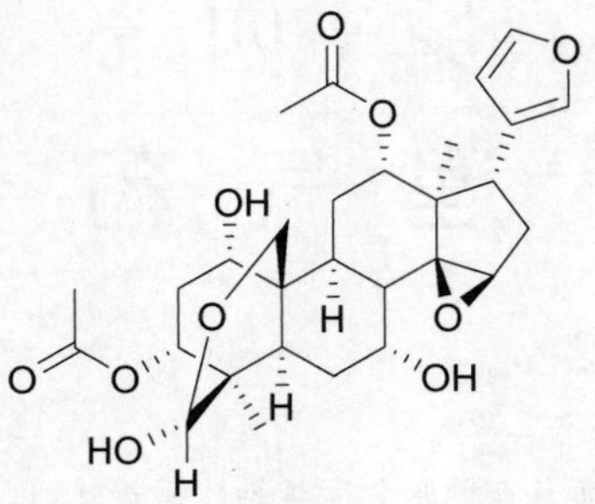

图 14 - 1 川楝素

(CAS NO.：58812 - 37 - 6)

缩反应。

生殖系统：川楝素可引起孕鼠早期胚胎的丢失。在剂量为 20 μg 时可引起小鼠早期胚胎异常，当剂量加大到 30 μg 时可使妊娠小鼠的胚胎着床后全部流产、死亡或溶解。川楝子油有杀灭大鼠精子的作用。

其他系统：可见内脏出血、循环衰竭等。

急性毒性：小鼠 sc 川楝素 13.6 mg/kg，24 h 后可观察到血清 ALT 升高。猴连续 5 d 注射 0.2 mg/kg 川楝素，5 d 后可致死，组织病理显示内脏瘀血、肝细胞肿胀，出现枯否细胞和吞噬颗粒并可见胞浆空泡样变。小鼠 ig、iv、sc 和 ip 川楝素的 LD_{50} 分别为 244.2 mg/kg、14.6 mg/kg、14.3 mg/kg、13.8 mg/kg，ig 时毒性最小。大鼠 ig 和 sc 川楝素的 LD_{50} 分别为 120.67 和 9.8 mg/kg。家兔 iv 川楝素的 LD_{50} 为 4.2 mg/kg。川楝素对犬的 MLD 为 307.5 mg/kg，对猫为 3～4 mg/kg。猪对川楝子较为敏感，食用 150～200 g 即可中毒死亡。以 20 g/kg 的剂量对猴 ig 川楝子提取液，3 d 后动物死亡，病理检查发现肝细胞变性、肝窦狭窄、枯否细胞明显肿大。考察川楝子不同提取部位的急性毒性，测得小鼠 ig 川楝子乙酸乙酯提取物的 LD_{50} 为 82.85 mg/kg，小鼠 ig 川楝子石油醚提取物、乙醇提取物及水提物的 MTD 分别为 132.2 mg/kg、122.0 mg/kg、52.0 mg/kg，在此剂量下各组动物均未出现明显异常，提示川楝子的乙酸乙酯部位有较强的毒性。小鼠 sc 川楝素的 LD_{50} 为 18.7 mg/kg，为强累积性药物；猴 iv 川楝素累积至 1.0 mg/kg 便可致死。

慢性毒性：以 60 g/kg 和 120 g/kg 的剂量对大鼠进行川楝子提取液灌胃，连续给药 45 d，发现大鼠肝、肾均产生毒性，提示川楝子不可长期服用。

2. 毒理机制

消化系统：以 120 mg/kg 的生药量一次性对大鼠进行川楝子提取液灌胃，比较正常大鼠和给药大鼠肝组织的 SOD、MDA、γ - GT、GSH - Px、TNF - α 的含量，结果表明给予川楝子提取液后大鼠肝组织中 SOD 活性明显下降，过氧化物含量明显上升，GSH 酶系活性下降，TNF - α 下含量显著升高，提示川楝子的肝毒性与氧自由基和炎症因子的产生有关。大鼠单次灌胃给予川楝子后，肝脏毒性在 2 h 达到高峰，且随着剂量增加，肝毒性反应逐渐增强，显示存在毒性时效和剂量依赖性。

（三）毒代动力学

目前尚无川楝子毒代动力学报道。其药代动力学为：川楝素的 C - T 曲线符合二室模型，吸收分布较快,分布广;周边室药物浓度较高;口服生物利用度在 $30\%\sim40\%$ 之间,$t_{1/2}$ 为 25 h 左右。药物代谢动力学研究表明该药物浓度在肝、胆、十二指肠等消化器官中最高,连续给药时有蓄积。

（四）毒性作用的预防

1. 病症禁忌　脾胃虚寒者禁服。肝功能不全者和胃溃疡患者慎用。

2. 使用注意

用法用量：入汤剂使用量应在 $5\sim10$ g。

炮制减毒：川楝子炒制后毒性降低,平常应用炒制品,少用生品。

基原鉴别：苦楝子为楝科植物楝树 *Melia azedarach* L. 的成熟果实,其性能、功用与川楝子相似,但苦楝子毒性较大,不可替代川楝子使用。

（五）中毒救治

西医救治：清水洗胃、导泻、静脉输液,以促进毒物尽快排出。肌内注射 0.5 mg 新斯的明,20 min 重复一次。

薤白《本草图经》

本品为百合科植物小根蒜 *Allium macrostemon* Bge. 或薤 *Allium chinensis* G. Don 的干燥鳞茎。

辛、苦,温。归心、肺、胃、大肠经。通阳散结,行气导滞。用于胸痹心痛,脘腹痞满胀痛,泻痢后重。

（一）毒性成分

薤白毒性成分为薤白苷类、胡萝卜苷、腺苷、甲基烯丙基三硫醚等。

（二）毒性作用与机制

1. 毒性作用　过敏反应。过多服用薤白可引起严重腹泻、水样便,达十余次之多。

急性毒性：小鼠 ip 薤白注射液的 LD_{50} 为 70.12 mg/kg。对于实验性胃溃疡的大鼠 ig 薤白提取液 3 mg/kg,可明显加重溃疡。

慢性毒性：瓜蒌薤白滴丸在 15 mg/kg、45 mg/kg、135 mg/kg 剂量下连续给药 30 d、90 d 和停药恢复 15 d 对大鼠无明显毒性及后遗毒性。

2. 毒理机制　薤白苷、腺苷及甲基烯丙基三硫醚等化合物可明显抑制血小板聚集,口服后可引发溃疡部位出血。

（三）毒代动力学

大鼠给予薤白总皂苷灌胃后,其暴露量较高的单体血浆 C - T 曲线呈双峰,t_{max} 为 30 min,$t_{1/2}$ 约为 20 h。组织分布研究显示在心、肝、脾、肾组织均可检测到薤白皂苷中暴露量较高单体的药物原型,但其组织分布随时间变化呈不同表现,给药 2 h 后各组织含量排序为：肾＞心＞肝＞脾。给药 5 h 后各组织含量排序为：肝＞肾＞脾＞心。给药 12 h 后各组织含量排序为：肝＞肾＞心＞脾。其在肝肾含量较其他组织高。薤白皂苷在大鼠体内代谢存在肝肠循环,口服生物利用度低。

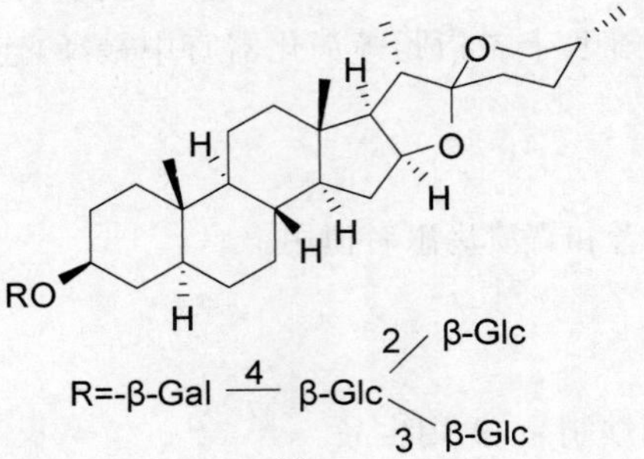

(1)

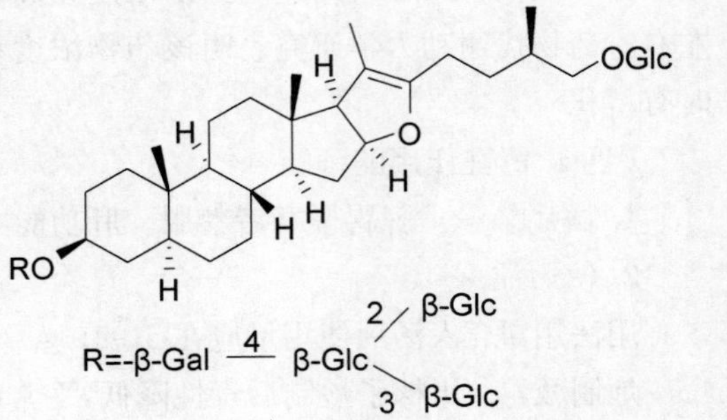

(2)

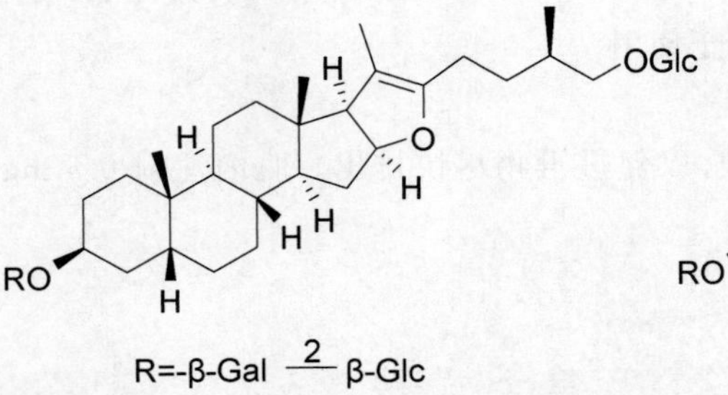

(3)

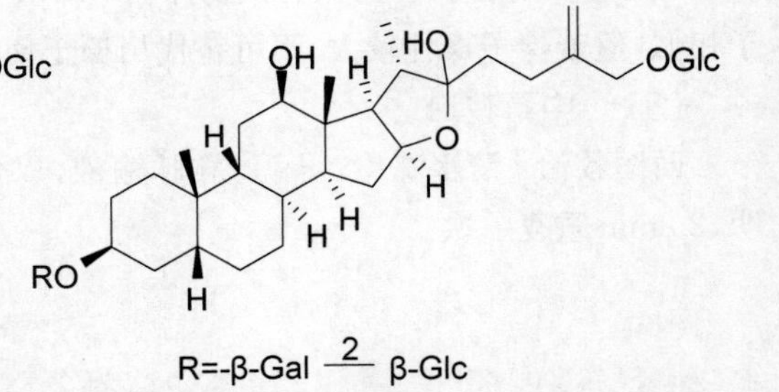

(4)

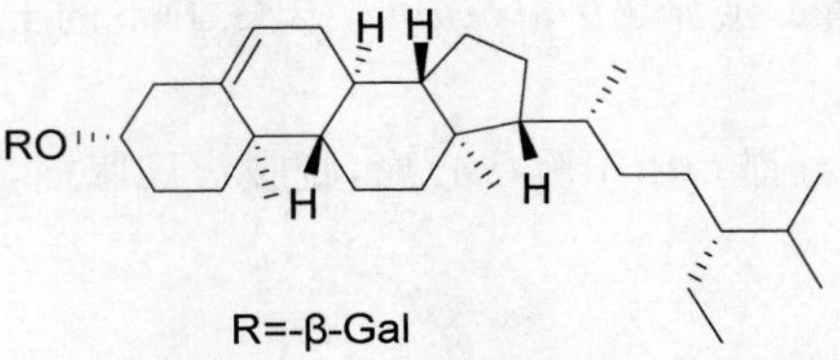

(5)

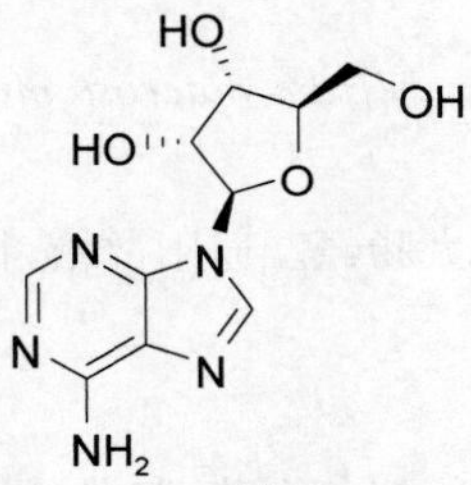

(6)

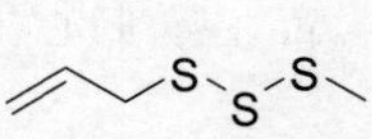

(7)

图 14-2　薤白部分毒性成分

(1) 薤白苷 A(CAS NO.：143049-26-7)；(2) 薤白苷 E (CAS NO.：151140-39-5)；(3) 薤白苷 F(CAS NO.：151215-11-1)；(4) 薤白苷 G(CAS NO.：162413-62-9)；(5) 胡萝卜苷(CAS NO.：474-58-8)；(6) 腺苷(CAS NO.：58-61-7)；(7) 甲基烯丙基三硫醚(CAS NO.：34135-85-8)

(四) 毒性作用的预防

1. 病症禁忌　阴虚及发热者慎服。

2. 使用注意

用法用量：5～10 g。

(五) 中毒救治

西医救治：立即停药。清除毒物。抗过敏治疗。

青皮《本草图经》

本品为芸香科植物橘 *Citrus reticulate* Blanco 及其栽培变种的干燥幼果或未成熟果实的

果皮。

苦、辛,温。归肝、胆、胃经。疏肝破气,消积化滞。用于胸胁胀痛,疝气疼痛,乳癖,乳痈,食积气滞,脘腹胀痛。

（一）毒性成分

青皮中含有的查尔酮毒性较大。

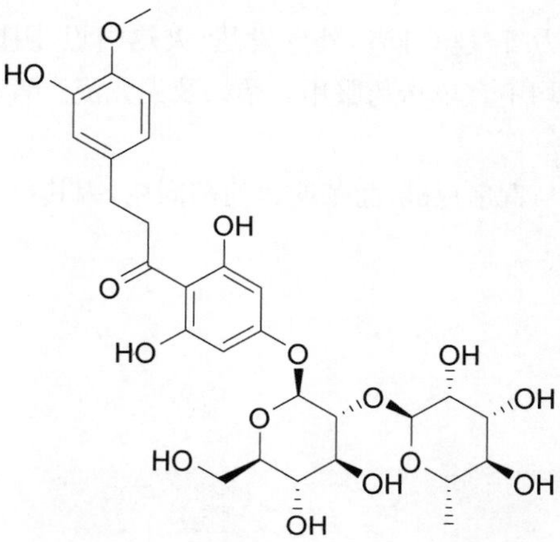

图 14 - 3　新橙皮苷二氢查耳酮

(CAS NO.：20702 - 77 - 6)

（二）毒性作用与机制

1. 毒性作用

急性毒性：青皮的原材料为橘皮,用 50% 鲜橘皮给犬灌胃 3 mL/kg,或 50% 干品橘皮提取液 1 mL/kg 静脉注射,未见毒性反应。青皮中含有的查耳酮毒性较大,小鼠 iv 甲基橙皮苷的 LD_{50} 为 850 mg/kg。小鼠 ig 橘皮乙醚提取物的 LD_{50} 为 9.05 mg/kg,ip 的 LD_{50} 为 2.72 mg/kg。

慢性毒性：一项为期 90 d 的研究报道,青皮提取物以 540 mg/kg 的剂量给药,在雄性大鼠中观察到透明液滴样肾病变(hyaline droplet nephropathy),即在受损肾小球毛细血管袢的内皮下和塌陷的毛细血管袢可见透明样变的物质,而对雌性大鼠没有毒性作用。

特殊毒性：在哺乳动物染色体致畸实验中,青皮提取物诱导了染色体突变。新橙皮苷给药后,对孕鼠母体未产生明显毒性反应,其未观察到损害作用的剂量水平为 1.8 g/kg;对胚胎、胎仔的发育毒性主要表现为延缓如顶骨、胸骨等骨骼的骨化。橘皮提取物 Ames 试验、小鼠精子致畸试验、骨髓细胞微核试验均未发现异常。

2. 毒理机制　孕鼠胎仔骨化的延缓推测与新橙皮苷的药理活性相关。一方面,新橙皮苷通过增加细胞葡萄糖消耗,降低血糖、血脂等,对糖脂代谢进行调节,可能导致胎仔营养供应不足。另一方面,新橙皮苷可能促进母体成骨细胞的增殖分化,提高母体钙盐沉积、骨钙素等的表达,从而与胎仔骨化形成竞争。

（三）毒代动力学

目前尚未见青皮毒代动力学报道。其药代动力学为：新橙皮苷二氢查耳酮的两种给药途径的 C - T 曲线均符合一室模型。口服给药 20 mg/kg 的 $t_{1/2}$ 为 4.702 h,C_{max} 为 866.855 μg/L,t_{max} 为 0.167 h,AUC_{0-t} 和 AUC_{0-C} 分别为 2 237.744 μg/L·h 和 2 319.582 μg/L·h。静脉给

药 2 mg/kg 的 $t_{1/2}$ 为 0.691 h, C_{max} 为 1 946.722 μg/L, AUC_{0-t} 和 AUC_{0-c} 分别为 1 029.046 μg/L·h 和 1 055.473 μg/L·h, V_d 为 2.149 L/kg。生物利用度为 21.75%。在大鼠体内,新橙皮苷二氢查耳酮在心、肝、脾、肺、肾、脑、胃等各组织中均有较强的穿透能力,可被迅速吸收。静脉给药 0.083 h 后,药物在各组织中浓度都较高,其中心、肾和肝内浓度比其他组织高,其在组织中的浓度随着时间的延长逐渐降低。

（四）毒性作用的预防

1. 病症禁忌 气短、乏力等气虚证者,外感发热、火热内炽、阴虚火旺、血虚血热等证者,自汗、盗汗、呕血、咯血等证者,均不宜单味药服用。孕妇及先兆流产者忌多量久服。

2. 配伍禁忌

中西药配伍:青皮不宜与毒扁豆碱、酚苄明等西药同用,因其可消除毒扁豆碱所致的肠管强直性收缩。

2. 使用注意

用法用量:3~10 g。

九里香《本草纲目》

本品为芸香科植物九里香 *Murraya exotica* L. 和千里香 *Murraya paniculata*（L.）Jack 的干燥叶和带叶嫩枝。

辛、微苦,温;有小毒。归肝、胃经。行气止痛、活血散瘀。用于胃痛,风湿痹痛;外治牙痛,跌扑肿痛,虫蛇咬伤。

（一）毒性成分

九里香的毒性成分可能为糖蛋白。

（二）毒性作用

小鼠 ip 九里香皮煎剂的 LD_{50} 为 14.14 mg/kg;小鼠 ip 九里香蛋白多糖的 LD_{50} 为 462 mg/kg。此外,小鼠 ip 九里香枝水提物 10~20 mg/kg,出现呼吸困难、后肢无力,最后抽搐死亡。

（三）毒性作用的预防

1. 病证禁忌 阴虚火亢者忌用。孕妇忌用。

2. 使用注意

用法用量:6~12 g。

（四）中毒救治

西医救治:对症治疗。

第十五章

消食药

导学

本章介绍了消食药的功效和毒性作用概述，以及代表药味的基原、功效、毒性成分、毒性作用与机制、毒动学、毒性作用的预防、中毒救治等。

学习要求：

(1) 掌握消食药的毒性作用与机制。

(2) 熟悉消食药的基原和毒性成分。

(3) 了解消食药的功效、毒动学、毒性作用的预防和中毒救治。

凡以消食化积为主要功效，用于治疗饮食积滞的药物称为消食药。本类药物多味甘性平，归脾、胃经，具有消食导滞、促进消化的功效，部分尚有健脾益胃的作用，主要用于食滞中阻或脾胃虚弱等证，包括胃肠神经官能症、胃下垂、消化不良、胃肠功能紊乱等疾病。

消食药多毒性较小，但过量或长期应用也会出现毒性反应。

山楂 《本草衍义补遗》

本品为蔷薇科植物山里红 *Crataegus pinnatifida* Bge. var. *major* N. E. Br. 或山楂 *Crataegus pinnatifide* Bge. 的干燥成熟果实。

酸、甘，微温。归脾、胃、肝经。消食健胃，行气散瘀，化浊降脂。用于肉食积滞，胃脘胀满，泻痢腹痛，瘀血经闭，产后瘀阻，心腹刺痛，胸痹心痛，疝气疼痛，高脂血症。

（一）毒性成分

山楂毒性很小，其可能产生毒性反应的成分主要是由儿茶素、表儿茶素和白矢车菊素等基本单元形成的聚合黄烷类。

（二）毒性作用与机制

1. 毒性作用　轻者出现胃脘不适、呕吐、痢疾加重，重者引起溃疡病、高酸性胃炎等。

急性毒性：小鼠 ig 山楂提取物的 LD_{50} 均大于 126 g/kg。大鼠山楂代用茶日累积剂量为临床成人（按 60 kg 体重计）拟推荐日用剂量的 108 倍，在此剂量下大鼠的一般情况、血液生化指标、肝脏、肾脏的病理组织显示均无毒性反应。

2. 毒理机制　山楂的毒性可能是由于山楂中含有大量的果胶和鞣质类成分所致。鞣质在胃酸作用下与蛋白质结合形成不溶性的鞣酸蛋白，后者与果胶及纤维素可能会形成胃石。山楂引起肠梗阻的可能原因是小肠的内径较细，所生成的不溶性结合物在小肠中形成肠石。

（三）毒性作用的预防

1. 病症禁忌　胃酸过多或溃疡病患者慎用或忌用。

2. 配伍禁忌

中西药配伍：本品不宜和磺胺类药物一起服用，由于山楂中富含刺激性成分有机酸，食用后有机酸能够酸化尿液，引起磺胺类药物的溶解度降低，在尿中析出结晶，造成结晶尿或尿血；不适合与呋喃妥因、利福平、阿司匹林、消炎痛等药物长期同服，否则会增加后者在肾脏的重吸收，加重后者对肾脏的毒性作用；不适合与红霉素口服制剂同服，本品会使红霉素口服制剂在酸性环境中分解，从而失去抗菌作用；不适合与氨茶碱、胃舒平、碳酸氢钠等碱性西药合用，因可发生酸碱中和作用导致药物的疗效降低或丧失。

3. 使用注意

用法用量：9～12 g。

炮制减毒：山楂在炒制后，酸性会降低，能够在一定程度上缓和对胃的刺激性，增强山楂消食健脾的作用。炒制过程的高温环境能够杀死山楂所携带的微生物，使其成品中的杂菌总数比生食时低。

（四）中毒救治

西医救治：引起溃疡病、高酸性胃炎时，可选用雷尼替丁、小苏打等。

中医救治：可用小建中汤或归脾汤加海螵蛸、瓦楞子等煎服。

莱菔子 《本草衍义补遗》

本品为十字花科植物萝卜 *Ruphunus sativus* L. 的干燥成熟种子。

辛、甘、平。归肺、脾、胃经。消食导滞，降气化痰。用于饮食停滞，脘腹胀痛，大便秘结，积滞泻痢，痰壅喘咳。

（一）毒性成分

莱菔子含有的毒性成分主要为莱菔子素及芥子酸等。莱菔素对小鼠和离体蛙的心脏有轻微毒性。炒莱菔子中芥子酸含量相对较高且具有代表性。

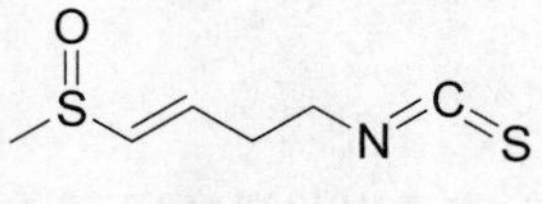

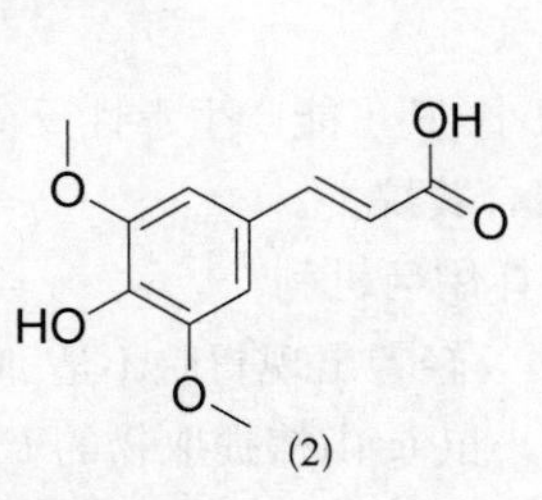

图 15-1　莱菔子部分毒性成分

(1) 莱菔子素(CAS NO.：592-95-0)；(2) 芥子酸(CAS NO.：530-59-6)

（二）毒性作用与机制

1. 毒性作用　给药后约 30 min 出现口干、眼干、鼻干及声嘶，1 h 后出现头晕、神志恍惚及四肢抽搐。

急性毒性：小鼠 ip 莱菔子水提物的 LD_{50} 为 127.4 g/kg，动物多于给药后 1 h 出现惊厥而死。小鼠 ig 莱菔子粗提物的 LD_{50} 为 186.8 mg/kg。小鼠 iv 莱菔素 10 mg 可引起死亡。

慢性毒性：大鼠每日 ig 莱菔子水提物 100 g/kg、200 g/kg 及 400 g/kg，持续 3 周，对血象、肝肾功能及主要脏器等均未见明显影响。

2. 毒理机制　莱菔子的生品与炮制品均能够在一定程度上抑制小鼠的胃排空，但生品与炒制过度品的抑制作用过强，会加重胃负担，不利于食物的消化，特别是炒制过度品会造成小鼠胃扩张，丧失蠕动消化功能，而炒品抑制胃排空作用缓和，可在保持小鼠消化功能的前提下，延长食物在胃中的停留时间。因此莱菔子只有炒制得当，才能发挥消导作用。

（三）毒代动力学

目前尚无莱菔子毒代动力学报道。其药代动力学为：大鼠 ig 芥子酸体内的 C-T 曲线为血管外给药的一室模型，三种剂量 4.5 g/kg、9 g/kg、18 g/kg 的 $t_{1/2}$ 分别为 1.69 h、1.74 h、4.18 h，药代动力学线性依赖性较好。

（四）毒性作用的预防

1. 病证禁忌　气虚者慎用。

2. 配伍禁忌

中药配伍：莱菔子与熟地、何首乌等配合使用可能会出现肠胃不适的情况。也有人参恶莱菔子一说，认为莱菔子会在一定程度上削弱人参的补气功效。莱菔子在与人参配伍的实验中，人参皂苷 Rg1 的煎出量有所减少，表明莱菔子确有拮抗人参补虚作用之嫌。

3. 使用注意

用法用量：5～12 g。

（五）中毒救治

中医救治：立即饮浓茶可解毒。

第十六章

驱 虫 药

导学

本章介绍了驱虫药的功效和毒性作用概述，以及代表药味的基原、功效、毒性成分、毒性作用与机制、毒动学、毒性作用的预防、中毒救治等。

学习要求：

(1) 掌握驱虫药的毒性作用与机制。

(2) 熟悉驱虫药的基原和毒性成分。

(3) 了解驱虫药的功效、毒动学、毒性作用的预防和中毒救治。

凡以祛除或杀灭人体内寄生虫，用以治疗虫证的药物称为驱虫药。本类药物对人体内寄生虫，尤其是肠道寄生虫有杀灭或麻痹作用，可促使其排出体外，故常用于治疗蛔虫病、蛲虫病、绦虫病、钩虫病、姜片虫病等多种肠道寄生虫病。驱虫药对人体正气多有损伤，故在使用时需防止中毒。对于素体虚弱、年老体衰者，以及小儿、孕妇，应慎用或禁用。驱虫药一般在空腹时服用，以使药物充分作用于虫体达到驱虫效果。有其他兼症时，不宜急于驱虫，待症状缓解后，再用驱虫药物。

本章所收载的药物是传统或现代毒理实验及临床报道有中毒反应的常用驱虫药。

使君子 《开宝本草》

本品为使君子科植物使君子 *Quisqualis indica L.* 的干燥成熟果实。

甘、温，归脾、胃经。杀虫消积。用于蛔虫病，蛲虫病，虫积腹痛，小儿疳积。

（一）毒性成分

使君子中含有的使君子氨酸和葫芦巴碱是其主要毒性成分。

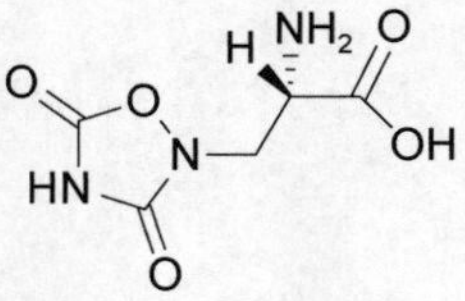

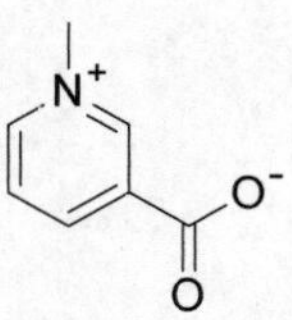

图 16 - 1　使君子部分毒性成分

(1) 使君子氨酸(CAS NO.：52809 - 07 - 1)；(2) 葫芦巴碱(CAS NO.：535 - 83 - 1)

（二）毒性作用与机制

1. 毒性作用　使君子中毒致膈肌痉挛，在小儿中较常见，成人中也有发现。当一次服用大剂量使君子时，可导致颅内压升高。与热茶同饮可导致呃逆、腹泻，严重者可致抽搐、呼吸困难、血压下降甚至死亡。也会出现过敏反应，表现为紫红色皮疹，并伴有局部灼热、瘙痒。口服生使君子，可引起过敏性紫癜，伴有血尿、蛋白尿、体温升高。

急性毒性：单用使君子煎剂对小鼠灌胃毒性小，$LD_{50}>4$ g/kg。小鼠皮下注射其水溶液初呈抑制状态，呼吸缓慢不整，1～2 h后出现惊厥，最后因呼吸抑制而致死，MLD约为20 g/kg。对小鼠静脉注射使君子氨酸可引起惊厥，其引起的脑损伤与动物年龄、给药剂量有关。对7 d龄大鼠静脉注射使君子氨酸100 nmol/μL可使幼鼠的神经元细胞坏死、神经胶质细胞浸润，并使注射侧的纹状体和海马萎缩。使君子对成年大鼠的神经毒性较弱。

2. 毒理机制　使君子有神经毒作用，其毒性机制可能是通过激动使君子酸受体引起神经元细胞肌醇的水解和释放，进而使Ca^{2+}动员和花生四烯酸（arachidonic acid，AA）的释放增加，细胞内这一系列过量的生化反应可能是其产生不可逆的神经损害的原因。

（三）毒代动力学

目前尚无使君子毒代动力学报道。其药代动力学为：兔iv葫芦巴碱在体内的C-T曲线为二室模型，$t_{1/2\alpha}$为10.8 min，$t_{1/2\beta}$为44.0 min，表现出中等吸收率和快速消除率。使君子氨酸能够进入中枢神经系统与其受体结合，结合位点遍及整个中枢神经系统，其中又以海马、大脑皮层、背外侧中隔的密度最高。

（四）毒性作用的预防

1. 病证禁忌　脾胃虚寒之子，不宜多用，多食则发呃。苟无虫积，服之必致损人。

2. 使用注意

用法用量：使君子9～12 g，捣碎入煎剂；使君子仁6～9 g，多入丸、散或单用，作1～2次分服。小儿每岁1～1.5粒，炒香嚼服，1日总量不超过20粒。若与热茶同服，能引起呃逆、腹泻，故服用时当忌饮茶。

（五）中毒救治

西医救治：轻度副作用立即停药，大量饮水可自行恢复。重度中毒早期采用药物或机械性刺激催吐，用0.02%高锰酸钾溶液洗胃，服用胃肠黏膜保护剂及吸附剂和沉淀剂。对持续性呃逆不止者，可服用氯丙嗪25～50 mg，口服或肌内注射。

中医救治：针刺天突、内关、中脘等穴位，强刺激，留针30 min，每5～10 min运针1次。

鹤虱 《新修本草》

本品为菊科植物天名精 *Carpesium abrotanoides* L. 的干燥成熟果实。

苦、辛，平；有小毒。归脾、胃经。杀虫消积。用于蛔虫病，蛲虫病，绦虫病，虫积腹痛，小儿疳积。

（一）毒性成分

鹤虱主要含有挥发油，挥发油中的天名精内酯酮为其主要毒性成分。

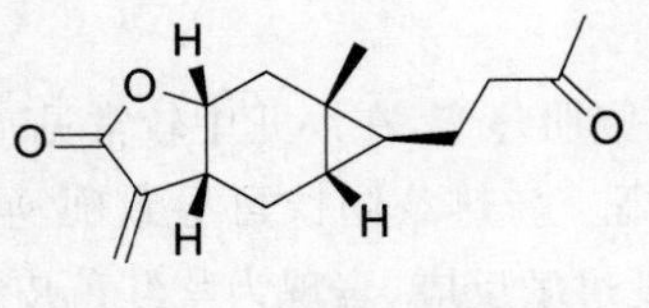

图 16 - 2　天名精内酯酮

（CAS NO.：1748 - 81 - 8）

（二）毒性作用与机制

1. 毒性作用　可见头痛头晕、恶心呕吐、食欲不振，四肢软弱无力、不能行走，说话困难，严重时见阵发性抽搐痉挛。

急性毒性：小鼠 ip 鹤虱挥发油的 LD_{50} 为 100 mg/kg，对小鼠有中枢麻痹作用，大剂量能引起小鼠阵发性痉挛而死亡。

特殊毒性：考察鹤虱对大鼠的体内致畸作用，对母体效应、胚胎效应、胎鼠发育生长状况进行监测，结果表明，鹤虱挥发油对孕鼠胚胎着床前后并无明显胚胎毒性，未发现其有明显致畸作用。

2. 毒理机制　关于鹤虱的毒理机制尚无系统研究报道，可能与其主要成分天名精内酯酮等的细胞毒性作用相关。鹤虱制剂可抑制回肠平滑肌的自律性收缩活动，并可对抗生理活性物质 Ach 和 5 - HT 引起的回肠平滑肌张力增加，且呈现明显的剂量依赖性，这可能是引起胃肠不适的原因之一。

（三）毒代动力学

目前尚无鹤虱毒代动力学报道。通过尾静脉注射天名精总倍半萜内酯药液至健康雄性 SD 大鼠，其中天名精总倍半萜内酯药液剂量为 50 mg/kg，给药后通过眼底静脉丛取血，天名精内酯酮的药动学符合二室模型，$t_{1/2}$ 为 41.843 min，C_{max} 为 2.060 μg/mL，AUC_{0-t} 为 98.086 μg/mL·h，$AUC_{0-\infty}$ 为 160.532 μg/mL·h；CL 为 0.311 L/min。

（四）毒性作用的预防

1. 病症禁忌　孕妇、腹泻者忌用。

2. 配伍禁忌

中药配伍：本品性苦、辛，不宜与寒凉药配伍使用，易加重腹泻等的毒性作用。

3. 使用注意

用法用量：3～9 g。

基原鉴别：南鹤虱（伞形科植物野胡萝卜 *Daucus carota* L.的干燥成熟果实）和鹤虱（俗称"北鹤虱"）均有驱蛔作用，但南鹤虱驱蛔作用较强，毒副作用小；鹤虱驱蛔作用次之，毒副作用大。

（五）中毒救治

西医救治：一般均采用对症治疗。以药物或机械性刺激催吐；以 0.02% 高锰酸钾溶液或任氏液洗胃。口服鞣酸蛋白 3 g 或药用活性炭悬浮液，或服浓茶等来吸附和沉淀毒物。静脉滴注生理盐水 2 000～2 500 mL 稀释毒素，促使毒素排泄，并可加入维生素 E 1～2 g。

南鹤虱 《救荒本草》

本品为伞形科植物野胡萝卜 *Daucus carota* L. 的干燥成熟果实。

苦、辛,平;有小毒。归脾、胃经。杀虫消积。用于蛔虫病,蛲虫病,绦虫病,虫积腹痛,小儿疳积等。

（一）毒性成分

南鹤虱中毒性成分为戊烷、苷类、石油醚部位和脂肪酸部位。

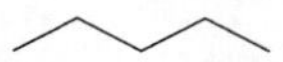

图 16 - 3 戊烷
(CAS NO. ：109 - 66 - 0)

（二）毒性作用

口服南鹤虱水煎剂之后的几个小时或是几天之后,可能会有比较轻微的头晕、恶心、耳鸣或是腹痛等症状,一般可自行消失,少数可能会出现中毒的表现。除上述症状之外,还有不能行走、不能说话,以及抽搐的状况发生。此外,苷类对麻醉犬的呼吸有抑制作用。

急性毒性：南鹤虱的戊烷提取部分对人表皮角质形成具有选择性细胞毒性作用,小鼠 ig 南鹤虱挥发油的 LD_{50} 为 22.35 mL/kg。南鹤虱挥发油碳氢部位 5 000 mg/kg 没有引起小鼠死亡,表明该受试物在此剂量范围内,未显出细胞毒性效应。

特殊毒性：南鹤虱石油醚部位和脂肪酸部位能减缓成年雌性白鼠的发情周期,导致卵巢重量减少,提示南鹤虱石油醚部位和脂肪酸部位的化学成分具有一定的生育毒性。

（三）毒性作用的预防

1. 病证禁忌　孕妇慎用。

2. 使用注意

用法用量：3～9 g。

（四）中毒救治

西医救治：催吐、洗胃,促进南鹤虱排出。

第十七章
止 血 药

导学

本章介绍了止血药的功效和毒性作用概述,以及代表药味的基原、功效、毒性成分、毒性作用与机制、毒动学、毒性作用的预防、中毒救治等。

学习要求:

(1) 掌握止血药的毒性作用与机制。

(2) 熟悉止血药的基原和毒性成分。

(3) 了解止血药的功效、毒动学、毒性作用的预防和中毒救治。

凡能促进血液凝固、制止体内外出血的药物称为止血药。止血药的药性有寒温之别,归肝、肺、心、脾经,可分为凉血止血药、化瘀止血药、收敛止血药和温经止血药四类,常用于治疗咯血、咳血、吐血、便血、尿血、崩漏、紫癜等内外出血证。

出血兼有瘀血者,不宜单用凉血止血药或收敛止血药,以免止血留瘀。与西药止血药或抗凝血药物合用时,要注意药物间的相互作用。本章收载的止血药中毒原因通常是药物中的治疗性成分过量,如三七中的总皂苷类成分等;或药物中的未知成分过量,如蒲黄、艾叶等。

蒲黄 《神农本草经》

本品为香蒲科植物水烛香蒲 *Typha angustifolia* L.、东方香蒲 *Typha orientalis* Presl 或同属植物的干燥花粉。

甘,平。归肝、心包经。止血,化瘀,通淋。用于吐血,衄血,咯血,崩漏,外伤出血,经闭痛经,胸腹刺痛,跌扑肿痛,血淋涩痛。

(一) 毒性作用与机制

1. 毒性作用 蒲黄制剂可产生头昏、腹泻症状,停药后消失。蒲黄有致死胎、流产、过敏的报道。

急性毒性:小鼠 ip 蒲黄醇提物的 LD_{50} 是 35.57 g/kg,iv 蒲黄总黄酮的 LD_{50} 是 2.23 g/kg,iv 蒲黄有机酸的 LD_{50} 是 4.06 g/kg,iv 蒲黄多糖的 LD_{50} 是 0.244 3 g/kg。

特殊毒性:大鼠 ig 蒲黄水煎液 5 g/kg 剂量时可导致早期妊娠流产,在 10 g/kg、20 g/kg 剂量时可导致中期妊娠流产或致死胎,且随剂量增加而作用增强。

2. 毒理机制 蒲黄煎剂可兴奋子宫,大剂量可致子宫痉挛性收缩。此外,有蒲黄产生溶血作用的报道,可减少全血 RBC 和 WBC 总数。

（二）毒代动力学

目前尚无蒲黄毒代动力学报道。其药代动力学为：健康新西兰大白兔单剂量 ig 蒲黄醇提水解液，同时测定槲皮素、山柰素和异鼠李素的血药浓度，结果表明，三个成分的药动学过程均符合二室开放模型。槲皮素、山柰素和异鼠李素的 t_{max} 分别为 32.5 min、35.0 min 和 35.0 min，$t_{1/2\alpha}$ 分别为 41.67 min、16.16 min 和 29.73 min。

（三）毒性作用的预防

1. 病证禁忌　生蒲黄有收缩子宫的作用，妊娠妇女不宜使用。本品有破滞化瘀的功效，一切劳伤发热、阴虚内热、无瘀血者禁用。

2. 使用注意

用法用量：5～10 g，包煎。

炮制适应证：临床治疗时，生用以行血祛瘀为主；取其止血之功时，则炒炭用。

（四）中毒救治

西医救治：对于孕妇误服蒲黄制剂而有先兆流产者，应卧床休息，并配合安胎治疗，以防流产。对出现过敏反应者，则需对症进行抗过敏治疗。

三七 《本草纲目》

本品为五加科植物三七 *Panax notoginseng*（Burk.）F. H. Chen 的干燥根和根茎。

甘、微苦，温。归肝、胃经。散瘀止血，消肿定痛。用于咯血，吐血，衄血，便血，崩漏，外伤出血，胸腹刺痛，跌扑肿痛。

（一）毒性成分

三七中所含的皂苷类成分，如三七总皂苷、三七皂苷 A 和 B、人参皂苷 Rg 组分等，为其活性成分和毒性成分。

（二）毒性作用与机制

1. 毒性作用　中毒后出现颜面红肿，双眼眼睑尤甚；恶心、频繁呕吐、出血倾向如痰中带血、鼻衄、齿龈出血、月经增多、严重心律失常、腹痛、腹泻等症状。此外，有三七及三七类制剂引起不同过敏反应的报道，如过敏性药疹、过敏性紫癜、荨麻疹，甚至过敏性休克。

急性毒性：三七总皂苷对大鼠肝和肾的毒性作用研究显示，im 三七总皂苷 450 mg/kg，可使大鼠体重下降，肝肾功能指标（AST、ALT、BUN、Scr）显著升高，肝细胞及肾小管上皮细胞发生坏死。三七总皂苷可导致血压下降，甚至呼吸、心跳停止。三七中的人参三醇苷可导致呼吸急促、缺氧、抽搐而死亡。小鼠 iv 三七乙醇提取物的 LD_{50} 是 836 mg/kg，iv 生三七总皂苷的 LD_{50} 是 423～471 mg/kg，sc 生三七总皂苷的 LD_{50} 是 1 246 mg/kg，iv 熟三七总皂苷的 LD_{50} 是 105.33 mg/kg，iv 三七二醇皂苷的 LD_{50} 是 297 mg/kg，ip 三七人参皂苷的 LD_{50} 是 1 054 mg/kg，ip 三七绒根总皂苷的 LD_{50} 是 1 262 mg/kg，iv 三七人参三醇苷的 LD_{50} 是 3 806 mg/kg。

慢性毒性：小鼠分别 ip 三七总皂苷 11.34 mg/kg、56.70 mg/kg、113.40 mg/kg，1 次/d，连续 14 d，结果表明三七总皂苷对小鼠体重无显著影响，病理组织学观察显示对肝脏、脾脏、肾脏组织无明显损伤。

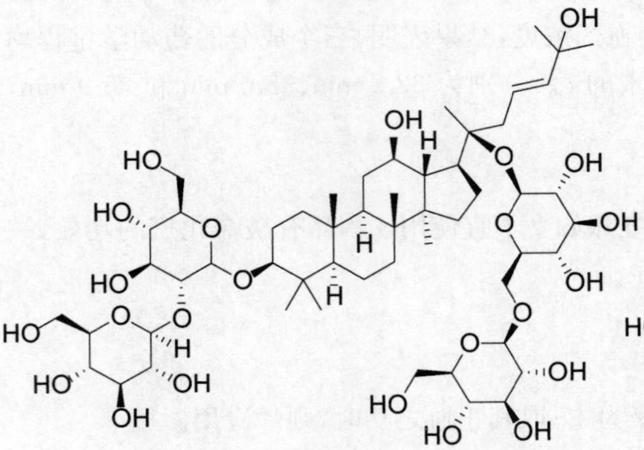

图 17 - 1　三七部分毒性成分

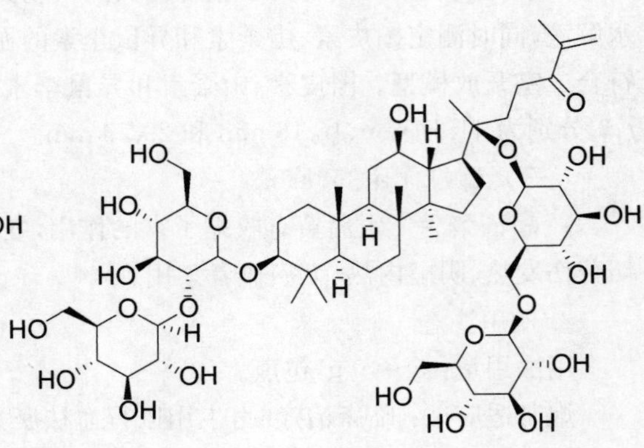

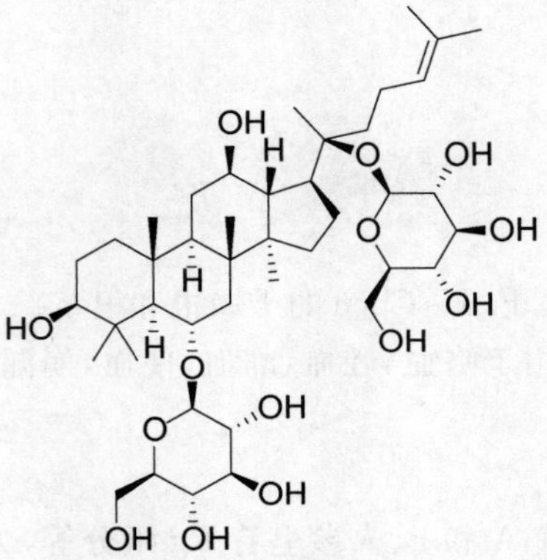

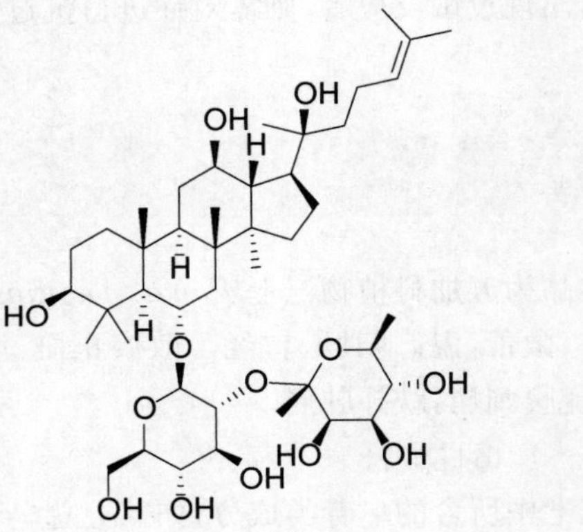

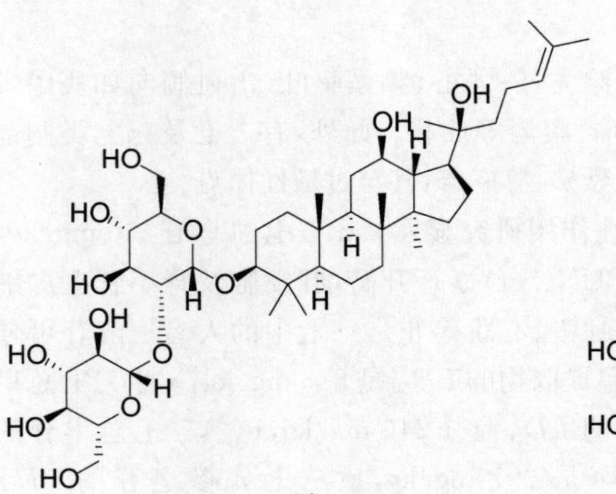

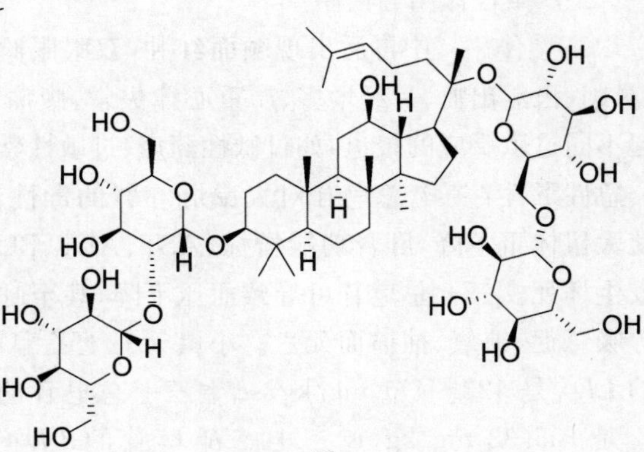

(1) 三七皂苷 A(CAS NO.：193895 - 21 - 5)；(2) 三七皂苷 B(CAS NO.：193895 - 26 - 0)；(3) 人参皂苷 Rg1(CAS NO.：22427 - 39 - 0)；(4) 人参皂苷 Rg2(CAS NO.：52286 - 74 - 5)；(5) 人参皂苷 Rg3(CAS NO.：14197 - 60 - 5)；(6) 人参皂苷 Rb1(CAS NO.：41753 - 43 - 9)

2. 毒理机制　三七超量易中毒，机制未明，主要表现为对中枢神经系统的抑制作用。L-构型的三七素可造成典型且严重的运动失调，表现为不能站立、颈部僵硬、腿伸张肌麻痹等。

（三）毒代动力学

目前尚无三七毒代动力学报道。其药代动力学为：大鼠 ig 人参皂苷 Rg1 100 mg/kg，1 min 后即可在血中检出，30 min 后血清浓度达到峰值（0.9 μg/mL），6 h 后血中检测不到。大鼠尾静脉注射 ^{3}H - Rg1 后，呈二室模型，$t_{1/2\alpha}$ 为 0.179 h，$t_{1/2\beta}$ 为 25 h；ig ^{3}H - Rg1 的 t_{max} 为 12 h，C_{max} 为 4.6 ng/mL，吸收缓慢，残留时间长，2 h 和 4 h 的血浆蛋白结合率分别为 29.8% 和 27.6%，粪、尿排泄总量之比约为 4.4：1。综上所述，Rg1 原型胃肠吸收差，生物利用度不高，代谢后吸收增加，体内分布广泛，可被肝代谢，$t_{1/2}$ 较长。大鼠 ig 人参皂苷 Rb1 100 mg/kg，吸收率仅为 0.11%，6 h 后在胃和大肠可发现其代谢产物。大鼠 iv 人参皂苷 Rb1 15 mg/kg，呈二室模型，$t_{1/2\alpha}$ 为 11.6 min，$t_{1/2\beta}$ 为 14.5 h；15 min 后肾、心、肺及肝脏中 Rb1 浓度较高，分别为 9.0 μg/g、5.3 μg/g、2.9 μg/g、3.3 μg/g。人参皂苷 Rb1 从尿中排泄大大超过从胆汁排泄。总之，人参皂苷 Rb1 胃肠吸收较差，组织分布迅速，消除缓慢。

（四）毒性作用的预防

使用注意

用法用量：三七味甘、微苦而性温，单次冲服每次小于 1.5 g，一般不会造成毒性反应。虽然毒性较低，但应根据临床毒理表现，注意掌握剂量，避免过敏反应的发生。

（五）中毒救治

西医救治：停药。催吐，洗胃，导泻。对症治疗，必要时静脉输液，对症使用抗心律失常、止血、抗过敏、抗休克药物。

中医救治：对于三七类制剂所致的中毒反应出现颊面红肿、有出血倾向者，可采用清热解毒、凉血止血中药治疗，如仿清温败毒饮加减：金银花 100 g，连翘 25 g，生石膏 100 g，知母 20 g，黄连 6 g，生地黄 20 g，桑白皮 30 g，葶苏子 30 g，厚朴 10 g，竹叶 10 g，车前子 30 g，犀角 3 g（可用水牛角 10 倍剂量代替）。

艾叶 《本草经集注》

本品为菊科植物艾 *Artemisia argyi* Levl. et Vant. 的干燥叶。

辛、苦，温；有小毒。归肝、脾、肾经。温经止血，散寒止痛；外用祛湿止痒。用于吐血，衄血，崩漏，月经过多，胎漏下血，少腹冷痛，经寒不调，宫冷不孕；外治皮肤瘙痒。

（一）毒性成分

艾叶活性成分和毒性成分有艾叶油、β-丁香烯、松油烯醇、萜品烯醇等。

（二）毒性作用与机制

1. 毒性作用　艾叶所含挥发油对皮肤有轻度刺激作用，可引起发热、潮红等，甚至出现接触性皮炎。艾叶煎剂口服，可刺激胃肠道，使分泌增加，过量可引起胃肠急性炎症，产生恶心、呕吐、胃部不适、腹泻等症状，甚至引起肝细胞代谢障碍，导致中毒性黄疸和肝炎。气雾吸入时少数病例出现咽干、恶心和呛咳等。

急性毒性：小鼠 ip 艾叶煎剂的 LD_{50} 为 23 g/kg，ig 艾叶油的 LD_{50} 为 1.82 mL/kg，ip 艾叶油的

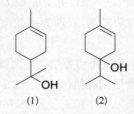

图 17 - 2 艾叶部分毒性成分

(1) α-萜品烯醇(CAS NO.：98-55-5)；(2) 4-松油烯醇(CAS NO.：562-74-3)

LD_{50}为 1.12 mL/kg，ig 4-松油烯醇的 LD_{50}为 3.355 g/kg，ig α-萜品烯醇的 LD_{50}为 1.581 g/kg。

慢性毒性：大鼠连续 21 天 ig 艾叶水提组分(按含生药量计算分别为每日 3.3～16.5 g/kg，相当于成人剂量的 25.7～128.4 倍)和挥发油组分(每日 0.015～0.15 mL/kg，折算艾叶药材相当于 1.88～18.75 g/kg，相当于成人日剂量的 14.6～145.9 倍)，均导致大鼠体重下降，血清 ALT、AST 等增高，清蛋白/球蛋白比值降低，病理检查可见不同程度的肝组织损伤，对血常规、肾功能的影响不明显。肝损伤程度与给药剂量呈现一定的剂量依赖性。

2. 毒理机制　艾叶水提组分和挥发油组分可致小鼠肝组织 MDA 含量增加、SOD 和 GSH 活性下降，提示其通过诱导氧化应激，直接或间接导致肝细胞损伤。还有研究发现艾叶挥发油产生肝毒性的机制可能与干扰肝细胞线粒体三羧酸循环和能量代谢相关。

（三）毒代动力学

目前尚无艾叶毒代动力学报道。其药代动力学为：艾叶煎剂口服后很快由小肠黏膜吸收而到达肝脏，随血液循环而扩至全身，1 h 内即可在尿中发现艾叶成分，大部分储存于体内，由肾脏排泄，或经氧化、结合而被破坏。豚鼠 ig ^3H-α-萜品烯醇 0.12 g/kg，药动学研究显示，$t_{1/2\alpha}$为 0.349 h，$t_{1/2\beta}$为 8.45 h；iv 0.06 g/kg 的 $t_{1/2\alpha}$为 0.402 h，$t_{1/2\beta}$为 13.33 h；3.30％气雾给药的 $t_{1/2\beta}$为 5.29 h；主要分布于气管平滑肌、肺、心、肝、肾等部位，以原形从尿中排出。

（四）毒性作用的预防

1. 病证禁忌　本品药性温燥，阴虚血热者慎用。

2. 使用注意

用法用量：3～9 g。外用适量，供灸治或熏洗用。

（五）中毒救治

西医救治：出现胃肠道症状者，可应用收涩制酸药、抑制胃肠分泌药或止泻药物治疗。有肝损害者，则应当护肝治疗。有过敏反应者，则以抗过敏治疗。

第十八章
活血化瘀药

导学

本章介绍了活血化瘀药的功效和毒性作用概述,以及代表药味的基原、功效、毒性成分、毒性作用与机制、毒动学、毒性作用的预防、中毒救治等。

学习要求:

(1)掌握活血化瘀药的毒性作用与机制。掌握马钱子的毒性成分与炮制减毒。

(2)熟悉活血化瘀药的基原和除马钱子外的毒性成分。

(3)了解活血化瘀药的功效、毒动学、毒性作用的预防和中毒救治。

凡能疏通血脉、祛除瘀血,用于治疗血瘀证的药物称为活血化瘀药。活血化瘀药味多辛、苦,性多平或微寒、微温,入血分,主归肝、心经。根据功效特点,分为活血止痛药、活血调经药、活血疗伤药、破血消癥药等四类。血瘀证的含义广泛,涉及内、外、妇、儿等多科的各种疾病,临床以疼痛、肿块、瘀斑为主要特征。瘀血是一个独立的病理概念,所产生的病证却各有其具体特征。病程有久暂之别,人体有寒热虚实之分,气血相互关联,因此治疗的总法则是活血化瘀。

血瘀证与体循环障碍和微循环障碍、血液高黏滞状态、血小板活化和黏附聚集、血栓形成、组织和细胞代谢异常、免疫功能异常等多种病理及生理改变有关。血瘀证多见于冠心病、心绞痛、心肌梗死、缺血性脑血管疾病、血栓闭塞性静脉炎、痛经、跌打损伤等疾病。活血化瘀类药物易耗血动血,月经过多及其他出血证无瘀血者忌用;孕妇慎用或忌用;对毒性较大者使用不可过量。与西药止血剂和抗凝剂合用时,要注意中西药的相互作用。本章药物的某些治疗性成分,同时也是毒性成分,过量是不良反应或中毒的主要原因。

莪术 《医学入门》

本品为姜科植物蓬莪术 *Curcuma phaeocaulis* Val.、广西莪术 *Curcuma kwangsiensis* S.G. Lee et C. F. Liang 或温郁金 *Curcuma wenyujin* Y. H. Chen et C. Ling 的干燥根茎。

辛、苦,温。归肝、脾经。行气破血,消积止痛。用于癥瘕痞块,瘀血经闭,胸痹心痛,食积胀痛。

（一）毒性成分

莪术所含莪术二酮、莪术醇、姜黄素、β-榄香烯等有一定的毒性。

（二）毒性作用

莪术油注射液临床主要毒性反应包括过敏样反应,如皮疹、呼吸困难、过敏性休克及死亡。

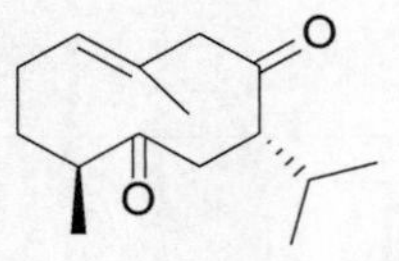

图 18-1　莪术部分毒性成分

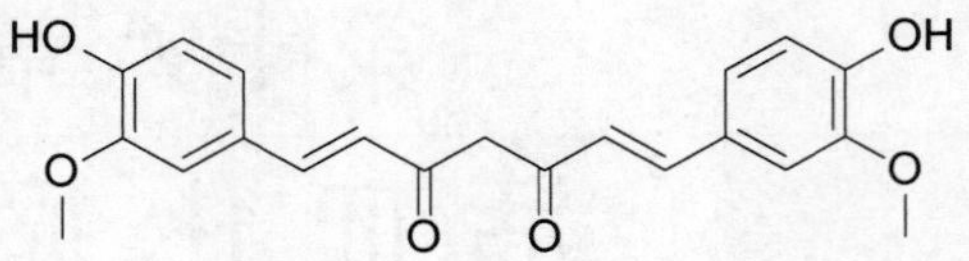

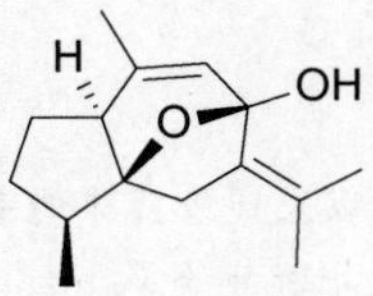

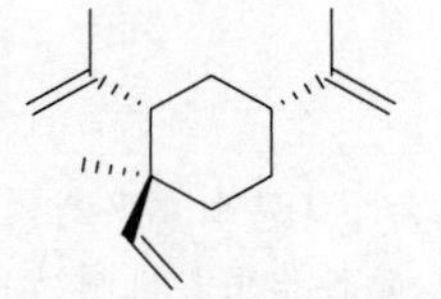

(1) 莪术二酮(CAS NO.：13657-68-6)；(2) 姜黄素(CAS NO.：458-37-7)；
(3) 莪术醇(CAS NO.：19431-84-6)；(4) β-榄香烯(CAS NO.：515-13-9)

消化系统：可造成 ALT、AST、TBIL、DBIL、Scr、BUN 水平升高，甚至造成肝细胞坏死。

泌尿系统：升高 BUN 水平，引起肾脏功能衰退。

血液系统：莪术挥发油有致溶血作用。

生殖系统：莪术具有生殖毒性，有抗着床、致流产或死胎的作用。

（三）毒代动力学

目前尚无莪术毒代动力学报道。其药代动力学为：大鼠 ig ^{3}H-莪术醇后 5 min 血中即可测出，15 min 达峰值，维持 1 h 左右，$t_{1/2\alpha}$ 为 33 min，$t_{1/2\beta}$ 为 12 h；在体内分布速度快，消除速度较慢；体内分布以肝、肾脏浓度最高，能透过血脑屏障；从肾脏排泄，胆汁也有少量排泄，存在肝肠循环。大鼠 ig 莪术提取液后 β-榄香烯的 C-T 曲线符合二室模型，AUC_{0-t} 为 9.83 μg/mL·h，$t_{1/2\alpha}$ 为 0.47 h，$t_{1/2\beta}$ 为 1.82 h，t_{max} 为 2.06 h，C_{max} 为 2.61 μg/mL。莪术中姜黄素在大鼠体内的药动学参数：$t_{1/2ka}$ 为 1.32 h，$t_{1/2}$ 为 6.89 h，t_{max} 为 3.89 h，C_{max} 为 93.15 ng/mL，AUC 为 1 369.38 ng/mL·h。

（四）毒性作用的预防

1. 病证禁忌　能致死胎和流产，月经过多者及孕妇禁用。体质虚弱者慎用，必要时配合扶正益气之药同时使用。对莪术过敏者禁用。

2. 使用注意

用法用量：6～9 g。莪术为破血祛瘀之品，不宜多服久服。用药时避免给药速度过快，加强临床用药监护。莪术油注射液静脉滴注过快可有胸闷、面部潮红、呼吸困难等症状。

（五）中毒救治

西医救治：停药。出现疼痛、出血等症状时，可对症应用镇痛药和止血药。如出现过敏反应、休克等表现，可酌情使用马来酸氯苯那敏、异丙基肾上腺素等进行抗过敏、抗休克治疗。

三棱《本草纲目拾遗》

本品为黑三棱科植物黑三棱 *Sparganium stoloniferum* Buch.- Ham. 的干燥块茎。

辛、苦,平。归肝、脾经。破血行气,消积止痛。用于癥瘕痞块,痛经,瘀血经闭,胸痹心痛,食积胀痛。

（一）毒性成分

三棱所含苯乙醇、对苯二酚、刺芒柄花素、常春藤皂苷元等有一定的毒性。

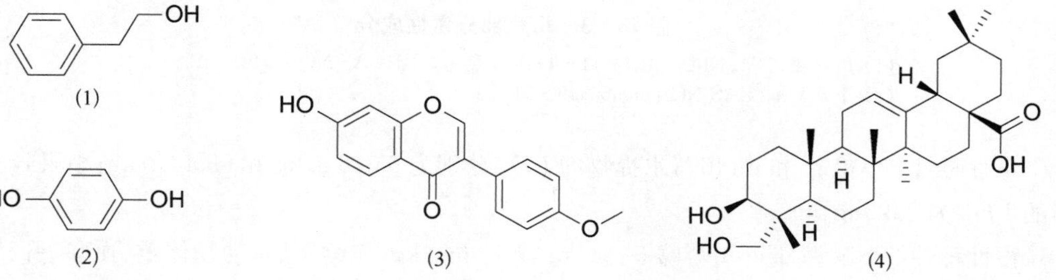

图 18-2 三棱部分毒性成分

(1) 苯乙醇(CAS NO.：60-12-8)；(2) 对苯二酚(CAS NO.：123-31-9)；(3) 刺芒柄花素(CAS NO.：485-72-3)；(4) 常春藤皂苷元(CAS NO.：465-99-6)

（二）毒性作用与机制

急性毒性：小鼠 ig 三棱生药水煎剂 480 g/kg 7 d 后,小鼠活动减少,静卧不动,第 8 d 恢复正常,未见死亡。小鼠 ip 三棱水煎剂的 LD_{50} 为 233.3 g 生药/kg,小鼠因呼吸抑制而死亡,死亡前出现短暂的抽搐惊跳。

特殊毒性：三棱具有明确的生殖毒性,可使妊娠早期小鼠流产和出现死胎,与剂量有一定的相关性。

（三）毒性作用的预防

1. 病症禁忌 孕妇禁用。

2. 配伍禁忌

中药配伍：不宜与芒硝、玄明粉同用。

3. 使用注意

用法用量：5～10 g。

川芎 《神农本草经》

本品为伞形科植物川芎 *Ligusticum chuanxiong* Hort. 的干燥根茎。

辛,温。归肝、胆、心包经。活血行气,祛风止痛。用于胸痹心痛,胸胁刺痛,跌扑肿痛,月经不调,经闭痛经,癥瘕腹痛,头痛,风湿痹痛。

（一）毒性成分

川芎的活性成分和毒性成分与川芎嗪、阿魏酸(参见[黄连]项)、藁本内酯、丁基苯酞等有关。

（二）毒性作用

单服大剂量川芎可引起剧烈头痛、恶心、血尿等症状。川芎还存在生殖毒性、过敏等反应。

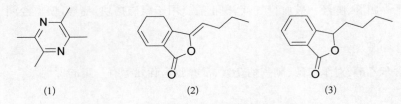

图 18-3 川芎部分毒性成分

(1) 川芎嗪(CAS NO.：1124-11-4)；(2) 藁本内酯(CAS NO.：4431-01-0)；
(3) 丁基苯酞(CAS NO.：6066-49-5)

急性毒性：小鼠 ip 和 im 川芎水提物的 LD_{50} 分别为 65.86 g/kg 和 66.42 g/kg；小鼠 iv 川芎嗪的 LD_{50} 为 239 mg/kg。

慢性毒性：小鼠每日 ig 川芎嗪 5 mg/kg 或 10 mg/kg，连续 4 周，动物体重、血象、肝、肾功能和病理组织学检查均未明显异常。大鼠 ig 川芎甲醇提取物 1.5 g/kg、3 g/kg 21 d，一周后出现竖毛、鼻腔出血、流涎。高剂量组尿中乙酰氨基葡萄糖苷酶活性下降，血液中 Hb 和血细胞比容显著降低而血小板容积显著升高。生化检验发现血清中磷脂、总胆固醇、α-淀粉酶、Ca^{2+} 增加，TBIL、LDH、K^+、Cl^- 减少，肝 ALP、AST、LDH 减少。

特殊毒性：川芎制剂有一定的生殖毒性作用。川芎浸膏有刺激子宫平滑肌兴奋的作用，大剂量则使子宫麻痹，收缩停止。1%川芎浸膏 4 mg/100 g 注射会导致妊娠家兔胎儿死亡。

（三）毒代动力学

目前尚无川芎毒代动力学报道。其药代动力学为：^{14}C-川芎嗪给大鼠尾静脉注射后，$t_{1/2}$ 为 25 min，肝脏摄取率最高，其他依次为心脏、脾、脑、睾丸、肺、肾、肌肉、血浆，能通过血脑屏障。川芎嗪经生物转化后消除。正常人口服磷酸川芎嗪的药代动力学符合二室开放模型。大鼠静脉注射和灌胃阿魏酸后，主要分布在肝、肾和血液中，可通过胎盘屏障，分布于羊水、胎盘和胎体中，血浆蛋白结合率较低。^{3}H-阿魏酸给大鼠静脉注射、肌内注射及灌胃后，C-T 曲线呈二室开放模型。

（四）毒性作用的预防

1. 病证禁忌　因其辛香走串之力较强，故阴虚气弱、劳热多汗者忌用。月经过多、气逆呕吐、肝阳头痛者应慎用。因其有生殖毒性，故孕妇忌服。

2. 使用注意

用法用量：3～10 g。

（五）中毒救治

西医救治：立即停药，对症处理。出现过敏反应时可应用地塞米松、肾上腺素等抗过敏治疗。

延胡索 《神农本草经》

本品为罂粟科植物延胡索 *Corydalis yanhusuo* W. T. Wang 的干燥块茎。

辛、苦，温。归肝、脾经。活血、利气、止痛。用于胸胁、脘腹疼痛，胸痹心痛，经闭痛经，产后瘀阻，跌扑肿痛。

（一）毒性成分

主要毒性成分为延胡索乙素、延胡索甲素、去氢延胡索甲素（去氢延胡索碱）等。

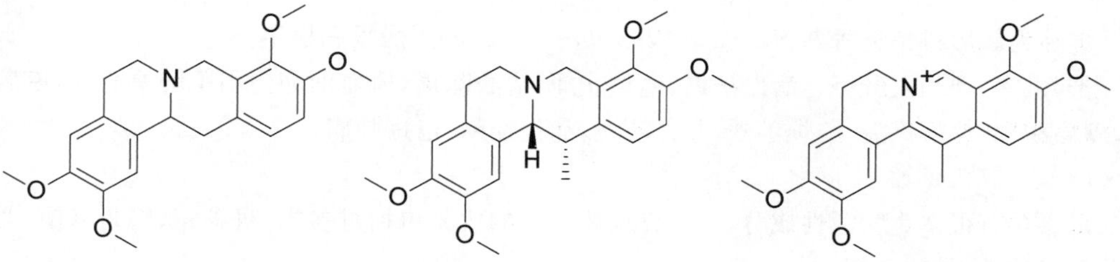

图 18-4　延胡索部分毒性成分

（1）延胡索乙素（CAS NO.：2934-97-6）；（2）延胡索甲素（CAS NO.：518-69-4）；
（3）去氢延胡索甲素（去氢延胡索碱）（CAS NO.：30045-16-0）

（二）毒性作用

内服中毒剂量为 60～120 g，潜伏期为 1～4 h，可出现恶心、纳差、腹胀、头昏、面色苍白、嗜睡、四肢乏力、呼吸困难、抽搐、血压下降、脉搏减弱、心跳无力、严重者出现休克、强直性惊厥、呼吸抑制。

血液系统：当剂量为人体 70 倍时，观察发现脾红髓区有 RBC 渗出并引起充血，且肾小球肾小动脉有出血现象。

心血管系统：采用急性毒性法，观察小鼠服用延胡索后的反应，当剂量为 40 g/kg 时，小鼠的心率、呼吸、运动量均降低。

急性毒性：小鼠 ig 延胡索醇浸膏的 LD_{50} 为 100 g/kg，iv 延胡索乙素、丙素、甲素的 LD_{50} 分别为 146 mg/kg、151～158 mg/kg、100 mg/kg。麻醉猫 iv 延胡索乙素 40 mg/kg 后，血压略降，心率减慢，心脏功能无明显变化。正常兔 iv 延胡索乙素 20～40 mg/kg 时，呼吸短暂兴奋，剂量增大至 60 mg/kg，则呼吸出现抑制。猴一次 ivgtt 延胡索乙素 85 mg/kg 或 100 mg/kg，或 po 80 mg/kg，无明显毒性；ivgtt 180 mg/kg，先出现短时兴奋，继而为较严重的抑制，有极度镇静和较深度的催眠作用，感觉并未丧失，随后发生四肢震颤性帕金森氏综合征，心电图和呼吸均不正常，尿中有管型，数天后可恢复。此外，也有外用和注射剂出现过敏性反应的临床报道。小鼠给药延胡索醋酸生物碱 8 min 后出现肌肉痉挛、呼吸急促并开始死亡，多数在 0.1～3 h 内死亡。

慢性毒性：猴每日 ivgtt 延胡索乙素 85 mg/kg，连续 2 周后，除出现镇静、催眠作用外，第 4～7 d 的反应基本与 180 mg/kg 时相似。肉眼观察内脏无明显变化，组织病理检查发现心脏和肾脏有轻度浑浊肿胀。

（三）毒代动力学

目前尚无延胡索毒代动力学报道。其药代动力学为：静脉注射和灌胃延胡索乙素后的体内 C-T 曲线分别符合一室模型和二室模型。其绝对生物利用度仅为 6.59%。

（四）毒性作用的预防

1. 病证禁忌　本品药性峻猛，孕妇忌用，体虚者慎用。

2. 使用注意

用法用量：口服剂量不应超过 10～15 g/次。

丹参《神农本草经》

本品为唇形科植物丹参 *Salvia miltiorrhiza* Bge. 的干燥根和根茎。

苦,微寒。归心、肝经。活血祛瘀,通经止痛,清心除烦,凉血消痈。用于胸痹心痛,脘腹胁痛,癥瘕积聚,热痹疼痛,心烦不眠,月经不调,痛经经闭,疮疡肿痛。

(一)毒性成分

丹参含有很多生物活性成分,与不良反应有关的成分包括丹参酮、丹参素、隐丹参酮、丹参酮ⅡA磺酸钠、丹酚酸等。

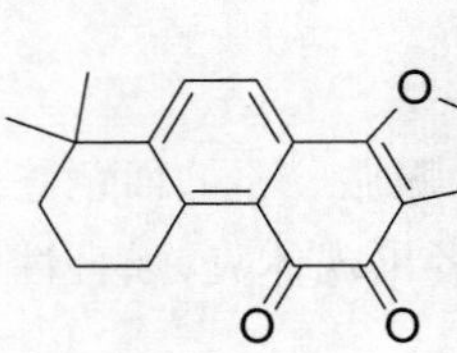

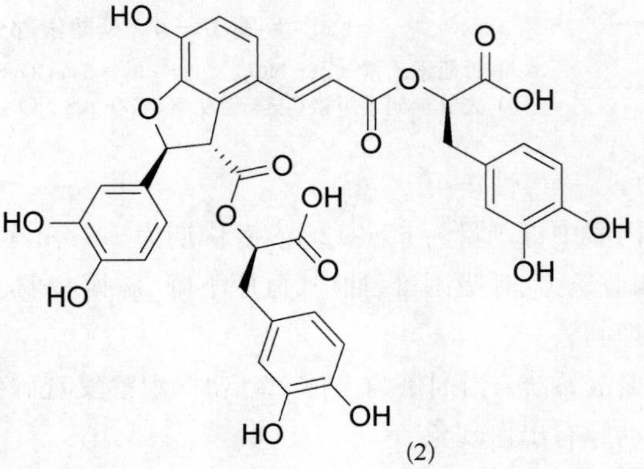

图 18-5 丹参部分毒性成分

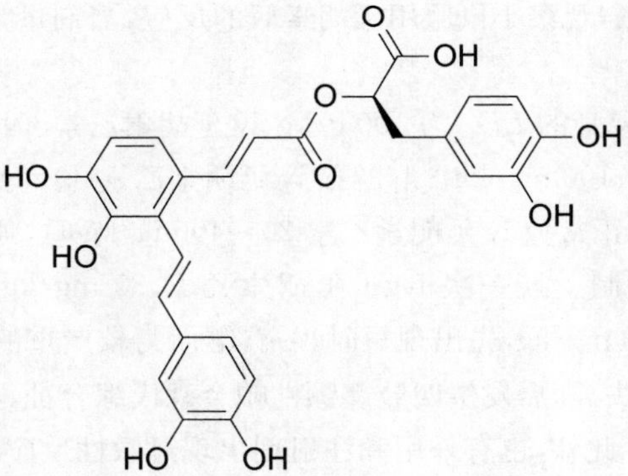

(1) 丹参酮ⅡA(CAS NO.：568-72-9);(2) 丹酚酸 B(CAS NO.：115939-25-8);

(3) 丹酚酸 A(CAS NO.：96574-01-5)

(二)毒性作用

小鼠每日尾静脉注射丹参注射液 5.76 g/kg,连续 5 d,结果发现该剂量下小鼠肺组织发生弥漫性出血,并伴有炎性反应。丹参多酚酸盐注射液对比格犬的长期试验表明其在低于 80 mg/kg 的剂量下是安全的,而在 320 mg/kg 的剂量下具有毒性。小鼠 ip 丹参注射液的 LD_{50} 为 36.7 g/kg。家兔每日 ip 丹参注射液 2.4 g/kg,连续 4 日,未见毒性反应,血浆、肝肾功能和体重均无异常变化,实质性脏器除明显充血外,亦无特殊变化。小鼠每日 ig 2% 丹参酮混悬液 0.5 mL,连续 4 日,大鼠每日 ig 2.5 mL,连续 10 日,未见毒性反应。

（三）毒代动力学

大鼠或小鼠 iv ^{35}S-丹参酮ⅡA磺酸钠，肝中分布最多，脾、肺、心、消化道等部位次之，72 h 后血中残留基本被清除。大鼠 iv 丹参酮ⅡA的C-T曲线符合二室模型，血浆中丹参酮ⅡA迅速下降，V_d 大，$t_{1/2\alpha}$ 约为 5.3 min，$t_{1/2\beta}$ 约为 126 min。隐丹参酮可从胃肠道吸收，以肝、肺分布最多。隐丹参酮及其活性代谢产物丹参酮ⅡA在血中维持的浓度较低，且消除较快。猪 iv 单剂量隐丹参酮后，体内的药代动力学模型为二室开放模型，$t_{1/2\alpha}$ 为 2.4 min，$t_{1/2\beta}$ 为 65 min，以脑、肺、心分布最多，易通过血脑屏障，以原形排出较少。家兔 iv 丹参素后 C-T 曲线符合二室开放模型，$t_{1/2\alpha}$ 约为 0.17 h，$t_{1/2\beta}$ 为 1.69 h。健康志愿者口服丹参水煎剂 200 mL（含丹参素 20 mg）后 $t_{1/2}$ 为 1 h；丹参素可以原型从肾脏排泄，8 h 内的尿药累积排泄率约为 14%。

（四）毒性作用的预防

1. 病证禁忌　过敏体质、有出血倾向、严重贫血、严重高血压者及孕妇禁用。肝功能损害、月经过多、血管性头痛患者及经期妇女应慎用。

2. 配伍禁忌

中西药配伍：丹参与阿司匹林同用相当于加大了阿司匹林的药物剂量，容易导致出血。服用华法林（warfarin，一种广泛使用的抗凝血剂）抗凝血的患者也应当小心，同时服用丹参也可能会导致出血。

3. 使用注意

用法用量：10～15 g。

（五）中毒救治

中医救治：患有胃肠疾病的人服用丹参时可加服陈皮、鸡内金、白扁豆等以健胃。

小叶莲 《月王药诊》

本品为小檗科植物桃儿七 *Sinopodophyllum hexandrum*（Royle）Ying 的干燥成熟果实。

甘，平；有小毒。调经活血。用于血瘀经闭，难产，死胎、胎盘不下。

（一）毒性成分

小叶莲中毒性成分主要有鬼臼毒素（参见[鬼臼]项）、4′-去甲基鬼臼毒素、α-盾叶鬼臼素、β-盾叶鬼臼素、去甲鬼臼毒素苷、去甲鬼臼毒素、鬼臼毒素苷、鬼臼内脂、去氧鬼臼毒素（参见[鬼臼]项）、鬼臼毒酮（参见[鬼臼]项）等木脂素类化学物。鬼臼毒素作为小叶莲中的活性成分，但同时也是毒性成分，属细胞毒性物质。

（二）毒性作用

鬼臼毒素对正常细胞的损伤大，可引起胃肠不适、接触性皮炎。内服鬼臼毒素或鬼臼树脂可刺激小肠引起大量水泻，并伴有腹痛、血便，或导致严重衰竭性虚脱。中毒初期表现为恶心、呕吐、峻泻，继而呼吸急促、运动失调，最后休克而死亡。亦有服用鬼臼药酒而引起中毒事件的报道。

小鼠 ip 鬼臼毒素的 LD_{50} 为 30～35 mg/kg，但 ip 鬼臼毒素、α-和 β-盾叶鬼臼素和 4′-去甲基鬼臼毒素的葡萄糖苷，其 LD_{50} 均在 200 mg/kg 以上。将上述 4 种成分加上鬼臼苦素及

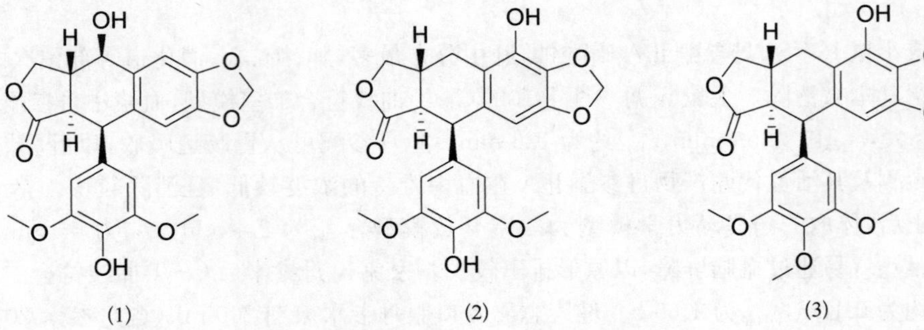

图 18-6　小叶莲部分毒性成分

(1) 4′-去甲基鬼臼毒素(CAS NO.：40505-27-9)；(2) α-盾叶鬼臼素(CAS NO.：568-53-6)；
(3) β-盾叶鬼臼素(CAS NO.：518-29-6)

它们的葡萄糖苷注入大鼠和豚鼠腹腔,检查其对骨髓、淋巴系统、WBC、小肠上皮和精子生成作用,发现它们的葡萄糖苷阻止这些器官有丝分裂的毒性作用较苷元小。大剂量使用可产生腹泻、呕吐和唾液分泌过多,猫对上述作用最敏感,大鼠、豚鼠和犬耐受较好。猫注射氯丙嗪后对上述反应有一些保护作用。急性毒性实验结果表明,鬼臼毒素、去甲鬼臼毒素苷、去甲鬼臼毒素、去氧鬼臼毒素和苦鬼臼脂素 5 种成分均有一定毒性,其中鬼臼毒素的毒性较强,去氧鬼臼毒素次之,鬼臼类中药乙醇提取物的毒性明显低于鬼臼木脂素,且其毒性大小与鬼臼木脂素类成分的含量成正比。鬼臼毒素、去甲鬼臼毒素及 4′-去甲鬼目毒酮是鬼臼提取物中的致泻成分。苦鬼臼脂素对离体动物肠管无作用,但可致活体动物腹泻,静脉注射鬼臼毒素后可致肠蠕动及增加肠张力。该作用并非通过阻断迷走神经或内脏神经所致,亦非阿托品样阻滞作用。

急性子 《救荒本草》

本品为凤仙花科植物凤仙花 *Impatiens balsamina* L. 的干燥成熟种子。

微苦、辛,温;有小毒。归肺、肝经。破血,软坚,消积。用于癥瘕痞块,经闭,噎膈。

（一）毒性成分

急性子的毒性作用与其含有的甾醇类化合物、黄酮类化合物、皂苷甾醇类化合物、脂肪油等成分有关。凤仙萜四醇苷 A 是甾醇类化合物的主要成分。

（二）毒性作用

长期应用急性子,少数病例出现喉干、恶心、食欲不振等症状。小鼠单次 ig 急性子油类提取物后,出现大量出汗、精神兴奋、狂躁。24 h 内连续 2 次给予相同剂量的急性子油,给药初期可见小鼠出汗、躁动不安、饮食减少,自第 4 d 起,小鼠状态即有所好转,且日渐恢复,未引起小鼠死亡,长期用药可能造成伤津及精神异常等不良反应。急性子对子宫有明显刺激作用,导致流产是它最常见的毒性作用之一。

（三）毒性作用的预防

1. 病证禁忌　孕妇禁用。

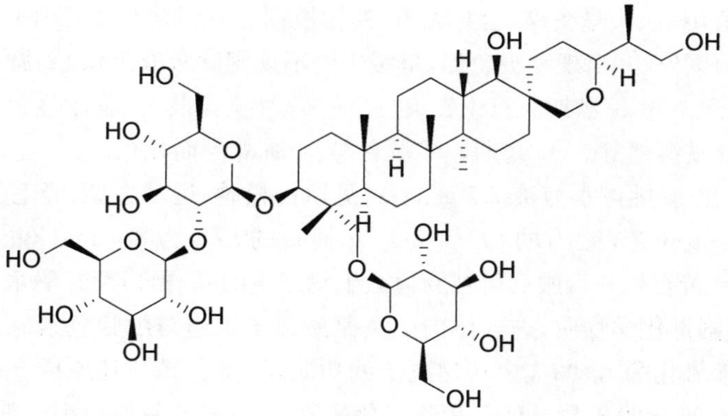

图 18-7 凤仙萜四醇苷 A
(CAS NO.：156791-82-1)

2. 使用注意

配伍减毒：急性子常以复方使用，可减少其毒性。

炮制减毒：炒制也可降低毒性，并利于有效成分的煎出。

用法用量：3～5 g。

桃仁《本草经集注》

本品为蔷薇科植物桃 *Prunus persica* (L.) Batsch 或山桃 *Prunus daridiana* (Carr.) Franch. 的干燥成熟种子。

苦、甘，平。归心、肝、大肠经。活血祛瘀，润肠通便，止咳平喘。用于经闭痛经，癥瘕痞块，肺痈肠痈，跌扑损伤，肠燥便秘，咳嗽气喘。

（一）毒性成分

桃仁的主要毒性成分为苦杏仁苷。

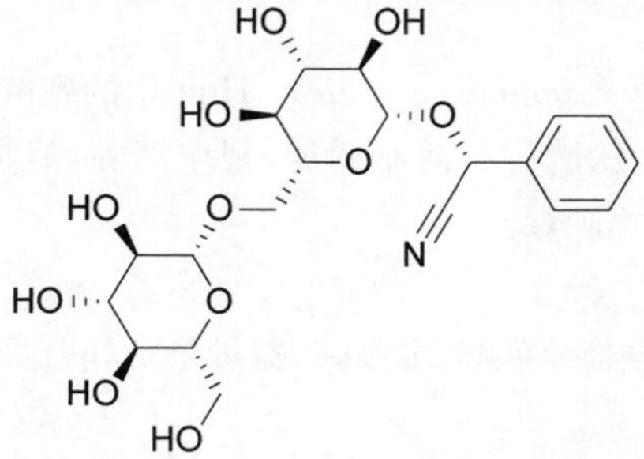

图 18-8 苦杏仁苷
(CAS NO.：29883-15-6)

（二）毒性作用与机制

1. 毒性作用 过量服用桃仁导致的主要中毒症状与氰化物中毒类似，临床可归为四期：① 初期。恶心呕吐、头晕头痛、全身无力、视物模糊、心率加快、血压升高等。② 呼吸困难期。除上述症状加重外，并出现呼吸急促，呈缓慢而不规则呼吸有恐惧感、胸上部疼痛、胸部压迫感，但意识仍清醒。③ 惊厥期。意识丧失、二便失禁、瞳孔散大、肢体痉挛、发绀、昏迷、血压下降、体温升高、呼吸缓慢等。④ 终期。呼吸衰竭、心脏骤停而死亡。

急性毒性：小鼠 ip 桃仁水煎液 3.5 g/kg，可见肌肉松弛、运动失调、竖毛等现象，测得 LD_{50} 为 222.5 mg/kg。小鼠 iv 苦杏仁苷的 $LD_{50} > 5$ g/kg，而 ig 的 LD_{50} 为 887 mg/kg。

2. 毒理机制　苦杏仁苷口服后可被肠道微生物产生的 β-葡萄糖苷酶水解，产生氢氰酸和苯甲酸，氢氰酸是剧毒化学物质，进入体内的氢氰酸离子迅速与细胞色素氧化酶相结合，生成氰化高铁细胞色素氧化酶，该酶失去传递电子的功能，阻断了 Fe^{3+} 还原成 Fe^{2+}，使通过细胞色素 A 和细胞色素 C 进行的 80%～90% 生物氧化还原反应停止，致使组织细胞无法利用 RBC 所携带的氧，引起组织窒息，产生细胞缺氧症。由于中枢神经系统对缺氧特别敏感，且氢氰酸在类脂质中溶解度较大，因此中枢神经系统首先受损，使其先兴奋后抑制，甚至麻痹，尤其呼吸中枢更为敏感，呼吸麻痹是氢氰酸中毒致死的主要原因。

（三）毒代动力学

家兔 iv 苦杏仁苷，测得 $t_{1/2\alpha}$ 为 38 min，$t_{1/2\beta}$ 为 77 min，苦杏仁苷的体内过程符合二室开放模型，$t_{1/2\beta}$ 不长，排泄快，药物除分布于血液及血流丰富的器官或组织外，还分布于肌肉组织。

（四）毒性作用的预防

1. 病证禁忌

孕妇慎用。

2. 使用注意

炮制减毒：炮制时去皮，经燀、炒、蒸以降解苦杏仁苷。

用法用量：5～10 g。

（五）中毒救治

西医救治：立即注射亚硝酸钠，然后缓慢静脉注射硫代硫酸钠解毒。

益母草 《本草纲目》

本品为唇形科植物益母草 *Leonurus japonicas* Houtt. 的新鲜或干燥地上部分。

苦、辛，微寒。归肝、心包、膀胱经。活血调经，利尿消肿，清热解毒。用于月经不调，痛经经闭，恶露不尽，水肿尿少，疮疡肿毒。

（一）毒性成分

益母草活性与毒性成分为益母草碱、水苏碱、益母草定和益母草宁等生物碱。

（二）毒性作用

中毒反应多发生于服药后 4～6 h，主要表现为突发全身乏力、酸痛麻木，下肢呈瘫痪状态，胸闷，重者大汗、血压下降、四肢发凉、腰痛、血尿，孕妇流产，全身痉挛、口唇发绀、呼吸加快加深，甚则出现休克、呼吸麻痹等症状。

益母草素对小鼠中枢神经系统，尤其是呼吸中枢有兴奋作用，可引起痉挛，终至麻痹。可收缩子宫、降低血压、溶血，对运动神经末梢有箭毒样作用。小鼠 iv 益母草注射液的 LD_{50}

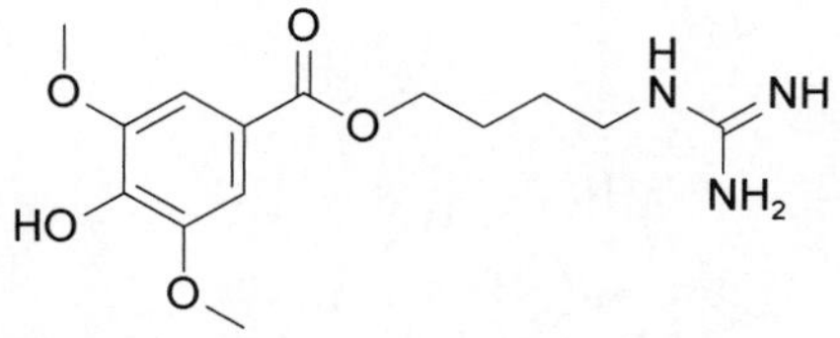

图 18‑9 益母草部分毒性成分

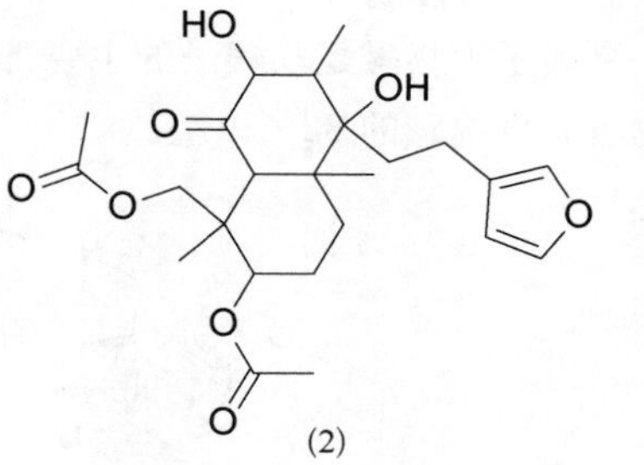

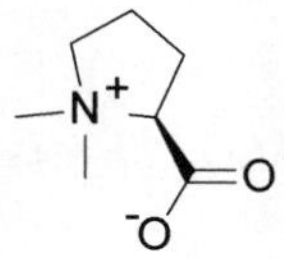

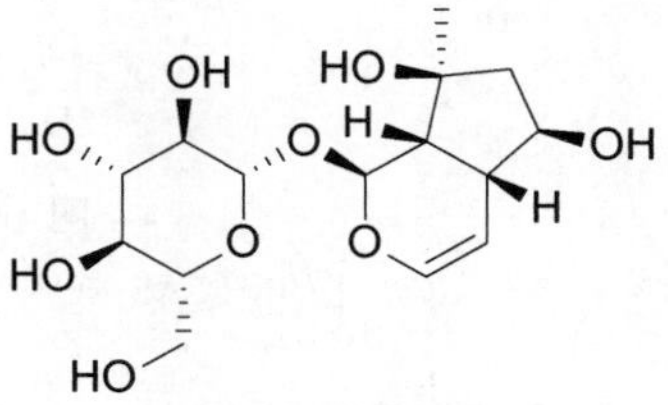

(1) 益母草碱(CAS NO.：24697‑74‑3)；(2) 益母草素(CAS NO.：86575‑86‑2)；
(3) 水苏碱(CAS NO.：471‑87‑4)；(4) 益母草定(CAS NO.：52949‑83‑4)

为 30～60 g/kg，iv 益母草总碱 LD_{50} 为 572.2 mg/kg。

（三）毒代动力学

益母草复方制剂中的水苏碱在家兔血中浓度变化符合二室模型，C_{max} 为 6.29 $\mu g/mL$，t_{max} 为 3.36 h，$t_{1/2\alpha}$ 为 5.35 h，$t_{1/2\beta}$ 为 32.38 h，AUC 为 208.15 $\mu g/mL \cdot h$。大鼠 ivgtt 益母草碱，$t_{1/2\alpha}$ 为 0.074 h，$t_{1/2\beta}$ 为 6.32 h，AUC 为 6.20 $\mu g/mL \cdot h$。益母草碱在大鼠体内呈二室开放模型，进入体内分布迅速，而代谢消除比较缓慢，其 $t_{1/2\beta}$ 超过 6 h。

（四）毒性作用的预防

1. 病证禁忌　有低血压病史者忌用。阴血少、气虚便溏者慎用。

2. 使用注意

用法用量：9～30 g；鲜品 12～40 g。益母草小剂量使用无毒副作用，须使用大剂量益母草时，由小剂量逐渐增加。

（五）中毒救治

西医救治：停药。重度中毒者可催吐、洗胃、吸氧、输液，对血压下降者可给予升压药，必要时用强心剂。

马钱子 《本草纲目》

本品为马钱科植物马钱 *Strychnos nux-vomica* L. 的干燥成熟种子。

苦，温；有大毒。归肝、脾经。通络止痛、消肿散结。用于跌打损伤，骨折肿痛，风湿顽痹，麻木瘫痪，痈疽疮毒，咽喉肿痛。

（一）毒性成分

马钱子生物碱是马钱子的主要毒性成分,其中士的宁及其氮氧化物和马钱子碱及其氮氧化物占总生物碱的82%以上。

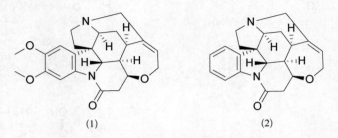

图 18-10 马钱子部分毒性成分
(1) 士的宁(CAS NO.：357-57-3)；(2) 马钱子碱(CAS NO.：57-24-9)

（二）毒性作用与机制

1. 毒性作用　中毒早期表现为头痛、头晕、舌麻、口唇发紧、全身肌肉轻度抽搐,以及精神轻度失常,出现醉酒感或恐惧感等；中毒后期全身肌肉强直性痉挛、角弓反张、牙关紧闭、面肌痉挛而呈苦笑状、双目凝视,渐至发绀、瞳孔散大、脉搏加快、呼吸麻痹甚至死亡。

急性毒性：小鼠 ig 士的宁、马钱子碱和马钱子仁的 LD_{50} 分为 3.27 mg/kg、233 mg/kg、234.5 mg/kg；ip 的 LD_{50} 分别为 1.53 mg/kg、69 mg/kg、77.76 mg/kg。成人一次口服士的宁 5~10 mg 可致中毒,30 mg 可致死亡。小鼠 ig 马钱子生品的 LD_{50} 为 115.4 mg/kg,而砂烫品的 LD_{50} 为 86.64 mg/kg。

2. 毒理机制　马钱子对中枢神经系统有兴奋作用,其中所含士的宁能阻断中枢抑制性递质甘氨酸对脊髓中间神经元及运动神经元的突触后抑制,从而减弱或消除对抗肌(伸肌与屈肌)之间的交互抑制,兴奋脊髓,加快神经冲动在脊髓中的传导,缩短脊髓的反射时间,增强反射强度,增加肌张力。中毒时伸肌与屈肌同时极度收缩致强直性惊厥,甚则呼吸肌痉挛窒息而死亡。大剂量的马钱子碱可阻断神经肌肉传导,呈现箭毒样作用。

（三）毒代动力学

目前尚无马钱子毒代动力学报道。其药代动力学为：大鼠 iv 马钱子砂烫炮制品总生物碱,发现士的宁及其氮氧化物、马钱子碱及其氮氧化物的代谢均符合二室模型,四者的血药浓度初期均下降较快,$t_{1/2\alpha}$ 一般较短,马钱子碱氮氧化物消除最快,其次为士的宁及其氮氧化物、马钱子碱。$t_{1/2\beta}$ 一般较长,以马钱子碱衰减最慢,其次为马钱子碱氮氧化物,士的宁氮氧化物和士的宁。士的宁氮氧化物自中央室消除最慢,周边室消除最快。

（四）毒性作用的预防

1. 病证禁忌　体质虚弱者及孕妇禁服。高血压、心脏病、肝肾功能不全者禁服或慎服。

2. 配伍禁忌

中药配伍：麝香、延胡索可增强马钱子的毒性,不宜同用。

3. 使用注意

用量用法：马钱子中毒剂量为 1.5~3 g,MLD 为 4~12 g。

炮制减毒：应用炮制后的马钱子,并严密观察患者中毒症状。

4.毒性中药管理　生马钱子为毒麻药品,应由专人管理。本品属于国家特殊管理的毒性中药。制马钱子也需慎重使用。

（五）中毒救治

西医救治：立刻将患者隔离于暗室,避免光照、声音及其他外界刺激。以中枢抑制剂（如安定)抗惊厥;仍不能控制者,可用乙醚作轻度麻醉。对呼吸抑制者,避免使用中枢抑制剂,可使用呼吸机,必要时气管插管。惊厥控制后,可用0.1％高锰酸钾洗胃,饮用牛奶、蛋清来沉淀毒物、减少吸收,忌服酸性饮料及阿片类药物。

土鳖虫《神农本草经》

本品为鳖蠊科昆虫地鳖 *Eupolyphaga Sinensis* Walker 或冀地鳖 *Steleophaga plancyi* (Boleny)雌虫的干燥体。

咸,寒;有小毒。归肝经。破血逐瘀、续筋接骨。用于跌打损伤,筋伤骨折,血瘀经闭,产后瘀阻腹痛,癥瘕痞块。

（一）毒性成分

土鳖虫的主要毒性成分为土鳖虫生物碱类化合物。

（二）毒性作用

土鳖虫因含异体蛋白,口服土鳖虫或其制剂会引起过敏反应。此外,土鳖虫也可引起全身乏力、恶心、眩晕、心率减慢,外用可致接触性皮炎。

小鼠 ig 土鳖虫生物碱提取物的 LD_{50} 为 294.26 mg/kg。家兔 iv 土鳖虫总生物碱20 mg/kg,可致呼吸急促、挣扎,心电图显示Ⅰ～Ⅱ度房室传导阻滞,甚至死亡,死亡家兔心脏处于舒张期。但其毒性与剂量密切相关,iv 剂量低于 5 mg/kg 时对家兔心脏无明显毒性作用。此外,土鳖虫能减弱心肌收缩性、减少心肌缺氧,大剂量使用可致心功能不全。

（三）毒性作用的预防

1.病证禁忌　对土鳖虫制剂过敏者忌用。土鳖虫为破血通经之药,能造成堕胎,孕妇禁用。

2.使用注意

用法用量：3～10 g。应先以小剂量治疗,然后根据病情,适当加大剂量。土鳖虫有心脏毒性,能减慢心率,应注意监测心电图的改变。

炮制减毒：酒炙土鳖虫可减轻腥臭气味,并降低副作用。

（四）中毒救治

西医救治：停药。必要时可服用马来酸氯苯那敏、维生素C等进行抗过敏治疗或对症处理。

水蛭《神农本草经》

本品为水蛭科动物蚂蟥 *Whitmania pigra* Whitman 和水蛭 *Hirudo nipponica* Whitman 或

柳叶蚂蟥 *Whitmania acranulata* Whitman 的干燥全体。

咸、苦,平;有小毒。归肝经。破血通经、逐瘀消癥。用于血瘀经闭,癥瘕痞块,中风偏瘫,跌扑损伤,瘀滞心腹疼痛。

（一）毒性成分

水蛭中毒与水蛭素有关。

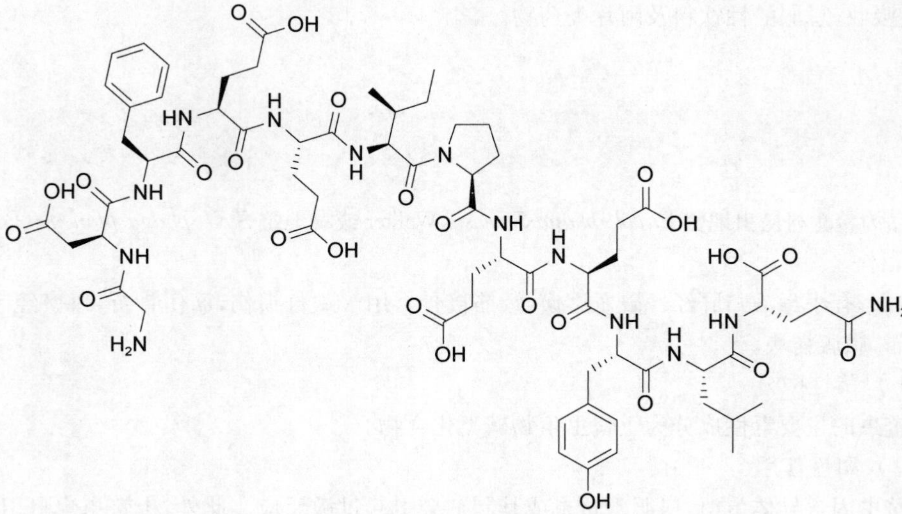

图 18 - 11　水蛭素

(CAS NO.：113274 - 56 - 9)

（二）毒性作用

水蛭中毒时出现子宫出血,严重时出现胃肠道出血、剧烈腹痛、血尿、昏迷等。水蛭咬伤可出现局部出血不止。口服用量过大时出现血小板减少、凝血时间延长、RBC 及 Hb 减少。有报道服用水蛭 200 g 2 h 后肘膝关节僵硬,继而周身青紫、僵直、不能言语、神志昏迷、呼吸衰微、心跳微弱而死亡。另有报道服含水蛭的复方煎剂后出现全身丘疹、面色苍白、呼吸困难、口唇发绀、四肢厥冷、出汗、血压下降的过敏性休克症状。

水蛭中毒量一般为 15～30 g,中毒潜伏期为 1～4 h。有报道 1 次服水蛭 21 g 于 40 min 后即出现中毒症状。小鼠 sc 水蛭水煎液的 LD_{50} 为 15.24 mg/kg。

（三）毒代动力学

水蛭素为水溶性,主要分布于细胞外液,不易透过血脑屏障,不与血浆蛋白结合。水蛭素在血中稳定,主要于肾脏排泄,人体尿中排出量占 75%。大鼠 iv 重组水蛭素后 15 min,体内各组织含量大小为：血浆＞肺＞心脏＞脂肪＞骨骼肌＞肾＞肝＞脾＞脑。

（四）毒性作用的预防

1. 病证禁忌　本品为破血通经之药,能造成堕胎,故孕妇禁用。

2. 使用注意

用法用量：1～3 g。应先以小剂量治疗,然后根据病情,适当加大剂量。

（五）中毒救治

西医救治：一般水蛭咬伤时,用盐水或醋冲洗水蛭或在水蛭身上撒盐,使其身体缩小、放松吸盘,忌强力拔除吸附的水蛭,以避免吸盘脱落于体内,引起感染。对受伤局部消毒即可。对出血不止者,应压迫止血或应用止血剂,并用灭菌凡士林纱条填塞,口服或外用抗生素。内服水蛭中毒时,洗胃,导泻。有出血时则用止血剂,出现过敏性休克时采用抗休克治疗。其他对症支持治疗。

斑蝥 《神农本草经》

本品为芜菁科昆虫南方大斑蝥 *Mylabris phalenata* Pallas 或黄黑小斑蝥 *Mylabris cichorii* Linnaeus 的干燥体。

辛,热;有大毒。归肝、胃、肾经。破血逐瘀,散结消癥,攻毒蚀疮。用于瘀滞经闭,顽癣,赘疣,瘰疬,痈疽不溃,恶疮死肌。

（一）毒性成分

斑蝥的毒性成分是斑蝥素(cantharidin)及其衍生物。其毒性程度依次为:斑蝥素＞斑蝥酸钠＞去甲基斑蝥素＞羟基斑蝥胺＞甲基斑蝥胺。

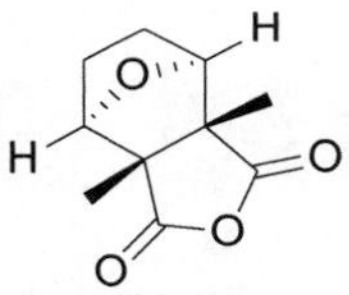

图 18-12 斑蝥素
(CAS NO.：56-25-7)

（二）毒性作用

斑蝥对人的中毒剂量为 0.6～1 g,致死量为 1.5～3.0 g。

消化系统:咽喉、食道及胃有灼痛感,口腔及舌起水疱,口干、口麻,腹痛、腹泻或便血等。

泌尿系统:有尿道刺激症状,包括尿频、尿痛、尿急、尿道损伤及血尿,严重者出现蛋白尿、管型尿、尿闭甚至肾功能衰竭。

神经系统:出现四肢麻木、肌张力减退或抽搐、皮肤痛觉触觉降低、视物不清、复视、瞳孔散大、剧烈头痛等。严重者出现高热、惊厥、昏迷甚至死亡。

心血管及呼吸系统:严重者出现血压升高、心律不齐,呼吸和循环功能衰竭而死亡。

其他系统:皮肤接触斑蝥后可产生红斑、水疱。误入眼睛可致眼睛红肿、流泪、灼痛、结膜炎、角膜溃疡、虹膜炎等。

急性毒性:小鼠 ip 斑蝥素的 LD_{50} 为 1.25～1.7 mg/kg。小鼠 ig 斑蝥酸钠的 LD_{50} 为 3.8 mg/kg,ip 的 LD_{50} 为 3.4 mg/kg,iv 的 LD_{50} 为 2.67 mg/kg。小鼠 ip 甲基斑蝥胺的 LD_{50} 为 813.7 mg/kg,iv 的 LD_{50} 为 375.7 mg/kg。小鼠 ig 去甲基斑蝥素的 LD_{50} 为 43.3 mg/kg,ip 的 LD_{50} 为 12.4 mg/kg,iv 的 LD_{50} 为 11.8 mg/kg。

特殊毒性:斑蝥素还有致癌作用。

（三）毒代动力学

小鼠 ig ^{3}H-去甲斑蝥素溶液 0.5 h 后,血中放射活性达峰值,血中分布较高,15 min 后分布于小肠,以胆囊、胃、肾上腺、肾脏、心脏、子宫的浓度较高,3 h 后胆囊、肾上腺、子宫放射活性仍高,肾脏和肝脏较低,主要于肾脏排泄,极少量经粪便排泄。甲基斑蝥胺 ig 在肝脏中的浓度大于静脉给药,而肾脏中的浓度低于静脉给药。说明胃肠道给药在增加肝癌疗效和降低肾毒性方面可能低于静脉给药。

（四）毒性作用的预防

1. 使用注意

用法用量:剂量不可超过 0.06 g,斑蝥素初次用量一般不宜超过 0.5 mg。

配伍减毒:须与糯米同炒;或配青黛、丹参以缓其毒。

2. 毒性中药管理　本品属于国家特殊管理的毒性中药。作为毒麻药品需由专人管理。

（五）中毒救治

西医救治:以 2%～3% 的活性炭混悬液洗胃,内服 50% 硫酸钠 40 mL 导泻,口服牛奶蛋清等保护胃黏膜。有严重酸中毒时,以乳酸钠或碳酸氢钠注射液纠正酸中毒。以 ATP、肌苷、地巴唑、维生素等减少心肌损害。出现急性肾功能衰竭可给予 DA 和呋塞米等治疗。有眼灼伤时,可用生理盐水冲洗,以 0.25% 地塞米松滴眼液及 0.5% 卡那霉素滴眼液或 0.25% 氯霉素滴眼液滴眼。出现循环、呼吸衰竭时,可给予强心、抗休克及兴奋呼吸中枢等治疗。

红娘子 《本草图经》

本品为蝉科昆虫黑翅红娘子 *Huechys sanguinea* (De Geer)或褐翅红娘子 *Huechys philaemata* Fabricius 的干燥全虫。

苦、辛,平;有小毒。归肝经。活血散结、通瘀破积。外用治瘰疬、疥癣、恶疮;内服用于血瘀经闭。

（一）毒性作用与机制

1. 毒性作用　临床有婴儿服用红娘子幼虫后出现烦躁不安、乏力、恶心、呕吐,进而出现嗜睡、浓茶样尿、无尿等症状的报道。另有红娘子中毒出现明显中枢神经系统症状,如头晕、头痛、烦躁、失眠、视物不清、口唇发麻、发音困难、四肢麻木、下肢瘫痪、二便失禁,最终中毒死亡的个案报道。此外,红娘子可引起消化道黏膜损害而出现恶心呕吐、腹部绞痛、便血等症状。

红娘子煎剂或悬浮液以 20 g/kg 剂量连续灌胃 7 天,动物均未见死亡;该剂量为最大可能的给药量,是现代药品管理剂量的 600 倍。小鼠慢性毒性实验显示,红娘子4.2 g/kg 剂量连续给药 4 周,对小鼠肝功能无影响。红娘子乙醇浸液对人体皮肤未见刺激作用和发疱反应。

2. 毒理机制　有研究报道,红娘子可损伤中枢神经系统,对脑干部位的损伤尤为显著。红娘子中可能含有亲中枢神经毒素,有待于进一步证实。

（二）毒性作用的预防

1. 病证禁忌　体弱者及孕妇禁服。

2. 使用注意　目前对红娘子是否有毒无统一认识。临床尽量避免将红娘子作为药用,可采用其他同类中药代替,以避免可能的中毒反应。

（三）中毒救治

西医救治:对症治疗,包括吸氧、镇静、利尿、肠道外营养,同时纠正酸中毒,并使用营养及促进脑细胞代谢药物及激素类药物。

青娘子《全国中草药汇编》

本品为芫菁科昆虫绿芫菁 *Lytta caraganae* Pallas 的干燥虫体。

辛,微温;有毒。利尿、祛瘀、解毒。用于小便不利、闭经、狂犬咬伤;外用治疥癣疮疡、淋巴结结核。

（一）毒性成分

青娘子的毒性成分为斑蝥素（参见［斑蝥］项）。

（二）毒性作用与机制

1. 毒性作用　斑蝥素能引起小鼠心、肺、肝、脾、肾、脑等脏器组织损伤或病理改变,出现血管扩张淤血、出血等,其中肝脏损伤严重。

消化系统:能增高小鼠转氨酶和肝脏指数,导致肝细胞凋亡及坏死,且程度与其剂量正相关。

急性毒性:意大利曾有个案报道,斑蝥素的男性估算致死剂量为 $10\sim60$ mg;国内有研究报道昆明小鼠（雌雄各半）ip 斑蝥素的 LD_{50} 为 1.86 mg/kg。采用孙氏改良寇氏法和 BLISS 法计算得到的 SD 大鼠 ig 斑蝥素急性中毒的 LD_{50} 分别为 2.68 mg/kg 和 2.67 mg/kg。

2. 毒理机制

消化系统:能抑制 CYPs 的表达,抑制肝细胞的活性,增高内质网应激中 GRP78 和 CHOP 基因 mRNA 的表达,诱导促凋亡蛋白的表达,导致肝细胞凋亡。

心血管系统:急性斑蝥素中毒大鼠心肌细胞内出现血管内皮生长因子、缺氧诱导因子和凋亡蛋白（Caspase-9）共表达且三者表达升高与染毒剂量呈一定正相关。

血液系统:诱导人 RBC 的凋亡,降低人体携氧能力。

免疫系统:抑制人树突状细胞周期及诱导凋亡,影响人体免疫功能。

第十九章
化痰止咳平喘药

导学

本章介绍了化痰止咳平喘药的功效和毒性作用概述,以及代表药味的基原、功效、毒性成分、毒性作用与机制、毒动学、毒性作用的预防、中毒救治等。

学习要求:

(1)掌握化痰止咳平喘药的毒性作用与机制。

(2)熟悉化痰止咳平喘药的基原和毒性成分。

(3)了解化痰止咳平喘药的功效、毒动学、毒性作用的预防和中毒救治。

凡以祛痰,缓解或制止咳喘、喘息为主要作用的药物称为化痰止咳平喘药。本类药物性温或寒,主归肺、脾经,分为化痰药和止咳平喘药两类。可配伍用于各种有形无形之痰、外感内伤所致之咳嗽喘息诸证,这些证多见于上呼吸道感染、急慢性支气管炎、哮喘等呼吸系统疾病。

部分化痰止咳平喘药有毒,使用不当可导致中毒。毒性中药内服宜用炮制品,要注意严格控制剂量;生品一般多外用。使用本类药物时应根据不同病因病机、兼证及兼症配伍相应的药物。热痰、燥痰及痰中带血者应慎用或忌用化痰药;麻疹初起咳嗽者不宜单独使用止咳药;孕妇及咳嗽兼痰中带血或胃肠出血者不宜使用刺激性强的止咳平喘药。

半夏 《神农本草经》

本品为天南星科植物半夏 *Pinellia ternata*(Thunb.)Breit. 的干燥块茎。

辛,温;有毒。归脾、胃、肺经。燥湿化痰,降逆止呕,消痞散结。用于湿痰寒痰,咳喘痰多,痰饮眩悸,风痰眩晕,痰厥头痛,胃气上逆,呕吐反胃,胸脘痞闷,梅核气;外治痈肿肿毒,瘰疬痰核,毒蛇咬伤。

(一)毒性成分

半夏中刺激性和毒性成分主要是半夏毒针晶(由草酸钙、蛋白质和多糖组成)、半夏凝集素蛋白、姜辣醇、2,5-二羟基苯乙酸、3,4-二羟基苯甲醛及其葡萄糖苷和溶血磷脂酰胆碱。

(二)毒性作用与机制

1. 毒性作用 　生食 0.1~1.8 g 半夏即可引起中毒,一般在服药后 30 min 至 2 h 出现中毒症状。有对口腔、咽喉、食管及胃肠道黏膜的刺激作用及内脏毒性。中毒轻者咽部灼痛、口舌麻木;重者咽部灼痛、失音、口舌麻木、呼吸困难、上腹不适、恶心呕吐、四肢麻木,严重者出现抽搐、喉部痉挛症状,最后可因呼吸麻痹而死亡。

急性毒性:小鼠 ip 半夏浸膏的 LD_{50} 为 325 mg/kg。小鼠 ig 生半夏粉水混悬液的 LD_{50} 为

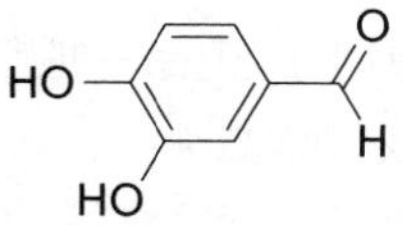

图 19-1　半夏部分毒性成分

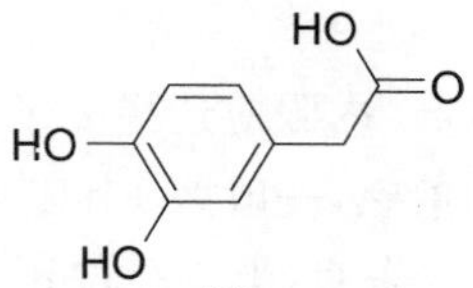

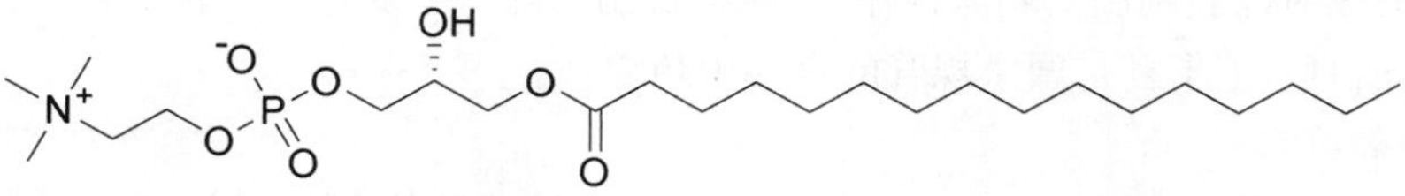

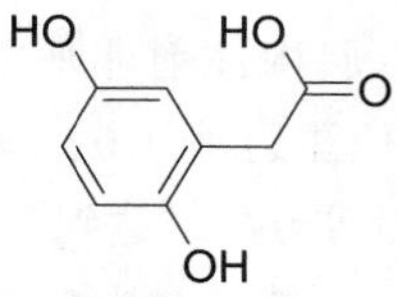

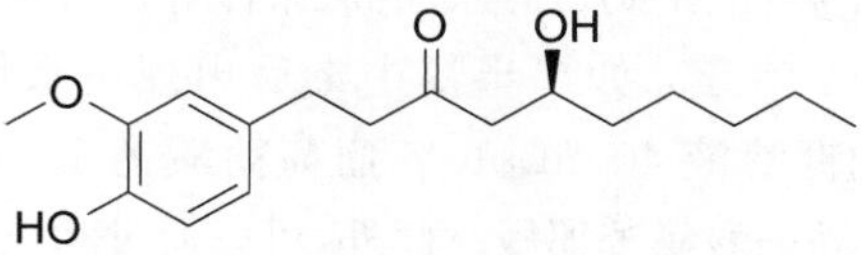

(1) 3,4-二羟基苯甲醛(CAS NO.：139-85-5)；(2) 3,4-二羟基苯乙酸(CAS NO.：102-32-9)；(3) 溶血磷脂酰胆碱(CAS NO.：9008-30-4)；(4) 2,5-二羟基苯乙酸(CAS NO.：451-13-8)；(5) 姜辣醇(CAS NO.：23513-14-6)

42.7 g/kg。

慢性毒性：生半夏中毒的靶器官主要是肝、肠和肾脏。小鼠分别 ig 生半夏混悬液、生半夏汤与制半夏汤，剂量均为 100 g/kg，每 3 h 1 次，共 5 次，观察 1 周。结果表明，制半夏相比生半夏毒性明显降低，与生半夏混悬液相比，生半夏汤的毒性也大大降低，表明加热或炮制对生半夏有解毒作用。

生殖毒性：ig 生半夏 9 g/kg，对妊娠母鼠和胚胎均有非常显著的毒性，相同剂量的制半夏则毒性降低，证明炮制降低了半夏的毒性。半夏的毒性与炮制、制剂有密切关系。各种半夏炮制品刺激性强度大小为：生半夏＞清半夏＞姜半夏＞法半夏。但制半夏汤剂 30 g/kg(相当于临床常用量的 150 倍)则能引起孕鼠阴道出血、胚胎早期死亡数增加、胎儿体重显著降低，说明半夏汤剂的妊娠毒性不因炮制而降低。家兔实验也发现，制半夏和生半夏汤剂在对妊娠家兔母体无影响的情况下，能够引起死胎显著增加、胎儿体重显著下降、胎儿之间的大小差异突出，证明半夏汤剂的胚胎毒性不因炮制而有所降低。

2. 毒理机制　生半夏及其所含的辣醇及酸类对口腔、喉头及胃肠道黏膜有强烈刺激性，可致失音、呕吐及腹泻，严重者可致喉头水肿，甚至窒息；所含的植物甾醇、生物碱对中枢及周围神经有抑制作用，烟碱对神经节有双向作用。对交感神经节和副交感神经节，小剂量兴奋，大剂量抑制，中毒后出现短暂兴奋，随后即是长时间的抑制。半夏中毒机制主要是抑制神经系统。

（三）毒性作用的预防

1. 病证禁忌　阴虚有热、血证、肺燥而咳痰不爽者不宜应用。孕妇慎用。

2. 配伍禁忌

中药配伍：不宜与川乌、制川乌、草乌、制草乌、附子同用。

3. 使用注意

用法用量：3～9 g。内服应选择姜半夏、法半夏、清半夏等炮制品，生品一般仅供外用。若用生半夏内服则必须煎熟，一般煎 1 h 以上，并配伍生姜或干姜或甘草之类。

炮制减毒：有研究表明，半夏经过 8% 的白矾或 pH＞12 的生石灰水炮制后可以消除麻辣刺激性，从而失去对黏膜细胞的刺激性作用，减毒机制与降低半夏毒针晶含量有关。

毒性中药管理：生半夏是国家规管的毒性中药之一。

（四）中毒救治

西医救治：半夏中毒后立即用 1∶5 000 高锰酸钾溶液或浓茶或鞣酸液洗胃，用硫酸镁导泻；内服蛋清、生姜汁、牛奶、稀粥、面糊、果汁等。若半夏中毒后引起心律失常，可以用阿托品、β 受体阻滞剂等给予治疗。如果半夏中毒后出现过敏性药疹，可以肌内注射非那根 25 mg，静脉注射 25% 葡萄糖溶液 40 mL、10% 葡萄糖酸钙 10 mL、维生素 C 注射液 1.0 g、地塞米松注射液 10 mg，口服马来酸氯苯那敏。此外，可以通过利尿、改善血流量等方法来达到解救的目的。

中医救治：急取鲜生姜 50 g，捣烂取汁服下。或生甘草 30 g 放于口中咀嚼，待唾液满口后频频吞下。或生姜 60 g，生甘草 50 g，煎水频服，同时可根据病情对症处理。

天南星 《本草拾遗》

本品为天南星科植物天南星 *Arisaema erubescens*（Wall.）Schott、异叶天南星 *Arisaema heterophyllum* Bl. 或东北天南星 *Arisaema amurense* Maxim. 的干燥块茎。

苦、辛、温；有毒。归肺、肝、脾经。散结消肿。外用治痈肿，蛇虫咬伤。

（一）毒性成分

天南星全株有毒，其中的草酸钙针晶具有强烈的刺激作用。此外，毒性成分还有天南星多糖、胆碱。

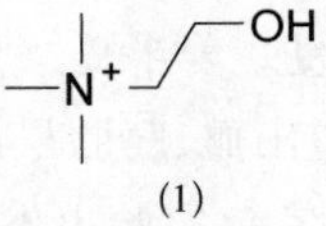

(1)

图 19 - 2　胆碱

(CAS NO.：62 - 49 - 7)

（二）毒性作用与机制

1. 毒性作用　口服天南星后，一般在 15 min 至数小时即可发病。生品成人中毒剂量一般为 10～15 g/日，30 g/日可致死亡。黏膜刺激症状有口舌麻木、味觉丧失、喉咽干燥灼热，甚则口唇、舌咽颊肿胀，口腔黏膜糜烂或部分脱落坏死、流涎。皮肤接触生天南星，先出现皮肤瘙痒，继之瘙痒处起泡、疼痛，若抓破则易发生感染。神经系统及全身症状有头晕低热、心悸舌强、言语不清、声音嘶哑、四肢发麻，甚则出现呼吸困难、痉挛，呼吸衰竭、窒息而死亡。有小儿误食中毒后导致神经智力发育障碍的案例。

急性毒性：小鼠 ig 天南星和制天南星，LD_{50} 大小顺序为：生天南星针晶混悬液（42.53 mg/kg）＞生天南星粉末混悬液（1 062 mg/kg）＞制天南星粉末混悬液（2 788 mg/kg）＞生天南星水提液（＞50 g/kg，未出现死亡）。小鼠 ip 生天南星水提液的 LD_{50} 为 21.5 g/kg。小鼠 ip 制天南星 400 g/kg，连续给药 3 d，出现死亡。

慢性毒性：小鼠每天 ig 制天南星水提液 19 g/kg，连续给药 2 周，总剂量为 210 g/kg。小鼠体重增长受到显著抑制，肝重指数也显著低于空白对照组。

2. 毒理机制　　天南星含有类似毒芹碱样的物质，中毒剂量能够麻痹运动神经末端，逐渐影响身体运动中枢，对神经系统有抑制作用，小剂量抗惊厥，中剂量可导致惊厥。天南星中的刺激性成分是其所含有的特殊生物代谢产物草酸钙针晶。产生刺激作用的机制被认为是针晶的单独作用，或草酸钙针晶和酶类物质共同产生刺激作用，这些针晶在两端呈现出很尖锐的针尖形状，它们渗入到舌头和咽喉的组织中并引起短暂的组织坏死。

（三）毒代动力学

目前尚无天南星毒代动力学报道。其药代动力学为：大鼠 ig 制天南星多糖后，在血浆中的 $t_{1/2}$ 为 13.79 h，MRT 为 13.24 h，AUC_{0-t} 为 57.02 mg/L·h，$AUC_{0-\infty}$ 为 61.86 mg/L·h，$AUC_{0-t}/AUC_{0-\infty}$ 为 92.18%，C_{max} 为 5.68 mg/L，t_{max} 为 3.67 h。

（四）毒性作用的预防

1. 病证禁忌　　阴虚燥痰忌用。孕妇慎用。

2. 使用注意

用法用量：外用生品适量，研末以醋或酒调敷患处。生品内服宜慎。内服生品时，煎煮 1 h 以上或加生姜、白矾、甘草同煎。

炮制减毒：加生姜、白矾炮制为制天南星；与牛胆汁制过后为胆南星。生天南星有毒，制天南星毒性降低，增强了燥湿化痰作用，多用于顽痰咳嗽；胆南星毒性降低，缓和其燥烈之性，药性由温转凉，味由辛转苦，临床上以清化热痰、息风定惊力强，多用于热痰咳嗽、急惊风、癫痫等证。

3. 毒性中药管理　　生天南星是国家规管的毒性中药之一。

（五）中毒和抢救措施

西医救治：用高锰酸钾溶液洗胃或内服稀醋、鞣酸、浓茶，给氧及其他支持疗法等。严重者静脉滴注 10% 葡萄糖溶液或 5% 葡萄糖盐水以促进毒素排泄。咽喉水肿发生窒息时，须做气管切开。

白附子《名医别录》

本品为天南星科植物独角莲 *Typhonium giganteum* Engl. 的干燥块茎。

辛，温；有毒。归胃、肝经。祛风痰，定惊搐，解毒散结，止痛。用于中风痰壅，口眼㖞斜，语言謇涩，惊风癫痫，破伤风，痰厥头痛，偏正头痛，瘰疬痰核，毒蛇咬伤。

（一）毒性成分

白附子鲜品中的含氮化合物 N-苯基-苯胺，占挥发油总量的 47.35%，是其毒性成分。白附子对局部黏膜有刺激作用，其所含有的草酸钙针晶是其主要刺激性毒性成分，其特殊晶型和含量与其刺激性有直接关系。

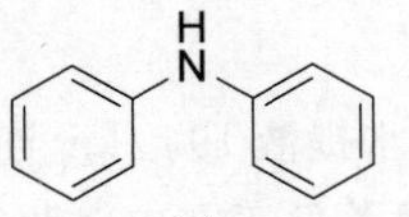

(1)

图 19－3　N－苯基－苯胺

(CAS NO.：122－39－4)

（二）毒性作用与机制

1. 毒性作用　白附子中毒表现为口舌麻辣,咽喉部灼热并有梗死感,舌体僵硬,继则四肢发麻、抖动,口舌颤抖,胃部灼痛、恶心呕吐、剧烈腹痛等消化系统症状,心律不齐、血压下降、无力等循环系统症状,严重时有脱水、虚脱、流涎、大汗淋漓、面色苍白、咽喉痉挛等症状,可致死亡,曾有服用 30 g 生白附子中毒致死的报道。

白附子生品混悬液对兔眼结膜、家鸽胃黏膜具有明显的刺激作用,可引起兔眼结膜水肿、家鸽呕吐。家鸽 ig 白附子生品 6 g/kg,其呕吐发生率为 50%。此外,白附子冷浸液涂兔耳可引起耳廓明显肿胀。

急性毒性：小鼠 iv 生白附子的 LD_{50} 为 32.58 g/kg,制白附子的 LD_{50} 为 29.57 g/kg。小鼠 ip 白附子生粉和其草酸钙针晶的 LD_{50} 分别为 2 875 mg/kg、21.6 mg/kg。小鼠一次或分两次 20 g/kg 白附子粉水混悬液 15 g/kg(相当成人用量 125 倍),连续 3 d,观察 3 d 及 5 d,未见死亡和明显的毒性反应。小鼠 iv 生品冷浸液 15 g/kg,死亡率为 70%,炮制后毒性大为降低。

慢性毒性：小鼠 ig 白附子粉水混悬液 5 g/kg、10 g/kg、15 g/kg,2 次/d,共 28 d,其体重增长与对照组无明显差异,RBC、WBC 及 Hb 计数均在正常值范围内。小鼠 ig 白附子生制品混悬液 6 g/kg 21 d 后,生品组大鼠的体重增长明显低于制品组,但对大鼠的血象、肝功能、肾功能没有明显影响。

2. 毒理机制　白附子针晶具有很强的刺激性毒性,该针晶锐利的针尖、凹槽及倒刺结构是其刺激性的物质基础。毒针晶蛋白,尤其是白附子毒针晶中含有的白附子凝集素蛋白,能够增强白附子的刺激性毒性。

（三）毒性作用的预防

1. 病证禁忌　孕妇禁用。阴虚燥咳、血症、热痰者禁用。

2. 使用注意

用法用量：3～6 g。生品一般不内服,必要时遵医嘱。

炮制减毒：炮制要规范,单纯姜汁不能破坏其有毒成分,应配合白矾加工炮制。也有研究报告,本品经生姜、矾水炮制前后毒性无显著差异,煎煮后,麻辣感消失或降低,毒性并不降低,故要严格控制用量。

3. 毒性中药管理　白附子是国家规管的毒性中药。

（四）中毒救治

西医救治：对症处理,予以洗胃、导泻等促进排泄、减少吸收。在洗胃、导泻基础上配合静脉滴注生脉注射液 40 mL。用阿托品注射液,成人每次 1～2 g 混合于 5%～25% 的葡萄糖注射液 10～20 mL 中摇匀后立即静脉注射,同时皮下注射 1 mg。如中毒症状 15～30 min 未开始消退,再静注 1 次,至心率正常时,每 3～4 h 皮下或肌内注射 1 mg,至 48 h 心率无异常时停用。

中医救治：针刺内关、合谷、三阴交、气海、关元，益气养阴定心。肉桂 9 g，水煎 10 min 分 3 次小心灌服，约 1 次/10 min。生姜汁，每次 1 汤匙缓缓灌入，1 次/0.5 h，服 2 次后视好转情况，改用党参、干姜、炙甘草煎剂内服。

大皂角《神农本草经》

本品为豆科植物皂荚 *Gleditsia sinensis* Lam. 的干燥成熟果实。

辛、咸，温；有小毒。归肺、大肠经。祛痰开窍，散结消肿。用于中风口噤，昏迷不醒，癫痫痰盛，关窍不通，喉痹痰阻，顽痰喘咳，咳痰不爽，大便燥结；外治痈肿。

（一）毒性成分

大皂角的毒性成分为皂苷类化合物，如豆甾醇。

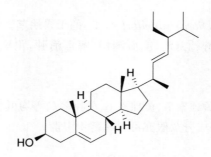

图 19－4　豆甾醇

(CAS NO.：83－48－7)

（二）毒性作用与机制

1. 毒性作用　　大皂角含有三萜皂苷，水解生成皂荚苷元，具有毒性。大皂角中毒多由于误食种子或豆荚所致，中毒剂量在 15 g 以上，中毒潜伏期为 2～3 h。中毒表现为咽干、上腹饱胀及灼热感，继之恶心呕吐、腹泻，大便呈水样、带泡沫。并有溶血现象，出现面色苍白、四肢不温、腰酸背痛、黄疸、血红蛋白尿及缺氧症状。同时伴有头痛、头晕、全身衰弱无力及四肢酸麻等。严重者可出现脱水、休克、呼吸麻痹、肾衰等而危及生命。

小鼠 ig 大皂角提取液，可致小鼠活动减少、闭目、蜷缩、毛发蓬松失去光泽、反应迟钝，逐渐昏睡而死亡。

2. 毒理机制　　皂苷对胃肠道有强烈的刺激作用，可破坏胃黏膜使皂苷吸收引起中毒。主要机制为破坏肠道上皮细胞连接，并使分子进入血液，一旦进入就会破坏细胞的完整性。能够去除 RBC 的细胞膜并破坏 RBC，还可以破坏和溶解血管内皮。低浓度的皂苷水溶液注入静脉就与 RBC 表面的类脂体结合，改变 RBC 表面张力，产生溶血作用。

（三）使用注意和中毒的预防

1. 病证禁忌　　有胃肠黏膜病变如胃炎、消化性溃疡者禁用。孕妇及咯血、吐血患者忌服。

2. 配伍禁忌

中药配伍：避免与胆矾相配或与老醋同服。

3. 使用注意

用量用法：一般作散剂少量吹鼻使用。需控制用量。内煎剂一般用量为 1～2 g，最大剂量不超过 6 g，每日一次；研末吞服，每次 0.6～1.5 g，1～2 次/d。内服者最好焙黄，入丸剂；作散剂内服时，以稀粥、米汤等送下，以免损伤口腔食道。

配伍减毒：煎汤宜配伍生姜、甘草等。入丸剂，可用蜂蜜和丸，枣汤送服，以减轻毒副作用。

（四）中毒和抢救措施

西医救治：早期用 1∶5 000 的高锰酸钾或 0.2% 鞣酸洗胃，用番泻叶或硫酸镁导泻，并口服牛乳、蛋清、淀粉胶浆等以保护胃黏膜。输液，维持水、电解质及酸碱平衡，并促进毒素排泄。其他对症支持疗法。

黄药子 《开宝本草》

本品为薯蓣科植物黄独 *Dioscorea bulbifera* L. 的干燥块茎。

味苦，性寒，有毒，归肺、肝、心经。凉血消瘿，解毒消肿，化痰散结。用于诸恶肿疮瘘，喉痹，蛇犬咬毒。

（一）毒性成分

黄药子所含二萜内酯类黄独素 A、黄独素 B、黄独素 C 等均可引起急性中毒，且毒性呈剂量相关性。薯蓣皂苷元、鞣质等成分久服亦可引起蓄积中毒。

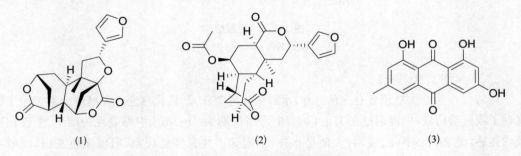

图 19‑5 黄药子部分毒性成分

(1) 黄独素 B(CAS NO.：20086‑06‑0)；(2) 8‑表黄药子素 E 乙酸酯(CAS NO.：91095‑48‑6)；(3) 1,3,8‑三羟基‑6‑甲基蒽醌(CAS NO.：518‑82‑1)

（二）毒性作用与机制

1. 毒性作用

消化系统：恶心、呕吐、腹痛、腹泻。长期常量服用，蓄积性中毒则多见肝损害，常见症状为乏力、纳差、尿黄、头晕、厌油腻，有的伴有巩膜、皮肤黄染，皮肤瘙痒、大便灰白等，严重者表现为急性肝炎，肝脏指数升高，ALT 水平明显升高，肝肾细胞肿胀、坏死等，甚则可致肝昏迷。有的患者伴有胆囊炎。

神经系统：口、舌、喉等处烧灼痛，流涎，瞳孔缩小，严重者出现昏迷、呼吸困难和心脏麻痹而死亡。

生殖系统：无论一次大量服食中毒，或是长期服用蓄积中毒，均可引起孕妇先兆流产和流产。

急性毒性：小鼠单次 ig 黄药子醇提物的 LD_{50} 为 58.8 g/kg，给药后 30 min 内出现烦躁不安、活动减少、呼吸急促、精神萎靡，多数小鼠于给药后 72 h 内死亡。解剖发现大部分死亡小鼠胃内充满药物，有些结成硬块，并伴有胃肠胀气，肝脏发生严重病理性变化，也有些肺部发生病理性变化。

慢性毒性：小鼠连续 ig 黄药子水煎剂 40 g/kg、80 g/kg 7 d 和 30 d 后，可观察到肝细胞退行性变和坏死；ig 水煎剂 60 g/kg 60 d 后，肝肾出现明显的病理改变。

2. 毒理机制

消化系统：黄药子的肝脏毒性主要表现在 ALT、AST、黄疸指数升高，尿三胆阳性等。除黄药子对肝细胞有直接损伤外，胆汁淤积、胆盐的刺激也可能是造成肝损伤的原因。另外，黄药子可抑制肝微粒中 GST、GSH－Px、SOD 的活性，即抑制了肝抗氧化酶和药物代谢酶活性从而产生毒性作用。另外电镜组织化学技术观察黄药子能降低中毒靶器官、靶组织细胞结构中标志酶如琥珀脱氢酸（succinic dehydrogenase，SDH）、葡萄糖－6－磷酸酶（glucose－6－phosphatase，G－6－Pase）、5－核苷酸酶（5－nucleotidase，5－NT）的活性。另外，黄药子对胃肠黏膜有强烈的刺激作用，过量服用可使胃肠道黏膜充血、水肿。

（三）毒代动力学

黄独素 B 和 8－表黄药子素 E 乙酸酯在体内经肝脏 CYPs 代谢活化，生成反应性中间产物而导致肝毒性。大鼠单次 ig 黄药子醇提物 1 g/kg 后，黄毒素 B 和黄药子醇-表黄药子素 E 乙酸酯在体内吸收和消除迅速，血浆浓度在 0.2 h 达峰，$t_{1/2}$ 分别为 2.3 h 和 1.8 h；口服生物利用度分别为 23% 和 30%。给予等剂量的单体黄毒素 B（1.3 mg/kg）后，活性成分药代动力学行为与给予黄药子醇提物相似，但峰浓度高于黄药子醇提物组，血浆消除也更快。大鼠 ig 黄药子醇提物，黄独素 B 和 8－表黄药子素 E 乙酸酯的 96 h 累积尿粪回收率分别为剂量的 0.21% 和 1.41%。在胆管插管大鼠中，黄独素 B 和 8－表黄药子素 E 乙酸酯原型 72 h 的累积胆汁排泄率仅为 0.30% 和 0.25%，提示黄独素 B 和 8－表黄药子素 E 乙酸酯在体内可发生广泛的代谢转化，主要以产物形式消除。

（四）毒性作用的预防

1. 病证禁忌　脾胃虚弱者慎用。肝脏疾患者禁用。孕妇忌用。

2. 配伍禁忌

中西药配伍：不宜与异烟肼、四环素合用，其可使黄药子对肝脏的毒性增强。避免与其他有肝毒性的药物合用。

3. 使用注意

用法用量：本品入汤剂应小于 10 g，若以散剂内服应小于 2 g，用药时间不超过一周为宜。尤其在治疗结核和肿瘤时，更应注意，可间歇用药。服药期间避免酗酒。

（五）中毒救治

西医救治：洗胃、导泻；内服蛋清、葛粉糊或活性炭；饮糖水或静脉滴注葡萄糖盐水。对症治疗，如出现昏迷，可注射强心兴奋剂，给氧；腹部剧痛时可服用复方樟脑酊止痛。急性中毒，早期常规处理，以 0.5%～1% 的鞣酸溶液或 0.025% 的高锰酸钾溶液洗胃，呕吐腹泻严重者，不须催吐、导泻；继服鞣酸蛋白、药用活性炭和蛋清、牛乳、面糊等；个别肝损伤严重、黄疸深者加用肾上腺皮质激素或口服强的松龙 60 mg。其他对症支持治疗。慢性（蓄积）中毒，及时停药进行治疗,保肝对症治疗。

桔梗《神农本草经》

本品为桔梗科植物桔梗 *Platycodon grandiflorum* (Jacq.) A. DC. 的干燥根。

苦、辛,平。归肺经。宣肺,利咽,祛痰,排脓。用于咳嗽痰多,胸闷不畅,咽痛音哑,肺痈吐脓。

（一）毒性成分

桔梗活性成分和毒性成分是桔梗皂苷 D 和桔梗皂苷 D3。

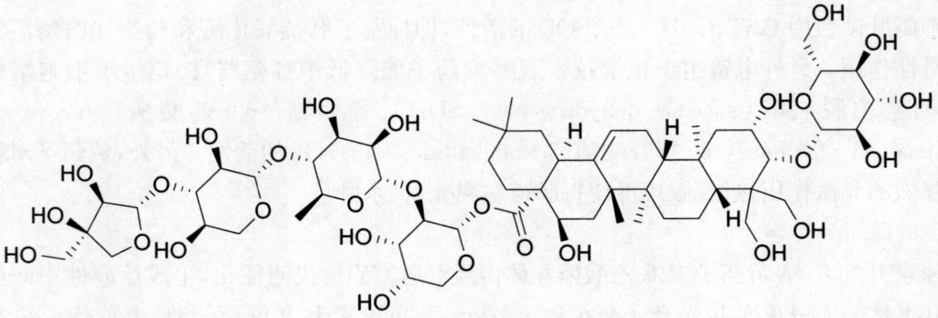

图 19-6　桔梗部分毒性成分

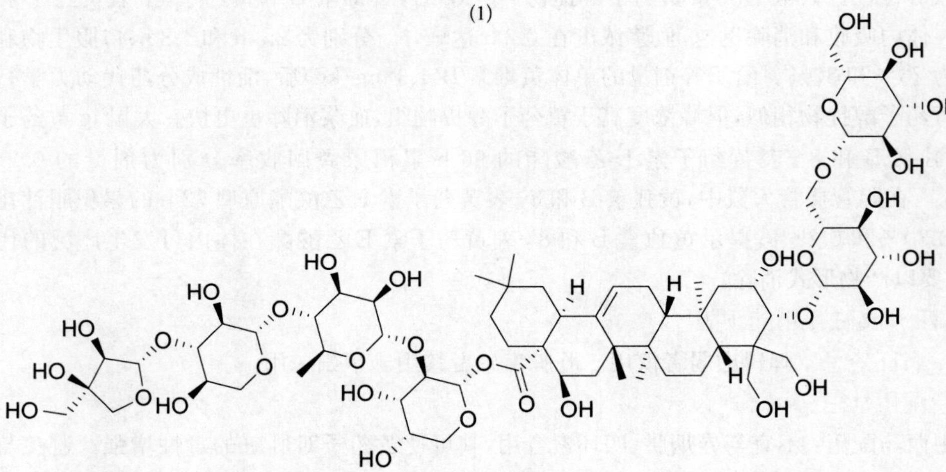

(1) 桔梗皂苷 D(CAS NO.：58479-68-8)；(2) 桔梗皂苷 D3(CAS NO.：67884-03-1)

（二）毒性作用与机制

1. 毒性作用

消化与神经系统：口腔、舌、咽喉灼痛、肿胀,流涎、恶心、呕吐,剧烈腹痛、腹泻。严重者可发生痉挛、昏迷、呼吸困难等。

心血管系统：桔梗片可引起低血压反应,表现为头晕、恶心、呕吐、乏力、心慌、四肢出汗、血压降低。

血液系统：桔梗皂苷有很强的溶血作用，其溶血指数因来源产地、生长年限、采集时间、加工方法等而异，它的溶血指数可达 1∶1 000，故不可做注射用，以免引起组织坏死或溶血；口服桔梗皂苷无溶血作用，因口服后在消化道水解而破坏分解。

免疫系统：过敏患者表现为上皮皮肤出现类似"麻疹"样淡红色疹点，瘙痒剧烈。

急性毒性：实验证明，桔梗提取物毒性较小，小鼠 ig 30 g/kg，未见死亡，也未见其他不良反应。小鼠 ig 桔梗皂苷 1 000 mg/kg，观察 7 d，动物死亡率为 44%，得出小鼠 ig 桔梗皂苷的 LD_{50} 为 841.5 mg/kg。小鼠中毒症状表现为活动明显减少，甚者蜷缩不动，背毛蓬松潮湿，死亡前四肢抽搐、呼吸困难。尸体解剖后，肉眼观察胃肠部严重胀气、充血。

慢性毒性：按 1.6 g/kg 剂量添加桔梗水提取物到饲料中，连续饲喂 20 d，试验组的小鼠均无异常表现和死亡。同时试验组小鼠平均增重、平均耗料量及脏器系数的测定与对照组相比均无明显差异。

特殊毒性：桔梗水煎剂能诱导小鼠淋巴瘤细胞 TK 基因突变率超过对照 2 倍，达到 6 倍多，导致染色体大范围突变，但对小鼠骨髓微核形成没有影响。

2. 毒理机制

消化系统：桔梗皂苷具有强烈的黏膜刺激性，可引起喷嚏、恶心等。

血液系统：桔梗皂苷能增加细胞脂质膜通透性，引起溶血。

免疫系统：桔梗口服能刺激胃黏膜，释放过敏原而致过敏反应，亦可能与个人体质有关。

（三）毒代动力学

桔梗皂苷 D 是桔梗的主要药效和毒效成分。大鼠 ig 桔梗皂苷 D 后，t_{max} 为 0.69 h，AUC_{0-t} 为 43.15 μg/L·h，MRT_{0-t} 为 1.66 h，CL 为 236.50 L/h。尾静脉注射后，t_{max} 为 0.23 h，AUC_{0-t} 为 88.47 μg/L·h，MRT_{0-t} 1.00 h，CL 为 0.73 L/h。通过比较大鼠 ig 及 iv 桔梗皂苷 D 的 AUC_{0-t} 计算口服绝对生物利用度。桔梗皂苷 D 在大鼠体内口服绝对生物利用度为 0.49%，表明大鼠 ig 桔梗皂苷 D 后 99.51% 的药物在经过胃、肠及肝脏时可能发生转化或者排泄，只有 0.49% 的桔梗皂苷 D 最终进入体循环。

（四）毒性作用的预防

1. 病证禁忌　本品口服对胃黏膜有刺激性，故胃及十二指肠溃疡者应慎用。

2. 使用注意

用法用量：3～10 g。避免大剂量使用。本品有很强的溶血作用，不可注射给药。

（五）中毒救治

西医救治：停药，必要时可口服胃黏膜保护剂，如蛋清、藕粉等。腹疼剧烈时可肌注阿托品。发生低血压时，停药，必要时静滴阿拉明、DA 升压药。

苦杏仁 《神农本草经》

本品为蔷薇科植物山杏 *Prunus armeniaca* L. var. *ansu* Maxim.、西伯利亚杏 *Prunus sibirica* L.、东北杏 *Prunus mandshurica* (Maxim.) Koehne 或杏 *Prunus armeniaca* L. 的干燥成熟种子。

苦，微温；有小毒。归肺、大肠经。降气止咳平喘，润肠通便。用于咳嗽气喘，胸满痰多，肠燥便秘。

（一）毒性成分

苦杏仁的毒性成分为苦杏仁苷（参见［桃仁］）分解产生的氢氰酸，1 g 苦杏仁可产生约 2.5 mg 氢氰酸。

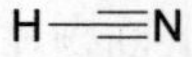

$$H—\!\!\!\equiv\!\!\!N$$

图 19-7 氢氰酸

(CAS NO.：74-90-8)

（二）毒性作用与机制

1. 毒性作用 苦杏仁中毒一般于 1～2 h 内出现症状，儿童中毒则时间更短。中毒症状与服用量多少、年龄大小及是否空腹有关。中毒初期出现头晕、头痛、烦躁不安和恐惧感，意识不清，继而发展到意识丧失、瞳孔散大、对光反射消失，严重时呈阵发性痉挛或强直性痉挛，呼吸浅表、血压下降、脉搏细弱，最后因呼吸中枢麻痹而死亡。

消化系统：表现为口苦涩、流涎、胃闷不舒；较重者则出现剧烈呕吐、腹痛腹泻、口唇发绀，呼气中带杏仁气味。

急性毒性：大鼠 iv 苦杏仁苷的 LD_{50} 为 25 g/kg，ip 的 LD_{50} 为 8 g/kg，ig 的 LD_{50} 为 0.6 g/kg；小鼠 iv 的 LD_{50} 为 25 g/kg，ig 的 LD_{50} 为 0.887 g/kg；小鼠、家兔、犬 iv 和 im 的 MTD 均为 3 g/kg，ig 的 MTD 均为 0.075 g/kg；小鼠 iv 苦杏仁苷 0.5 g/kg，100％存活，而 ig 相同剂量，48 h 内小鼠中毒死亡率达 80％。胃肠道菌群对苦杏仁苷引起的氰化物中毒有明显影响，普通大鼠 ig 苦杏仁苷 600 mg/kg，出现昏睡、呼吸困难、痉挛，在 2～5 h 内出现死亡，血中氰化物浓度高达 2.6～4.5 μg/mL；无菌大鼠 ig 相同剂量苦杏仁苷，未表现出任何毒性反应，血中氰化物浓度低于 0.4 μg/mL，与未灌服苦杏仁苷的大鼠无明显差异。

2. 毒理机制 参见［桃仁］项。

（三）毒代动力学

苦杏仁苷口服给药的毒性大于静脉给药，主要是因为苦杏仁苷被肠道微生物水解产生较多的氢氰酸。另外，服用苦杏仁后可在体内产生葡萄糖苷配基，导致急性氰化物中毒及神经退化性病变，出现肌萎缩侧索硬化症、帕金森综合征等。

家兔 iv 苦杏仁苷 500 mg/kg 后，$t_{1/2\alpha}$ 为 3.5 min，$t_{1/2\beta}$ 为 43 min，V_c 为 131 mL/kg，V_d 为 246 mL/kg；表明苦杏仁苷的体内过程符合二室开放模型，消除较快，较少蓄积；除分布于血液及血流量较丰富的组织器官外，还分布于肌肉组织。苦杏仁苷主要以原型物从肾排泄，部分在体内苷键裂解，家兔 48 h 内尿排出苦杏仁苷占给药总量的 62％。

另外，肠道菌群也影响苦杏仁苷的体内过程。无菌大鼠和普通大鼠 ig 50 mg 苦杏仁苷，收集 48 h 内的尿液和粪便，尿液中分别回收 38.8 mg 和 29.2 mg，无菌大鼠粪便中回收 2.6 mg 苦杏仁苷，普通大鼠粪便中未检出苦杏仁苷。

（四）毒性作用的预防

1. 病证禁忌 阴虚咳嗽、大便溏泄者忌用。婴幼儿、儿童慎用。

2. 配伍禁忌

中西药配伍：不宜与麻醉剂、镇静剂、止咳剂（如硫喷妥、可待因等）同用，可能引起严重的呼吸抑制,甚至使患者死于呼吸衰竭。

3. 使用注意

炮制减毒:为除去苦杏仁毒性,须经热水浸泡至少 1 d,并勤换水,去皮,煮至尝之不苦方可食用;苦杏仁去尖,可有效减少其毒性成分。

用法用量:5~10 g,生品入煎剂后下。内服不宜过量,以免中毒。

（五）中毒救治

西医救治:迅速彻底洗胃,及时使用亚甲蓝、硫代硫酸钠等氰化物拮抗剂可加速毒物排泄。轻度中毒者,静脉注射 10%~20%硫代硫酸钠 2~5 g。重度中毒者,先以 1∶5 000 高锰酸钾或 10%硫代硫酸钠或 3%过氧化氢溶液洗胃;再迅速吸入亚硝酸异戊酯 0.2 mL,每隔 1~2 min 一次,每次 15~30 s,数次后,改为静脉注射亚硝酸钠溶液,成人用 3%溶液,小儿用 1%溶液。也可用依地酸二钴溶于 50%葡萄糖溶液 40~60 mL 中缓慢静脉注射,再静脉注射硫代硫酸钠,直到症状改善。

葶苈子 《神农本草经》

本品为十字花科草本植物播娘蒿 *Descurainia sophia* (L.) Webb. ex Prantl. 或独行菜 *Lepidium apetalum* Willd. 的干燥成熟种子。前者习称"南葶苈子",后者习称"北葶苈子"。

辛、苦,大寒。归肺、膀胱经。泻肺平喘,利水消肿。用于痰涎壅肺,喘咳痰多,胸胁胀满,不得平卧,胸腹水肿,小便不利。

（一）毒性成分

葶苈子的毒性作用以强心苷毒性为主,如葶苈苷,其他成分的毒性作用较小。挥发油、脂肪油及异硫氰酸酯类、芥子苷的水解产物也是其刺激性成分。

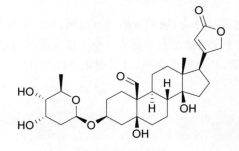

图 19-8　葶苈苷

(CAS NO.: 630-64-8)

（二）毒性作用与机制

1. 毒性作用　猫在 200 mg/m³ 浓度下吸入播娘蒿种子挥发油 15 min 未见中毒反应,小鼠能耐受 10 mg/m³ 的浓度,但浓度较高或作用时间较长时可引起急性肺水肿。犬 ig 葶苈子出现的毒性反应主要为恶心、呕吐、食欲不振;当剂量加大时,呕吐加剧并有腹泻,50.75 mg/kg 时开始有反应,用至 477.05 mg/kg 未见死亡。

心血管系统:葶苈子可使在体蛙心停止在收缩期,心肌收缩力加强、心率减慢、传导阻滞,大剂量可引起心动过速、心室颤动等中毒症状。

消化系统：主要表现为恶心呕吐、腹痛、腹泻、食欲不振；可造成水电解质代谢紊乱，尤其是低钾血症，使患者出现神倦乏力、心悸气短、纳呆腹胀、心律失常等。特别是并发心力衰竭者，由于对低钾敏感，耐受性差，甚者可以引起严重心律失常而导致死亡。

免疫系统：尚有过敏性休克发生，胸闷憋气、恶心呕吐、头晕心慌、皮肤瘙痒、烦躁不安，颈项胸腹满布皮疹，继则面色、口唇苍白，冷汗自出、呼吸困难、心音低钝、血压下降等。

其他系统：葶苈子对眼、鼻及咽部黏膜有刺激性，可引起眼眶及前额胀痛，角膜发泡，视力减弱。

2. 毒理机制

免疫系统：葶苈子引发过敏反应的机制被认为与其所含的蛋白质和脂肪有关，蛋白质或脂肪进入人体后会作为抗原和半抗原引起过敏反应；也可能由于药物直接刺激肥大细胞及嗜碱性粒细胞，从而释放过敏介质；或直接启动补体系统，刺激靶器官而引起。

消化系统：挥发油、脂肪油及芥子苷的水解产物对胃肠道有一定刺激性，葶苈子所含的异硫氰酸酯类成分对黏膜也有刺激作用。

（三）毒代动力学

葶苈子的毒代动力学研究报道较少，猫 ig 播娘蒿种子提取液后 2 h 无吸收，4 h 吸收19.3%，6 h 吸收 21.87%，8 h 吸收 18.5%；鸽 ig 播娘蒿种子提取液后 24 h 内平均蓄积量为 4.954 mg/kg，蓄积率为 42.3%，与洋地黄近似。

（四）毒性作用的预防

1. 病证禁忌　有过敏史者慎用。肺虚喘咳、脾虚肿满者忌用。

2. 使用注意

用法用量：3～10 g，包煎。

炮制适应证：利水消肿宜生用；治痰饮喘咳宜炒用；肺虚痰阻喘咳宜蜜炙用。

（五）中毒救治

西医救治：一旦发生过敏性休克，应积极给予抗过敏、抗休克治疗。口服或肌内注射苯海拉明、强的松、氟美松等，皮下注射盐酸肾上腺素 1 mL，建立静脉通道，给予 5%～10% 葡萄糖、高渗糖及大剂量维生素 C 等，严密观察血压、脉搏变化，对症治疗。

白果 《绍兴本草》

本品为银杏科植物银杏 *Ginkgo biloba* L. 的干燥成熟种子。

甘、苦、涩，平；有毒。归肺、肾经。敛肺定喘，止带缩尿。用于痰多喘咳，带下白浊，遗尿尿频。

（一）毒性成分

白果主要毒性成分为银杏毒素、白果酸、白果二酚和银杏醇等。

（二）毒性作用与机制

1. 毒性作用　白果的毒性反应一般在给药后 1～12 h 内发生，中毒症状主要表现为神经系统损害，如头昏头疼、发热、汗出、神智昏迷、恐惧怪叫、阵发性惊厥、谵妄、口吐泡沫、呼吸困难、

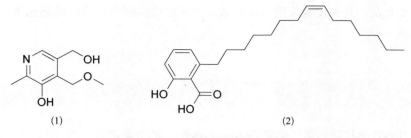

图 19-9 白果部分毒性成分

(1) 银杏毒素(CAS NO.：1464-33-1)；(2) 白果酸(CAS NO.：22910-60-7)

瞳孔有大有小、光反应消失,严重者可因呼吸麻痹而死亡,小儿可出现四肢及颈部强直、抽搐、前囟突出等。造血系统可见 WBC 数量升高,脑脊液检查可发现细胞增多或蛋白质增高。消化系统可发生呕吐、腹胀、腹痛、腹泻等症状。白果外种皮能刺激皮肤引起皮炎,还可使部分接触者发生过敏性接触性皮炎或黏膜过敏反应。银杏毒素、白果二酚及白果酸等接触皮肤可致皮炎,注射局部可引起血管硬化、炎症和血栓,尤以白果二酚毒性较大。

急性毒性：小鼠 sc 白果中所含的中性成分 460 mg/kg,可引起强烈惊厥、死亡。小鼠 ip 白果外种皮水提物的 LD_{50} 为 5.02 g/kg,醇提物的 LD_{50} 为 3.04 g/kg。家兔 iv 银杏毒素0.2 g/kg,先有短暂的血压上升,而后下降,因呼吸困难、惊厥而死。大鼠 ig 白果水煎剂以临床用量的 50~100 倍后,心脏指数升高,肝脏指数降低,对心、肝有不利作用。

慢性毒性：给豚鼠饲喂油浸白果 3 g/kg,共 95~113 d,或白果肉粗提取物酸性成分150~200 mg/kg,共 60 d,或给小鼠大量的白果酚,均可出现食欲不振、体重减轻,不同程度的肝损害、肾小球肾炎,甚至死亡。

2. 毒理机制 银杏毒素属于氰苷,中毒的主要机制是氰化物进入机体后释放氰离子,与细胞色素氧化酶结合,使酶活性受抑制,致细胞摄氧阻断,细胞缺氧窒息,甚至死亡。银杏毒素与维生素 B_6 都是吡哆醇的衍生物,由于其具有维生素 B_6 类似的结构特点,因而具有拮抗维生素 B_6 的作用,竞争性地抑制了维生素 B_6 在体内的磷酸化过程,导致体内缺乏维生素 B_6 而造成抽搐惊厥、昏迷,甚至死亡。白果二酚可促进组胺释放,使毛细血管通透性增加,导致水肿。吸收后使中枢神经系统先兴奋后抑制,还可引起末梢神经障碍。

（三）毒性作用的预防

1. 病证禁忌 儿童禁止食用。对白果有过敏史者禁用。

2. 配伍禁忌

中西药配伍：勿与麻醉剂、镇静止咳剂等(如硫喷妥钠,可待因等)同用,以防引起严重的呼吸中枢抑制。

3. 使用注意

用法用量：5~10 g。儿童一次不得超过 10 枚。生食有毒。

炮制减毒：入药或煮食时,须去外硬壳及内层红白色薄皮,并去其心芽。

（四）中毒救治

西医救治：洗胃越早越彻底,并发症越少,急救成功率越高。对抽搐者,在药物抢救的同时可在抽搐间歇尽快插管洗胃,可同时注入 20% 甘露醇 70~200 mL 导泻。患者由于呕吐、腹泻及洗胃、导泻、利尿等急救措施,易引起水、电解质和酸碱平衡紊乱,需及时补充水分和电解质,纠正酸碱平衡紊乱。其他症状采用对症疗法。多采用抗癫痫药物治疗或补充维生素 B_6 促进 GABA 的合成。

洋金花《本草纲目》

本品为茄科草本植物白花曼陀罗 *Datura metel* L. 的干燥花。

辛,温;有毒。归肺,肝经。平喘止咳,解痉定痛。用于哮喘咳嗽,脘腹冷痛,风湿痹痛,小儿慢惊;外科麻醉。

（一）毒性成分

洋金花总生物碱是其有效成分和毒性成分,主要是东莨菪碱和莨菪碱。

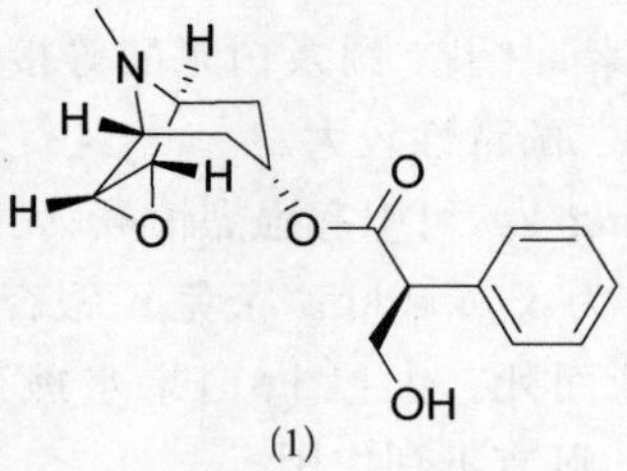

图 19-10　洋金花部分毒性成分
(1) 东莨菪碱(CAS NO.：51-34-3)；(2) 莨菪碱(CAS NO.：101-31-5)

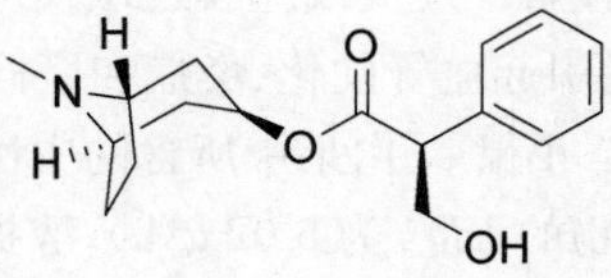

（二）毒性作用与机制

1. 毒性作用　洋金花全株有毒,临床必须控制剂量。过量服用洋金花,毒性一般出现于服后 0.5～1 h 出现,最快在 10 min 后出现,也有数小时甚至 10 h 后迟发的毒性反应。中毒表现为副交感神经功能阻断症状,口干、皮肤潮红、心悸、心动过速、二便闭结、瞳孔散大、对光反射迟钝或消失等;中枢神经系统症状有站立不稳、步态不稳、嗜睡、意识模糊、谵妄、大小便失禁、狂躁不安,甚至抽搐、生理反射亢进等;个别患者可出现发烧、WBC 升高、中性粒细胞增加;影响体温中枢,使体温升高,加上抑制汗腺分泌与排泄,进而使体温持续升高,引起超高热,导致中枢神经系统代谢障碍、脑组织变性和坏死。

急性毒性:小鼠 iv 洋金花注射液的 LD_{50} 为 8.2 mg/kg,犬 iv 洋金花总碱的 MLD 为 75～80 mg/kg,东莨菪碱对成人的 MLD 约为 100 mg,对幼儿约为 10 mg。犬 iv 洋金花总碱后,可发生强烈惊厥或角弓反张,出现呼吸衰竭而死亡。用 2 mg/kg 总碱对犬作静脉麻醉,3 d 后处死,未见内脏有明显形态学改变;犬一次 iv 2.5 mg/kg 总碱,3 d 后处死,主要脏器未见明显形态改变。

特殊毒性:洋金花总碱还能使小鼠骨髓多染红细胞微核率明显增加,表明洋金花总碱能诱发染色体损伤。

2. 毒理机制　洋金花生物碱均能抑制或麻痹迷走神经,阻滞 M 胆碱受体。

（三）毒代动力学

目前尚无洋金花毒代动力学报道。其药代动力学为:洋金花生物碱口服易吸收,分布于全身,可通过胎盘至胎儿体循环。总生物碱大部分在肝中被酶水解,东莨菪碱仅 1% 以原形从肾排出。大鼠 ig 放射性 ^{3}H-东莨菪碱后 15 min,即能从血浆中测得药物;在结扎胆总管的大鼠肠段内注入 ^{3}H-东莨菪碱溶液,发现药物从肠道消失很快而且完全;以肾浓度最高,肝次之。大鼠 iv 放射性 ^{3}H-东莨菪碱后,肺内浓度最高,肾次之,其次是肝、胃、肠、心、脑、睾丸、血浆和脂肪,iv 东莨菪碱 30 min 后,脑内药物平均浓度约为血浆的 3 倍。在脑内以纹状体、大脑皮层、海马的药物浓度较高,膈区次之,而间脑、低位脑干及小脑浓度较低。

^{3}H-东莨菪碱的药代动力学符合二室模型,$t_{1/2\alpha}$ 为 11 min,$t_{1/2\beta}$ 为 95 min。大鼠 iv 放射性 ^{3}H-东莨菪碱后 48 h 内,从尿中排出的原型物和总放射性物质分别为给药量的 12% 和 62%,绝大部分在给药后 8 h 内排出,尤以第 1 h 排出最多,约占总排出量的 50%。48 h 内从粪便排出的原型物和总放射性物质分别占给药量的 6.5% 和 25%,表明药物排泄也较完全。iv 后 1 h 内无论尿、粪或胆汁中排出的原形药仅占排出总放射性物质的 1/4~1/5,说明 ^{3}H-东莨菪碱在体内大部分被迅速代谢。离体组织温孵实验结果表明,肝脏是大鼠代谢东莨菪碱的主要脏器,代谢速度较快。东莨菪碱的代谢有很大的种属差异和个体差异,兔代谢能力最强,猫较弱,犬最差。

（四）毒性作用的预防

1. 病证禁忌　体虚者、孕妇、外感及痰热咳喘者禁用。用于麻醉时,青光眼、心动过速、心肺功能明显代偿不全、高热、严重高血压、肝肾功能严重损害患者均忌用。肺结核患者慎用。

2. 配伍禁忌

中西药配伍:不宜与酶制剂联用,可产生沉淀反应而使药效减弱或消失。不宜与士的宁、阿托品、麻黄素等配伍,可加重毒副作用。

3. 使用注意

用法用量:0.3~0.6 g,宜入丸、散;亦可作卷烟分次燃吸(一日量不超过 1.5 g)。

（五）中毒救治

西医救治:先用碘酒 10~30 滴,加温开水口服,使生物碱沉淀;然后用高锰酸钾洗胃,继而给硫酸镁导泻,或用生理盐水高位灌肠。接着静脉注射特异性解毒剂 M 胆碱受体激动剂毛果芸香碱,或胆碱酯酶抑制剂新斯的明、毒扁豆碱。使用过程中要检测心率、血压变化。镇静、镇痉,防治脑水肿等对症治疗。

天仙子《图经本草》

本品为茄科植物莨菪 *Hyoscyamus niger* L. 的干燥成熟种子。

苦、辛,温;有大毒。归心、胃、肝经。解痉止痛,平喘,安神。用于胃脘挛痛,喘咳,癫狂。

（一）毒性成分

天仙子的毒性成分主要是阿托品和东莨菪碱(参见[洋金花]项)。

（二）毒性作用与机制

1. 毒性作用　阿托品作用范围很广,临床 5~10 mg 即能产生显著的中毒症状,成人 MLD 为 80~130 mg,儿童约为 10 mg。阿托品和东莨菪碱可阻断迷走神经对心脏的抑制,因而服用

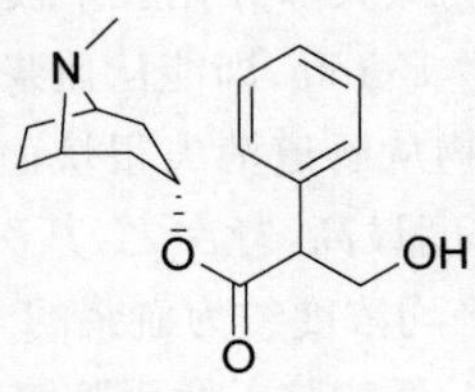

图 19－11　阿托品

(CAS NO.：51－55－8)

过量天仙子,可有不同程度的心率加速。

2. 毒理机制　天仙子所含生物碱具有广泛的药理作用。阿托品的作用机制是竞争性拮抗Ach 或拟胆碱药对 M 胆碱受体的激动作用。小剂量阿托品能阻断 M 胆碱受体,拮抗 Ach 或拟胆碱药的作用。阿托品对 M_1、M_2、M_3 胆碱受体亚型的选择性低,毒性作用广泛。

（三）毒代动力学

目前尚无天仙子毒代动力学报道。其药代动力学为:天仙子的毒性成分阿托品和东莨菪碱极易从肠道吸收,还可透过眼结膜。阿托品为叔胺类生物碱,口服后由胃肠道迅速吸收,经1 h 血药浓度达峰值,吸收率为 50%。阿托品皮肤吸收差,吸收后可广泛分布于全身组织。口服天仙子 30～60 min 后,中枢神经系统可达较高的药物浓度,尤其是东莨菪碱可迅速、大量地进入中枢神经系统。在消除途径上,50%～60% 的阿托品以原形经尿排泄,其余可被水解,并与葡萄糖醛酸结合后从尿排出,$t_{1/2}$ 为 2～4 h。阿托品用药后,其对副交感神经功能的拮抗作用可维持 3～4 h,但对眼的作用可持续 72 h 或更久。

（四）毒性作用的预防

1. 病证禁忌　心脏病、心动过速、青光眼患者、体虚者及孕妇忌服。

2. 使用注意

基原鉴别:本品和地肤子、菟丝子外形相似,需注意区别,防止因服错药而中毒。南天仙子是爵床科植物大花水蓑衣的种子,为天仙子的混淆品种。

用法用量:0.06～0.6 g。天仙子为《中国药典》(2020 年版)收载的大毒中药。内服宜慎。

（五）中毒救治

西医救治:一般不良反应于停药后可逐渐消失,无须特殊处理。中毒的解救主要为对症治疗。如口服中毒,应立即洗胃、导泻以促进毒物排出,并可用毒扁豆碱(成人 1～4 mg,儿童 0.5 mg)缓慢静脉注射,可迅速对抗阿托品中毒症状(包括谵妄与昏迷)。但由于毒扁豆碱体内代谢迅速,患者可在 1～2 h 内再度昏迷,故需反复给药。如患者有明显中枢兴奋,可用地西泮对抗,但剂量不宜过大,以免与阿托品导致的中枢抑制作用产生协同作用。不可使用吩噻嗪类药物,因这类药物具有 M 胆碱受体阻断作用而加重阿托品中毒症状。此外,应对患者进行人工呼吸,敷以冰袋及乙醇擦浴以降低患者的体温,对儿童中毒者更为重要。

华山参 《陕西中草药》

本品为茄科植物漏斗泡囊草 *Physochlaina infundibularis* Kuang 的干燥根。

甘、微苦，温；有毒。归肺、心经。温肺祛痰，平喘止咳，安神镇惊。用于寒痰喘咳，惊悸失眠。

（一）毒性成分

华山参毒性成分是阿托品（参见[天仙子]项）、东莨菪碱（参见[洋金花]项）、山莨菪碱等生物碱类。

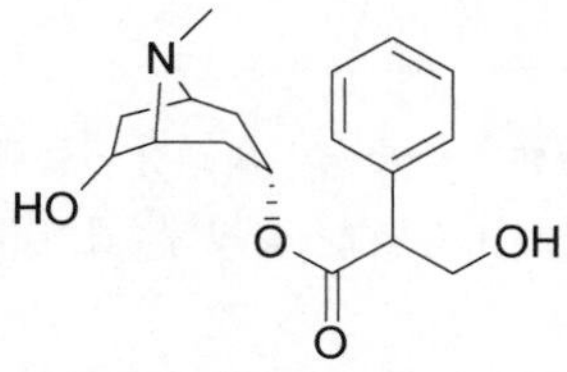

图 19-12 山莨菪碱
(CAS NO.：17659-49-3)

（二）毒性作用与机制

1. 毒性作用 类阿托品样作用。表现为腺体分泌减少，瞳孔括约肌麻痹而散瞳，睫状肌弛缓，对光反应或角膜反射迟钝或消失，心率加快，体温升高，还有兴奋大脑皮层、下丘脑及延髓作用，特别是运动和语言机能中枢神经先兴奋而后麻痹，表现为步态不稳，谵妄和不安，哭笑无常，刺激脊髓反射功能而发生抽搐及痉挛。由于血管运动中枢兴奋，使皮肤血管扩张出现皮肤潮红。对实验动物有明显的镇静作用，并能增强水合氯醛、硫喷妥钠的催眠、麻醉作用。兴奋之后转为抑制，可因延髓麻痹而死亡。

急性毒性：小鼠 ip 华山参煎剂 20～80 g/kg，20～30 min 后活动显著降低，闭眼蜷躅不动，呼吸缓慢，给予大剂量则多在 1 h 内死亡，小鼠 ip 华山参煎剂的 LD_{50} 为 43 g/kg。

2. 毒理机制 华山参中的阿托品、东莨菪碱、山莨菪碱等生物碱类，产生类似阿托品类毒性反应，能抑制和麻痹迷走神经，阻断多种效应器官的 M 胆碱受体。

（三）毒代动力学

参见[洋金花]项。

（四）毒性作用的预防

1. 病证禁忌 心动过缓、青光眼等患者忌服。

2. 配伍禁忌

中药配伍：华山参与人参不同，不能代替人参配伍天花粉减轻副作用；不能与五灵脂、皂荚、藜芦、黑豆、卤水同用。

3. 使用注意

用法用量：0.1～0.2 g。不宜多服，以免中毒。忌用铁器贮存或煎煮。

（五）中毒救治

西医救治：立即催吐、洗胃和导泻，尽快排除毒物，皮下注射毛果芸香碱 5～10 mg，每 6 h 一次；皮下注射新斯的明 0.5 mg，每隔 3～4 h 一次。如患者处于大脑兴奋阶段，烦躁不安，躁动谵妄，肌内注射地西泮 10 mg，或 10% 水合氯醛 15～20 mL 保留灌肠。在中毒的中后期，中枢神经系统由兴奋转入抑制时，禁用吗啡和巴比妥类药物，以防过度抑制中枢神经系统，并可配合静脉输液，以促进毒物排泄。对心动过速、呼吸急促、有发绀者及时吸氧，适当选用抗生素预防感染。

第二十章

安 神 药

导学

本章介绍了安神药朱砂和远志的功效和毒性作用概述,以及代表药味的基原、功效、毒性成分、毒性作用与机制、毒动学、毒性作用的预防、中毒救治等。

学习要求:

(1) 掌握朱砂的毒性成分、毒性作用与机制。

(2) 熟悉远志的毒性作用与机制。

(3) 了解安神药的功效、毒动学、毒性作用的预防和中毒救治。

凡以安定神志为主要功效,用以治疗心神不宁的药物称为安神药。安神药分为重镇安神药和养心安神药两类。前者为质地沉重的矿石类物质,如朱砂、琥珀、磁石等,多用于心悸失眠、惊痫发狂、烦躁易怒等阳气躁动、心神不安的实证;后者为植物药,如酸枣仁、柏子仁、远志、合欢皮、夜交藤等,具有养心滋肝作用,用于心肝血虚、心神失养所致的心悸怔忡、失眠多梦等神志不宁的虚证。

本类药物,特别是矿物类重镇安神药,多为有毒药物,不可久服过量;若作丸、散内服,须配伍养胃健脾之品,以免耗伤正气,如作煎剂服,应打碎先煎、久煎;朱砂不入煎剂。

朱砂 《神农本草经》

本品为硫化物类辰砂族矿物辰砂,主含硫化汞(HgS)。

甘,微寒;有毒。归心经。清心镇惊,安神,明目,解毒。用于心悸易惊,失眠多梦,癫痫发狂,小儿惊风,视物昏花,口疮,喉痹,疮疡肿毒。

(一) 毒性成分

HgS(CAS NO:1344 - 48 - 5)是朱砂的主要毒性成分之一。

(二) 毒性作用与机制

1. 毒性作用

神经系统:轻度中毒时出现全身无力、头痛、头昏、睡眠障碍、记忆力衰退等;中度中毒时性情发生明显改变,急躁、易怒、胆怯、忧郁,眼睑、舌、手指有明显震颤;重度中毒则出现神经精神症状,并有运动性共济失调。

消化系统:中毒后肝酶升高,引起肝脏损伤,镜下可见肝细胞肿胀、空泡变性,炎性细胞浸润、点状坏死等。

泌尿系统:可溶性汞盐能够显著升高小鼠肾脏组织的 LPO、Scr、BUN 含量,致肾小管上皮细胞严重变性、坏死。

急性毒性：给小鼠、豚鼠灌胃朱砂连续 7 d,可造成前庭-视觉反射和被动回避反射异常、听力受损、浦肯野细胞减少,说明朱砂具有神经毒性。小鼠 iv 朱砂煎剂的 LD_{50} 为 12 g/kg。

慢性毒性：动物中毒表现为少动、反应迟钝、肾缺血、肝脏肿大；汞蓄积可导致 ALT 和 BUN 含量升高。

特殊毒性：妊娠前及妊娠早期使用朱砂(每日≥0.08 g/kg,相当于临床 5 倍量)可能对胎儿造成危害。

2. 毒理机制

神经系统：少量的汞可通过血脑屏障,分布于大脑组织,引起脑组织中毒,其机制可能与 $Na^+ - K^+ - ATP$ 酶活性降低及 NO 水平增高有关。

消化系统：朱砂导致肝损伤的机制为其中的可溶性汞盐造成肝细胞脂质过氧化。

泌尿系统：可溶性汞盐造成的脂质过氧化为肾中毒的主要机制,作用于近端小管细胞的线粒体和胞浆中的线粒体,使肾组织中多种酶受损害。

特殊毒性：朱砂短期内大剂量灌胃给药或长期小剂量给药可能引起染色体损伤。

（三）毒代动力学

目前尚无朱砂毒代动力学报道。其药代动力学为：患者口服朱砂后,Hg^{2+} 在其血液中的 t_{max} 为 11 h,$t_{1/2}$ 为 65~70 d。以 Hg^{2+} 考察小鼠 ig 朱砂后体内的药代动力学过程,表明单次给药后朱砂的吸收 $t_{1/2ka}$ 为 12 min,$t_{1/2\beta}$ 为 13.35 h,t_{max} 为 1.09 h,C_{max} 为 2.64 μg/mL,Hg^{2+} 在小鼠的心、肝、脾、肺、肾、大小脑中均有不同浓度的分布,其中肾的汞含量最高。

（四）毒性作用的预防

1. 病证禁忌　孕妇及肝肾功能不全者禁用。

2. 配伍禁忌

中西药配伍：不可与含甲基结构的药物及含氯、溴、碘、铝的药物联用,否则会引起毒性增强。

3. 使用注意

用法用量：内服宜入丸、散,每次 0.1~0.5 g,不宜入煎剂,外用适量。避免高脂饮食及饮酒。

炮制减毒：采用水飞法对朱砂进行炮制后,其中可溶性硫(S^{2-})的水平显著增加,游离汞及可溶性汞的含量显著降低,可起到减毒增效的作用。

配伍减毒：黄连、栀子、郁金、黄芩与朱砂配伍使用,可减少汞吸收,进而降低肝汞蓄积水平。

（五）中毒救治

西医救治：对于急性中毒患者,可用 2%~5% 的碳酸氢钠溶液或者 2% 的依地酸二钠洗胃,然后口服牛奶、豆浆等高蛋白制品或活性炭,吸附汞盐或形成稳定的络合物,减少汞盐的吸收；可口服硫酸镁导泻,加速汞盐排出体内；进一步可口服磷酸钠与醋酸钠合剂(磷酸钠 1~2 g,醋酸钠 1 g,分次服用),该合剂可将二价汞化合物降低为一价汞化合物,从而降低毒性。其他对症疗法。

中医救治：土茯苓 15 g,木通 9 g,每日 1 剂。猪苓、甘草、泽泻、金银花各 15 g,每日 1 剂。金花椒 15 g,猪苓、甘草各 9 g,每日 1 剂。

远志 《神农本草经》

本品为远志科植物远志 *Polygala tenuifolia* Willd. 或卵叶远志 *Polygala sibirica* L. 的干燥根。

苦、辛，温。归心、肾、肺经。安神益智，交通心肾，祛痰，消肿。用于心肾不交引起的失眠多梦、健忘惊悸、神志恍惚、咳痰不爽，疮疡肿毒，乳房肿痛。

（一）毒性成分

远志总皂苷可能为远志的毒性成分。远志皂苷 B(onjisaponin B)既是主要活性成分也是毒性成分。

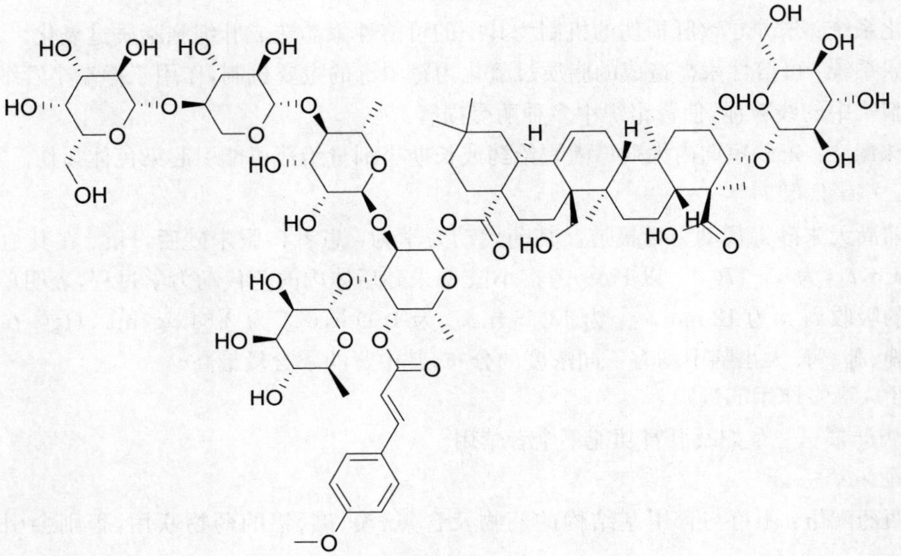

图 20 - 1　远志皂苷 B

(CAS NO.：35906 - 36 - 6)

（二）毒性作用与机制

1. 毒性作用　大剂量服用可引起恶心、呕吐、溶血、腹泻；仅 3 min 即出现全身皮疹，以头面及胸部为甚，可见密集细小如粟粒状的红色丘疹，患者呼吸困难，表情痛苦。

消化系统：远志不同部位提取物对胃肠运动的影响研究表明，生远志中总皂苷具有明显的毒性，用量过大可致小鼠小肠推进率降低，并伴胃肠道充气、肿胀甚至肠坏死而引起死亡。

急性毒性：① 远志中不同大类成分的急性毒性有差异。采用改良寇氏法进行测定 LD_{50}，结果表明，总皂苷的 LD_{50} 为 1.36 g/kg，折合原生药远志的 LD_{50} 为 5.88 g/kg，未测出生物碱、呫吨酮、脂肪油的 LD_{50}，且其 MTD 均为人用药量的 500 倍。总皂苷的 LD_{50} 远远低于其他各类成分，提示总皂苷为远志的大类毒性成分。② 远志不同部位的毒性有所差异。小鼠 ig 远志根皮提取液的 LD_{50} 为 10.03 g/kg，全根为 16.95 g/kg，而根部用至 75 g/kg 仍未见死亡；对于成方制剂远志注射液，小鼠 ig 的 LD_{50} 为 22.52 g/kg。③ 远志的生品与炮制品的急性毒性有比较明显的差异。采用改良寇氏法测定生远志、蜜远志、甘草炙远志（制远志）、姜远志的 LD_{50}，结果表明，生远志的 LD_{50} 为 15.27 g/kg，蜜远志的 LD_{50} 为 21.55 g/kg，甘草炙远志的 LD_{50} 为 18.94 g/kg，姜

远志的 LD_{50} 为 16.68 g/kg；又分别考察它们对大鼠胃黏膜的影响，结果表明生远志较制远志对胃肠黏膜影响较大，胃窦部瘀斑和胃黏膜损伤指数明显。

2.毒理机制 其毒理机制可能与其降低大鼠胃组织中前列腺素 E(prostaglandin E,PGE)含量，降低 Ca^{2+} - ATP 酶活力及增加 NO 含量，对胃黏膜表层血管呈现刺激损伤，对胃肠运动及电生理呈现抑制效应有关。

（三） 毒代动力学

目前尚无远志毒代动力学报道。其药代动力学为：远志皂苷 B 是远志毒性相关主要成分之一，大鼠单次 ig 远志皂苷 B 80 mg/kg 后，C_{max} 为 67.081 $\mu g/L$，t_{max} 为 240 min，AUC_{0-t} 为 38 513.44 $\mu g/L \cdot min$，一阶曲线下曲积（area under first moment curve,$AUMC_{0-t}$）为 18 980 972.28 $\mu g/L \cdot min$，$t_{1/2}$ 为 441.02 min。

（四） 毒性作用的预防

1.病证禁忌 湿热或痰火内盛者，以及有胃溃疡或胃炎者慎用。

2.配伍禁忌

中药配伍：桔梗远志配伍可致吐。

3.使用注意

用法用量：煎汤，3～9 g；浸酒或入丸、散。外用适量。

第二十一章
平 肝 息 风 药

导学

本章介绍了平肝熄风药的功效和毒性作用概述,以及代表药味的基原、功效、毒性成分、毒性作用与机制、毒动学、毒性作用的预防、中毒救治等。

学习要求:

(1) 掌握平肝熄风药的毒性作用与机制。

(2) 熟悉平肝熄风药的基原和毒性成分。

(3) 了解平肝熄风药的功效、毒动学、毒性作用的预防和中毒救治。

凡以平肝潜阳、息风止痉为主要功效,用以治疗肝阳上亢、肝风内动的药物,称为平肝息风药。根据作用特点和适应范围的不同,平肝息风药可分为平抑肝阳药和息风解痉药两类,适用于肝阳上亢及肝风内动诸证,多见于高血压病、脑血管意外及其后遗症,也可见于传染病、感染性疾病引起的高热惊厥。此外,癫痫、美尼尔氏病及神经官能症等亦可见到肝风内动的表现。

平肝息风药不良反应较少。可根据病因、病机及兼症的不同进行配伍,并根据病证寒热的不同,选择性偏温燥或性偏寒凉的药物。若属脾虚慢凉者,不宜用寒凉药;阴虚血亏者,忌用温燥之品。

罗布麻叶 《陕西中草药》

本品为夹竹桃科植物罗布麻 *Apocynum venetum* L. 的干燥叶。

甘、苦,凉。归肝经。平肝安神,清热利水。用于肝阳眩晕,心悸失眠,浮肿尿少。

(一) 毒性成分

罗布麻叶中的毒性成分为强心苷类物质,如加拿大麻苷、K-毒毛旋花子次苷-β、毒毛旋花子苷元等。近年来研究发现罗布麻叶中还含有 PAs。

(二) 毒性作用与机制

1. 毒性作用

神经系统:头痛、头晕、失眠、疲乏以及谵妄等。亦有可能出现视觉障碍如色视(黄视症或绿视症)和视力模糊;其中色视为重要的中毒先兆。

心血管系统:罗布麻能诱发心律失常,出现室性早搏二联、三联律,多源性室性早搏、交界性心动过速、心房纤颤合并房室阻滞等。罗布麻增加用量时一旦使其血药浓度超过阈浓度(3 ng/mL)则极易引起中毒。

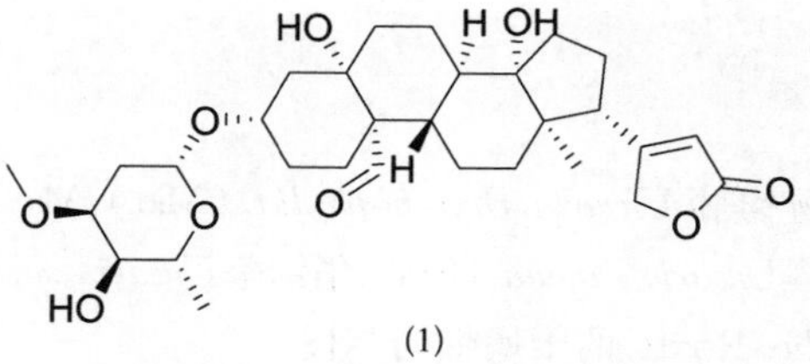

图 21-1　罗布麻叶部分毒性成分

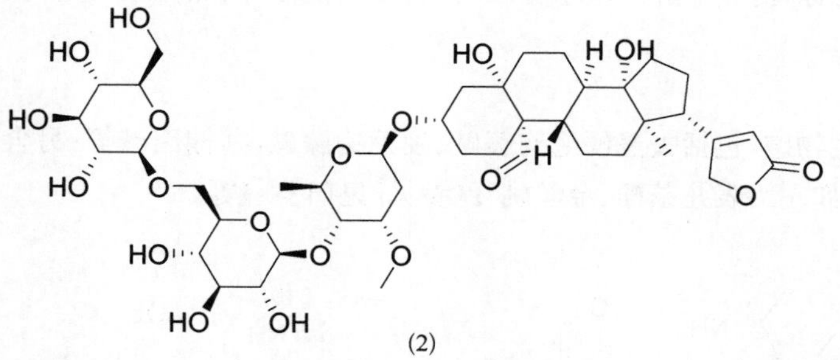

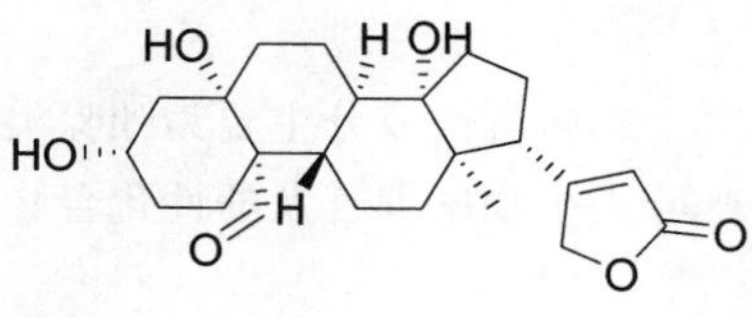

（1）加拿大麻苷（CAS NO.：508-77-0）；（2）K-毒毛旋花子次苷-β（CAS NO.：33279-57-1）；
（3）毒毛旋花子苷元（CAS NO.：66-28-4）

消化系统：罗布麻过量可能导致肝毒性。中毒可导致厌食、呕吐、恶心及腹泻。

急性毒性：小鼠 ip 和 ig 罗布麻叶煎剂的 LD_{50} 分别为 10.6 g/kg 和 66.9 g/kg，小鼠 ip 罗布麻黄酮苷的 LD_{50} 为 398 mg/kg。

2. 毒理机制

心血管系统：罗布麻中所含的强心苷类物质主要为毒毛花苷系列化合物，具备与毒毛花苷相似的毒性机制。毒毛花苷能够显著抑制心肌细胞 Na^+-K^+-ATP 酶的活性，中毒剂量可引起心肌细胞膜出现迟后去极化，引起心肌触发活动，诱发心律失常。

（三）毒代动力学

目前尚无罗布麻毒代动力学报道。其药代动力学为：罗布麻中成分异槲皮苷的代谢动力学结果显示，其在大鼠体内的 $t_{1/2}$ 约为 28.7 min。

（四）毒性作用的预防

1. 配伍禁忌

中西药配伍：罗布麻不宜与任何含有洋地黄毒苷的制剂联合使用，由于罗布麻本身即含有强心苷成分，与其他强心苷合用易造成剂量过大而中毒；不宜与含钙的药物合用，Ca^{2+} 与强心苷具有相似的心脏作用。

2. 使用注意

用法用量：内服罗布麻一次不宜超过 9 g，由于罗布麻中的强心苷具有一定的蓄积性，短时间内不宜多次服用。

（五）中毒救治

西医救治：中毒者应立即停药。意外口服中毒者应尽快催吐、导泻、静脉滴注以促使毒素排出。

钩藤 《本草原始》

本品为茜草科植物钩藤 *Uncaria rhynchophylla*（Miq.）Miq. ex Havil.、大叶钩藤 *Uncaria macrophylla* Wall.、毛钩藤 *Uncaria hirsuta* Havil.、华钩藤 *Uncaria sinensis*（Oliv.）Havil. 或无柄果钩藤 *Uncaria sessilifrudus* Roxb. 的干燥带钩茎枝。

甘，凉。归肝、心包经。息风定惊，清热平肝。用于肝风内动，惊痫抽搐，高热惊厥，感冒夹惊，小儿惊啼，妊娠子痫，头痛眩晕。

（一）毒性成分

钩藤毒性成分主要为吲哚类生物碱，包括去氢硬毛钩藤碱、硬毛钩藤碱，柯楠因碱等；另含吲哚类生物碱糖苷及酚性化合物，如左旋表儿茶酚、金丝桃苷（参见［鬼臼］项）等。

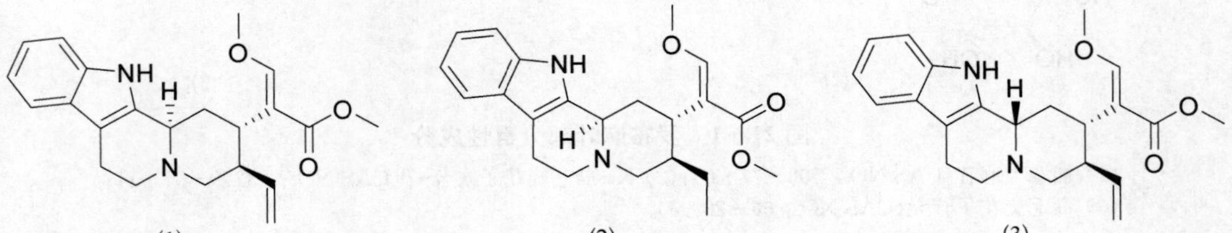

图 21－2　钩藤部分毒性成分

（1）去氢硬毛钩藤碱（CAS NO.：35467－43－7）；（2）硬毛钩藤碱（CAS NO.：7729－23－9）；
（3）柯楠因碱（CAS NO.：18904－54－6）

（二）毒性作用

心血管系统：心律失常。个别老年高血压患者应用钩藤总碱治疗时出现心动过缓、头晕。

消化系统：恶心、呕吐等。

泌尿系统：小便失禁。

其他系统：皮疹、月经量减少等。停用钩藤后可自行消除。

急性毒性：小鼠 ip 钩藤煎剂的 LD_{50} 为 26.1～29.0 g/kg，小鼠 ip 钩藤嫩枝煎剂的 LD_{50} 为 35.2 g/kg。小鼠 ip 和 ig 钩藤总生物碱的 LD_{50} 分别为 144.2 mg/kg 和 514.6 mg/kg，提示不同给药途径钩藤总生物碱毒性差异较大；小鼠 iv、ip 和 sc 钩藤碱的 LD_{50} 分别为 105 mg/kg、162 mg/kg 和165 mg/kg；小鼠 ip 二氢柯楠因碱的 LD_{50} 为 89 mg/kg；小鼠 iv 硬毛钩藤碱和去氢硬毛钩藤碱的 LD_{50} 分别为 35 mg/kg 和 33 mg/kg，ip 两者则分别为 110 mg/kg 和 134 mg/kg；小鼠 ip 和 iv 异钩藤碱的 LD_{50} 分别为 217 mg/kg 和 80 mg/kg；小鼠 ig 夏天无总碱-钩藤总碱混合制剂（10∶1）的 LD_{50} 为 630.9 mg/kg，表现为小鼠活动减少、全身软弱无力，摄食减少 24 h 后恢复正常。小鼠 ig 降压水煎剂槲寄生-钩藤-杜仲混合液 233.9 g/kg，2 次/d，连续 7 d，生理状态良好，无明显毒性；对含有钩藤的中药制剂复方杜仲片的急性毒性研究表明，小鼠 ig 复方杜仲片的 MTD 为 35.6 g/kg，未见明显毒性。

慢性毒性：幼年大鼠 ig 钩藤总生物碱 50 mg/kg 连续 14 d，未观察到明显毒性，但剂量加倍时，肝脏出现轻度炎性病变，停药后恢复。断乳大鼠 ig 钩藤总生物碱 50 mg/kg 连续 60 d，可致肾脏轻度营养性病变；ig 钩藤总碱 100 mg/kg 连续 60 d，可致动物死亡，死亡动物心、肝、肾脏有明显病变。家兔 ig 钩藤煎剂 2 次/d,每次 5 g/kg,连续 10 d,未观察到明显毒性。

（三）毒代动力学

目前尚无钩藤毒代动力学报道。其药代动力学为:大鼠股静脉注射钩藤碱,药动学符合二室开放模型,其 $t_{1/2\alpha}$ 为 1.85 min,$t_{1/2\beta}$ 为 43.591,CL 为 0.001 L/min,AUC_{0-t} 为 19 393.25 mg/L · min,$AUC_{0-\infty}$ 为 25 639.22 mg/L · min。猫 iv 异钩藤碱 10 mg/kg 的药动学过程符合二室开放模型,按一级动力学消除,$t_{1/2}$ 分别为 2.05 h 和 1.61 h。大鼠 ig 钩藤后,各生物碱主要在肝脏蓄积,尤其是异钩藤碱和去氢钩藤碱含量最高,并在 1 h 内含量持续分布较高,其次依次为肺、肾、脾、心、脑。在给药 12 h 后,大多数组织中生物碱几乎代谢完全,说明钩藤生物碱具有吸收快、代谢快的特点。

（四）毒性作用的预防

1. 病证禁忌 脾胃虚寒者慎服。

2. 使用注意

用法用量:3～12 g,后下。

（五）中毒救治

西医救治:洗胃、导泻,促使毒素尽快排出。其他对症支持疗法。

天麻 《神农本草经》

本品为兰科植物天麻 *Gastrodia elata* Bl. 的干燥块茎。

甘,平。归肝经。息风止痉,平抑肝阳,祛风通络。用于小儿惊风,癫痫抽搐,破伤风,头痛眩晕,手足不遂,肢体麻木,风湿痹痛。

（一）毒性成分

天麻中的主要成分是天麻苷(天麻素)、天麻苷元(对羟基苯甲醇)等,剂量控制不当易产生毒性反应。

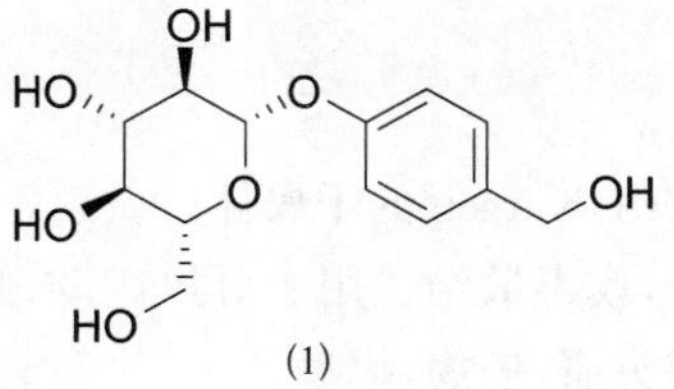

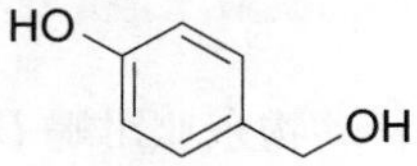

图 21-3 天麻部分毒性成分
(1) 天麻苷(CAS NO.:62499-27-8);(2) 天麻苷元(CAS NO.:623-05-2)

（二）毒性作用

天麻中毒主要表现为恶心、呕吐、胸闷气短、小便失禁、皮肤瘙痒、自汗、神志不清等,大量服用天麻可引起心律失常致死。

急性毒性:雄性小鼠与雌性小鼠 ip 天麻浸膏的 LD_{50} 分别为 61.4 g/kg 和 51.4 g/kg,iv 天麻注射液的 LD_{50} 为 39.8 g/kg;家兔 ip 天麻水煎剂 12 g/kg,30 min 后动物反应迟钝、共济失调、

中药毒理学

拒食、心率加快,同时脑电波每秒出现 1～2 次慢波,多数动物 48 h 后死亡,表明大量服用天麻可能存在副作用;小鼠 iv 天麻苷元的 LD_{50} 为 337 mg/kg,ig 的 $LD_{50}>1\,000$ mg/kg。

慢性毒性:采用 MTD 法试验考察天麻软胶囊喂养大鼠 30 d 的慢性毒性,当给药剂量>15 g/kg时,各剂量组大鼠的体重、食物摄取率、血液学和血液生化学指标、各脏器的脏/体比,与空白对照组相比均无明显差异,主要脏器的外观形态和组织学检查均未见异常变化,表明天麻软胶囊对动物的生长发育、造血功能、肝肾功能、器官组织均无明显毒性;小鼠 ig 天麻苷 14～60 d 对造血系统、心、肝、肾等器官均无不良影响;慢性毒性试验表明,天麻苷及苷元对血液 RBC 及血小板、转氨酶、胆固醇等均无影响,心、肝、脾、肺、肾、胃及肠切片未见细胞变性。

（三）毒代动力学

目前尚无天麻毒代动力学报道。其药代动力学为:大鼠、兔及犬 iv 天麻苷后,体内的 C-T 曲线均属二室开放模型,在三种动物体内天麻苷的药物动力学特征存在明显的差异。大鼠 iv 天麻素后,其主要分布于肾脏、血浆与肺中,心、肝、肌肉、脾、脂肪等组织中很少分布,脑组织中仅有其代谢产物对羟基苯甲醇,从而推测天麻苷作为原型药物不易通过血脑屏障,而其代谢产物因脂溶性增加,可进入脑组织发挥作用。天麻苷主要以原形经肾排泄,大鼠 iv 及 ig 后 2 h 可由尿中检出原形药物。

（四）毒性作用的预防

1. 病证禁忌　气血虚甚者慎用。

2. 配伍禁忌　天麻具有镇静作用,因此与中枢兴奋药及抗组胺药同用时,会产生药理性拮抗而降低药效。

3. 使用注意

用法用量:3～10 g。

（五）中毒救治

西医救治:中毒后用 10％葡萄糖、维生素 C 注射液、维生素 B_1、ATP、能量合剂等静脉点滴,并对症治疗。

全蝎《蜀本草》

本品为钳蝎科动物东亚钳蝎 *Buthus martensii* Karsch 的干燥体。

辛,平;有毒。归肝经。息风镇痉,通络止痛,攻毒散结。用于肝风内动,痉挛抽搐,小儿惊风,中风口㖞,半身不遂,破伤风,风湿顽痹,偏正头痛,疮疡,瘰疬。

（一）毒性成分

全蝎主要致毒成分为蝎毒素。蝎毒素是一类由 20～80 个氨基酸残基组成的小分子多肽,含有约 50 种类型的毒素,按照其作用的离子通道,可以分为 Na^+ 通道毒素、K^+ 通道毒素(包括氨基酸长度为 60～80 的长链钾毒素和氨基酸长度为 28～40 短链钾毒素)、Cl^- 通道毒素、Ca^{2+} 通道毒素和其他蝎毒素。其中,Na^+ 通道毒素是蝎毒中引起动物麻痹和死亡的主要成分。

（二）毒性作用与机制

1. 毒性作用　蝎毒素为类蛇毒样的神经毒素,口服后急性中毒主要表现在神经系统和心血管系统;蝎毒素作为异源性蛋白进入机体后可引发过敏反应。

神经系统：蝎毒素可作用于外周神经系统，导致呼吸麻痹，造成中毒和死亡。给正常或除去中枢神经的蝇幼虫施以蝎毒，可致全身强烈收缩，并伴有心、肺完全麻痹，表明蝎毒对外周神经系统具有刺激作用；给小鼠注射中亚细亚蝎毒素，可致小鼠兴奋、流涎、全身肌肉强直性麻痹，20 min 后死亡。临床病例表明，蝎毒可造成颜面神经、肌肉的一系列病变，导致痉挛、神经失调、流涎、眼开合支配不灵等症状。

心血管系统：蝎毒素作用于心血管系统可致心动频率失常，造成心血管疾病。家兔 iv 苏丹蝎毒素后，引发短暂心动过缓，继而心动过速，然后长时间心动过缓。动物心电图表现为 ST 段降低，并使 T 波倒置，可能是由于蝎毒造成冠状动脉收缩，从而导致心脏前壁血管梗死。

免疫系统：全蝎所含蛋白质具有高致敏性，服用后可致各种过敏症状。口服全蝎后可能造成全身皮肤严重过敏，并致大疱性表皮坏死松解症而死亡。

急性毒性：小鼠 iv 蝎身煎剂的 LD_{50} 为 6.148 g/kg，蝎尾为 0.884 g/kg，表明蝎尾毒性较大。不同产地蝎毒素的 LD_{50} 有所差异，小鼠 ip 辽宁产蝎毒素的 LD_{50} 为 10.3 mg/kg，山东和河南产蝎毒素为 2.4 mg/kg；小鼠 iv 河北产蝎毒素的 LD_{50} 为 2.79 mg/kg；广州产蝎毒素对小鼠 iv 的 LD_{50} 为 3.38 mg/kg。蝎毒素对小鼠的 MLD 为 0.5 mg/kg，中毒表现为流涎和惊厥，并出现四肢及呼吸麻痹；对兔为 0.7 mg/kg，表现为四肢强直性痉挛、流涎、瞳孔缩小、呼吸停止；对蛙为 0.7 mg/kg。小鼠 iv 抗癫痫肽 AEP 的最大安全剂量为 5.6 mg/kg。

特殊毒性：蝎毒素有致畸作用，可使胎儿骨化中心延迟或消失，造成胎儿骨骼异常。蝎毒素对人血淋巴细胞无诱变作用。

2. 毒理机制　蝎毒素中的蝎毒多肽主要表现为神经毒，能特异性地影响各亚型 K^+ 通道，是造成多种心律失常的主要原因。蝎毒素对神经系统的麻痹作用可能是通过抑制丘脑后核痛敏神经元，增加 β-内啡肽含量，间接作用于阿片受体，结合和调制了中枢（脑）和外周神经系统或其他兴奋性细胞组织的氯通道靶受体。另外，蝎毒能引起主动脉收缩可能与其激活细胞膜 Ca^{2+} 通道，增加膜对 Ca^{2+} 的通透性有关。

（三）毒代动力学

目前尚无全蝎毒代动力学报道。其药代动力学为：雌性大鼠 im 和 ip 蝎毒后，体内分布以肾脏为最多，脑组织分布最少。

（四）毒性作用的预防

1. 病证禁忌　血虚生风者忌服。孕妇忌服。

2. 配伍禁忌

中药配伍：全蝎与蜈蚣配伍同用可能增加毒性，须注意用法用量。

3. 使用注意

用法用量：煎汤，2～5 g；入丸、散，0.5～1 g。蝎身与蝎尾不可混用，蝎尾毒性更强，用量约为蝎身的 1/3。不同地区产全蝎毒性差别较大，使用时应注意标明产地。干品与炮制品毒性不同，使用时应注意，盐制全蝎后毒性增强，因其经过盐制后，有毒元素钯含量提高，毒性增强。

（五）中毒救治

西医救治：服用活性炭 20～30 g，中和毒性，减少吸收；中毒早期应促进蝎毒素尽快排出，对出现全身症状者，对症治疗。甲巯丙脯氨酸可用于治疗肺水肿以及低血压，10% 葡萄糖酸钙、地塞米松及维生素 C 可用于进行抗过敏治疗。

蜈蚣 《神农本草经》

本品为蜈蚣科动物少棘巨蜈蚣 *Scolopendra subspinipes mutilans* L. Koch 的干燥体。

辛,温;有毒。归肝经。息风镇痉,通络止痛,攻毒散结。用于肝风内动,痉挛抽搐,小儿惊风,中风口㖞,半身不遂,破伤风,风湿顽痹,偏正头痛,疮疡,瘰疬,蛇虫咬伤。

（一）毒性成分

蜈蚣主要毒性成分称为蜈蚣毒,是一类毒性蛋白质。对少棘巨蜈蚣进行成分分析,其中含有蛋白质 86.23%、水不溶物质 0.24%、还原糖 0.23%、水分 2.1%,仅含 Ser、脯氨酸（proline, Pro）、精氨酸（arginine, Arg）等三种游离氨基酸。蜈蚣毒蛋白含有各种具有酶活性的蛋白质组分,包括蛋白水解酶、酯酶、碱性磷酸单酯酶、磷酸二酯酶等的活性,其中以具有酯酶活性的蛋白质数量最多。

（二）毒性作用与机制

1. 毒性作用　蜈蚣的毒性蛋白质进入体内后,可引起过敏反应,并对心脏、肝脏和肾脏具有一定的毒性。

心血管系统:高浓度蜈蚣水提液能够显著降低心率并呈现剂量依赖性。

血液系统:蜈蚣可使动物 RBC 减少,Hb 含量、RBC 压积明显降低,凝血时间延长,微血管口径增大,开放数显著增加。蜈蚣毒具有较强的直接溶血作用,对人 RBC 的半数溶血剂量为 0.2 mg/mL,而对绵羊为 18 μg/mL。

消化系统:蜈蚣毒蛋白对肝脏具有一定的损伤作用。临床有因服用蜈蚣粉出现黄疸、肝功能异常的报道,如神经性皮炎患者,以 10 条蜈蚣（含头足）研粉,2 d 分 4 次冲服,服后出现黄疸、肝功能异常;坐骨神经痛患者以蜈蚣 15 条（含头足）研粉,分 3 d 与药酒兑服,服后 2 d 内出现黄疸、肝功能异常,诊断为药物性肝功能损害。蜈蚣具有一定的肝毒性,导致肝损伤的剂量可能为 2~7 条/d。

泌尿系统:蜈蚣可通过溶血反应加大对肾脏的损伤,临床表现为服用蜈蚣后出现血尿。

免疫系统:蜈蚣中含有大量的动物蛋白质和氨基酸,进入体内后可导致机体对异质蛋白的过敏反应,表现为全身瘙痒、皮疹等症状。

急性毒性:小鼠 ig 和 ip 蜈蚣水溶性去蛋白提取液的 LD_{50} 分别为 9.9 g/kg 和 6.60 g/kg,毒性表现为活动减少、步态不稳、左右摇摆,继而伏卧不动、翻正反射消失、对刺激反应迟钝或消失、呼吸减慢;小鼠 ip 蜈蚣粗毒液的 LD_{50} 为 22.5 mg/kg,sc 粗毒量达到 2.7 mg 时无明显出血毒性;采用溶血试验比较活体少棘巨蜈蚣和药材蜈蚣的毒性,发现活体蜈蚣比药材毒性强近一倍。

特殊毒性:可降低小鼠怀孕率,并使其胚胎畸形率提高,提示蜈蚣可能为妊娠禁忌药;但亦有报道认为蜈蚣干粉的致畸性极低,在对小鼠骨髓细胞染色体畸变实验中,当长期给药剂量为 205 mg/kg 时,蜈蚣干粉对染色体的畸变率与对照组相似,表明其没有致畸毒性。

2. 毒理机制

心血管系统:心电图结果表明蜈蚣水提液可导致动物有 S-T 段下移和 T 波倒置的心电表现。蜈蚣粗毒中能作用于电压门控 Na^+ 通道和 K^+ 通道,是其引发各类型心律失常的原因。

血液系统:蜈蚣毒素有直接的溶血因子,对人体 RBC 有直接的、强烈的溶血活性;此外,磷

脂酶 A_2 作用于外源的磷脂酰胆碱后显示了间接的溶血活性,释放出脂肪酸和能溶解 RBC 膜的溶血卵磷脂。

神经系统:蜈蚣粗毒的靶目标可能是 M 胆碱受体,并且诱导了 Ca^{2+} 依赖性的内部振动 Cl^- 离子电流,引发神经系统的痛觉敏感。

（三）毒性作用的预防

1. 病证禁忌 血虚生风者忌服。孕妇忌服。有过敏史者慎用。

2. 使用注意

用法用量:3~5 g。蜈蚣各个部位均有毒性成分组织胺,以躯干部含量较高,因此,用药时也应注意用药部位。不可用生品蜈蚣入药。

（四）中毒救治

西医救治:洗胃、导泻,促使毒素尽快排出;其他对症支持疗法。对过敏或过敏性休克,应用抗组胺药物和抗休克药物。

牛黄《神农本草经》

本品为牛科动物牛 *Bos taurus domesticus* Gmelin 的干燥胆结石。

甘,凉。归心、肝经。清心,豁痰,开窍,凉肝,息风,解毒。用于热病神昏,中风痰迷,惊痫抽搐,癫痫发狂,咽喉肿痛,口舌生疮,痈肿疔疮。

（一）毒性成分

牛黄中主要毒性成分为牛磺酸。

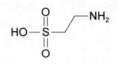

图 21 - 4 牛磺酸

(CAS NO.:107 - 35 - 7)

（二）毒性作用

牛黄的毒性作用可能与其中含有的砷盐有关,临床报道基本都是砷盐的中毒。

中枢神经系统:静脉注射牛黄时,其中所含胆酸可能引发中枢神经系统抑制。

心血管系统:溶血、心脏抑制,也可以引起心律不齐甚至心室颤动。

消化系统:胃肠道活动增加。

免疫系统:药疹和休克。

急性毒性:小鼠 ig 天然牛黄 15 g/kg,培植牛黄 10 g/kg 或 15 g/kg,多数动物表现出行为活动减少,扎堆聚集,蜷伏于鼠笼,很少走动,约 3 h 后恢复正常,7 d 内无明显的毒性反应和中毒迹象;小鼠 ip 牛黄的 LD_{50} 为 479.8 mg/kg,ip 牛离体胆囊培植牛黄和胆囊的 LD_{50} 分别为 497.5 mg/kg 和 442.6 mg/kg;牛黄培育时间不同对其毒性有一定影响,小鼠 ip 培育三年零六个月者的 LD_{50} 为 403.27 mg/kg,而培育两年零三个月者的 LD_{50} 为 309.95 mg/kg;小鼠 ip 人工合成牛黄 1 000 mg/kg,未有死亡;小鼠 ip 和 iv 牛磺酸的 LD_{50} 分别为 6.63 g/kg 和 0.33 g/kg,有较大的差异。

特殊毒性：天然牛黄与人工培植牛黄均无明显致畸变作用。

复方制剂毒性：牛黄少以单味入药，多与其他药物配伍合用或制成中成药复方制剂使用，其制剂毒性较小，但近年来陆续有报道临床使用牛黄解毒片、丸造成不良反应，提示须慎用牛黄制剂。牛黄解毒片水溶液每平皿剂量为 0.05～5 mg，未见明显基因突变作用，其水溶液为 13.5～54 μg/mL，未见明显染色体畸变作用；但当其水溶液为 54 μg/mL 时，在 DNA 水平会产生遗传毒性；小鼠 ig 牛黄解毒片 835 mg/kg、1 670 mg/kg、3 345 mg/kg，连续 6 周，在体内无明显遗传毒性作用。

（三）毒代动力学

目前尚无牛黄毒代动力学报道。其药代动力学为：在家兔体内，牛磺酸的药代动力学属于二室模型，iv 的 $t_{1/2}$ 为 38 s，主要以原型药物或与胆酸形成牛磺胆酸排出。im 和 ig 牛磺酸的达峰时间分别为 17 min 和 20 min，生物利用度分别为 55.0% 和 0.06%，证明牛磺酸难以通过口服途径进行吸收。

（四）毒性作用的预防

1. 病证禁忌 血虚生风者忌服。孕妇忌服。

2. 配伍禁忌

中西药配伍：牛黄和含牛黄的中成药不宜与水合氯醛、吗啡、苯巴比妥、洋地黄类药物等合用，因配伍后可增强其毒性作用，造成嗜睡、低血压等。

3. 使用注意

用法用量：0.15～0.35 g，多入丸、散用。

（五）中毒救治

西医救治：立即停药，并应尽快催吐、导泻、静脉滴注利胆药以促使毒物排泄。

第二十二章
开 窍 药

导学

本章介绍了开窍药的功效和毒性作用概述,以及代表药味的基原、功效、毒性成分、毒性作用与机制、毒动学、毒性作用的预防、中毒救治等。

学习要求:

(1) 掌握开窍药的毒性作用与机制。

(2) 熟悉开窍药的基原和毒性成分。

(3) 了解开窍药的功效、毒动学、毒性作用的预防和中毒救治。

凡以开窍醒神为主要功效,用以治疗窍闭证的药物称为开窍药,又称芳香开窍药。本类药物大多味辛、性温,有辛香走窜之性,具通关开窍、醒脑复神、启闭回苏功效,主要用于邪气壅盛、蒙蔽清窍所致之各种窍闭神昏等证。神志昏迷有虚实之分,虚证即脱证,实证即闭证,本类药物只适于闭证。闭证又分为寒闭和热闭,热闭神昏多见于某些严重全身感染性疾病引起的高热神昏,寒闭神昏多见于脑血管意外、中毒等引起的昏迷。

麝香 《神农本草经》

本品为鹿科动物林麝 *Moschus berezovskii* Flerov、马麝 *Moschus sifanicus* Przewalski 或原麝 *Moschus mochiferus* Linnaeus 成熟雄体香囊中的干燥分泌物。

辛,温。归心、脾经。开窍醒神,活血通经,消肿止痛。用于热病神昏,中风痰厥,气郁暴厥,中恶昏迷,经闭,癥瘕,难产死胎,胸痹心痛,心腹暴痛,跌扑伤痛,痹痛麻木,痈肿瘰疬,咽喉肿痛。

(一) 毒性成分

麝香中的主要活性成分和毒性成分是麝香酮,对消化道黏膜有刺激作用,超量或使用不当可引起中毒,严重者可致呼吸中枢麻痹、心力衰竭、内脏广泛出血而死亡。

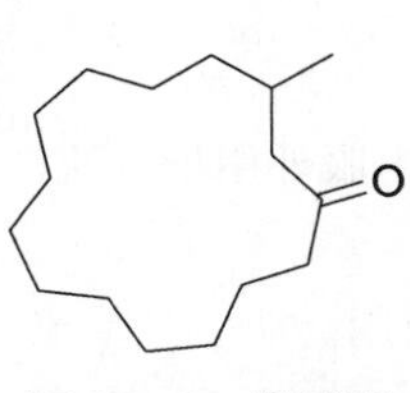

图 22 - 1 麝香酮

(CAS NO.：541 - 91 - 3)

（二）毒性作用与机制

1. 毒性作用

急性毒性：口服麝香后 15 min 即可出现中毒症状，表现为口腔黏膜溃烂、牙齿松动、牙龈出血、鼻出血、心跳呼吸加快、消化道出血、尿血，甚至四肢厥冷、颜面发青、呼吸不规则、瞳孔散大、尿闭、抽搐，以致昏迷。小鼠 ig 麝香水剂的 LD_{50} 为 333.1 mg/kg，iv 麝香水提取物的 LD_{50} 为 848 mg/kg。小鼠 iv 麝香酮的 LD_{50} 为 152～172 mg/kg，ig 的 LD_{50} 为 270～290 mg/kg，较大剂量麝香酮可使小鼠四肢倒伏、震颤、闭目、呼吸抑制而死亡。麝香、麝香酮对大鼠视网膜神经细胞的最大无毒剂量分别为 1.29 mg/mL、7 mg/mL；麝香对大鼠视网膜神经细胞的半数无毒剂量为 8.7 mg/mL，提示对于体外培养大鼠视网膜神经细胞，麝香毒性高于麝香酮。

慢性毒性：大鼠 ig 麝香 60 mg/kg，家兔 ig 麝香 62 mg/kg，1 次/d，连续 15 d，其体重、血液、肝、肾均未见异常改变。大鼠腹腔注射麝香水提物 55.56 mg 生药/kg，连续 20 d，可见其肝、脾增大，边缘厚钝，但病理组织切片未见异常。犬 im 人工麝香酮注射液 400～800 mg/kg，1 次/d，连续 14 d，结果所有动物食欲增强，行动自如，肝、肾功能和血象均未出现异常。

特殊毒性：研究表明，当人工麝香剂量为 1 800 mg/kg、700 mg/kg 和 350 mg/kg 时，KM 小鼠骨髓嗜多染红细胞的微核率分别为 2.8‰、1.3‰ 和 1.0‰；麝香对 TA97、TA98、TA100 和 TA102 菌株的致突变和回复突变作用均为阴性；当人工麝香浓度为 360 mg/kg、180 mg/kg 和 90 mg/kg 时，小鼠骨髓染色体畸变率分别为 1.0%、0.8% 和 1.2%，提示人工麝香没有致突变作用。麝香对动物离体子宫和在体子宫呈明显的兴奋作用，对妊娠的又较非妊娠的敏感，对非妊娠的作用发生较慢但较持久，是妊娠禁用药。

复方制剂毒性：麝香风湿胶囊的急性毒性和长期毒性研究表明，小鼠单次给药的 MTD 为 12 g 生药/kg；大鼠连续 8 周 ig 2.0 g 生药/kg 和 4 g 生药/kg 的药液，未见动物死亡，血液学及血液生化学各项指标试验组和对照组比较无显著性差异，病理组织学检查未见病变，提示该胶囊临床用药安全性大。五味麝香丸的长期毒性研究表明，大鼠 ig 0.030 g/kg、0.075 g/kg、0.225 g/kg，1 次/d，连续 21 d，各项指标均正常。

2. 毒理机制

神经系统：对神经系统的毒性机制与麝香酮促进 Ca^{2+} 内流，使细胞内 Ca^{2+} 超载，加速海马神经元的凋亡有关。

心血管系统：缺氧缺糖状态下，麝香能诱导心肌细胞释放 LDH、SDH、酸性磷酸酶，并加速受损细胞死亡，从而导致心肌损伤。

（三）毒代动力学

目前尚无麝香毒代动力学报道。其药代动力学为：小鼠单次 iv ^{3}H-麝香酮，其分布的 $t_{1/2}$ 为 1.4 min；小鼠单次 ig，其分布的 $t_{1/2}$ 为 12.6 min。说明其吸收迅速，进入体内很快分布到有关器官和组织。

（四）毒性作用的预防

1. 病证禁忌　虚脱者禁用。本品内服外用均有流产的风险，故孕妇禁用。

2. 使用注意

用法用量：0.03～0.1 g，多入丸、散用。

（五）中毒救治

西医救治：洗胃，注射维生素 C，降低颅内压，纠正电解质紊乱。对情况较严重者，可给予纳洛酮 0.1 mg,每 6 h 静注,间断两次输入新鲜血浆。其他对症治疗。

蟾酥 《药性论》

本品为蟾蜍科动物中华大蟾蜍 *Bufo bufo gargarizans* Cantor 或黑眶蟾蜍 *Bufo melanostictus* Schneider 的干燥分泌物。

辛,温;有毒。归心经。解毒,止痛,开窍醒神。用于痈疽疔疮,咽喉肿痛,中暑神昏,痧胀腹痛吐泻。

(一) 毒性成分

蟾蜍毒素类和蟾毒配基类是蟾酥的主要毒性成分,包括蟾毒灵、华蟾酥毒基、脂蟾毒配基等。蟾酥含有的蟾毒配基类成分与强心苷类成分的作用类似,安全窗较窄,过量时可引起心脏毒性,导致心率加快、心律失常、传导阻滞等,甚至可引起心脏猝停。

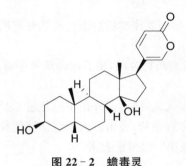

图 22 - 2　蟾毒灵
(CAS NO.：465 - 21 - 4)

(二) 毒性作用与机制

1. 毒性作用　中毒初期表现为上腹部胀闷不适,继之恶心呕吐、腹痛腹泻、水样稀便,吐泻严重则发生脱水;继而循环系统表现出中毒症状,如心动过速、心律不齐、脉搏缓弱,甚则面色苍白、口唇发绀、四肢厥冷、手足心及额头汗出、血压下降、休克、心搏骤停;并有神经系统中毒表现,如口唇四肢发麻、视物不清、头晕嗜睡,甚则昏迷抽搐、膝反射异常。若蟾蜍毒液误入眼中,则会导致眼部疼痛剧烈、流泪不止、眼睑浮肿、结膜充血,甚则致角膜溃疡;若接触皮肤可见局部潮红热痛。

急性毒性:各种成分对小鼠的 LD_{50}(mg/kg):蟾酥为 41.0(iv)、96.6(sc)、36.24(ip),蟾毒灵为 2.2(ip),华蟾毒配基为 4.38(ip),蟾酥甲碱为 1.3(iv)。蟾毒素对犬的 LD_{50} 接近 0.36 mg/kg(iv),MLD 接近 0.98 mg/kg(po)。小鼠 ip 或 iv 蟾酥注射液,急性中毒表现为呼吸急促、肌肉痉挛、心律不齐,最后麻痹而死。蟾酥水溶性成分含吲哚碱衍生物,小鼠尾静脉注射的 LD_{50} 为 60.7 mg 生药/kg,无刺激性,不溶血。

慢性毒性:大鼠 ip 蟾酥注射液 5.13 mg 生药/kg,1 次/d,连续 28 d 后,出现中毒症状,如食欲不振、毛色晦暗无光泽、精神委顿等,以及肝脏肿大、肝细胞肿胀增生,肾脏萎缩、肾小管坏死;10.25 mg 生药/kg 剂量时还会导致大鼠脾脏和子宫萎缩,实验过程中未出现动物死亡。

特殊毒性：研究表明，鼠胚处于器官形成期的孕鼠在 ip 蟾酥后，当剂量高于 50 mg/kg 时，出现孕鼠肝脏、肾脏的结构异常和体重下降，并增加胚死率。蟾酥具有地高辛样生物活性，且有因长期(2 年)服用地高辛而致血浆激素减少的报道。蟾毒灵或不含蟾毒灵的蟾酥甲醇提取液均可直接抑制睾酮分泌，抑制下丘脑-垂体-性腺轴，还可致孕妇流产。

2. 毒理机制

心血管系统：蟾酥主要对心脏有毒性并具有剂量依赖性，有类似洋地黄对心脏的作用，中毒时刺激迷走神经，并可直接作用于心肌，引起心动过缓伴心律不齐。蟾酥可以通过干扰离子稳态和肌动蛋白构建来影响心脏的收缩，导致心脏细胞的坏死，对心脏产生不可逆转的结构性损伤及机能破坏；还可以通过影响 AA 和亚油酸的代谢通路，致使心肌收缩增强，引发机体的抗凋亡等应激性防御反应，加速脂肪酸类供能物质的消耗；高剂量蟾酥能引发铁离子蓄积，导致细胞凋亡。

（三）毒代动力学

目前尚无蟾酥毒代动力学报道。其药代动力学为：小鼠 iv 蟾毒配基后，主要分布在肝肠，$t_{1/2}$ 为 7.5 min，经胆汁排泄较多。24 h 内经尿排出量较少，经粪便排出量较多。

（四）毒性作用的预防

1. 病证禁忌 心脏病患者、孕妇及体虚者忌服。皮肤有破溃者不可外用。

2. 配伍禁忌

中西药配伍：不宜与洋地黄类药物合用，易引起洋地黄中毒。

3. 使用注意

用法用量：0.015～0.03 g，多入丸、散用。外用不应超过 0.15 g，以免引起皮肤溃烂。

4. 毒性中药管理 本品为毒麻剧药，应由专人管理。即使符合《中国药典》规定剂量，亦应准量按次分装，注明"不得加量服用"，以警示患者。

（五）中毒救治

西医救治：洗胃，高位灌肠，导泻，静脉输液及其他对症支持疗法。对中毒伴有过敏反应者，采用抗过敏处理，给予抗过敏药物，但慎用钙剂。

樟脑 《神农本草经》

本品为樟科植物樟 *Cinnamomum camphora* (L.) Presl. 的根、干、枝及叶，经提炼制成的颗粒状结晶。

辛，热；有毒。归心、脾经。通窍辟秽，消肿止痛，杀虫止痒。用于热病神昏，吐泻腹痛，寒湿脚气，疥疮顽癣，冻疮，水火烫伤，跌打伤痛，牙痛，风火赤眼。

（一）毒性成分

樟脑中主要成分为右旋樟脑，是一种双环萜酮类($C_{10}H_{16}O$)物质。

（二）毒性作用与机制

1. 毒性作用

中枢神经系统：樟脑的全身作用主要是兴奋中枢神经系统，特别是高级中枢，大量作用于大脑皮层运动区及脑干，引起癫痫样惊厥。

心血管系统：对正常心肌无作用，高浓度则抑制；对衰竭状态的离体心脏有兴奋作用；对机

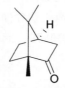

图 22 – 3　樟脑

(CAS NO.：464 – 49 – 3)

能极度低下时的血管运动中枢有兴奋作用,内脏血管收缩而皮肤血管舒张,血压上升。

消化系统:对胃肠道黏膜有刺激作用。

急性毒性:樟脑内服剂量过大时,可出现上腹烧灼、口干、恶心、呕吐、肝脾肿大、溶血性黄疸、血酸碱度失衡等消化系统症状;轻者神经系统可出现中枢神经兴奋、烦躁不安、头痛、头晕、面色潮红、前庭功能紊乱、幻觉;严重者可发生谵妄、惊厥、意识丧失、癫痫样抽搐、痉挛、呼吸衰竭;并可引起尿少、血红蛋白尿、循环衰竭、休克甚至死亡。一般摄入 2 g 樟脑 5～15 min 即可产生毒性反应,临床上毒性表现大多在 24 h 内消除,部分症状可持续数天或数周。小鼠 ig 樟脑的急性 LD_{50} 为 1 302.25 mg/kg。对家兔皮肤刺激积分值为 0,48 h 后对眼刺激平均指数为 0.5。儿童摄入 0.7～1.0 g 樟脑可致死。

慢性毒性:天然樟脑经皮慢性毒性研究发现,SD 大鼠未见一般中毒表现,血液生化指标、血常规和脏器重量比值未发生明显改变;SD 大鼠慢性(28 d)吸入毒性试验的最小作用浓度为 139.3 mg/m³(4 h/d),最大无作用浓度为 32.3 mg/m³(4 h/d)。吸入高浓度樟脑对器官有一定的刺激并可导致肾脏蛋白沉积及肾小管扩张等病理改变。长期接触浓度在 5～350 mg/m³ 的樟脑,会导致中毒。因此,不同国家规定工作环境中樟脑的浓度上限为 3～12 mg/m³。

特殊毒性:在接触樟脑 3 d 和 5 d 后,小鼠卵巢、肝脏均产生明显的毒性,超排卵数显著减少,卵母细胞第一极体释放受到抑制,受精率降低,具有明显的生殖细胞毒性。SD 大鼠每日给予 5 mg/kg、10 mg/kg、20 mg/kg 樟脑,连续 30 d 后,体重和睾丸重量均降低,睾丸精子数量和活力也有所下降,甚至出现精子形态学的改变,对雄性生殖系统产生危害。怀孕鼠最高 ig 1 000 mg/kg、怀孕兔最高 ig 681 mg/kg 的樟脑,均未出现胚胎致畸现象。

2. 毒理机制

神经系统:D-樟脑、L-樟脑均能作用于中枢神经系统,抑制心肺循环系统而致呼吸麻痹甚至死亡。樟脑能作用于神经突触,导致机体中毒抽搐,耗氧量剧增;可改变运动神经轴突兴奋性,尤其是对电紧张电位的改变较大,以及短暂降低超极化电位,从而对神经系统产生毒性。

（三）毒代动力学

目前尚无樟脑毒代动力学报道。其药代动力学为:樟脑经黏膜、皮下、肌内易吸收,口服吸收也迅速,在体内快速氧化,最后成樟脑醇,与葡萄糖醛酸结合经尿排出。樟脑单独服下 3 h 后达到血浆峰浓度,与吐温-80 同服在 1 h 后达峰浓度。樟脑主要在肝脏中代谢,其分布容积是 2～4 L/kg,血浆蛋白结合率约为 61%。

（四）毒性作用的预防

病证禁忌　气虚者内服不宜过量。孕妇禁服。皮肤过敏者慎用。

（五）中毒救治

西医救治:中毒早期应催吐或洗胃,直到无樟脑味,再用硫酸镁导泻;内服活性炭或白陶土,以吸附残余的毒物。出现惊厥时可用乙醚或溴化钠灌肠,或 iv 戊巴比妥钠,以控制惊厥。呼吸衰竭时,可吸氧或给予呼吸中枢兴奋剂。禁食油类、奶类及酒类,以免使残余在体内的樟脑溶解吸收。其他对症处理,同时注意保护肝脏。

猪牙皂 《名医别录》

本品为豆科植物皂荚 *Gleditsia sinensis* Lam. 的干燥不育果实。

辛、咸,温;有小毒。归肺、大肠经。祛痰开窍、散结消肿。用于中风口噤,昏迷不醒,癫痫痰盛,关窍不通,喉痹痰阻,顽痰喘咳,咯痰不爽,大便燥结;外治痈肿。

（一）毒性成分

皂荚皂苷是猪牙皂的主要毒性成分,有溶血作用。有研究表明皂荚皂苷 D 的毒性最强。

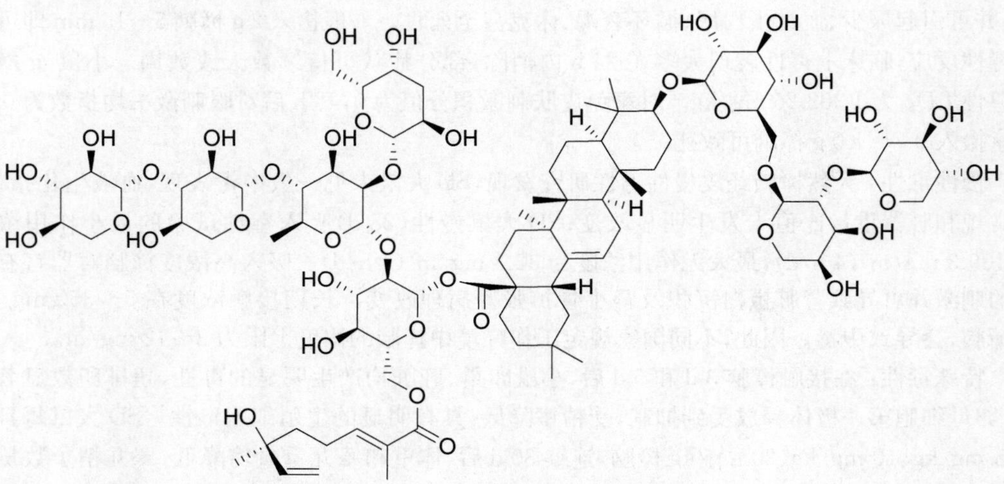

图 22-4　皂荚皂苷 D

(CAS NO.:230302-73-5)

（二）毒性作用与机制

1. 毒性作用

急性毒性:猪牙皂提取物对小鼠毒性反应表现为毛发竖立、食欲不振、肌肉无力、四肢瘫软,重者死亡。若口服猪牙皂提取物可出现咽干热痛、上腹饱胀及灼热感、后腹部绞痛、恶心呕吐、烦躁不安、腹泻、大便水样或泡沫状、头晕无力等,严重者可发生脱水、休克、呼吸急促、心悸、痉挛、呼吸麻痹死亡。小鼠 ig 猪牙皂提取物的 LD_{50} 为 1.26 g 生药/kg。针对斑马鱼开展了猪牙皂三萜皂苷的 LD_{50} 研究,结果表明它们的 LD_{50}（μmol/L）分别为 gleditsiosides A(21.3)、gleditsiosides C(>500)、gleditsiosides D(2.2)、gleditsiosides F(31.8)、gleditsiosides H(>500)、gleditsiosides I(81.5)、gleditsiosides Q(32.2)。皂荚皂苷对山羊的 RBC 溶血指数为 1:7 500,家兔 iv 40~47 mg/kg 可致死亡。

慢性毒性:皂荚皂苷对胃黏膜有强烈的刺激作用。大鼠连续 ig 猪牙皂提取物一周后,对胃黏膜产生强烈刺激而致摄食减少、体重下降，胃黏膜的破坏还可使皂荚皂苷被吸收而致中毒。猪牙皂提取物对大鼠仅有部分毒性反应及延迟毒性反应，停药后其毒性作用大部分可逆。另有研究表明皂荚皂苷 A 对小鼠肝、肾、脾和肺脏均有一定损害。

2. 毒理机制

单萜的引入能极大地增加猪牙皂皂苷的毒性；在具有单萜结构前提下，半乳糖的引入也能增加猪牙皂皂苷毒性。高等动物一般对皂苷吸收很少，故口服并无溶血毒性，而主要表现为局部黏膜刺激作用，但如大剂量内服能腐蚀消化道黏膜，并被吸收，引起急性溶血性贫血。其机制是皂苷与 RBC 表面类脂体结合，改变 RBC 表面张力而致溶血。皂荚皂苷能影响中枢神经系统，先兴奋后抑制，然后出现呼吸中枢麻痹及 RBC 溶解破坏，引起窒息及肾功能障碍而死亡。

（三）毒代动力学

目前尚无猪牙皂毒代动力学报道。其药代动力学为：皂苷不易被胃肠吸收，但对胃肠道有刺激作用。皂苷经口服进入体内，通常会与肠道菌群和酶系发生反应，经过羟基化和脱糖基化，在体内代谢成水溶性较高的产物，经由胆汁和尿液排泄至体外。

（四）毒性作用的预防

1. 病证禁忌　其辛散走窜之性强，非顽疾证体壮者慎用。孕妇及咯血、吐血患者禁用。

2. 使用注意

用法用量：研末服用 1～1.5 g，亦可入汤剂 1.5～5 g。

（五）中毒救治

西医救治：中毒早期，洗胃、导泻、补液及对症处理。

第二十三章
补 虚 药

导学

本章介绍了补虚药的功效和毒性作用概述,以及代表药味的基原、功效、毒性成分、毒性作用与机制、毒动学、毒性作用的预防、中毒救治等。

学习要求:

(1) 掌握补虚药的毒性作用与机制。

(2) 熟悉补虚药的基原和毒性成分。

(3) 了解补虚药的功效、毒动学、毒性作用的预防和中毒救治。

凡能补充人体气血阴阳不足、改善脏腑功能、提高机体抗病能力、消除虚弱证候的药物,称为补虚药,亦称补益药或补养药。根据作用特点和适应范围的不同,补虚药分为补气药、补血药、补阴药和补阳药四类。气虚证多见于消化系统和呼吸系统的多种慢性疾病;阳虚证多见于性功能障碍、阳痿及慢性支气管哮喘等;血虚证多见于贫血、白细胞减少症、血小板减少性紫癜及再生障碍性贫血等;阴虚证多见于热病后期及多种慢性病。

补虚药多为毒性小者,但使用不当也会出现中毒。使用时注意:一要防止不当补而误补,造成"误补益疾";二要避免当补而补之不当,虽为虚证,药不对证,补而无益;三要分清扶正祛邪的主次,做到祛邪而不伤正,补虚而不留邪;四要补而兼行,使补而不滞,顾护脾胃,避免"虚不受补";五要注意用法和剂型,补虚药如作汤剂,宜文火久煎,使药味尽出,虚证一般病程较长,补虚药宜采用蜜丸、煎膏(膏滋)、口服液等剂型,便于保存、服用。

人参 《神农本草经》

本品为五加科植物人参 *Panax ginseng* C. A. Mey. 的干燥根和根茎。

甘、微苦,微温。归脾、肺、心、肾经。大补元气,复脉固脱,补脾益肺,生津养血,安神益智。用于体虚欲脱,肢冷脉微,脾虚食少,肺虚喘咳,津伤口渴,内热消渴,气血亏虚,久病虚羸,惊悸失眠,阳痿宫冷。

（一）毒性成分

人参中主要的治疗性成分和毒性成分都是三萜皂苷类,包括各种人参皂苷、人参二醇和人参三醇类物质,如人参皂苷 Rd、Rb2、Rc 等。

（二）毒性作用与机制

1. 毒性作用　人参中毒也称人参综合征,出血是急性中毒的特征之一。其他如呼吸急促、面色潮红、过敏性皮疹、欣快、烦躁、意识混乱等;低血钾、心律失常、血压升高、抑郁、性功能亢

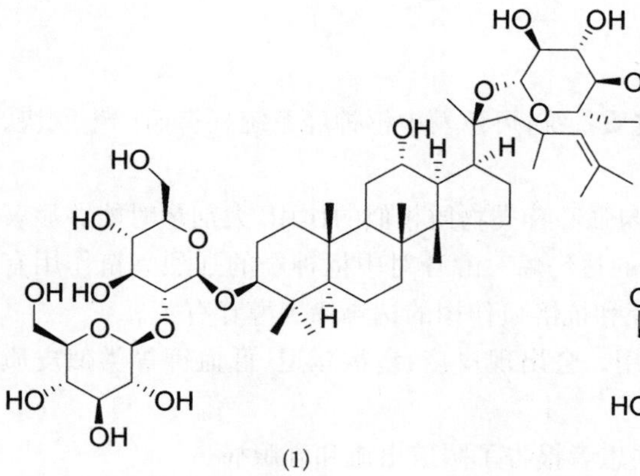

图 23 - 1　人参部分毒性成分

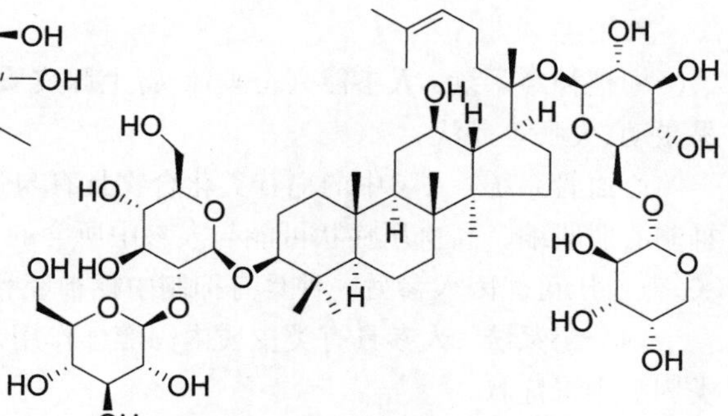

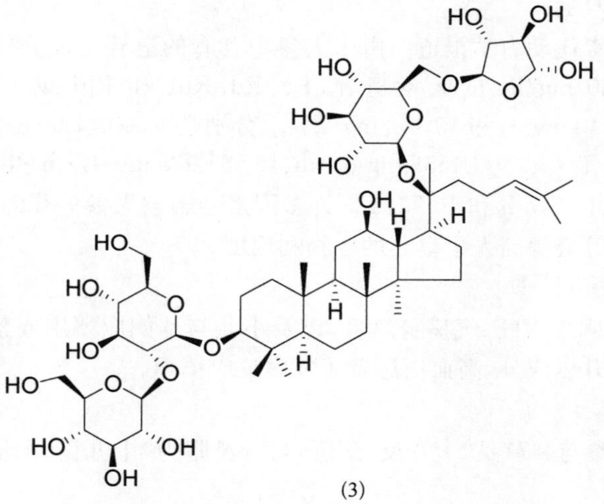

(1) 人参皂苷 Rd(CAS NO.：52705 - 93 - 8)；(2) 人参皂苷 Rb2(CAS NO.：11021 - 13 - 9)；
(3) 人参皂苷 Rc(CAS NO.：11021 - 14 - 0)

进或减退等；腹痛、腹泻、呃逆等；严重的有消化道出血、休克、心力衰竭等。

　　急性毒性：小鼠急性毒性试验表明，小鼠 ig、ip 人参皂苷 Rb1 的 LD_{50} 分别大于 5 000 mg/kg、1 208 mg/kg；小鼠 ig、sc 人参皂苷 Re 的 LD_{50} 分别为 1 000 mg/kg、1 500 mg/kg。小鼠 ip 人参皂苷不同化合物的 LD_{50} 各不相同：Rg1 的 LD_{50} 为 1 250 mg/kg、Rf 的 LD_{50} 为 1 340 mg/kg、Re 的 LD_{50} 为 405 mg/kg、Rd 的 LD_{50} 为 324 mg/kg、Rc 的 LD_{50} 为 410 mg/kg、Rb2 的 LD_{50} 为 305 mg/kg。

　　慢性毒性：成人连续每日服用人参粉 0.3 g 以上，可发生失眠、抑郁、体重减轻等毒性反应。

　　特殊毒性：分别给予小鼠、大鼠胚胎 50 mg/mL 和 30 mg/mL 的人参皂苷 Rg1，发现有胚胎毒性。人参皂苷 Rc 和 Re 50 mg/mL、人参皂苷 Rb 130 mg/mL 同样对大鼠胚胎有毒性作用，表现为弯曲度和前后肢评分降低和心脏损伤。高剂量的人参(20.0 g/kg)能明显增加小鼠精子的畸变率。儿童可出现性早熟。

　　复方制剂毒性：对含人参的复方制剂的毒性研究显示，小鼠连续 ig 人参天麻胶囊 7 d 未见任何不良反应，LD_{50} 不能测出，MTD＞100 g/kg；小鼠 ig 人参健脾丸的 MTD 为 49.2 g/kg，小鼠活动正常,无不良反应。

2. 毒理机制

中枢神经系统:人参能兴奋垂体-肾上腺皮质系统,可诱发中枢神经系统兴奋而产生欣快、易激动、失眠等症状。

心血管系统:人参中的皂苷类化合物具有与强心苷类物质相似的作用,大剂量时能够显著抑制心肌收缩。高血压症状可能与人参中所含的达玛烯三醇苷对中枢神经的强烈兴奋作用有关;低血压可能因人参另一种具有抑制中枢神经和抗溶血作用的达玛烯二醇苷有关。

内分泌系统:人参具有类皮质内固醇样作用。会出现皮疹、食欲减退、低血钾等类似皮质类固醇中毒症状。

生殖系统:由于人参的雌激素样作用,一些患者报告了阴道出血和乳腺痛。

(三)毒代动力学

目前尚无人参毒代动力学报道。由于人参中含有的皂苷类成分较多,其药物动力学也较为复杂。大鼠 ig 80 mg/kg 的人参皂苷,Rc、Rd、Rb1 和 Rh1 的 $C_{\max}$ 分别为 7.741 mg/L、97.458 mg/L、349.840 mg/L 和 15.163 mg/L,$t_{\max}$ 分别是 1.00 h、1.00 h、1.00 h 和 0.50 h,$AUC_{0-\infty}$ 分别为 228.760 mg/L·h、2 061.658 mg/L·h、10 585.975 mg/L·h 和 129.1 mg/L·h,$t_{1/2}$ 分别为 9.659 h、9.631 h、17.774 h 和 10.731 h。许多因素会影响人参皂苷的肝代谢,比如抑郁、放射线所致的氧化应激等会提高人参皂苷的生物利用度。

(四)毒性作用的预防

1. 病证禁忌 阴虚火旺、气盛身热者,以及小儿与孕妇应慎用或禁用人参及含人参制剂。人参中含有一部分升压成分,高血压患者无气虚证应慎用。

2. 配伍禁忌

中药配伍:人参与藜芦是“十八反”配伍,与五灵脂为“十九畏”配伍,均不宜配伍用。人参亦恶皂荚,忌同用。

中西药配伍:人参中含有的三萜皂苷类化合物具有类强心苷物质的作用,故人参不可与强心苷类药物同时使用,以免超过治疗剂量,造成中毒。

3. 使用注意

用法用量:3～9 g,另煎兑服;也可研粉吞服,一次 2 g,一日 2 次。服用人参不宜喝茶和吃萝卜。

炮制适应证:根据不同的症状使用不同种类的参品,如气虚兼有阳虚的四肢逆冷、畏寒者,以及妇女崩漏失血过多,或者手术后,宜选用朝鲜红参(又名高丽参)、吉林红参、日本红参和参须等偏热性的人参;气虚而又口渴喉干、津液不足、大便秘结、舌质偏红者,宜选用偏凉性的生晒参、皮尾参和白参须等。

(五)中毒救治

西医救治:早期催吐、洗胃。呼吸抑制对症治疗。给予肌松药、止血剂等。对有过敏反应者给予脱敏治疗。

西洋参 《本草从新》

本品为五加科植物西洋参 *Panax quinquefolium* L. 的干燥根。

甘、微苦,凉。归心、肺、肾经。补气养阴,清热生津。用于气虚阴亏,虚热烦倦,咳喘痰血,内热消渴,口燥咽干。

（一）毒性成分

西洋参与人参类似,其毒性成分参见[人参]项。

（二）毒性作用与机制

1. 毒性作用　近年有口服西洋参引起过敏反应、水疱疹及女性内分泌失调的报道,也有人参样综合征的报道。

急性毒性:小鼠 ig 西洋参乙醇提取物的 MTD$>$10.0 g/kg。小鼠 ig 西洋参水提液的 $LD_{50}$$>$12.5 g/kg。小鼠 ip 和 ig 西洋参总皂苷的 LD_{50} 分别为 204 mg/kg 和 8 511 mg/kg。小鼠 iv 西洋参茎叶总皂苷的 LD_{50} 为 352.517.5 mg/kg,单日 ig 的 MTD$\geqslant$30 g/kg。

慢性毒性:高、中、低三组西洋参冻干粉(3.00 g/kg、1.50 g/kg 和 0.75 g/kg)对 SD 大鼠无明显慢性毒性。长期毒性试验表明,小鼠腹腔注射和灌胃西洋参总皂苷,基本无毒性反应。

2. 毒理机制　参见[人参]项。

（三）毒代动力学

参见[人参]项。

（四）毒性作用的预防

1. 病证禁忌　中阳虚衰、寒湿中阻及湿热郁火者慎服。

2. 配伍禁忌

中药配伍:反藜芦。

3. 使用注意

用法用量:3～6 g,另煎兑服。

（五）中毒救治

参见[人参]项。

黄芪《神农本草经》

本品为豆科植物蒙古黄芪 *Astragalus membranaceus*（Fisch.）Bge. var. *mongholicus*（Bge.）Hsiao 或膜荚黄芪 *Astragalus membranaceus*（Fisch.）Bge. 的干燥根。

甘、微温。归肺、脾经。补气升阳,固表止汗,利水消肿,生津养血,行滞通痹,托毒排脓,敛疮生肌。用于气虚乏力,食少便溏,中气下陷,久泻脱肛,便血崩漏,表虚自汗,气虚水肿,内热消渴,血虚萎黄,半身不遂,痹痛麻木,痈疽难溃,久溃不敛。

（一）毒性成分

黄芪的毒性成分包括黄芪甲苷、大豆皂苷,以及可能引起过敏反应的蛋白质、多糖类物质。

（二）毒性作用与机制

1. 毒性作用　包括过敏反应、胚胎毒性、发育毒性等。中毒潜伏期为 4 min 到 11 d 不等。过敏反应有全身充血性红斑疹、荨麻疹、局部皮疹、瘙痒;或发抖、高热,心悸、胸闷心慌、早搏等,严重者出现过敏性休克。

急性毒性:小鼠单次 ig 黄芪煎剂 0.5～0.7 mL,48 h 内未见毒性反应。小鼠 ip 黄芪的新制

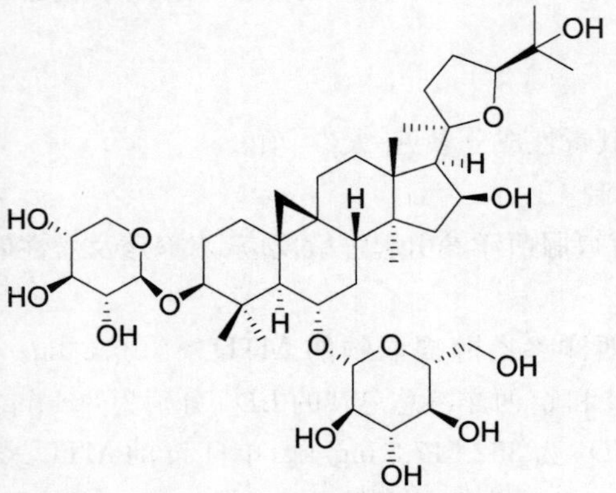

图 23-2 黄芪甲苷

(CAS NO.：84687-43-4)

剂成分 F3（主要成分为多糖）的 MTD 为 5 g/kg，而 LD_{50} 无法检出，提示 F3 新制剂的毒性很小。小鼠 iv 黄芪注射液的 LD_{50} 为 90.39 g/kg，ip 的 LD_{50} 为 108.11 g/kg。《中国药典》（2020 年版）规定的黄芪临床用量为 9～30 g，超过该剂量，即容易产生毒性。

慢性毒性：大鼠连续 30 d ip 黄芪注射液 6 g/kg、14 g/kg 和 33 g/kg，观察各项指标无异常，提示黄芪注射液毒性很小。

特殊毒性：以标准致畸实验评价黄芪甲苷对大鼠和兔的发育毒性，发现黄芪甲苷在 1.0 mg/kg 以上剂量对新西兰兔和 SD 大鼠均有一定的胚胎毒性。用常规小鼠细胞微核试验方法，考察单方黄芪和含黄芪的复方制剂补中益气汤的遗传毒性，结果表明，单味黄芪水煎液的微核率为 6.50‰，与对照组相比有显著性差异，提示单方黄芪可能具有遗传毒性；含黄芪的复方制剂的微核率为 1.80‰，与对照组相比无显著性差异，说明黄芪的复方无诱变性。

2. 毒理机制 对黄芪临床不良反应进行统计，发现以过敏反应居多，占总发生率的 59.1%，考虑到不同人体对黄芪的代谢能力不同，老年人群对药物代谢能力较差，机体功能减退，对药物耐受性减低，因此较容易发生过敏反应；而黄芪中含有多种多糖、蛋白质，这些物质具有完全抗原，一旦机体耐受不足，受到抗原刺激后即会产生一系列过敏反应；另外，黄芪的制剂，特别是注射液，如果在生产过程中由于工艺不稳定或品质不合格造成含有这些抗原物质，也容易造成机体过敏反应。

（三）毒代动力学

目前尚无黄芪毒代动力学报道。其药代动力学为：大鼠 iv 黄芪甲苷，体内 C-T 曲线为二室模型，三种剂量（1 mg/kg、2 mg/kg、4 mg/kg）的 $t_{1/2\alpha}$ 分别为 12.36 min、7.05 min 和 15.98 min，$t_{1/2\beta}$ 分别为 69.14 min、73.28 min、95.24 min，药代动力学行为呈线性；组织分布方面，黄芪甲苷在体内分布较广，但浓度较低，以肝、肺浓度最高，在皮肤、肾、胃、肠、心、脑和性腺中亦有分布。

（四）毒性作用的预防

1. 病证禁忌 表实邪盛、气滞湿阻、食积停滞、痈疽初起或溃后热毒尚盛等实证，以及阴虚阳亢者慎服。

2. 配伍禁忌

中药配伍：黄芪恶龟甲、白鲜皮。

中西药配伍：黄芪注射液不宜与氯霉素注射剂配伍使用，会产生沉淀。

3. 使用注意

用法用量：给药剂量不得超过 30 g。

（五）中毒救治

西医救治：立即停药。对过敏严重者给予糖皮质激素、钙制剂、抗组胺药物等对症处理。对过敏性休克，除对症处理外，必要时注射肾上腺素及肾上腺皮质激素类药物等。

甘草 《神农本草经》

本品为豆科植物甘草 *Glycyrrhiza uralensis* Fisch.、胀果甘草 *Glycyrrhiza inflata* Bat. 或光果甘草 *Glycyrrhiza glabra* L. 的干燥根和根茎。

甘、平。归心、肺、脾、胃经。补脾益气，清热解毒，祛痰止咳，缓急止痛，调和诸药。用于脾胃虚弱，倦怠乏力，心悸气短，咳嗽痰多，脘腹、四肢挛急疼痛，痈肿疮毒，缓解药物毒性、烈性。

（一）毒性成分

甘草中的毒性成分主要是甘草甜素、甘草酸、甘草次酸等。

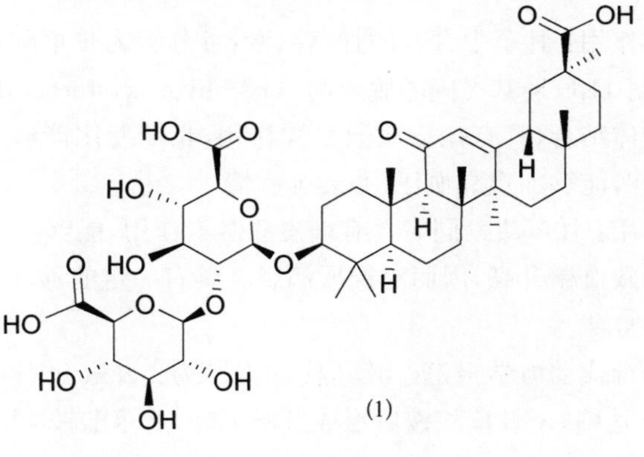

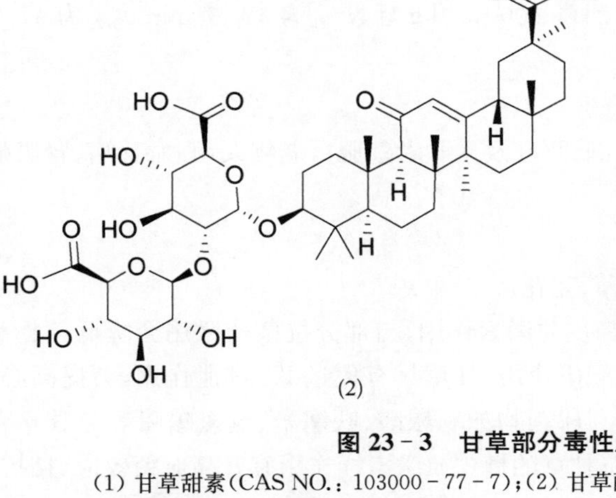

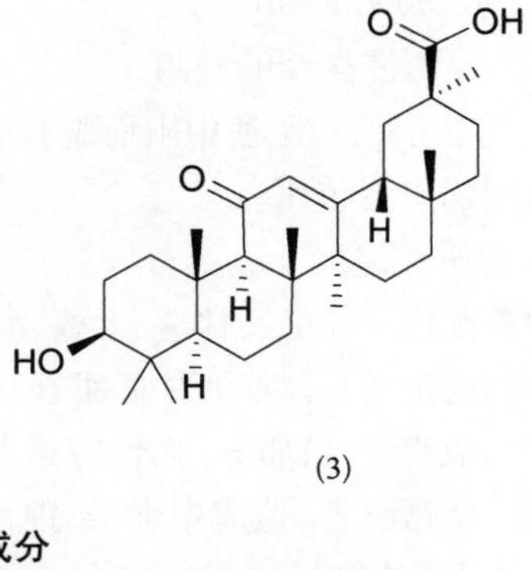

图 23 - 3　甘草部分毒性成分

（1）甘草甜素（CAS NO.：103000 - 77 - 7）；（2）甘草酸（CAS NO.：1405 - 86 - 3）；
（3）甘草次酸（CAS NO.：471 - 53 - 4）

（二）毒性作用与机制

1. 毒性作用　大剂量或小剂量长期服用甘草,大约 20％的人可出现水肿、四肢无力、痉挛麻木、头痛、头晕、血压升高、低血钾、呼吸麻痹等。

消化系统:包括恶心、呕吐、腹泻等。

免疫系统:皮肤过敏反应,如瘙痒、脸部肿胀、皮肤风团样皮疹等;过敏性休克,如心慌气短、口唇及四肢末梢发绀、意识丧失等。

内分泌系统:功能紊乱、失调,泌乳、糖皮质激素样作用和盐皮质激素样作用;假低醛固酮症,表现为低血钾、高血压、浮肿、心律失常、呼吸困难等;或表现为兴奋、不能自主、无故发笑等神经、精神系统症状,毒性作用一般出现在连续超剂量服用 4 d 到 1 个月不等。

急性毒性:小鼠 ip 甘草浸膏的 LD_{50} 为 3.6 g/kg,死于呼吸麻痹;小鼠 ip 甘草甜素的 MLD 为 1 g/kg,ig 的 LD_{50} 为 3 g/kg,iv 的 LD_{50} 为 0.683 g/kg;小鼠 ip 甘草次酸的 LD_{50} 为 308 mg/kg,死亡动物有腹膜炎,注入药物未完全吸收;小鼠 ip 甘草次酸琥珀酸半酯的 LD_{50} 为 101 mg/kg,iv 的 LD_{50} 为 43 mg/kg。甘草酸单铵对家兔有一定的毒性,家兔 ip 甘草酸单胺的 LD_{50} 为 400 mg/kg,MTD 为 300 mg/kg。

慢性毒性:连续给药两周,测得家兔全身累积性毒性的 LD_{50} 为每日 300 mg/kg,MTD 为每日 200 mg/kg。

2. 毒理机制

盐皮质激素样作用:甘草中含有的甘草甜素,可分解为甘草酸,后经肠道菌群降解为甘草次酸,后者不仅抑制 11β-羟基类固醇脱氢酶(11β-hydroxysteroid dehydrogenase,11β-HSD),还与盐皮质激素受体结合,具有盐皮质激素样作用,长期使用能够导致水、Na^+ 潴留,促进 K^+ 排泄,造成低血钾症,能够加重高血压、心衰等病情。

糖皮质激素作用:甘草甜素同时具有糖皮质激素作用,能够使蛋白质从骨骼肌中转移到肝脏,产生葡萄糖,导致血糖升高,因而对糖尿病患者具有一定的毒性作用。

（三）毒代动力学

目前尚无甘草毒代动力学报道。其药代动力学为:大鼠 ig 甘草酸铵 500 mg/kg 后,血浆中甘草次酸 30 min 达峰;iv 甘草酸铵后形成肝肠循环,甘草酸铵 4 h 左右达峰;20 h 后甘草酸铵消失而甘草次酸保留。大鼠 ig 甘草甜素后吸收的基本形式为甘草甜素、甘草次酸,药代动力学模型符合二室开放模型,大鼠 ig 甘草甜素 600 mg/kg 后,$t_{1/2\alpha}$ 为 42.67 min、$t_{1/2\beta}$ 为 47.46 min,C_{max} 为 2 122.09 μg/mL。

（四）毒性作用的预防

1. 病证禁忌　湿浊中阻而脘腹胀满、呕吐及水肿者禁服。老年人,心血管病、肾脏病、高血压及糖尿病患者慎用。

2. 配伍禁忌

中药配伍:甘草反甘遂、大戟、海藻、芫花。

中西药配伍:甘草的甘草甜素有糖皮质激素作用,与部分抗菌药联用会降低药物利用率,故不宜与氯霉素、红霉素、两性霉素 B 配伍使用;甘草具有促进 K^+ 排泄作用,会提高心脏对强心苷类药物敏感性,造成中毒;排钾性利尿药物如利尿酸、呋塞米、氢氯噻嗪等与甘草合用,会造成血清 K^+ 浓度过低,造成低血钾症;甘草的糖皮质激素样作用有升高血糖效应,拮抗降糖药物的作用,故不宜与降糖药配伍。

3. 使用注意

用法用量：2～10 g。使用甘草及其制剂要控制剂量和使用时间，防止因长期过量服用造成低血钾、假醛固酮症等。

（五）中毒救治

西医救治：出现假醛固酮、低血钾症应立即停药或给予醛固酮拮抗剂安体舒通；其他对症支持疗法。

中医救治：浮肿用五苓散治疗。

补骨脂《雷公炮炙论》

本品为豆科植物补骨脂 *Psoralea corylifolia* L. 的干燥成熟果实。

辛、苦，温。归肾、脾经。温肾助阳，纳气平喘，温脾止泻；外用消风祛斑。用于肾阳不足，阳痿遗精，遗尿尿频，腰膝冷痛，肾虚作喘，五更泄泻；外用治白癜风，斑秃。

（一）毒性成分

补骨脂毒性成分包括补骨脂素、异补骨脂素、8-甲氧基补骨脂素、补骨脂酚、补骨脂苷、异补骨脂苷等。

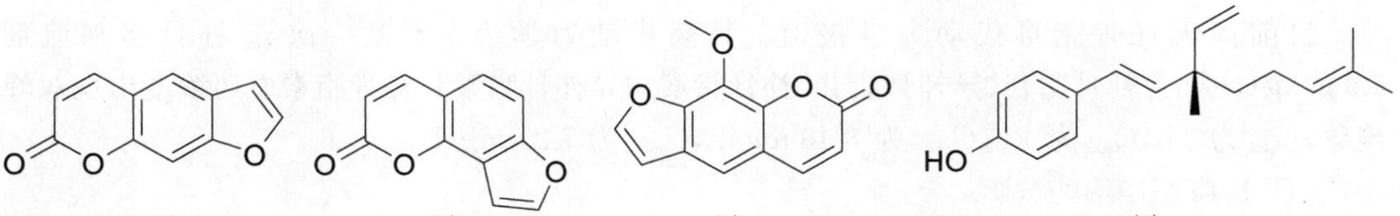

图23-4　补骨脂部分毒性成分

(1) 补骨脂素(CAS NO.：66-97-7)；(2) 异补骨脂素(CAS NO.：523-50-2)；(3) 8-甲氧基补骨脂素(CAS NO.：298-81-7)；(4) 补骨脂酚(CAS NO.：10309-37-2)

（二）毒性作用与机制

1. 毒性作用　皮肤接触补骨脂后，被日光大量照射约6 h即可产生光敏毒性；出现烧灼感、痒痛、肿胀、红肿、浆液性大疱。

急性毒性：小鼠 ig 补骨脂总油、补骨脂酚和异补骨脂素的 LD_{50} 分别为 38.0 g/kg、2.3 mL/kg 和 180 mg/kg。小鼠 ip 异补骨脂素的 LD_{50} 为 138.0 mg/kg。补骨脂和新、老两种盐炙法炮制品(新法比旧法多水浸 24 h)的急性毒性：小鼠 ig 生品的 LD_{50} 为 27.90 g/kg，老品为 30.05 g/kg，新品为 33.36 g/kg。提示毒性大小为：生品＞老品＞新品。ig 高剂量补骨脂水提液(约 5 g/kg)对实验大鼠肝细胞可造成一定程度的损伤。

慢性毒性：大鼠 ig 补骨脂乙素粗制品 100 mg/kg，1 次/d，连续 1 个月，对血压、心电、血象、肝功能及血糖等均无明显影响。犬 po 异补骨脂素 10～100 mg/kg，连续 10～14 d，也未见肝、肾功能和心电图异常及脏器病理形态变化。小鼠 ig 补骨脂酚 0.125～1.0 mg/kg 连续 7～28 d，可引起肾脏病变，停药后未见好转，可见补骨脂酚对肾脏有一定毒性。小鼠 ig 补骨脂酚 0.125 mg/kg、0.25 mg/kg、0.5 mg/kg、1.0 mg/kg，连续 1～4 周，均可引起肾脏病变，生品还可明显引起肾小球上皮细胞增生和肾小管浊肿；大剂量可见进行性肾损害，其他脏器未见明显病变。

特殊毒性：小鼠连续 ig 补骨脂生品和清炒品 5.0 g/kg，可引起睾丸、包皮腺、前列腺和精囊腺重量下降；雷公法炮制品对包皮腺、前列腺、精囊腺，盐蒸品对精囊腺和前列腺的重量亦有不同程度抑制。

2. 毒理机制

消化系统：CYPs 亚型 CYP2C19、CYP2C9 和 CYP3A4 参与补骨脂酚的代谢，剂量过大或与肝药酶抑制剂同用可导致肝脏 ALT、AST 升高。

泌尿系统：补骨脂酚可致人近曲小管上皮细胞（HK-2 细胞）受损、抑制 DNA 合成，导致细胞周期阻滞并出现凋亡（IC_{50} 为 21～26 $\mu mol/L$）。补骨脂酚导致昆明小鼠不可逆肾脏损伤的原因是引起肾小管扩张，管腔内出现颗粒管型和蛋白管型。

光敏毒性：一定波长的紫外光具有较强的能量，长期照射皮肤可导致皮肤癌变。补骨脂含有多种呋喃骈香豆素类化合物，包括 8-甲氧基补骨脂素、5-甲氧基补骨脂素等与皮肤相亲的化合物。如在紫外线照射下，8-甲氧基补骨脂素可引起某些哺乳动物细胞表现型的变异（引起细胞生长特征发生形态学变化），并可在某些哺乳动物的细胞中刺激产生内源性鼠白血病病毒 8-甲氧补骨脂素，在 1.0 $\mu g/mL$ 浓度下，加长波紫外线照射下，诱发人体外周血淋巴细胞姐妹染色单体交换频率发生变化，补骨脂素和异构补骨脂素无此作用。

（三）毒代动力学

目前尚无补骨脂毒代动力学报道。其药代动力学为：大鼠一次 ig 补骨脂水煎剂 5.3 g/kg（主要含补骨脂苷、异补骨脂苷、补骨脂素和异补骨脂素），补骨脂素血药浓度出现双峰现象，t_{max1} 为 2 h，t_{max2} 为 4 h，C_{max1} 为 8.46 mg/L，C_{max2} 为 7.21 mg/L。

（四）毒性作用的预防

1. 病证禁忌　阴虚内热者忌服。如有肝脏功能相关疾病，妊娠及欲孕欲育的适龄男女禁用。对光敏感的白癜风病患需要禁用。

2. 配伍禁忌

中药配伍：不能与血粉同用。恶甘草。

3. 使用注意

用法用量：6～10 g。外用 20％～30％酊剂涂患处。长期接触补骨脂者，应避免长期日晒，必要时使用遮光剂。

（五）中毒救治

西医救治：口服维生素 B 族，特别是烟酰胺可显著降低光敏作用；小剂量间歇使用氯喹和羟氯喹治疗多形性日光疹；光敏毒性发作可用抗组胺药物，严重者使用皮质激素或免疫抑制剂如硫唑嘌呤等；皮肤损伤时，使用抗生素及消炎药。

中医救治：绿豆、赤小豆、金银花、紫草、生甘草等水煎内服、外洗。

鹿茸 《神农本草经》

本品为鹿科动物梅花鹿 *Cervus nippon* Temminck 或马鹿 *Cervus elaphus* L. 的雄鹿未骨

化密生茸毛的幼角。

甘、咸,温。归肾、肝经。壮肾阳,益精血,强筋骨,调冲任,托疮毒。用于肾阳不足,精血亏虚,阳痿滑精,宫冷不孕,羸瘦,神疲,畏寒,眩晕,耳鸣,耳聋,腰脊冷痛,筋骨痿软,崩漏带下,阴疽不敛。

（一）毒性成分

鹿茸是一味常用的补益药物,临床报道其毒性很小。鹿茸中含有大量的动物蛋白、氨基酸等成分,可能形成抗原,服用后造成过敏反应。

（二）毒性作用

急性毒性:服用鹿茸 20 min 后即可致中毒,中毒症状有头痛、头晕、恶心、呕吐。

慢性毒性:大鼠 ip 3 mL/kg、9 mL/kg、27 mL/kg 鹿茸精,连续 84 d,血液和生化检查表明,大剂量鹿茸精可引起血红素、RBC 容积、血总蛋白及白蛋白/球蛋白比值轻度下降,但使雌性大鼠血中 ALP 和血清 AST 活性增高。雌性和雄性大鼠、小鼠 ig、iv、sc、im、ip 鹿茸精可有不同的 LD_{50}。动物中毒时出现颤抖、喘气、流泪等症状。

特殊毒性:鹿茸精未见致畸作用。

复方制剂毒性:大鼠单次 ig 鹿茸人参制剂(以鹿茸、人参为主要原料)＞24 g/kg 时仍未出现毒性反应,连续给药 30 d,各项生理指标正常,未发现病变;遗传毒性研究表明该制剂没有明显的三致反应,提示鹿茸人参制剂临床使用安全范围大;复方增茸剂对大鼠的慢性毒性试验表明,当剂量在 3.3～16.7 g/kg 时,药物对大鼠各项指标无影响,且有一定的促生血作用;对鹿茸养生汤的急性毒性和致突变性研究表明,鹿茸养生汤基本为无毒性物质,其 LD_{50}＞20 g/kg;参茸酒的食用安全性评价结果未显示有急性毒性、遗传毒性或慢性毒性。

（三）毒性作用的预防

1. 病证禁忌　外感疾病、肾有虚火或内有实火者不宜服用。高血压、肝病患者慎服。

2. 配伍禁忌

中药配伍:尽量不同用莱菔子、谷芽、麦芽和山楂等中药。

西药配伍:鹿茸不可与磺酰脲类降糖药同用,因鹿茸中含有糖皮质激素样成分,能够减少人体对葡萄糖的利用,减少葡萄糖分解,从而升高血糖,使降糖药疗效降低;避免使用青霉素 G 注射剂。

3. 使用注意

用法用量:1～2 g,研末冲服。服用鹿茸最好不喝茶,不吃萝卜。

（四）中毒救治

西医救治:给予 5% 葡萄糖 250 mL、维生素 C 2.5 g、维生素 B_6 0.2 g,静滴。其他对症支持疗法。

当归 《神农本草经》

本品为伞形科植物当归 *Angelica sinensis* (Oliv.) Diels 的干燥根。

甘、辛,温。归肝、心、脾经。补血活血,调经止痛,润肠通便。用于血虚萎黄,眩晕心悸,月经不调,经闭痛经,虚寒腹痛,风湿痹痛,跌扑损伤,痈疽疮疡,肠燥便秘。酒当归活血通经。用于经闭痛经,风湿痹痛,跌扑损伤。

（一）毒性成分

当归主要毒性成分包括藁本内酯(参见[川芎]项)、阿魏酸(参见[黄连]项)。

（二）毒性作用与机制

1. 毒性作用　藁本内酯对中枢运动神经系统、呼吸系统、消化系统、泌尿系统及生殖系统有一定的损害。

急性毒性：小鼠 iv 当归的 LD_{50} 为 100.6 g/kg，另有报道为 80 g/kg；iv 阿魏酸钠的 LD_{50} 为 1.71 g/kg；iv 当归挥发油 1 mL/kg，可引起麻醉动物血压下降、呼吸抑制。iv 当归乙醚提取物 0.06 mL/kg 和 0.02 mL/kg 可分别引起犬及猫死亡；鼠单次 ig 当归提取液 108 g/kg，病检发现肾脏有广泛的瘀血。

特殊毒性：大鼠 ig 藁本内酯 50 μL/kg，30 d 后大鼠子宫系数显著降低；小鼠 ig 藁本内酯 375 μL/kg，15 d 后小鼠子宫系数和卵巢系数极显著降低。

2. 毒理机制　由于藁本内酯脂溶性强，易透过血脑屏障，故剂量过大可引起中枢神经系统损伤。此外，对肝的损伤是由于血清磷脂、游离胆固醇、TBIL、ALT/AST、CYPs 升高；对肾脏的损伤源于尿酸、肾组织细胞色素增加。

（三）毒代动力学

目前尚无当归毒代动力学报道。其药代动力学为：家兔给予当归挥发油 2 g/kg 后，藁本内酯在体内符合一级吸收的二室模型，t_{max} 为 1.525 0 h，$t_{1/2\alpha}$ 为 2.663 8 h，$t_{1/2\beta}$ 为 108.88 h，吸收迅速而消除缓慢，C_{max} 为 24 778 μg/mL。

（四）毒性作用的预防

1. 病证禁忌　热盛出血患者禁服。湿盛中满及大便溏泄者慎服。

2. 使用注意

用法用量：6～12 g。

配伍减毒：当归与莪术、延胡索相互配伍可使毒性降低。

炮制适应证：补血用当归身，破血用当归尾，和血用全当归，止血用当归炭，用酒制能增强活血功能。

何首乌 《神农本草经》

本品为蓼科植物何首乌 *Polygonum multiflorum* Thunb. 的干燥块根。

苦、甘、涩，微温。归肝、心、肾经。解毒，消痈，截疟，润肠通便。用于疮痈，瘰疬，风疹瘙痒，久疟体虚，肠燥便秘。

（一）毒性成分

何首乌的毒性与其含有的蒽醌类衍生物有关，如大黄素、大黄酸、大黄酚、大黄素甲醚(此四者参见[大黄]项)及其苷，大黄酚蒽酮及其苷等。此外，还有顺式-二苯乙烯苷(*cis* - TSHG)、反式-二苯乙烯苷(*trans* - TSHG)、鞣质等。

（二）毒性作用与机制

1. 毒性作用

消化系统：何首乌致肝损伤的毒性有一定的蓄积性，多在连续服药 4 周后产生毒性反应；

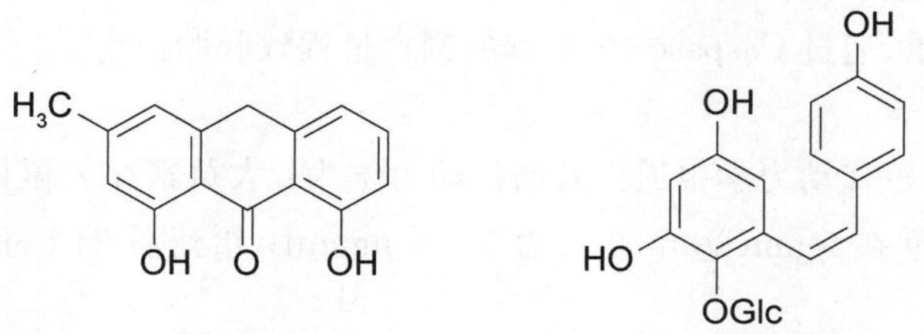

图 23-5　何首乌部分毒性成分

(1) 大黄酚蒽酮(CAS NO.：491-58-7)；(2) 顺式-二苯乙
烯苷(CAS NO.：928205-59-8)

症状有乏力、纳差、尿黄如浓茶色，伴皮肤黄染、肝功能指标异常，表现为黄疸型肝炎。蒽醌类衍生物对肝脏可能有一定毒性作用。何首乌也含有磷脂酰胆碱，有类似肾上腺皮质激素样作用。

泌尿系统：何首乌及其炮制品制何首乌导致 SD 大鼠出现肾小管上皮细胞水肿颗粒样变性、肾小球体积增大、毛细血管腔开放欠佳、伴系膜细胞及基质增生等病变特征。

呼吸系统：可使肺组织出现不同程度损伤，有炎性细胞浸润、纤维组织增生等病变特征。另有报道服用何首乌后可能出现继发性肺结核。

急性毒性：大鼠 ig 何首乌醇渗漉液的 LD_{50} 为 50 g/kg，ip 何首乌的 LD_{50} 为 27 g/kg，ip 制何首乌的 LD_{50} 为 169.4 g/kg。

慢性毒性：大鼠连续 ig 制首乌提取液，3 个月后肝脏组织病理切片可见散在炎性细胞浸润，肝血窦充血，枯否氏细胞增生活跃并可见吞噬色素颗粒；透射电镜下大剂量给药组可见部分肝细胞核内染色质凝集或边集于核膜下，线粒体轻度肿胀，停药后恢复。此外，大鼠 ig 何首乌醇提物 40 g/kg，连续 28 天后，肺脏一定程度肿大，肺脏指数显著高于对照组。

特殊毒性：何首乌活性成分能使囊胚着床成功率显著下降，抑制早期胚胎发育，具有胚胎毒性。

2. 毒理机制

消化系统：肝损伤的主要机制可能为：① 毒性成分的蓄积作用。大鼠连续 ig 何首乌提取物 20 g/kg，21 d 后，大黄素在体内蓄积，其 AUC 和 C_{max} 显著增加，导致胆汁淤积、胆红素及胆汁酸代谢障碍、肝细胞凋亡。此外，顺式二苯乙烯苷的肝毒性比反式高，采用类器官 3D 培养模型发现顺式二苯乙烯苷的毒性约为反式的 4.1 倍。其他毒性成分还包括鞣质类。如没食子酸通过介导内质网应激，引起肝细胞凋亡。② 与肝脏代谢酶遗传缺陷有关。③ 何首乌在机体代谢过程中产生毒性物质，引起脂质过氧化而造成肝损伤；某种毒性物质抑制细胞膜运载胆盐的受体，影响细胞膜 Na^+-K^+-ATP 酶活性，使肝细胞正常的结构和代谢功能发生异常。④ 何首乌肝毒性为免疫特异质型，发现并确定了何首乌肝损伤的主要易感病证和易感物质。

泌尿系统：何首乌的肾毒性与何首乌中蒽醌类成分如大黄素相关。体外试验表明，大黄素对 HK-2 细胞增殖有时间依赖性和剂量依赖性的抑制作用，大黄素还能上调 Caspase-3 诱导细胞凋亡。

生殖系统：大黄素预处理后，细胞凋亡增加，囊胚着床成功率显著下降，体内实验也表明大黄素能够抑制细胞增殖,抑制早期胚胎发育。大黄素能降低卵母细胞成熟率和受精率、抑制胚胎发育、降低胎儿体重,通过 Caspase‐3 依赖的凋亡过程致胚胎损伤。

（三）毒代动力学

目前尚无何首乌毒代动力学报道。其药代动力学为：大黄素在大鼠体内的药物动力学符合二室模型,血药浓度在 9 min 达峰,C_{max} 为 3.973 μg/mL,给药后 24 h,血浆中药物浓度明显降低。

（四）毒性作用的预防

1. 病证禁忌　大便溏泄及有湿痰者慎服。

2. 使用注意

用法用量：3～6 g。忌铁器。临床使用时应严密观察药物对肝脏的反应。

炮制适应证：由于生何首乌、制何首乌药理作用和临床应用有所差别,使用时应区分,"生用则泻下,制用则补益"。

（五）中毒救治

西医救治：如中毒立即停止服用含何首乌的制剂;给予保肝解毒剂,如还原型 GSH、维生素 C、葡萄糖等。

榼藤子 《本草衍义》

本品为豆科植物榼藤子 *Entada phaseoloides* (L.) Merr. 的干燥成熟种子。

微苦,凉;有小毒。入肝、脾、胃、肾经。补气补血,健胃消食,除风止痛,强筋硬骨。用于水血不足,面色苍白,四肢无力,脘腹疼痛,纳呆食少;风湿肢体关节痿软疼痛,性冷淡。

（一）毒性成分

榼藤子中的皂苷类成分可能是其毒性成分,具有溶血作用。

（二）毒性作用与机制

1. 毒性作用　可引起头晕、呕吐、血压急剧下降、呼吸减缓甚至死亡。

对哺乳类动物的毒性主要为皂苷类成分引起的溶血作用;榼藤子可使哺乳类动物血压剧降,肠容积增加,肾容积也略有增加,显示内脏血管扩张,小肠、子宫平滑肌被抑制,最终死于呼吸衰竭。

急性毒性：小鼠 ig 榼藤子生品的 LD_{50} 为 27.117 g/kg,给药后 3 min 内出现伏地、眯眼,但未立即死亡,1～3 h 内有小鼠死亡,且小鼠死亡前出现四肢及全身发抖、抽搐等症状。小鼠 ig 榼藤子炒黄与炒焦炮制品的 LD_{50} 分别为 35.15 g/kg 和 42.18 g/kg。榼藤子在炮制后,毒性略有降低。

2. 毒理机制　榼藤子的部分成分可以与瞬时受体电位香草酸亚型 1（transient receptor potential vanilloid 1，TRPV1）通过氢键和疏水键直接结合,可能通过阻断 Ca^{2+} 内流导致外周血管及平滑肌松弛,引起肠道、肾脏等实质性脏器的内容积增加及血压的下降;对 MAPK 及 JAK/STAT3 通路的抑制可能导致红细胞生成素、血小板生成素等多种细胞因子表达的下降,或通过引起自身免疫异常导致溶血的发生。

（三）毒性作用的预防

使用注意

用法用量：10～15 g。本品不宜生用，需炮制后使用。

（四）中毒救治

西医救治：洗胃，导泻；服稀醋酸或鞣酸。如血压下降，可皮下注射肾上腺素或麻黄素；如循环、呼吸障碍，可用强心剂或兴奋剂，必要时给氧等对症治疗。

第二十四章
收 涩 药

导学

本章介绍了收涩药的功效和毒性作用概述,以及代表药味的基原、功效、毒性成分、毒性作用与机制、毒动学、毒性作用的预防、中毒救治等。

学习要求:

(1) 掌握收涩药的毒性作用与机制;掌握罂粟壳的毒性成分。

(2) 熟悉收涩药的基原和除罂粟壳外的毒性成分。

(3) 了解收涩药的功效、毒动学、毒性作用的预防和中毒救治。

凡以收敛固涩为主要功效,用以治疗滑脱证的药物,称为收涩药,又称固涩药。根据作用特点和适应证,收涩药主要分为固表止汗药、敛肺涩肠药、固精缩尿止带药三类,适用于久病体虚、正气不固、脏腑功能衰退所致的自汗、盗汗、久咳虚喘、久泻、久痢、遗精、滑精、遗尿、尿频、崩带不止等滑脱不禁的病证。滑脱证是临床多种疾病的伴随症状,涉及呼吸系统、消化系统、血液系统、泌尿系统及生殖系统等不同系统的疾病。

收涩药性涩敛邪,使用不当有"闭门留寇"之弊,凡表邪未解,湿热所致之泻痢、带下,血热出血,以及郁热未清者,均不宜用。使用收涩药,应根据其作用特点选用,并根据病情作适当配伍,中病即止,不宜久服或过量服用。

罂粟壳《本草图经》

本品为罂粟科植物罂粟 *Papaver somniferum* L. 的干燥成熟果壳。

酸、涩,平。归肺、大肠、肾经。敛肺,涩肠,止痛。用于久咳,久泻,脱肛,脘腹疼痛。

(一)毒性成分

罂粟壳中主要的毒性成分为吗啡、罂粟碱、可待因等阿片类生物碱。

(二)毒性作用与机制

1. 毒性作用　急性中毒可造成严重的呼吸抑制,导致呼吸麻痹而死亡;慢性中毒可致中枢成瘾性。给药后 30 min 至 2 h 可出现中毒症状;初期呼吸浅表而不规则(频率减慢,深度减弱),头晕、头痛、恶心、呕吐、汗出、烦躁不安,继而脉搏由快而慢渐弱,瞳孔极度缩小如针尖大,嗜睡、发绀,严重者出现肺水肿、体温及血压下降、手足发冷、肌肉松弛、抽搐、牙关紧闭、两目上视,瞳孔散大、对光反射消失,最后死于呼吸中枢麻痹。

急性毒性:小鼠 ig、sc、ip 和 iv 吗啡的 LD_{50} 分别为 745 mg/kg、360 mg/kg、293 mg/kg 和 190 mg/kg;大鼠 ig 和 ip 吗啡的 LD_{50} 分别为 255 mg/kg 和 160 mg/kg。小鼠 ig、sc 和 ip 罂

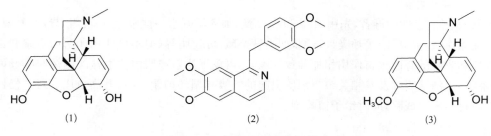

图 24－1 罂粟壳部分毒性成分

(1) 吗啡(CAS NO.：57－27－2)；(2) 罂粟碱(CAS NO.：58－74－2)；(3) 可待因(CAS NO.：76－57－3)

粟碱的 LD_{50} 分别为 325 mg/kg、280 mg/kg 和 117 mg/kg；大鼠 ig、sc 和 ip 罂粟碱的 LD_{50} 分别为 230 mg/kg、151 mg/kg、64 mg/kg；小鼠和家兔 iv 罂粟碱的 LD_{50} 分别为 25 mg/kg 和 18 mg/kg。小鼠 ig、sc 和 ip 可待因的 LD_{50} 分别为 600 mg/kg、420 mg/kg 和 200 mg/kg；大鼠 ig、sc 和 ip 可待因的 LD_{50} 分别为 250 mg/kg、190 mg/kg 和 130 mg/kg；小鼠和家兔 iv 可待因的 LD_{50} 分别为 54 mg/kg 和 34 mg/kg。小鼠 ig、sc 和 iv 那可汀的 LD_{50} 分别为 1 090 mg/kg、725 mg/kg 和 83 mg/kg。

慢性毒性：表现出厌食、便秘、消瘦、贫血、阳痿、早衰、成瘾等症状。小鼠 ip 吗啡连续 20 d，肝重量明显减少，肝细胞平均直径、中央肝静脉直径、肝酶水平和血清一氧化氮含量均增大。

特殊毒性：大鼠 iv 吗啡连续 3 个月，精子形成受到明显影响，精原细胞、精母细胞、精细胞和精子数量均减少。

2. 毒理机制

呼吸系统：吗啡对呼吸中枢具有特异性抑制作用。中毒时由于呼吸频率过慢，呼吸深度的加大不能代偿，造成严重缺氧，最后死亡。呼吸中枢麻痹为吗啡中毒的直接致死原因。

特殊毒性：吗啡的兴奋作用及其对瞳孔、平滑肌等的作用没有耐受性，故一段时间内服用吗啡或含吗啡药物即可成瘾，表现为便秘、瞳孔缩小，并产生"欣快症"及对吗啡的依赖性；戒断症状包括意识丧失、虚脱甚至死亡。

（三）毒代动力学

目前尚无罂粟壳毒代动力学报道。其药代动力学为：吗啡注射后 1 h，血药浓度到达高峰，吸收后很快分布于实质性脏器，如脑、肺、肝、肾、脾及骨骼肌。罂粟碱在体内的 $t_{1/2}$ 为 1.7 h，口服罂粟碱片 300 mg 后，1.5～2 h 内达血药高峰，浓度为 1.0～1.5 μg/mL，8 h 后血药浓度仅为 0.05 μg/mL。

（四）毒性作用的预防

1. 病证禁忌 脾胃虚寒者慎服。酗酒者禁用罂粟属植物，当血中有高浓度酒精时，小剂量吗啡亦可能致死。新生儿、孕妇，哺乳期、咳嗽、腹泻初起时、肺心病、肺气肿、支气管哮喘、肝功能不全、脑外伤、甲状腺功能减退者等禁用本品。

2. 配伍禁忌

中药配伍：不宜与丹参注射液配伍使用，因罂粟碱会与丹参注射液反应产生沉淀。

3. 使用注意

用法用量：3～6 g。本品易成瘾，不宜常服。

（五）中毒救治

西医救治：急性中毒者，先用碘酒 20～30 滴，加入温开水中饮服；然后洗胃、导泻、补液；必要时，输入血浆，吸氧，给予呼吸兴奋剂，如山梗菜碱、可拉明等（但不可使用印防己毒素和士的宁，以免和吗啡的脊髓兴奋作用相加导致惊厥）。可皮下注射或肌内注射盐酸丙烯吗啡及丙烯左吗喃等，可清除吗啡及其相关镇痛剂所引起的呼吸和循环抑制，并可升高血压。对于慢性中毒者，应逐步减量戒除，同时给予镇静剂。

五味子 《神农本草经》

本品为木兰科植物五味子 *Schisandra chinensis* (Turcz.) Baill. 的干燥成熟果实。习称"北五味子"。

酸、甘，温。归肺、心、肾经。收敛固涩，益气生津，补肾宁心。用于久咳虚喘，梦遗滑精，遗尿尿频，久泻不止，自汗盗汗，津伤口渴，内热消渴，心悸失眠。

（一）毒性成分

挥发油可能为五味子的主要毒性成分，含萜类化合物，包括单萜类、含氧单萜类、倍半萜类、含氧倍半萜类和少量醇、酸等含氧化合物，其中以倍半萜类为主。

（二）毒性作用与机制

1. 毒性作用　大量或长期服用时，可能会产生中毒症状，出现呼吸频率增加、幅度增大。中毒反应表现为发热、头痛、乏力、口干舌燥、有异味感、恶心、呕吐、荨麻疹等。口服生药 13～18 g 可出现打嗝、反酸、胃烧灼感、肠鸣、困倦等症状，偶有过敏反应。

急性毒性：小鼠 ig 五味子挥发油的 LD_{50} 为 8.75 g/kg，小鼠活动减少、步态蹒跚，呈抑制状态，呼吸困难而死亡，死亡时间在 24～36 h。小鼠 ig 华中五味子挥发油的 LD_{50} 为 3.82 g/kg，相当于 146.929 g 生药/kg；给药约 2 h 后活动逐渐减少，神情开始困顿，几天后大部分小鼠精神萎靡、毛发松散；不是集中在 24 h 内死亡，而是在 5 d 内均有死亡；解剖后肉眼观察心、肝、脾、肺、肾、脑、胃等未见明显异常。小鼠 ig 北五味子种子脂肪油 10～15 g/kg 或其挥发油 0.28 g/kg，小鼠呈现抑制状态，呼吸困难、共济失调而死亡。雄性大鼠和雌性小鼠 ig 五味子乙醇粗提物的 LD_{50} 分别为 14.67 g/kg 和 19.96 g/kg；46.4 g/kg 剂量组小鼠给药后数分钟开始出现活动量减少、精神萎靡、步态蹒跚、行动迟缓、立毛、流涎，死亡前中毒症状无性别差异；半数小鼠于 20 min 内死亡，24 h 内全部死亡；解剖后肉眼观察大部分小鼠胃内有条索状出血块或胃、肠壁充血，胃壁无弹性、脆而易破裂，肝、肾、心脏颜色暗红。小鼠分别 ig 五味子浸膏、种子混悬剂、浆果种皮混悬剂 5 g/kg，2 d 内未见死亡，说明毒性较低。

慢性毒性：大鼠每天 ig 五味子乙醇粗提取物 10.0 g/kg，连续 45 d 和 90 d 后，出现体重降低、Hb 降低和 BUN 升高。犬连续 4 周 ig 五味子乙素 10 mg/kg，未见毒性反应。

特殊毒性：微核试验中，五味子乙醇粗提物 2.5 g/kg、5.0 g/kg 和 10.0 g/kg 各剂量组的雄雌小鼠均未见微核率增加；Ames 试验中，五味子乙醇粗提物 0.04 mg/皿、0.12 mg/皿、0.58 mg/皿、2.32 mg/皿、11.59 mg/皿和 57.97 mg/皿各剂量组均未见回变菌落数增加，其中 57.97 mg/皿剂量组菌落数显著减少，说明五味子乙醇粗提物有明显的抑菌作用；TK 基因突变试验中，五味子乙醇粗提物 113.28 μg/mL、226.56 μg/mL、453.12 μg/mL 和 906.25 μg/mL 各剂量组的突变频率与对照组比较差异均无显著性。Rec‐assay 法表明,五味子的热水(90℃)提取物有致突变作用,而温水(45℃)提取物则无此作用。

2. 毒理机制 五味子有兴奋呼吸中枢作用,可增加呼吸频率及幅度;有增加胃酸及降血压作用。

（三）毒代动力学

目前尚无五味子毒代动力学报道。其药代动力学为：应用 HPLC 法测定大鼠 ig 五味子醇提物后血液及各组织中五味子醇甲、戈米辛 D、五味子醇乙、五味子酯甲、五味子甲素、五味子乙素、五味子丙素的浓度,以上 7 个成分在大鼠体内的药‐时数据拟合后均为二室开放模型,且均分布于大鼠肝、肾、脑中,在肾脏中的含量普遍高于肝、脑,在肝中的含量次之,在脑中的含量最低,但均可透过血脑屏障作用于脑。采用薄层紫外扫描法测定五味子醇甲在大鼠及小鼠体内的吸收、分布、排泄及脑内分布,大鼠 ig 五味子醇甲后,胃肠吸收快,iv 后血药浓度呈开放二室模型,且组织分布以肺浓度最高,其次为肝、心、脑、肾、肠、脾最低,脑内分布以下丘脑、纹状体、海马体浓度最高,其次为低位脑干及间脑,大脑皮层和小脑浓度较低;小鼠 iv五味子醇甲后由尿排出量很少,说明五味子醇甲自胃肠道吸收快而完全,代谢及排泄较快,组织分布广,各脑区药物浓度的差别可能与其中枢作用有关。以丙米嗪或利多卡因为探针,体内代谢研究表明五味子对大鼠肝微粒体 CYPs 有诱导作用,且与剂量及诱导时间有关。

（四）毒性作用的预防

1. 病证禁忌 外有表邪、内有实热,或咳嗽初起、麻疹初发者慎用。

2. 配伍禁忌

中西药配伍：与磺胺类药物配伍使用会引起血尿。

3. 使用注意

用法用量：2～6 g。注意不同病症的用量,敛肺止咳,用量宜小;滋补、安神、救脱等,用量宜稍大。

（五）中毒救治

西医救治：对过敏反应可静脉注射 10%葡萄糖酸钙 10 mL。口服维生素 B、C 及抗组胺类药物。对皮肤过敏可外用肤轻松软膏或炉甘石洗剂。

肉豆蔻 《雷公炮炙论》

本品为肉豆蔻科植物肉豆蔻 *Myristica fragrans* Houtt. 的干燥种仁。

辛,温。归脾、胃、大肠经。温中行气,涩肠止泻。用于脾胃虚寒,久泻不止,脘腹胀痛,食少呕吐。

（一）毒性成分

肉豆蔻发挥毒性的主要成分有肉豆蔻醚、黄樟醚(参见[细辛]项)、榄香脂素、丁香油酚等,其中,肉豆蔻醚是肉豆蔻中挥发油的主要成分,约占 4%。

（二）毒性作用与机制

1. 毒性作用 出现浮动、飞行、手足离体、迷茫等幻觉,恶心、眩晕、呕吐,严重时谵妄、昏迷、瞳孔散大、呼吸变慢、反射消失,甚至死亡。人服肉豆蔻粉 7.5 g,可引起眩晕,甚至谵语、昏

图 24 - 2　肉豆蔻部分毒性成分化学

(1) 肉豆蔻醚(CAS NO.：607 - 91 - 0)；(2) 榄香脂素(CAS NO.：487 - 11 - 6)

睡,大量可致死亡。

急性毒性：小鼠 ig 肉豆蔻挥发油的 LD_{50} 为 7.67 g 生药/kg,中毒多表现为做环形运动、呼吸急促、步态蹒跚,死亡大多发生在给药后 4 h 内,无性别特异性。小鼠 ig 肉豆蔻生物碱的 LD_{50} 为 5.1 g/kg,当给予 4 g/kg 时,小鼠出现活动减退、步态蹒跚等现象。小鼠 ip 生肉豆蔻、滑石粉煨肉豆蔻、麸煨肉豆蔻、面煨肉豆蔻的 LD_{50} 分别为 0.52 mg/kg、0.56 mg/kg、1.85 mg/kg、2.65 mg/kg,炮制品毒性比生品均有所降低。猫 ig 肉豆蔻粉 1.9 g 或 sc 肉豆蔻挥发油 0.12 mL/kg,则引起肝损伤,并致半昏迷甚至死亡；兔 ig 肉豆蔻醚的 MLD 为 1 g/kg。

慢性毒性：大鼠 ig 生肉豆蔻 10 g/kg、麸煨肉豆蔻 10 g/kg,12 周后,生品组中肌酐含量显著降低,尿中泛酸、肉毒碱 C 2：0 和氨基酸代谢异常,麸煨品组对肌酐、泛酸、肉毒碱 C 2：0 和氨基酸代谢均有向正常组显著回调的作用。

特殊毒性：研究报道肉豆蔻醚有致畸作用,黄樟醚有致癌作用。

2. 毒理机制　肉豆蔻可能通过调节 DA 和 5 - HT 水平而引起中枢神经系统兴奋或者抑制。

（三）毒代动力学

目前尚无肉豆蔻毒代动力学报道。其药代动力学为：肉豆蔻挥发油对小鼠肝脏微粒体 CYPs 具有诱导作用。大鼠肝微粒体代谢试验表明,肉豆蔻醚主要产生两个代谢产物,分别为 5 - allyl - 1 - methoxy - 2, 3 - dihydroxybenzene 和 1′- hydroxymyristicin 或 2′, 3′- epoxy - myristicin。

（四）毒性作用的预防

1. 病证禁忌　湿热泻痢及阴虚火旺者禁服。

2. 使用注意

用法用量：3～10 g。忌铜铁器。

炮制减毒：肉豆蔻有多种炮制品,其炮制品中毒性成分肉豆蔻醚的含量较生品均有不同程度的降低。

（五）中毒救治

西医救治：停止用药,急性中毒者应立即洗胃或催吐；必要时吸氧及其他对症支持疗法。

第二十五章
涌 吐 药

导学

本章介绍了涌吐药的功效和毒性作用概述,以及代表药味的基原、功效、毒性成分、毒性作用与机制、毒动学、毒性作用的预防、中毒救治等。

学习要求:

(1) 掌握涌吐药的毒性作用与机制。

(2) 熟悉涌吐药的基原和毒性成分。

(3) 了解涌吐药的功效、毒动学、毒性作用的预防和中毒救治。

凡以促使呕吐为主要功效,用以治疗中毒、宿食及痰浊的药物,称为涌吐药,又称催吐药。涌吐药具有涌吐毒物、宿食、痰涎的作用,适用于误食毒物,停留胃中,未被吸收;或宿食停滞不化,尚未入肠,胃脘胀痛;或痰涎壅盛,阻于胸膈或咽喉,呼吸急促;或痰浊上涌,蒙蔽清窍,癫痫发狂等症。通过涌吐以因势利导,驱邪外出。

涌吐药作用强烈,具有毒性,主要是刺激胃黏膜感受器,反射性地引起呕吐中枢兴奋而致呕吐,吐后患者反应强烈而痛苦。凡年老体弱者、小儿、妇女胎前产后,以及素体失血、头晕、心悸、劳嗽喘咳者等,均当忌用。使用涌吐药,应权衡利弊,斟酌使用,宜采用逐渐增量法,切忌骤用大量,中病即止,不宜久服或连服。

常山 《神农本草经》

本品为虎耳草科植物常山 *Dichroa febrifuga* Lour. 的干燥根。

苦、辛,寒;有毒。归肺、肝、心经。涌吐痰涎,截疟。用于痰饮停聚,胸膈痞塞,疟疾。

(一) 毒性成分

常山中产生毒性的主要成分可能为常山碱甲、乙、丙 3 种互变异构体。

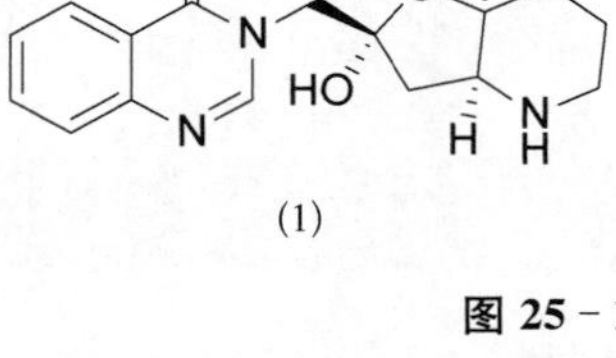

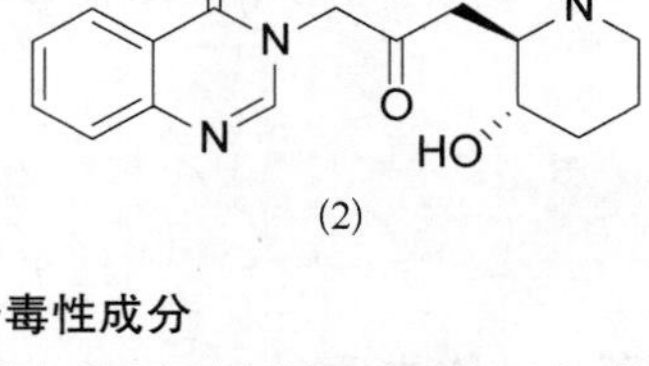

图 25-1　常山部分毒性成分

(1) 常山碱甲(CAS NO.:32434-44-9);(2) 常山碱乙(CAS NO.:24159-07-7)

（二）毒性作用与机制

1. 毒性作用　　中毒潜伏期为 30 min 至 2 h，早期表现为恶心呕吐、腹痛、腹泻、便血。严重者，能破坏毛细血管而发生胃肠黏膜充血或出血，并能引起心悸、心律不齐、发绀及血压下降，最终因循环系统衰竭而死亡。人中毒剂量为 14～45 g。

急性毒性：小鼠 ig 常山碱甲、乙、丙或大鼠 iv 常山碱丙均可致腹泻、便血。犬 im、sc 常山水浸膏或醇浸膏均可致恶心、呕吐、腹泻、胃肠黏膜出血。此外，还可出现精神不振、全身不适、面色苍白、四肢冰凉、脉搏细弱等症状，甚至引起死亡。小鼠 ig 常山碱甲、常山碱乙、常山碱丙和总生物碱的 LD_{50} 分别为 5.7 mg/kg、6.57 mg/kg 和 6.45 mg/kg。小鼠 iv 常山碱甲和常山碱乙的 LD_{50} 分别为 18.5 mg/kg 和 6.5 mg/kg。常山碱乙的毒性约为奎宁的 150 倍，常山总碱的毒性约为奎宁的 123 倍。小鼠 ig 常山浸膏＞20 mg/kg，连续 7 d，有个别出现中毒症状；小鼠 ig 常山总生物碱 20 mg/kg，连续 7 d，大部分眼睛出血，中毒死亡。

慢性毒性：小鼠分别 ig 常山碱甲、乙、丙 0.75 mg/kg、0.25 mg/kg、0.075 mg/kg，连续 14 d，对小鼠生长均有抑制作用，均产生腹泻甚至便血，解剖可见胃肠黏膜充血、出血，肝、肾呈黄色。

2. 毒理机制

消化系统：常山碱具有明显的催吐作用，研究表明 iv 常山碱甲、乙、丙均能引起鸽子呕吐，可能是通过刺激胃肠道的迷走神经及交感神经末梢反射作用而引起的。

心血管系统：常山碱甲、乙、丙均具有显著抑制心脏收缩的作用，动物实验可见心收缩振幅明显减小；过量服用常山会导致心脏抑制，最后循环系统衰竭而死亡。

（三）毒代动力学

目前尚无常山毒代动力学报道。其药代动力学为：常山碱甲、乙、丙结构比较类似，其药代动力学行为亦相近。以常山碱乙为例，大鼠 ig 常山碱乙后在胃肠道消失迅速，1 h 后已消失 40％左右，但 4 h 后仍有 30％左右存在；大鼠 iv 常山碱乙后，分布以肾最高，心、肝、肌肉、脂肪及脾次之，血中浓度很低；大鼠 ip 常山碱乙后，16％左右以原形经尿液排出体外，粪便中极少，胆汁中几乎没有。

（四）毒性作用的预防

1. 病证禁忌　　常山对怀孕子宫有明显兴奋作用，故孕妇忌用。

2. 使用注意

用法用量：严格控制剂量，用量不超过 9 g，尽量少做催吐剂使用，并应久煎。以冷服为宜，在服药前后 1 h 应禁食热饮料。涌吐可生用，截疟宜制用，治疟应在发作前半天或 2 h 服用。对于正气虚弱、久病体弱者，忌葱。

配伍减毒：配伍陈皮、半夏等可减轻致吐副作用。

（五）中毒救治

西医救治：大量呕吐时，肌内注射氯丙嗪 25～50 mg，2 次/d。静脉注射葡萄糖盐水 1 500～2 000 mL，口服维生素 B_1、维生素 C、维生素 K 等。血压下降者，静脉滴注去甲肾上腺素 2 mg。心功能不全者，酌情给予强心药物。

瓜蒂《神农本草经》

本品为葫芦科植物甜瓜 *Cucumis melo* L. 的干燥果蒂。

苦,寒;有毒。归脾、胃、肝经。涌吐痰食,除湿退黄。用于风痰,宿食停滞,食物中毒,湿热黄疸(研末吹鼻)。

（一）毒性成分

瓜蒂中含有氰苷类成分甜瓜蒂毒素及葫芦素 B、D、E 等,毒性较大。

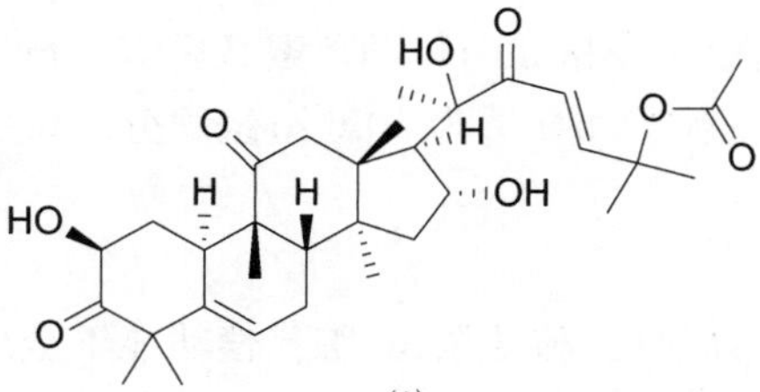

图 25－2　瓜蒂部分毒性成分

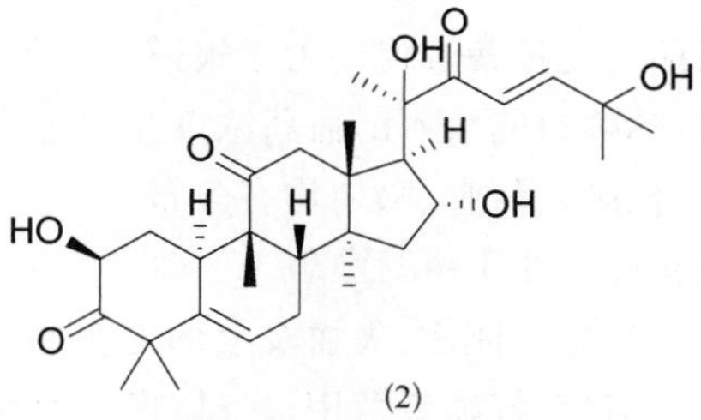

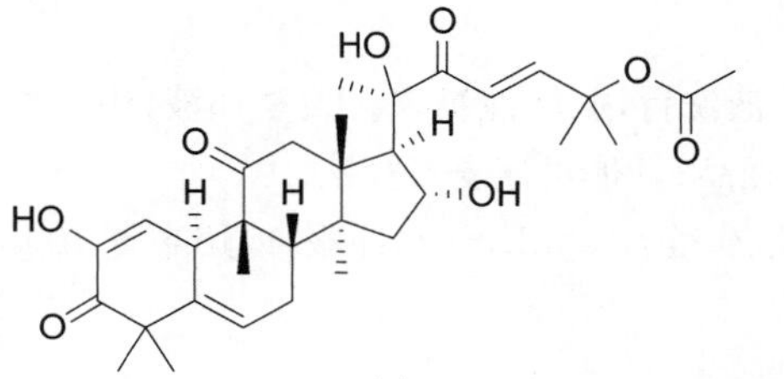

(1) 葫芦素 B(CAS NO.：6199－67－3);(2) 葫芦素 D(CAS NO.：3877－86－9);
(3) 葫芦素 E(CAS NO.：18444－66－1)

（二）毒性作用与机制

1. 毒性作用　服药后 30 min 即可产生中毒症状,如剧烈呕吐、胃部灼痛,呕吐物含血及胆汁;继而出现腹泻,粪便呈水样;甚者脉搏细弱、血压下降、发绀、呼吸困难、抽搐、昏迷,最终引起呼吸及循环衰竭而死亡。成人中毒剂量为一次服用 12 g。

急性毒性:小鼠 iv 甜瓜蒂乙醇回流提取液的 LD_{50} 为 6.87 mg/kg;家兔 iv 甜瓜蒂乙醇回流提取液,3.5 mg/kg、3.0 mg/kg、2.5 mg/kg 剂量组的死亡率分别为 100%、75% 和 0。小鼠 ig 瓜蒂水煎液的 LD_{50} 为 1.1 g/kg。犬 po 甜瓜素 0.02 g/kg 以上剂量或兔 po 甜瓜素 2.5 mg/kg,均可引起强烈呕吐,呼吸中枢麻痹而死亡。小鼠 sc 葫芦素 B、E 混合物的 LD_{50} 为 6.6 mg/kg。小鼠 ig、sc 和 iv 葫芦素 B 的 LD_{50} 分别为 14.0 mg/kg、1.0 mg/kg 和 2.73 mg/kg。小鼠 ig、sc、ip 和 iv 葫芦素 D 的 LD_{50} 分别为 6.3 mg/kg、4.6 mg/kg、1.75 mg/kg、0.96 mg/kg。葫芦素 D 具有中枢抑制作用,可引起肺源性心力衰竭。葫芦素 D 还可使清醒的猫和犬发生腹泻,表明其具有刺激胃肠运动的作用。

慢性毒性:大鼠每天 ig 葫芦素 B、E 2 mg/kg,连续 2 个月,无明显毒性反应。如剂量加大至 5 mg/kg 或更大,则可使部分大鼠死亡。犬给予葫芦素 B、E 连续 3 个月,每天0.12 mg/kg、0.3 mg/kg、0.9 mg/kg,在剂量较大时部分动物未到期即死亡,主要症状为贫血与肝损害,其余脏器未见明显病变。

2. 毒理机制

神经系统:甜瓜毒素作用于迷走神经,引起剧烈恶心、呕吐、血压下降、休克等,并能直接作用于延髓中枢引起循环、呼吸中枢麻痹而死亡。

消化系统：瓜蒂提取物能够引起呕吐中枢兴奋，造成剧烈呕吐；引起中毒性胃黏膜溃疡，造成呕血、便血等症状。

细胞毒性：瓜蒂中含有的葫芦素、甜瓜毒素等氰苷类化合物，能够与细胞色素氧化酶的 Fe^{3+} 结合，造成组织细胞缺氧，表现为头昏、发绀等症状。

（三）毒代动力学

目前尚无瓜蒂毒代动力学报道。其药代动力学为：小鼠 ig ^3H-葫芦素 B 后 15 min 即可吸收入血，达峰时间为 4 h，血药浓度呈二室模型，$t_{1/2\alpha}$ 为 2.3 h，$t_{1/2\beta}$ 为 10.6 h；组织分布试验表明肝、胆、肾、肺、胃、脾、脑中均有分布。

（四）毒性作用的预防

病证禁忌　体虚、失血及上部无实邪者禁服。高血压、肺结核、心脏代偿功能不全患者慎用。胃肠溃疡、妊娠者慎用。身体虚弱者和幼儿慎用。

（五）中毒救治

西医救治：用高锰酸钾溶液洗胃，服活性炭末。大量补液，用乙酸钠或维生素 C 和葡萄糖能明显解毒，也可皮下注射阿托品；其他对症支持疗法。

中医救治：剧烈呕吐时，取生姜汁 5 mL，开水冲服；或用半夏 10 g，水煎服。

胆矾 《神农本草经》

本品为硫酸盐类胆矾族矿物胆矾 Chalcanthite 的晶体，或为硫酸作用于铜而制成的含水硫酸铜结晶。

酸、辛，寒；有毒。归肝、胆经。涌吐，解毒，去腐。用于中风，癫痫，喉痹、喉风，痰涎壅塞，牙疳，口疮，误食毒物。

（一）毒性成分

胆矾是多亲和性毒物，作用于各个系统，主要的毒性成分为硫酸铜，通常是带五分子结晶水的蓝色结晶（$CuSO_4 \cdot 5H_2O$）。

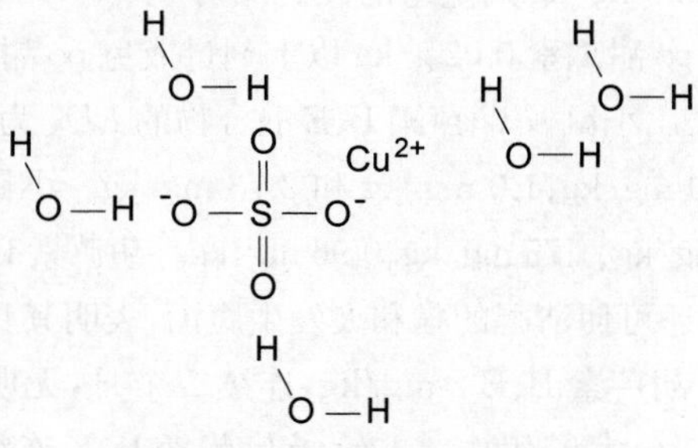

图 25-3　硫酸铜
（CAS NO.：7758-99-8）

（二）毒性作用与机制

1. 毒性作用

急性毒性：服药 2 h 后即可产生毒性。急性可溶性中毒的临床表现为急性肠胃炎，中毒者口中有金属味,流涎、恶心、呕吐、上腹痛、腹泻,有时候出现呕血、黑便。口服大量铜盐后,牙齿、齿龈、舌苔蓝染或绿染,呕吐物呈蓝绿色,出现血红蛋白尿或血尿,尿少或尿闭,病情严重者因肾功能衰竭而死亡。有些患者在中毒 2～3 d 出现黄疸。对人的口服致死量为 10～15 g,有时甚至小于 10 g 也会发生中毒。

慢性毒性:小鼠 ig 胆矾煎剂的 LD_{50} 为 0.279 g/kg,观察 3 d,发现小鼠拒食、肝充血。大鼠 ig 胆矾的 LD_{50} 为 0.3 g/kg 或 0.96 g/kg。小鼠 iv 胆矾的 LD_{50} 为 50～65 mg/kg。家兔和犬 iv 胆矾的 LD_{50} 分别为 5 mg/kg 和 27 mg/kg。

2. 毒理机制　胆矾刺激胃肠道的交感和迷走神经,对口腔、胃肠道有强烈刺激性,并损伤胃黏膜,引起强烈呕吐,形成黏膜局部充血、水肿、溃疡;大量铜进入人体,损害血管,对中枢神经系统有很强的亲和力,先兴奋后抑制;并可引起肝肾的脂肪变性和坏死及溶血等。外用胆矾中的硫酸铜成分能够与蛋白质结合,生成不溶性的蛋白化合物而沉淀,对局部黏膜、皮肤、创口有腐蚀作用。

（三）毒代动力学

目前尚无胆矾毒代动力学报道。其药代动力学为:兔 ig 硫酸铜,在体内处置过程为一室模型;肉鸡 ig 硫酸铜,C－T 曲线符合一室开放模型。

（四）毒性作用的预防

1. 病证禁忌　体虚者禁服。

2. 配伍禁忌

中药配伍:畏牡桂、菌桂、芫花、辛夷、白薇。

（五）中毒救治

西医救治:用 0.1％黄血盐溶液洗胃,洗至不见红棕色的沉淀物为止;洗胃后可服用氧化镁、药用炭,不能服用牛奶、豆浆及脂肪类和酸类的食物。可服用硫酸镁 20～35 g 导泻,以排出毒物。多饮浓茶,输葡萄糖溶液,如有酸中毒,可适当补充碳酸氢钠溶液。解毒剂首选乙二胺四乙酸钠口服 4 次/d,每次 1 g;或肌内注射 2 次/d,每次 0.25～0.5 g;或静脉滴注 2 次/d,每次 0.5～1 g,每疗程 3～5 d,也可以用于慢性中毒。

藜芦 《本草经集注》

本品为百合科植物藜芦 Veratrum nigrum L.、牯岭藜芦 Veratrum schindleri Loes. f.、毛穗藜芦 Veratrum maackii Regel、兴安藜芦 Veratrum dahuricum（Turcz.）Loes. f. 及毛叶藜芦 Veratrum grandiflorum（Maxim.）Loes. f. 的根及根茎。

辛、苦,寒;有毒。归肝、肺、胃经。涌吐风痰,杀虫。用于中风痰壅,癫痫,疟疾,疥癣,恶疮。

（一）毒性成分

藜芦主要毒性成分是以原藜芦碱为代表的生物碱类化合物。

（二）毒性作用与机制

1. 毒性作用　通常为急性中毒,一般发生在 2 h 内,多见于 5 min 至 1 h;主要表现为局部刺激症状、神经系统和急性心血管功能不全等方面,特别是迷走神经有兴奋性增高所产生的一系

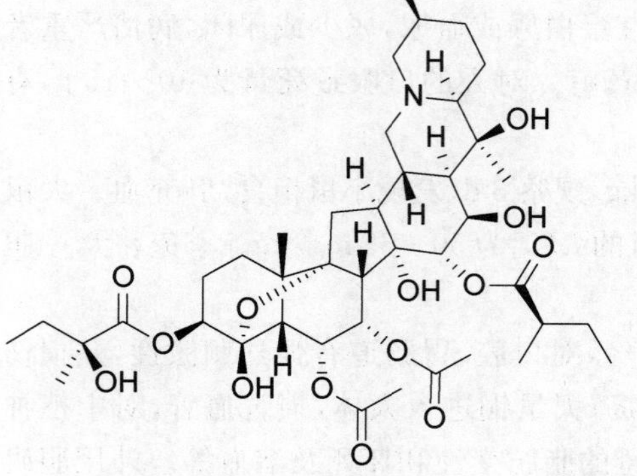

图 25-4 藜芦部分毒性成分

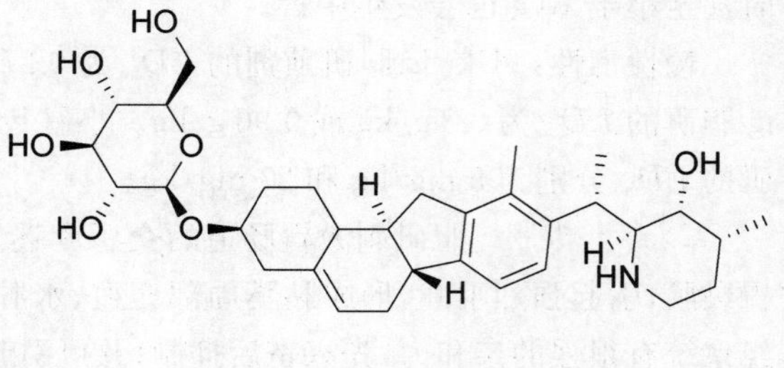

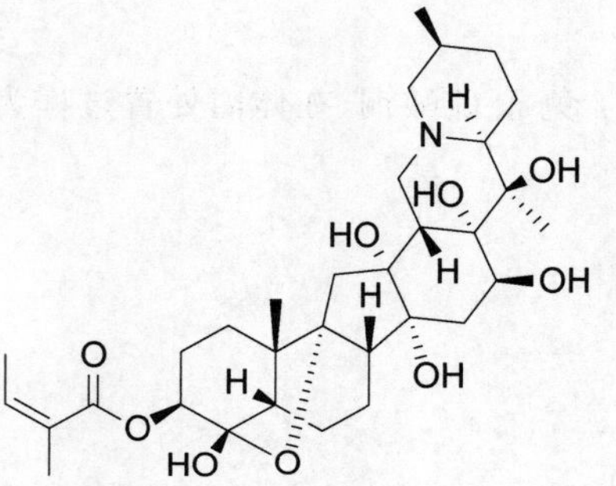

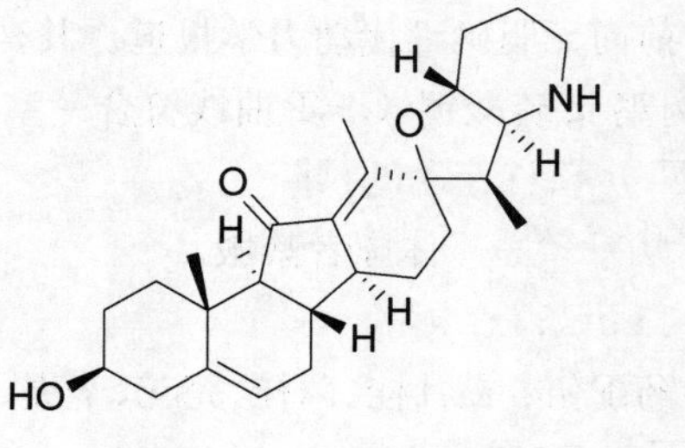

(1) 原藜芦碱 A(CAS NO.：143-57-7)；(2) 藜芦新碱(CAS NO.：475-00-3)；
(3) 藜芦碱(CAS NO.：62-59-9)；(4) 芥芬胺(CAS NO.：469-59-0)

列症状,如初期舌及咽喉部有针刺样感觉、胃部灼热、恶心、频繁呕吐、流涎、腹泻、头痛、眩晕、出汗、瞳孔散大、对光反射消失、黄视、失明,严重时出现便血、血压下降、心律不齐、虚脱、痉挛抽搐、瘫痪、谵语、呼吸困难、心率减慢,最后多因呼吸中枢麻痹而死亡。外用可引起皮肤黏膜灼痛、喷嚏、流泪等。服散剂 0.6 g 即可引起严重反应,成人煎服 5.2~8 g 即中毒。

　　急性毒性：小鼠 sc 藜芦浸出液的 LD_{50} 为 1.78 g/kg；小鼠 ig 生藜芦 1.8 g/kg 即有死亡,增加至 3.6 g/kg 时死亡率为 60%。小鼠 ig 藜芦生品、米泔制品和醋制品水提物的 LD_{50} 分别为 4.2 g/kg、5.3 g/kg 和 3.2 g/kg,且藜芦米泔制品水提物中藜芦新碱含量最低,而藜芦醋制品水提物中含量最高,提示藜芦的毒性可能与藜芦新碱有关。昆明小鼠 ig 藜芦总提取物的 LD_{50} 为 564.94 mg/kg,相当于 14.61 g 生药/kg；ig 藜芦乙酸乙酯提取物的 LD_{50} 为 242.66 mg/kg,相当于 34.76 g 生药/kg；ig 藜芦氯仿提取物的 LD_{50} 为 101.51 mg/kg,相当于 11.07 g 生药/kg,提示氯仿部位毒性较大。小鼠 iv 芥芬胺的 LD_{50} 为 9.3 mg/kg；小鼠 sc 和 iv 天目藜芦碱的 LD_{50} 分别为 26 mg/kg 和 3.2 mg/kg。藜芦乳膏对大鼠完整皮肤及破损皮肤均不发生急性毒性反应,对兔完整皮肤和破损皮肤无刺激性,对豚鼠完整皮肤无致敏作用。

　　特殊毒性：妊娠母牛藜芦中毒后表现出一系列不同程度的中毒反应。妊娠期 15~16 d 中毒易造成流产；妊娠期 17~18 d 中毒,胚胎极易发生畸形；妊娠 19 d 后中毒很少导致畸形,但易出现死胎。藜芦碱对大鼠、小鼠和仓鼠有致畸作用。

2. 毒理机制

与乌头碱相似，主要作用于运动神经和迷走神经，并对中枢神经和骨骼肌先兴奋后麻痹的作用。藜芦碱对消化道黏膜有强烈的刺激作用，引起恶心、呕吐以及食道和胃肠炎症；作用于中枢神经系统，使大脑先兴奋后抑制，出现痉挛、抽搐以及昏睡昏迷等意识障碍症状；刺激延脑迷走神经核，使迷走神经兴奋性增高，导致血压下降、心率变慢、心律不齐、大量出汗、肠蠕动增强以及呼吸抑制。

（三）毒代动力学

目前尚无藜芦毒代动力学报道。其药代动力学为：藜芦碱可以通过消化道和皮肤途径吸收入血，主要从肾脏排泄；藜芦生物碱还有明显的蓄积作用。

（四）毒性作用的预防

1. 病证禁忌　体虚气弱者及孕妇禁服。低血压、主动脉狭窄、嗜铬细胞瘤、洋地黄中毒及非高血压继发的颅内压升高者禁用本品。尿毒症、心绞痛、严重脑血管疾病及服用奎尼丁的患者慎用。

2. 配伍禁忌

中药配伍：反细辛、芍药、人参、沙参、丹参、玄参、苦参。

3. 使用注意

用法用量：忌食羊肉、羊脂、羊血等食物。

（五）中毒救治

西医救治：以 1∶2 000 高锰酸钾液或 1% 鞣酸洗胃；腹泻不严重者，可给硫酸镁导泻，然后服用活性炭；抢救药物以拟交感胺类，如麻黄碱、苯甲麻黄碱和阿托品等效果较好，但禁用肾上腺素。心率减慢者可肌内注射或静脉注射阿托品 0.5～1 mg。严重者可每隔 15～30 min 重复 1 次，直至心率恢复、血压正常为止。也可适当肌内注射新福林 10 mg。补充体液及电解质等对症支持治疗。

第二十六章
外 用 药

导学

本章介绍了外用药的功效和毒性作用概述,以及代表药味的基原、功效、毒性成分、毒性作用与机制、毒动学、毒性作用的预防、中毒救治等。

学习要求:

(1)掌握外用药的毒性作用与机制。掌握矿物类外用毒性中药的化学成分。

(2)熟悉外用药的基原和其他非矿物类外用药的毒性成分。

(3)了解外用药的功效、毒动学、毒性作用的预防和中毒救治。

外用药是指具有攻毒杀虫止痒、拔毒化腐生肌功效,外用以治疗皮肤、黏膜、创伤等部位病变的药物。根据作用功效的不同,分为攻毒杀虫止痒药和拔毒化腐生肌药两类,但作用常有重叠之处。外用药具有攻毒疗疮、化腐排脓、生肌敛疮、杀虫止痒等功效,主治某些外伤科、皮肤科及五官科病证,如外科或伤科之疮痈疔毒、蛇虫咬伤、狐臭、痔疮、脱肛,或痈疽疮疡溃后脓出不畅,或溃后腐肉不去、新肉不生、伤口难于生肌愈合、癌肿,或跌打损伤、瘀肿疼痛;皮肤科之疥癣、湿疹、梅毒;五官科之口疮、喉症、聤耳、目赤翳障等。

本类药物给药方式因部位、因病、因药而异,可以是敷贴、涂搽、熏洗、吹喉、滴鼻、点眼、挂线、药捻、药栓等。剂型可为粉剂、煎剂、油剂、软膏剂等。部分药物可内服,宜作丸、散剂。无论外用内服,均宜配制后使用。本类药物多具毒性,部分矿物重金属类或其加工炼制品,有强烈毒性或刺激性,应控制用法用量,外用疗程亦不可过久,有些药还不可用于头面及黏膜。一些含砷、汞、铅等重金属元素的外用药,更应严格控制用量用法,以防中毒。

本章收录的药物是传统或现代毒理实验及临床报道中有中毒事件的外用药。本类药物多被列入"毒性药品管理品种"范围,如过量使用会产生明显毒性,在中医理论中是"以毒攻毒"的典型药物,其毒性成分往往是有效成分。临床治疗中,这类药物发生不良反应或中毒的主要原因是药物过量。

雄黄 《神农本草经》

本品为硫化物类矿物雄黄族雄黄,主含 As_2S_2。

辛,温;有毒。归肝、大肠经。解毒杀虫,燥湿祛痰,截疟。用于痈肿疔疮,蛇虫咬伤,虫积腹痛,惊痫,疟疾。

（一）毒性成分

雄黄辅助调节免疫功能的有效物质是 As_2S_2，毒性成分是 As_2O_3，除去可溶性砷盐（指 As_2O_3）可以降低其毒性而保留其调节免疫功能作用。砷主要以 As^{3+} 和 As^{5+} 存在于自然界，常见的有毒无机砷化物为砷酸钠（Na_3AsO_4）和亚砷酸钠（$NaAsO_2$）。

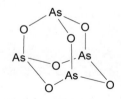

图 26 - 1　As_2O_3
（CAS NO.：1327 - 53 - 3）

（二）毒性作用与机制

1. 毒性作用　轻中度中毒出现口干咽燥、流涎、剧烈呕吐、头晕、头痛、腹泻；重度则多部位出血、惊厥、意识丧失、发绀、呼吸困难，呈休克状态。

急性毒性：小鼠 ig 雄黄煎剂的 LD_{50} 为 3.207 g/kg，中毒表现为给药后立即死亡且肝肺充血。小鼠 ig As_2O_3 的 LD_{50} 为 33～39 mg/kg。小鼠 ig 雄黄的纳米制剂不同剂量（62.05 mg/kg、78.13 mg/kg），对肝脏有明显的毒副作用，可引起肝脏颗粒变性、肝细胞坏死及中毒性肝硬化，且肝脏的病变程度与药物剂量有关，LD_{50} 为 309.72 mg/kg。

慢性毒性：长期大量服用含雄黄的中成药（如牛黄解毒片）可引起过敏反应和慢性砷中毒，严重不良反应主要表现为重症药疹、过敏性休克、心律失常、肝损害、致突变性和成瘾等。

2. 毒理机制　雄黄中的砷与组织细胞内酶系的巯基结合，可抑制酶活性，引起细胞代谢障碍，导致中枢、心血管和胃肠等系统毒性。

（三）毒代动力学

砷酸盐在体内被还原为亚砷酸盐，经甲基化耦联生成甲基化代谢物，随尿液排出。As_2O_3 在体内主要分布在肝、脾。雌兔每日阴道给药 1 次，每次 0.2 g，连续 7 d 后，As_2O_3 在肝的蓄积量为 0.632 mg/g。

（四）毒性作用的预防

1. 病证禁忌　阴亏血虚者及孕妇忌服。

2. 配伍禁忌

中西药配伍：不宜与亚铁盐、亚硫酸盐同服。不宜与链霉素、新霉素合用。

3. 使用注意

用法用量：0.05～0.1 g，入丸、散用。外用适量，熏涂患处。内服宜慎。不可久用。随加热温度的升高，雄黄中 As_2O_3 的含量急剧增加，故不宜火煅。

炮制减毒："水飞法"可显著降低 As_2O_3 含量，经水飞法炮制后的雄黄毒性较低。

配伍减毒：含雄黄复方中其他单味药可抑制雄黄中可溶性砷溶出，从而降低砷的毒性，如安宫牛黄散中其他单味药如黄芩、黄连、珍珠、栀子、郁金和牛黄均可使雄黄可溶性砷溶出减少。

基原鉴别：与雄黄相似的矿物药有雌黄，为硫化物类矿物雌黄族雌黄，主要成分为三硫化二砷（As_2S_3）。雌黄与雄黄性状相似，雌黄黄色，雄黄红色或橙红色；雌黄功同雄黄，其中毒原因、症状和解救方法参照雄黄。

4. 毒性中药管理　雄黄及其类似品雌黄均被列入"毒性药品管理品种"范围。

（五）中毒救治

西医救治：砷中毒以慢性中毒者多见，可选用解毒剂巯基丁二钠、二巯丙醇或巯代硫酸钠，以促使砷排泄，防治砷中毒。

硫黄 《神农本草经》

本品为自然元素类矿物硫族自然硫，或用含硫矿物经加工制得。

酸，温；有毒。归肾、大肠经。外用解毒杀虫疗疮；内服补火助阳通便。外治用于疥癣，秃疮，阴疽恶疮；内服用于阳痿足冷，虚喘冷哮，虚寒便秘。

（一）毒性成分

硫黄毒性成分主要为硫化氢（H_2S）和 As_2O_3（参见［雄黄］项），其砷含量可达 $0.02\% \sim 0.10\%$。硫黄经口服代谢产生的硫化物、硫酸盐等，随大小便排出体外，无毒，产生的 H_2S 则对人体有毒性作用。

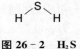

图 26 - 2　H_2S

(CAS NO.：7783 - 06 - 4)

（二）毒性作用与机制

1. 毒性作用　毒性反应可发生在全身多个系统，表现为恶心、呕吐、腹痛、腹胀、便血；头晕、头痛、耳鸣、体温升高、意识模糊、瞳孔缩小，继而出现惊厥、昏迷，严重者可因中枢麻痹、呼吸抑制而死亡；呼吸困难，可合并肺炎、肺水肿等；以及循环障碍、心搏缓慢、血压下降等。

急性毒性：短时间内大量吸入 H_2S 会导致中枢神经系统的损害，出现头晕、头疼、意识模糊，甚至昏迷、谵妄、一过性昏厥等临床症状。对于呼吸系统，会出现肺水肿、肺炎、喉头痉挛、呼吸麻痹、严重呼吸困难等症状，如果大量吸入 H_2S 还会造成呼吸衰竭而迅速死亡。As_2O_3 会引起急性心脏毒性、肾毒性和肝毒性，急性心脏毒性多表现为心电图的改变，多数为 ST - T 改变、QT 间期延长，严重者出现尖端扭转型心动过速、完全性房室传导阻滞，甚至心源性猝死。

慢性毒性：长期低浓度接触 H_2S 会引起结膜炎和角膜损害。

2. 毒理机制　硫黄代谢产生的 H_2S 可作用于黏膜表面的 Na^+，对黏膜造成强烈刺激。H_2S 被吸收入血后，可使 Hb 硫化，引起组织缺氧，导致中枢麻痹。

（三）毒性作用的预防

1. 病证禁忌　阴虚火旺者及孕妇禁用。

2. 配伍禁忌

中药配伍：《药对》："畏细辛、飞廉、朴硝、铁、醋。"硫黄和芒硝相恶，两药配伍使泻下通便作用及镇痛作用明显降低，炎症之肿胀率呈升高趋势。本品不宜与玄明粉同用。

3. 使用注意

用法用量：外用适量，研末油调涂敷患处。内服 1.5～3 g，炮制后入丸、散服。

炮制减毒：炮制可降低硫黄中 As_2O_3 含量，并以豆腐炮制品最为显著。实验证明，硫黄和豆腐以 1∶1.5 的比例进行炮制，制品含硫量可达到 98% 以上，含砷量低于或等于 1 μg/mL，符合《中国药典》(2020 年版)关于砷盐限量的规定。

（四）中毒救治

西医救治：皮肤接触，要脱去被污染的衣着，用肥皂水和清水彻底冲洗皮肤。吸入中毒，要让中毒者迅速脱离现场至空气新鲜处，保持呼吸道通畅。食入中毒，给予洗胃、催吐。昏迷立即给予加压给氧，并予 10% 葡萄糖液 500 mL＋细胞色素 C 15～30 mg＋三磷酸腺苷 40 mg 静脉注射及辅酶 Q10 治疗。视病情需要予以苯甲酸钠咖啡因、尼可刹米、洛贝林等。呼吸衰竭者给予气管插管，予葡萄糖加维生素静脉注射，或予硫代硫酸钠静脉注射，或予亚甲蓝＋葡萄糖液静脉注射。无休克予亚硝酸异戊酯吸入，使形成高铁血红蛋白，其中的 Fe^{3+} 夺取与细胞氧化酶结合的硫离子，使细胞色素氧化酶恢复活力。

木鳖子 《神农本草经》

本品为葫芦科植物木鳖子 *Momordica cochinchinensis* (Lour.) Spreng. 的干燥成熟种子。

苦、微甘，凉；有毒。归肝、脾、胃经。散结消肿，攻毒疗疮。用于疮疡肿毒，乳痈，瘰疬，痔瘘，干癣，秃疮。

（一）毒性成分

木鳖子的毒性成分为木鳖子皂苷和木鳖子素等。

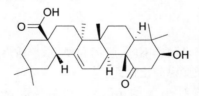

图 26-3　木鳖子酸

(CAS NO.：14356-51-5)

（二）毒性作用与机制

1. 毒性作用

急性毒性：恶心、呕吐、头晕、耳鸣、腹痛、腹泻、四肢乏力、便血、烦躁不安、意识障碍、休克等。木鳖子毒性较大，无论动脉或静脉给药，动物均于数天内死亡。木鳖子皂苷对小鼠的 LD_{50} 为 32.35 mg/kg(iv)、37.34 mg/kg(sc)。小鼠 ig 木鳖子提取物的 LD_{50} 为 4.03 g/kg，ip 的 LD_{50} 为 146.17 mg/kg。

2. 毒理机制　木鳖子素有很强的细胞毒性，能较强烈地抑制兔网织细胞裂解液蛋白质合成，对小鼠 Thy111 阳性细胞蛋白质合成的抑制作用更强。

（三）毒性作用的预防

1. 病证禁忌　孕妇及体虚者忌服。外用低浓度，皮肤有破溃者禁用。

2. 使用注意

用法用量：内服剂量控制在 0.5~1.2 g 之间，不可过量。外用适量，研末，用油或醋调涂患处。用药期间忌食猪肉。

（四）中毒救治

西医救治：内服中毒时，立即以 1∶5 000 高锰酸钾洗胃，硫酸镁导泻。静脉输入 5% 葡萄糖加维生素 C。注射戊巴比妥钠镇静、镇痉。发生过敏性休克时肌注盐酸肾上腺素抢救。

土荆皮《药材资料汇编》

本品为松科植物金钱松 *Pseudolarix amabilis*（Nelson）Rehd. 的干燥根皮或近根树皮。辛，温；有毒。归肺、脾经。杀虫，疗癣，止痒。用于疥癣瘙痒。

（一）毒性成分

土荆皮抗早孕成分土荆皮甲酸和土荆皮乙酸亦为其毒性成分。

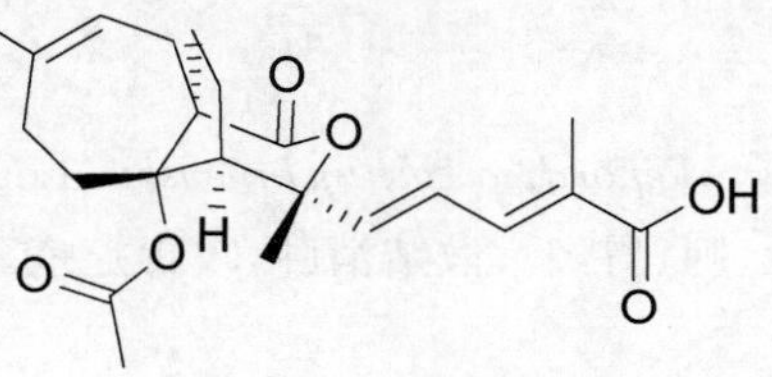

图 26-4　土荆皮甲酸
（CAS NO.：82508-32-5）

（二）毒性作用

主要表现为胃肠黏膜损害、厌食、呕吐、腹泻和便血，严重者发生肠道大出血致死。病理检查可见肠壁血管高度扩张及肠黏膜出血。

急性毒性：土荆皮甲酸对小鼠的 LD_{50} 分别为 485 mg/kg（iv）、396 mg/kg（ip）及 311 mg/kg（sc）。大鼠一次 ig 土荆皮甲酸的 LD_{50} 为 219.8 mg/kg。小鼠一次 iv 土荆皮甲酸和乙酸的 LD_{50} 为 486 mg/kg 和 423 mg/kg，ip 的 LD_{50} 为 397 mg/kg 和 316 mg/kg，小鼠静脉注射后出现痉挛、头颈部强直，5 min 左右痉挛缓解，呈无力弛缓状态，张口呼吸等中毒症状，3 h 后逐渐恢复，死亡多在 24 h 内。

（三）毒性作用的预防

使用注意

用法用量：本品只供外用，不可内服。

蜂房《神农本草经》

本品为胡蜂科昆虫果马蜂 *Polistes olivaceous*（DeGeer）、日本长脚胡峰 *Polistes japonicus*

Saussure 或异腹胡蜂 *Parapolybia varia* Fabricius 的巢。

甘,平。归胃经。攻毒杀虫,祛风止痛。用于疮疡肿毒,乳痈,瘰疬,皮肤顽癣,鹅掌风,牙痛,风湿痹痛。

（一）毒性成分

蜂房的主要毒性成分为蜂房油。

（二）毒性作用与机制

1. 毒性作用　中毒症状为头痛、腰痛,面目、四肢浮肿,尿少、食欲不振、恶心呕吐等。还可能发生急性抽搐等神经毒性症状。

急性毒性：蜂房油可致实验动物急性肾炎,小鼠 iv 的 LD_{50} 为 12.00 g/kg,sc 的 LD_{50} 为 32.33 g/kg。在中毒剂量下,小鼠自发活动减弱,逐渐发展为步履蹒跚、共济失调、呼吸抑制、呼吸衰竭而死亡。

2. 毒理机制　代谢产物刺激肾小球毛细血管,引起急性肾炎。

（三）毒代动力学

目前尚无蜂房毒代动力学报道。其药代动力学显示蜂房油经过人体吸收后由肾脏排泄。

（四）毒性作用的预防

1. 病证禁忌　气虚血弱及肾功能不全者慎用。

2. 使用注意

用法用量：3～5 g。

配伍减毒：恶心不适者在方中加甘草预防。

（五）中毒救治

西医救治：静脉滴注低分子右旋糖酐。以罂粟碱 20～30 mg 肌内注射,1 次/2～4 h。

中医救治：个别患者服用蜂房煎剂后恶心不适,可饮姜糖水解之。

大蒜 《名医别录》

本品为百合科植物大蒜 *Allium sativum* L. 的鳞茎。

辛,温。归脾、胃、肺经。解毒消肿,杀虫,止痢。用于痈肿疮疡,疥癣,肺痨,顿咳,泄泻,痢疾。

（一）毒性成分

大蒜素及大蒜油既是大蒜的有效成分,又是毒性成分。

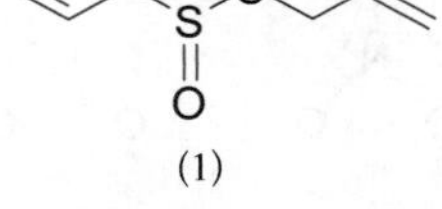

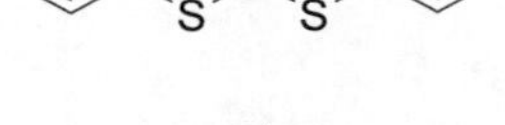

图 26-5　大蒜部分毒性成分
(1) 大蒜素(CAS NO.：539-86-6);(2) 大蒜油(CAS NO.：8008-99-9)

（二）毒性作用与机制

1. 毒性作用

心血管系统：大蒜和大蒜素对心脏有一定毒性。对离体灌流心脏有直接刺激作用，可使心跳减慢，心缩力减弱，直至心跳停搏。

血液系统：多食生大蒜会造成贫血。

急性毒性：小鼠 iv 大蒜油的 LD_{50} 为 134.9 mg/kg。大蒜素对小鼠的 LD_{50} 为 600 mg/kg（ig）、70 mg/kg（iv）、120 mg/kg（ip）。大蒜精油软胶囊对大鼠、小鼠的急性经口毒性 LD_{50} 均大于 10 g/kg，属实际无毒药物。

2. 毒理机制

消化系统：大蒜汁局部应用有较强刺激性。口服大蒜由于直接刺激胃黏膜，反射性地引起胃液中 HCl 量上升，使胃蠕动增强。

血液系统：高浓度大蒜汁可引起 RBC 溶解。家兔 iv 大蒜的水溶性成分或挥发油，可使血中 RBC、Hb 减少。

（三）毒代动力学

目前尚无大蒜毒代动力学报道。其药物动力学为：大蒜素前体蒜氨基在小鼠的药物动力学符合二室模型，血药浓度在给药后 10～20 min 达最高值，给药后 2 h，血浆中药物浓度明显降低。小鼠静注大蒜素 10 min 后，大蒜素在组织中的分布以肺最高，其次为心、肠、血液、脂肪、脑、肌肉、脾及肝；大蒜素在体内代谢很快，进入血液 10 min 后变为水溶性代谢物，经尿排出。小鼠尾静脉注射蒜油溶液，10 min 后肺部浓度最高。主要由尿和粪排出，少量经呼吸道排出。

（四）毒性作用的预防

1. 病证禁忌　阴虚火旺者，以及目、口齿、喉、舌患病者和时行病后均忌食。

2. 使用注意

用法用量：9～15 g。

升药 《外科大成》

本品为粗制氧化汞（HgO），由水银、火硝、白矾各等分混合升华而成。

辛，热；有大毒。归肺、脾经。拔毒生肌，除脓去腐。用于痈疽溃后、脓出不畅、腐肉不去、新肉难生，也治湿疮、黄水疮、顽癣及梅毒。

（一）毒性成分

升药毒性成分为汞化物，如 HgO、硝酸汞 $[Hg(NO_3)_2]$。

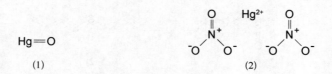

图 26 - 6　升药部分毒性成分

(1) HgO(CAS NO.：21908 - 53 - 2)；(2) Hg(NO₃)₂(CAS NO.：10045 - 94 - 0)

（二）毒性作用与机制

1. 毒性作用

急性毒性：小鼠 ig 升药的 LD_{50} 为 120.98 mg/kg。

慢性毒性：汞化物能从伤口吸收，主要蓄积于肾脏。慢性中毒时动物多脏器有不同程度瘀血、坏死等病理改变。HgO 成人中毒剂量为 0.5～0.8 g，致死量为 1～15 g，但也有文献报道 HgO 剂量 0.1～0.7 g 时也有致死者。

2. 毒理机制　参见[轻粉]项。

（三）毒性作用的预防

1. 病证禁忌　肝肾功能不全者、孕妇及体弱者忌用。本品与脓水接触后能生成汞离子，通过创面可被吸收引起中毒。外疡腐肉已去及脓水已尽者不宜用。溃疡接近口、目、乳头、脐中者，亦应慎用。

2. 使用注意

用量用法：本品有大毒，外用适量，不可内服，用时，研极细粉末，干掺或调敷，或以药捻沾药粉使用，不可过量或持续使用，外疡腐肉已去或脓水已尽者，不宜用。

配伍减毒：本品不单独应用，多配收湿敛疮的煅石膏外用，随病情不同，调整二药的用量比例。已知二药配用后的功效及毒力，如升药和煅石膏的用量比例为 1∶9 称九一丹，拔毒力较轻而收湿生肌力较强，2∶8 者称八二丹，3∶7 者为七三丹，1∶1 为五五丹，9∶1 者为九转丹，则拔毒提脓之力逐步增强。

基原鉴别：升药（粗制氧化汞，HgO）、白降丹[氯化汞（$HgCl_2$）和氯化亚汞（Hg_2Cl_2）]、轻粉（粗制氯化亚汞，Hg_2Cl_2）均以水银等为原料药升华而成，故升药、白降丹、轻粉和水银四者的中毒原因、症状相似，解救方法也基本相同。

（四）中毒救治

参见[轻粉]项。

白降丹 《外科正宗》

本品为人工炼制的氯化汞（$HgCl_2$）和氯化亚汞（Hg_2Cl_2）的混合结晶物。原料有硝石、皂矾、食盐、水银、朱砂、雄黄、硼砂等先后研末混合炼制而成。

辛，热；有毒。消痈溃脓，除脓去腐，祛风杀虫。用于痈疽发背，疔疮，瘰疬，脓成不溃，腐肉不去，新肉难生，风癣疥癞。

（一）毒性成分

白降丹有毒成分为汞化物，如 $HgCl_2$、Hg_2Cl_2 和 HgO（参见[升药]项）。

$$Cl—Hg—Cl \qquad\qquad Cl{\diagdown}^{Hg}{\diagdown}_{Hg}{\diagup}^{Cl}$$

(1) (2)

图 26－7　白降丹部分毒性成分

(1) $HgCl_2$（CAS NO.：7487－94－7）；(2) Hg_2Cl_2（CAS NO.：10112－91－1）

（二）毒性作用与机制

1. 毒性作用　误服或皮肤直接吸收中毒，可因量的大小而出现急性或慢性中毒表现。急性中毒可见口腔炎、恶心、呕吐、流涎、腹泻、尿少或尿闭、全身衰竭，可因尿毒症而死亡。

急性毒性：白降丹对小鼠的 LD_{50} 为 0.078 g/kg(ig)，可见蜷缩不动、反应迟钝、拒食等。白降丹的人中毒剂量为 0.5 g，致死量为 1～15 g。

慢性毒性：皮肤外用白降丹，连续换药 15 d，观察对小鼠肾脏的毒性，发现肾脏汞含量均有不同程度的升高，且随着剂量的增大而升高。每只鼠每次外用的白降丹剂量达 0.4 mg 时，肾脏的 MDA 含量尚未出现明显的升高，当剂量达 0.8 mg 时，肾脏的 MDA 含量出现显著升高，部分肾小管病理损害明显，损害的肾小管有明显的汞沉积征象，但小鼠的肾功能尚未出现明显的异常。

2. 毒理机制　皮肤创面外用白降丹，其中的 $HgCl_2$ 被吸收进入血液，并在肾腔中蓄积，诱发自由基产生。肾小管细胞膜上不饱和脂肪酸在自由基作用下，脂质氧化作用增强，引起细胞功能障碍，使细胞发生肿胀变性，最终导致肾小管坏死。

（三）毒代动力学

参见［轻粉］项。

（四）毒性作用的预防

1. 病证禁忌　肝肾功能不全者、孕妇及体弱者忌用。外疡腐肉已去或脓水已尽者，不宜用。

2. 使用注意

用法用量：本品有大毒，外用适量，不可内服。用时研极细粉末，干掺或调敷，或以药捻沾药粉使用。不可过量或持续使用。

3. 毒性中药管理　本品被列为列入"毒性药品管理品种"范围。

（五）中毒救治

西医救治：急性中毒，可洗胃或导泻，并肌内注射 10％二巯基丙醇溶液以解毒，出现尿毒症时应纠正酸中毒。口服中毒者，给予 2％碳酸氢钠溶液洗胃。外用致中毒，局部皮损处应用清水反复冲洗。洗胃后服用牛奶、鸡蛋清等，必要时可反复应用，与汞结合成汞的蛋白质络合物，阻止其吸收。但禁食盐，以免增加 $HgCl_2$ 的溶解度。静脉滴注 5％～10％葡萄糖，加速汞的排泄。其他对症治疗：使用特效解毒剂，如二巯基丁二酸钠、二巯基丙磺酸钠或二巯基丙醇（dimercaprol，BAL）等。二巯基丙磺酸钠是目前治疗汞中毒最有效的药物。

中医救治：可服华佗轻粉解毒方（金银花 30 g，紫草 30 g，山慈菇 30 g，乳香 15 g，没药 15 g），空腹饮之，取汗即愈。中药土茯苓煎汤内服可加速汞离子排泄。

砒石 《开宝本草》

本品为氧化物类矿物砷华的矿石，或由毒砂（硫砷铁矿）、雄黄等含砷矿物加工制成。药材分白砒与红砒，两者的 As_2O_3 含量均在 96％以上，但前者更纯，后者尚含少量硫化砷（As_2S）等杂质。药用以红砒为主。砒石经升华得的精品为砒霜。

辛，大热；有大毒。归肺、肝经。外用蚀疮去腐，内服祛痰截疟。用于寒痰哮喘、疟疾、痔疮、瘰疬、顽癣、溃疡腐肉不脱。

（一）毒性成分

砒石中有毒成分为 As_2O_3（参见［雄黄］项），砷毒性主要取决于其化学形态，As^{3+} 毒性大于 As^{5+}。

（二）毒性作用与机制

1. 毒性作用　典型症状如"急性胃肠炎""七孔出血"及"多发性神经炎"等；肝肾功能异常；WBC 于急性中毒时增高，慢性中毒时减少；尿中有蛋白质、管型、RBC 及碎片；大便见血或潜血强阳性；痰中带血。

急性毒性：多由内服过量或误服引起。口服后 10 min 至 1.5 h 即可出现中毒症状，病程为 3～7 d。消化系统见口干、口渴、吞咽困难、口有金属味，随之恶心、呕吐、剧烈腹痛腹泻，很快出现脱水、血压降低，发生低血容量性休克；中枢神经系统见头痛、眩晕、意识模糊等；循环系统表现为心肌损害、脉搏细弱、血压下降、循环障碍；泌尿系统见血尿、蛋白尿、少尿或尿毒症。其他部分患者有黄疸、皮肤红斑或血紫质病。砒石成人中毒量为 0.01 g，致死量为 0.1～0.2 g。小鼠 ig As_2O_3 的 LD_{50} 为 33～39 mg/kg。

慢性毒性：接触数周后发生。职业性砷化物中毒见于熔烧含砷矿石，制造合金、玻璃、陶瓷、含砷医药和农药，以及印染的生产工人。砷化物可经皮肤或创面吸收，长期接触砷化物可引起慢性中毒。

特殊毒性：慢性砷暴露可以引起雄性小鼠睾丸重量的绝对及相对降低，精子数量及运动能力下降，异常精子数增多。对大鼠进行慢性腹腔注射毒性研究，随着给大鼠注射 As_2O_3 的量增加，大鼠睾丸精子数量和每日精子生成量逐渐减少。对小鼠慢性腹腔注射毒性进行研究，结果表明 As_2O_3 对小鼠的体重增长及睾丸的重量存在抑制作用，As_2O_3 使小鼠精子的畸形率明显增加，且呈明显的剂量-效应关系。

2. 毒理机制　砷为原浆毒，对蛋白质的巯基有极大亲和力，可抑制代谢过程中起重要作用的许多巯基酶，能使 200 多种酶失活，使细胞呼吸和氧化过程发生障碍。As^{5+} 能取代参与多种生化途径的磷酸盐。无机砷使糖代谢停止，蛋白质分解，细胞死亡。

（三）毒代动力学

无机砷 80%～90% 从胃肠道吸收，分布到全身组织器官，皮肤也是潜在的吸收途径。砷在体内的 $t_{1/2}$ 约为 10 h，通过甲基化代谢，从尿液排出，或通过皮肤排泄，特别是大量出汗时。砷也可蓄积于头发和指甲。

（四）毒性作用的预防

1. 病证禁忌　体虚者及孕妇忌服。

2. 配伍禁忌

中药配伍：《日华子本草》："畏绿豆、冷水、醋。"

3. 使用注意

用法用量：服用含砷药物，应严格掌握剂量，注意观察，如有中毒先兆时应及时停药并采取相应解救措施。不能作酒剂服用，外用不宜过多和持续使用。

4. 毒性中药管理　砒石、砒霜及其他含砷中药被列入"毒性药品管理品种"范围，需严加管理。

（五）中毒救治

西医救治：口服中毒应及早催吐，洗胃，并立即口服新配制的氢氧化铁（与砷形成不溶性络合物),直至呕吐停止。再以硫酸镁导泻。早期处理同时使用特效药如 BAL、二巯基丁二酸钠、二巯基丙磺酸钠(unithol)等及其他对症治疗。

中医救治：可用黄连、白茅根、甘草煎汤频服。

轻粉《本草拾遗》

本品为 Hg_2Cl_2。

辛,寒;有毒。归大肠、小肠经。外用杀虫,攻毒,敛疮;内服祛痰消积,逐水通便。外治用于疥疮,顽癣,臁疮,梅毒,疮疡,湿疹;内服用于痰涎积滞,水肿膨胀,二便不利。

(一) 毒性成分

轻粉毒性成分为汞化物,如 Hg_2Cl_2(参见[白降丹]项)。

(二) 毒性作用与机制

1. 毒性作用

消化系统：恶心流涎,呕吐剧烈,腹泻为黏液便或血便,肠黏膜脱落;口中有金属味,咽喉疼痛,齿龈肿胀,口腔发炎,黏膜糜烂溃疡,食道及胃部灼痛,甚则出现胃、肠穿孔,中毒性肝炎。

呼吸系统：由于轻粉对呼吸黏膜具有刺激和腐蚀作用,故可引起气管炎、支气管炎,出现剧咳、呼吸急迫、呼吸困难等。

循环系统：可见心慌心悸、心律失常、血压下降,或休克,以及中毒性心肌炎等。

神经系统：可发生多发性神经炎,四肢肌肉疼痛、震颤、感觉障碍、运动失调、麻痹,甚至肢体瘫痪,出现精神神经症状和意识障碍。

泌尿系统：可有尿少尿闭、血尿、蛋白尿等,尿量少于 400 mL,并可导致急性肾功能衰竭。

急性毒性：小鼠 ig 轻粉西黄耆胶混悬液的 LD_{50} 为 2.068 g/kg,多在给药后 2 h 死亡,中毒表现为全身瘫痪。家兔 ig 不同剂量的轻粉(0.66 g/kg、0.99 g/kg、1.5 g/kg),在 72 h 内全部死亡。尸检可见内脏器官不同程度瘀血。多数动物可见肺小动脉痉挛,管壁变厚,肺泡壁充血,部分小血管内还有血栓形成,肺内有灶性炎症。肝有脂肪变性和点状坏死。肾有明显浊肿,近曲小管上皮细胞有坏死,细胞核破碎或溶解,卵巢中卵泡的崩解破坏增多。

慢性毒性：① 汞毒性皮炎。躯干四肢红色斑疹、皮肤水肿、色素沉着、眼睑及黏膜水肿,或出现全身皮肤变硬,呈盔甲样改变。② 汞毒性口腔炎。初期齿龈微量出血酸痛,并伴红肿、压痛,似海绵状,易流血,齿龈可出现深蓝色汞线。③ 神经肌肉症候群。神经衰弱、精神不安、兴奋易怒、失眠多梦、幻觉、行为怪僻等;肌肉震颤,初发头痛,继则全身无力、四肢痉挛或疼痛,渐见震颤,发生于眼睑、舌及上肢,重则全身震颤,紧张时尤甚,不能写字和从事精细准确的工作。④ 五官病变。晶体前房棕色光反射,自淡棕灰色到深玫瑰棕色,因人而异;球后视神经炎,视力障碍,视野狭小或有暗点。⑤ 妇女尚可见到月经障碍。

2. 毒理机制
汞是一种原浆毒,汞离子入血后,与体内蛋白质的巯基结合,使体内多种酶的活性受抑制,组织细胞的正常结构和功能发生改变,机体代谢功能紊乱,引起各脏器的损伤。其中一部分汞离子可透过血脑屏障,蓄积在中脑与小脑,引起神经系统改变。脏器的病变以肝细胞坏死和肾小球、近曲小管的改变为显著。

（三）毒代动力学

目前尚无轻粉毒代动力学报道。其药代动力学为：动物单次 ig 轻粉后在体内很快被吸收，$t_{1/2ka}$ 为 3.09 h，C_{max} 为 2.15 μg/mL，t_{max} 为 1.22 h，其心、肝、肾、脾、肺、大脑、小脑等器官的组织均有不同程度的汞量分布，且给药 2 h 后可达峰值。随着服药次数的增加，组织中蓄积的汞量基本趋于恒定，唯在肝、肾中的汞量仍在上升，并且蓄积量远大于其他组织。另有研究对比朱砂、朱砂安神丸、$HgCl_2$、轻粉对小鼠的急性毒性，小鼠一次给药后分别检测肝肾组织中汞蓄积量、肾功能及组织形态学变化，结果发现临床常用量的朱砂和朱砂安神丸毒性要远远小于 $HgCl_2$。

（四）毒性作用的预防

1. 病证禁忌　孕妇忌服。对药物易过敏者应避免使用。

2. 配伍禁忌

中药配伍：畏砒霜。

3. 使用注意

用法用量：内服每次 0.1～0.2 g，一日 1～2 次，多入丸剂或胶囊服，忌入汤剂，因其与水共煮可分解为氯化汞和金属汞，两者均有剧毒。本品毒性剧烈，以外用为主，但不可过量和持续使用；内服慎用，严格控制剂量。口服过量可导致急性中毒，有儿童因按成人剂量口服含轻粉制剂而导致死亡的案例。同时因其对黏膜有一定刺激性，服用后要及时漱口，以免口腔糜烂和损伤牙齿。

4. 毒性中药管理　本品被列为列入"毒性药品管理品种"范围。

（五）中毒救治

参见[白降丹]项。

铅丹 《神农本草经》

本品为纯铅经加工炼制而成的铅氧化物（Pb_3O_4）。

辛，微寒；有毒。归心、肝经。外用拔毒生肌，杀虫止痒；内服截疟止痢，坠痰镇惊。

（一）毒性成分

铅丹主要成毒性分为 Pb_3O_4。

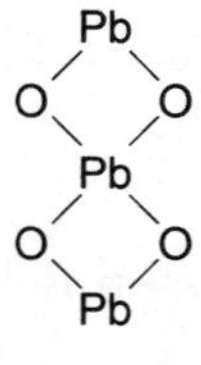

图 26-8　Pb_3O_4
(CAS NO.：1314-41-6)

（二）毒性作用与机制

1. 毒性作用

中枢神经系统：早期出现头晕失眠、乏力、食欲减退、肌肉关节疼痛等神经衰弱症候群，继则引发铅中毒性神经炎、肌肉麻痹,可伴见腕垂、踝垂等典型症状。重度中毒时出现铅中毒性脑病,表现为精神及神经系统功能紊乱、头痛失眠、感觉迟钝、精神抑郁、昏迷瘫痪。当血铅浓度≥600 μg/L 时,人体会有明显的神经毒性表现,因此一般认为人体能承受的最大血铅浓度为 400 μg/L。当血铅浓度在 200～400 μg/L 时,人体也会出现与血铅浓度有关的认知状态改变,因此,世界卫生组织建议血铅浓度要控制在 100 μg/L 以下。但也有报道认为即使血铅浓度在 100 μg/L 以下,人体也会出现轻微神经反应。

心血管系统:血压增高;通过神经反射引起平滑肌和血管痉挛,使局部组织缺血、坏死、溃疡;出现铅中毒面容,表现为面色土黄色或灰白色,由面部小血管痉挛引起。此外,铅进入血液循环,能迅速分布到骨骼、肝、肾、脑等重要器官,使之发生炎症病变,从而出现中毒性肝炎、中毒性脑病及中毒性肾病。

消化系统:口内有金属味,流涎、恶心呕吐,吐出物带有血丝,腹痛、腹泻、黑便、阵发性脐周绞痛,肝区触痛、黄疸、肝肿大,转氨酶增高;刺激胃肠道,诱发胃肠炎。

血液系统:铅可使 RBC 破裂、溶血,WBC 增多。

泌尿系统:排尿频繁,尿中出现蛋白质、管型、脓球等,甚至出现肾功能衰竭,可见间质性肾炎、尿毒症。

急性毒性:小鼠 iv 铅丹水煎剂的 LD_{50} 为 16.70 g/kg。

慢性毒性:临床铅的中毒量为 0.4 g,因有蓄积作用,口服少于 2 mg/d,连服数周也将出现慢性中毒。

2. 毒理机制

中枢神经系统:① 引起认知障碍。铅能使脑组织蛋白受损,减小较大(如全脑、叶状灰质和白质)和较小(如扣带回、岛叶、胼胝体)的大脑组织区域体积。② 阻碍胚胎组织发育。可使胎儿、婴儿大脑神经元 DNA 甲基化,进而影响大脑发育。③ 引发类似阿尔兹海默病等神经退行性疾病。铅暴露可使海马区乙酰天冬氨酸含量显著下降,后者与神经元损伤或神经轴突结构变性密切相关。

消化系统:铅类化合物能与蛋白质和其他组织成分结合成难溶性化合物,是刺激胃肠道、诱发胃肠炎,使局部组织缺血、坏死、溃疡的原因。

血液系统:铅可抑制 Hb 合成中的一些关键酶,阻碍了卟啉与 Fe^{2+} 的结合而导致溶血。

(三)毒代动力学

Pb_3O_4 吸收甚慢,主要经消化道和呼吸道吸收,吸收后 90% 以上沉积于骨内。铅主要经肠与肾排泄。尿中铅含量超过 0.05～0.08 mg/L 时,应考虑铅中毒可能。血中铅含量超过 0.05～0.1 mg/L,即产生中毒症状。

(四)毒性作用的预防

1. 病证禁忌　孕妇、哺乳期妇女及儿童禁用。

2. 使用注意

用法用量:一般不作内服,必要时控制剂量,只可暂用,并严格观察。防止过劳、饥饿、感染,以免使潜在的铅游离出来,引起急性中毒。服药期间禁止饮酒。

(五)中毒救治

西医救治:早期洗胃,硫酸镁导泻,保护胃黏膜。应用钙剂如依地酸钙钠促进血液循环中的铅沉淀于骨内,降低血铅浓度。其他症状对症治疗。

干漆 《神农本草经》

本品为漆树科植物漆树 *Toxicodendron vernicifluum* (Stokes) F. A. Barkl. 的树脂经加工后的干燥品。

辛,温;有毒。归肝、脾经。破瘀通经,消积杀虫。用于瘀血经闭,癥瘕积聚,虫积腹痛。

（一）毒性成分

漆酚是干漆中常见的毒性成分。此外,生漆中还含有微量的 α,β-不饱和六元环内酯等挥发性致敏物组分。

（二）毒性作用

食用干漆后容易引起全身性皮炎,出现红斑丘疹、多形性红斑、红皮病、紫癜、风团、水疱等皮损。检查结果显示,部分人群出现 WBC 增多或嗜酸性粒细胞计数升高症状。

慢性毒性:雄性和雌性大鼠分别单次 ig 干漆树皮提取物 2 500 mg/kg、5 000 mg/kg 和 10 000 mg/kg,在摄入干漆后 15 d 内,没有动物死亡,临床症状、体重和尸检结果均未观察到明显变化。

（三）毒性作用的预防

1. 病证禁忌 孕妇及对漆过敏者禁用。

2. 使用注意

用法用量:2～5 g。

炮制减毒:干漆中的漆酚有毒,经过煅烧、煎煮、研磨、晾晒等炮制方法,可以去除干漆中部分有毒物质。《神农本草经》中记载干漆无毒,为上品,久服延年益寿,指的即是炮制后的干漆饮片。

配伍减毒:干漆与蛋白质混匀服用,可以增效减毒。

（四）中毒救治

西医救治:以抗过敏治疗为主。

中医救治:据《日华子本草》记载,如不慎中毒,可用紫苏、螃蟹、蛋清、黄栌汁和甘豆汤等解毒。

蛇床子 《神农本草经》

本品为伞形科植物蛇床 *Cnidium monnieri* (L.) Cuss. 的干燥成熟果实。

辛、苦,温;有小毒。归肾经。燥湿祛风,杀虫止痒,温肾壮阳。用于阴痒带下、湿疹瘙痒,湿痹腰痛,肾虚阳痿,宫冷不孕。

（一）毒性成分

蛇床子主要毒性成分为蛇床子醇提物、蛇床子素。

（二）毒性作用与机制

1. 毒性作用 外用熏洗致局部出现红色斑疹,潮红肿胀灼热,水肿起泡,伴流黄水。服蛇床子总香豆素后,出现轻微口干、嗜睡及胃部不适。较大剂量的蛇床子素灌胃可使供试小鼠中

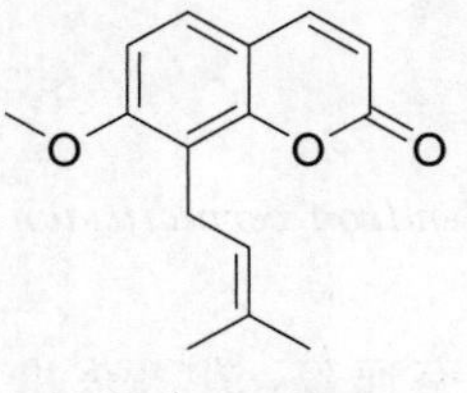

图 26 - 9 蛇床子素
(CAS No.：484 - 12 - 8)

毒,表现为流涎、呼吸困难、心动过缓、步态不稳,自发活动先是增多然后减少,最后呼吸衰竭而死,所有动物死亡均在用药后 6～10 h 内发生。

急性毒性：小鼠单次 ig 蛇床子素混悬液的 LD_{50} 为 3.45 g/kg。小鼠 ig 蛇床子醇提物的 LD_{50} 为 17.445 4 g 生药/kg,对肝脏产生毒作用。蛇床子提取物对大鼠的正常代谢产生干扰。磷脂酰胆碱经水解后可生成磷脂酸、溶血卵磷脂、AA 等,而溶血卵磷脂的"皂洗"作用可导致细胞膜性结构被破坏,AA 则可通过一系列反应促使脂质过氧化,进一步加剧细胞破坏。

慢性毒性：大鼠 ig 蛇床子醇提物 3 个月后,检测到 TP、BUN 升高,ALB、TG 降低,长期大剂量给予蛇床子水煎剂可能会引起肾脏损伤。

2. 毒理机制　呋喃香豆素类成分能发生代谢活化,产生的亲电反应性中间体不但可与 CYPs 发生共价结合,还可能共价修饰其他重要生物大分子(如 DNA 或蛋白质),引发一些毒副作用,报道较多的 2 种是肝毒性和光毒性。

（三）毒性作用的预防

1. 病证禁忌　下焦有湿热或肾阴不足、相火易动,以及精关不固者忌服。

2. 使用注意

用法用量：3～10 g。外用适量,多煎汤熏洗,或研末调敷。

（四）中毒救治

西医救治：对于蛇床子外用引起的皮肤潮红、剧痒,口服赛庚啶片、外搽丙酸倍氯美松霜后可缓解。

狼毒 《神农本草经》

本品为大戟科植物月腺大戟 *Euphorbia ebracteolata* Hayata 或狼毒大戟 *Euphorbia fischeriana* Steud. 的干燥根。

辛,平;有毒。归肝、脾经。散结,杀虫。外用于淋巴结核、皮癣;灭蛆。

（一）毒性成分

月腺大戟的毒性成分为二萜类化合物,主要是岩大戟内酯 B。

（二）毒性作用与机制

1. 毒性作用　狼毒具有显著的细胞毒性,并具刺激性。

急性毒性：小鼠 ip 狼毒大戟石油醚提取物和乙酸乙酯提取物的 LD_{50} 分别是 31.03 mg/kg 和 1 538.58 mg/kg。小鼠 ig 狼毒大戟水提取物的 LD_{50} 为 279.5 g/kg,ig 狼毒大戟超临界 CO_2

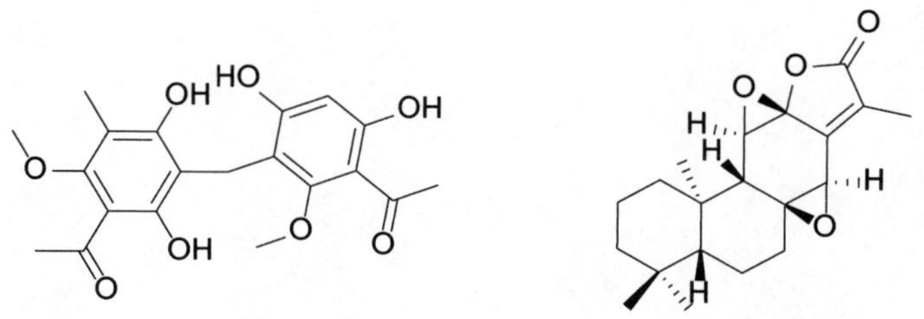

图 26 - 10 狼毒部分毒性成分

（1）月腺大戟素 A（CAS NO.：935276 - 32 - 7）；（2）岩大戟内酯 B（CAS NO.：37905 - 08 - 1）

萃取物的 LD_{50} 为 2.05 g/kg。

特殊毒性：高剂量狼毒大戟水提取物对小鼠具有明显的致突变作用。高剂量月腺大戟水提物有致突变和生殖毒性。

2. 毒理机制 昆明小鼠 ip 狼毒大戟石油醚提取物 0.39 mg/kg、0.78 mg/kg、1.55 mg/kg，1 次/d，14 d 后小鼠肝脏细胞发生凋亡，其机制可能与降低磷酸化胞外信号调节激酶、Bcl - 2，增强 Bax 蛋白表达，并使 Caspase - 3 产生活化形式的 Cleaved - Caspase - 3 有关。

（三）毒代动力学

目前尚无狼毒毒代动力学报道。其药代动力学为：大鼠 ip 月腺大戟素 A 5 mg/kg、15 mg/kg、30 mg/kg 后，绝对生物利用度分别为 27.23％、42.82％和 40.13％。大鼠 ig 月腺大戟素 A 25 mg/kg、50 mg/kg、100 mg/kg 后，绝对生物利用度分别为 8.57％、7.36％和 5.97％。月腺大戟素 A 在大鼠体内吸收良好，其腹腔给药的绝对生物利用度大于口服。组织分布研究结果表明，大鼠 iv 月腺大戟素 A 5 mg/kg 后，其广泛分布于心、肝、脾、肺、肾、脑、胃、小肠、子宫、卵巢和乳腺。

（四）毒性作用的预防

1. 配伍禁忌

中药配伍：本品不宜与密陀僧同用。

2. 使用注意

用法用量：本品临床应用以熬膏外敷为主。

炮制减毒：狼毒具有显著的胃肠道和黏膜刺激性，醋炙后可显著降低其毒性作用。

附篇

第二十七章
中药相互作用毒性及疗效改变

导学

本章介绍了中药相互作用及中西药相互作用产生的毒性增强、疗效降低、毒性减弱等。

学习要求：

（1）熟悉十八反、十九畏的现代应用研究。

（2）了解中药配伍、中西药配伍毒性增强、减弱及其实例。

中药、西药各自的单用和合用是根据其用药规律与配伍原则进行的，这种原则在中医学中被称为中药的"七情和合（七种用药和配伍的规律）"与"君臣佐使（组方原则）"，在西医学中被称为"药物相互作用"。此外，中西药都有各自的配伍用药禁忌，中医有"十八反""十九畏"，如甘遂不能与甘草配用；西药中可的松不能与强心苷类药物合用，红霉素不能与维生素 C 合用等。一般情况下，合格的中医师和中药师要保障处方的有效性和用药的安全性。

中医将配伍后毒性增加和药效降低分别称为"相反""相恶"，属于配伍禁忌，概括为"十八反""十九畏"，加上后世还补充的一些，一并于此讨论。

第一节　中药相互作用毒性增强或疗效降低

一、中药"相反"作用的内涵

中药"相反"概念首见于《神农本草经》序章，记载："有单行者，有相须者，有相使者，有相畏者，有相恶者，有相反者，有相杀者。凡此七情，合和视之，当用相须、相使者良，勿用相恶、相反者。若有毒宜制，可用相畏、相杀者。不尔，勿合用也。"可见，"相反"药物是中药配伍的禁忌，但在《神农本草经》中并没有提出"相反"药物的明确定义。《本草经集注》提道："相反者，则彼我交仇，必不宜合。"《千金方》中认为"草石相反，使人迷乱，力甚刀剑"。由此可见，"相反"作为"七情"之一，其主要含义是相反配伍将产生不良反应或剧烈毒性。因此，现代将"相反"作用定义为两种药物合用，能产生毒性反应或副作用，即两药相互作用，毒性（副作用）增强。

二、"十八反""十九畏"探源

金代张从正的《儒门事亲》记载中药"相反"作用歌诀："本草明言十八反，半蒌贝蔹芨攻乌，藻戟遂芫俱战草，诸参辛芍叛藜芦。"五代后蜀韩保升等所著的《蜀本草》在对《神农本草经》中三百六十五种药物配伍关系统计后指出"相反者十八种"。十八反是中药配伍禁忌的重要内容之一,历代医者大多遵循,但也有不同的意见。一般认为,乌头(川乌、草乌、附子)反贝母(川贝、浙贝、平贝和伊贝)、瓜蒌(蒌仁、蒌红、蒌皮和天花粉)、半夏、白蔹、白及;甘草反甘遂、大戟、芫花、海藻;藜芦反人参、沙参(南沙参、北沙参)、丹参、苦参、玄参、细辛、芍药(白芍、赤芍)。

"十九畏"是中国古代医家在常年的临床应用和实践中,提出来的对于中药配伍禁忌的理论。"十九畏"说法起源较晚,有研究认为其产生于12世纪。关于"十九畏"药物的最早记载见于金明时期,明代刘纯的《医经小学》(1388年)中收录了10对不宜配伍同用的药物;另一本较早有"十九畏"记录的古籍是《珍珠囊补遗药性赋》(1622年)。目前,中医学界比较公认的"十九畏"配伍为:硫黄畏朴硝,水银畏砒霜,狼毒畏密陀僧,巴豆畏牵牛,丁香畏郁金,牙硝畏三棱,川乌、草乌畏犀角,人参畏五灵脂,官桂畏石脂。共19味药,故称"十九畏"。

三、"十八反""十九畏"配伍禁忌的现代应用研究

"十八反""十九畏"尽管常被历代医书本草所收载,但并不是临床应用中药配伍的绝对准则,从古至今"十八反""十九畏"配伍的方剂和中成药并不少见。目前,已经有学者证明"十八反"不是绝对的配伍禁忌,大多数"十八反"配伍只在特定的病理条件下显示不同程度的毒性增强或不良反应、不利于治疗的效应。通过整合多种组学数据和网络药理学分析表明,甘遂与甘草、大戟与甘草等"十八反"药对在不同的剂量和配比条件下,可发挥降低、消除或增强药效的作用,其配伍机制往往与矫正相应疾病失衡网络有关。"十九畏"药物配伍方面,临床有应用人参与五灵脂配伍治疗气虚血瘀所致的胃炎、胃溃疡、冠心病以及腰椎间盘突出、关节炎等引起的局部疼痛,疗效显著且未见明显毒性反应。这种配伍禁忌的不确定性可能与药物的品种因素、偶然因素和古人的认识能力有限相关。然而,"十八反""十九畏"的配伍也并非毫无科学性可言。《中国药典》对于"十八反""十九畏"的配伍禁忌中,并没有突破传统的典籍,其保留了大部分不宜同用的品种,但对甘草与海藻、硫黄与朴硝、人参与五灵脂等未有不宜同用的规定。现代药理学、毒理学研究表明,大部分"十八反""十九畏"配伍确实存在药效降低、毒性增强的作用,即"相反"现象。因此,对"十八反""十九畏"配伍的"相反"作用的深入研究具有十分重要的意义。

四、"十八反"药物配伍的现代研究

(一) 乌头及诸药

1. 半夏与乌头　毒理学研究表明,单用制乌头或姜半夏煎剂,均可使小鼠急性中毒,表现出竖尾反应、呼吸急促、活动迟缓,其中姜半夏毒性大于制乌头;若将两味药单煎后混合,其毒性均比单味药高,死亡率高于两倍量乌头煎剂或半夏煎剂。川乌或姜半夏单用能够减轻甲状腺素的毒性反应,使老年小鼠或初成年小鼠的存活时间延长,若以两药2:1配伍干预则生存时间显著减少。附子或半夏单煎液以及等比配伍煎煮液对离体蛙心的心脏收缩幅度和心率无明显影响。生、制附子单煎液及其相应生、制半夏混合煎液均可使小鼠心率减慢,呈现不同程度的传导阻滞,且混合煎液致房室传导时间延长值小于单煎液时间延长值,提示附子与半夏等比配伍的毒性低于附子单煎剂。另有研究发现制川乌与法半夏配伍后,能产生毒性反应或副作用,但未见其各自药效的降低。制川乌和珠半夏配伍应用时,可诱导饮食失节所致脾虚模型小鼠的心律失常,对正常动物则不明显。

2. 瓜蒌与乌头　有研究表明,附子与全瓜蒌配伍后,使小鼠多处于中枢抑制状态,提示"十

"八反"中附子反瓜蒌具有一定的科学性。

3. 贝母与乌头　生附片与贝母配伍后,药理效应强度可发生改变。与浙贝母配伍,可显著抑制生附片引起的正常小鼠体温降低。生附片与浙贝母或松贝母配伍可拮抗安痛定所致的大鼠体温降低,且其作用优于单用生附片。生附片和松贝母配伍抑制胃排空和抗胃溃疡的作用均强于单用生附片;生附片与青贝母配伍抗炎作用强于单用生附片。

贝母与乌头的配伍在病理条件下与正常生理条件下具有不同的毒性。分别给予制川乌与浙贝母配伍液、黑附片与浙贝母配伍液,均可对肾上腺素诱发的心律失常模型小鼠和饮食失节所致的脾虚模型小鼠产生较明显的毒性增强效果,对正常动物则无明显影响。

乌头生物碱与浙贝母总生物碱配伍应用能使药物在体内的滞留时间和效用时间延长。乌头或贝母单独使用以及配伍给药均可使肝 CYPs 和细胞色素 b5 的含量低于正常,配伍使用作用更为明显。此项研究从药动学角度初步验证了"乌头反贝母"理论的科学性。对于各亚型肝药酶的试验分析表明,乌头、贝母合用后能够抑制 CYP1A2、CYP2E1 的活性。考虑到乌头碱的代谢亚型主要是 CYP3A 和 CYP1A2,这两种酶对乌头碱的代谢过程是一个逐渐降低毒性的解毒过程。因此推测,贝母与乌头合用后,致乌头碱毒性的增加主要原因是药物合用抑制了代谢乌头碱的亚型酶 CYP1A2 活性,致使乌头碱被肝 CYPs 代谢的速度减慢,使其在体内的停留时间延长或相对血药浓度增加,从而产生乌头碱毒性增加的作用。

4. 白蔹与乌头　白蔹煎剂本身无镇痛作用,但配伍可显著增强黑附片和炙川乌的镇痛作用,并可以拮抗乌头类中药对离体蛙心的收缩作用。

制川乌与白蔹配伍对金黄色葡萄球菌半数抑制浓度高于白蔹单用;另一项对大黄、黄芩和赤芍组成复方的抑菌作用研究显示,若分别加入白蔹或乌头对此方的抑菌作用无明显影响,但同时加入白蔹、乌头则使此方的抑菌作用降低,表明白蔹与乌头的配伍会降低药效。

急性毒性实验结果显示,白蔹、附片、炙川乌、炙草乌单用及分别配伍后致小鼠死亡的百分率及毒性反应均无明显差异,但配伍液可致小鼠的心律失常加重。对于病理条件下"十八反"配伍研究结果表明,制川乌配伍白蔹对脾虚模型小鼠有较明显的毒性增强效果,对正常动物则不明显;乌头、白蔹合用对于健康家兔未见毒性明显增强,但对高血钙病理模型,则可引起多数动物发生心房纤颤;而单给乌头或白蔹,则未见高血钙模型动物出现心房纤颤。

药动学研究表明,乌头、白蔹配伍后抑制 CYP1A2、CYP2E1、CYP3A1/2 的活性,其中CYP2E1 活性下降可能是通过影响基因转录进而影响其蛋白水平来实现;CYP1A2、CYP3A1/2活性下降则与基因和蛋白水平不相关,由于 CYP3A 和 CYP1A2 在乌头碱的代谢过程中是一个减毒的关键靶点,白蔹与乌头合用可能会导致乌头碱毒性增加的原因可能与药物合用抑制了CYP1A2、CYP3A1/2 的活性,致使乌头碱被肝 CYPs 代谢的速率减慢,使其在体内的停留时间延长或相对血药浓度增加有关。

5. 白及与乌头　实验研究表明,白及与生川乌配伍毒性相加,与制川乌配伍毒性相拮抗,两者共用时不影响彼此的药效;但也有研究表明,白及与川乌配伍后,止血和镇痛作用未降低,药效也未下降,没有表现出相反的作用。

急性毒性实验结果显示,白及、附片、炙川乌、炙草乌单用及分别配伍后致小鼠死亡比率及毒性反应均未有明显差异,但配伍后可使小鼠心律失常加重。附子与白及配伍给药,可使小鼠处于中枢抑制状态。另有研究表明,制川乌与白及、黑附片与白及配伍对脾虚模型小鼠有较明显的毒性增强效果,对正常动物则毒性增强效果不明显。川乌的毒性还可能与配伍剂量有关,

用改良寇氏法计算 LD_{50}，发现生川乌 LD_{50} 为 11.3 g/kg，制川乌 LD_{50} 为 14.56 g/kg，生川乌和白及配伍（1∶1）LD_{50} 为 28.31 g/kg，制川乌和白及配伍（1∶1）LD_{50} 为 51.69 g/kg；生川乌与半夏配伍进行急性、慢性毒性试验，未见其毒性或毒副作用增加。

药物动力学的研究表明，乌头、白及合用后抑制了 CYP3A1/2 的活性。由于 CYP3A 和 CYP1A2 是代谢乌头碱的主要亚型，当药物合用抑制了代谢乌头碱的亚型酶 CYP3A1/2 的活性，可致乌头碱被肝 CYPs 代谢的速度减慢，使其在体内的停留时间延长或相对血药浓度增加，从而产生乌头碱毒性增加的作用。

（二）甘草及诸药

1. 海藻与甘草　将甘草、海藻分煎，同时采用腹腔注射海藻煎剂，皮下注射甘草煎剂，可观察到随着甘草剂量的增加，毒性加大。可见"甘草反海藻"所述毒性的增加，不是由于混煎引起的物理化学变化，而是药物进入动物机体后产生相互作用的结果。

实验研究表明，海藻与甘草配伍比例不同时，药理及毒性效应存在差异。以甘草∶海藻（1∶2）混合，能促进甲状腺合成三碘甲腺原氨酸（3，5，3′-triiodothyronine，T_3），且未发现明显毒性反应；海藻∶甘草（1∶1）合煎液可显著降低丙基硫氧嘧啶所致甲状腺肿模型大鼠的甲状腺指数。甘草∶海藻（1∶1）合煎液未见对肝细胞有损伤作用，但其他比例合煎及单煎后混合液对肝细胞均有损伤，且随海藻含量增加毒性增强，合煎液毒性强于单煎后混合液。实验结果表明，不同比例的甘草、海藻合煎液抗甲状腺肿的作用强于两药单煎后混合液，且作用随海藻比例的提高而增强。不同比例的海藻与甘草配伍还可能对造血、肝脏、心脏和肾脏的功能产生不同的毒性作用。海藻与甘草 1∶1 配伍能显著提高 RBC 的数量，对 Hb 无影响；当比例增加时，RBC 数恢复正常，但 Hb 含量则低于正常；1∶1 与 2∶1 的配伍对 WBC 无影响，但在 3∶1 时能使 WBC 上升并超出正常范围。甘草与海藻 1∶1 或 2∶1 配伍组对血清 ALT、AST 无影响，但在 3∶1 时则可致 ALT 和 AST 浓度升高。血清肌酸激酶（creatine kinase，CK）水平也可随两药配伍比例增加而升高，提示可能对心肌产生一定的毒性作用，并呈剂量依赖关系。海藻、甘草 3∶1 配伍时能使 BUN 水平有升高趋势，但尚未超出正常范围，这提示两者配伍可能对肾功能有一定的毒性作用。另有研究表明，甘草与海藻配伍的毒性可能与给药途径有关。两药等比配伍后，水煎剂、浸剂灌胃后小鼠无死亡，改用腹腔注射则全部死亡。在不同的生理和病理条件下，两药配伍的毒性也不相同。研究发现，甘草配伍海藻对脾虚模型小鼠的毒性显著增加，而对正常动物的毒性作用则不明显。

甘草与海藻配伍比例为 3∶1 和 1∶3 时能显著提高肝匀浆 CYPs 含量，对肝药酶有诱导作用，其他配伍比例则无明显作用，提示甘草与海藻以一定比例配伍可影响方剂中药物的代谢。同时研究发现，甘草、海藻分煎后混合与合煎对药物的代谢有不同影响，分煎后混合三个配伍比例对肝药酶含量均无影响，合煎则能明显提高小鼠肝药酶的含量。另一项研究表明，甘草单煎剂及不同比例合煎、单煎混合剂及单体甘草酸铵、甘草次酸、甘草素、异甘草素、甘草苷均能显著提高 CYPs 含量，且海藻、甘草配伍比例与该作用具有相关性。对肝药酶亚型的研究表明，当甘草与海藻同时服用尤其是长期服用时，由于对 CYP3A1/2 的诱导作用，可能改变某些药物和内源性物质的代谢和生理功能，进而影响其中某些成分的代谢，产生药物相互作用甚至产生不良反应。

2. 大戟与甘草　大戟具有肝毒性，与甘草配伍后对循环、消化、神经系统均有不同程度的损害，对肾功能则无影响。另有研究表明，甘草与大戟等量配伍的毒性与给药途径有关，配伍水煎剂、浸剂灌胃后小鼠无死亡,改用腹腔注射则全部死亡。

药物动力学研究表明,甘草、大戟配伍对肝脏微粒体、蛋白表达和酶活性均有影响。配伍甘草后,肝脏CYP3A2 mRNA、蛋白表达及酶活性显著低于大戟单独使用,提示甘草可能通过抑制CYP3A2使大戟的毒性成分代谢减慢,造成蓄积而使毒性反应表现明显。另一项研究表明,单用甘草对CYP1A2有诱导作用;而大戟则对CYP1A2有抑制作用,这种抑制作用显著强于甘草的诱导作用,两药合用后表现为抑制作用。由于肝药酶活性与解毒功能相关,其活性被抑制可能会造成毒性成分代谢减慢而引起蓄积中毒,这可能是中药"十八反"药代动力学的潜在机制。

3. 甘遂与甘草　甘遂与甘草配伍属于"十八反"之列,但近代研究对甘草与甘遂配伍的毒性颇有争议。研究表明,甘遂与甘草等比配伍液对小鼠和家兔均未表现出明显的毒性增强;若甘草用量小于或等于甘遂无相反作用;若甘草用量高于甘遂,则有相反的作用。另有研究表明,与甘草配伍可使甘遂的毒性增强,当甘草量加大时,毒性也增强。甘遂可致CK、LDH、羟基丁酸脱氢酶(hydroxybutyrate-dehydrogenase,HBDH)的升高,与甘草配伍后对循环、消化、神经系统均有不同程度的损害,对肾功能则没有影响。两药配伍应用后,可见肝脏实质细胞轻度肿胀变性,血管轻度扩张充血,有少量灶性细胞浸润,出现轻度组织水肿,血清ALT、AST、LDH水平均有明显的升高。甘草与甘遂配伍的毒性也与给药途径有关,两药等量配伍的水煎剂、浸剂灌胃后小鼠无死亡,改用腹腔注射则全部死亡。甘草与甘遂配伍在生理、病理条件不同的动物上表现出的毒性也不同,两种药物配伍对脾虚模型小鼠有比较明显的毒性,而对于正常动物则不明显;甘草与甘遂配伍对健康家兔有毒性,且毒性随甘草量加大而增加,对于急性肝损伤家兔则没有明显的毒性。

药动学研究表明,单用甘草明显表现出了对CYP1A2的诱导作用,而甘遂则明显表现出抑制作用,而且这种作用明显强于甘草对CYP1A2的诱导作用,两药合用最终表现为抑制作用。通过检测CYP2E1的表达和活性变化,发现两药配伍使用时,甘草对CYP2E1活性的诱导作用更强,故而甘草可促进甘遂所含致癌或毒性前体物质转化成为致癌物和毒物的过程,并增强对机体的毒性作用,从而表现出"十八反"中药物配伍禁忌的特征。

4. 芫花与甘草　研究表明,与甘草配伍可使芫花原有的毒性发生改变。配伍甘草可显著降低芫花的胃黏膜损伤性作用,减少大鼠实验性胃溃疡发生率。芫花对心、肝、肾脏组织的毒性作用在配伍甘草后增强,可致实验动物心率加快,ALT、CK、LDH、HBDH等水平升高。芫花与甘草的配伍毒性同样与给药方式相关。研究表明,甘草与芫花等量配伍液灌胃毒性小于腹腔注射。在病理状态下,甘草配伍芫花的毒性可能与正常生理条件下有所不同。两药配伍对脾虚模型小鼠有比较明显的毒性增强作用,对正常动物则不明显。甘草与芫花不同比例配伍,引起的效应不同。甘草与芫花等比配伍,对肠平滑肌有抑制作用;当甘草的用量大于芫花2倍时,可使肠平滑肌的兴奋作用增强,甚至引起毒性反应。对急性肝损伤模型小鼠,两药等比配伍有保护作用,其他配伍比例则可致小鼠急性死亡。

药动学研究表明,甘草、芫花合用与芫花单用比较,肝脏CYPs含量增加,细胞色素b5含量显著降低,CYP1A2、CYP2E1、CYP3A1/2活性均有所增加。单用甘草可明显使CYPs含量增加,单用芫花使CYPs含量降低,两药配伍则相互拮抗,最终表现为对酶活性的诱导效应,从而加速芫花中有效成分的代谢,使效应降低,或使毒性成分代谢活化而致毒性增强。另有研究表明,甘草对CYP1A2有诱导作用,而芫花有抑制作用,两药配伍则表现为抑制作用。

（三）藜芦及诸药

1. 诸参（以人参为代表）与藜芦　人参与藜芦配伍可使药物原有的效应或毒性发生改变。在人参煎剂中加入 1/10 左右比例的藜芦煎剂，可致小鼠耐疲劳能力显著降低，接近藜芦组。与人参配伍，可降低藜芦原有的急性毒性作用，使小鼠的死亡率降低，存活时间延长，毒性病变减少。也有研究发现，两者的拮抗作用与藜芦的入药部位有关。若使用生物碱含量较低的地上部分，人参可降低藜芦的毒性；但对于含生物碱较多的藜芦根茎，人参加入后则增加毒性。人参藜芦配伍比例不同时毒性也会不同。相比藜芦单独使用，配伍人参可使毒性增强，尤其以呼吸系统、神经系统、消化系统中毒症状明显，表现为呼吸抑制、窒息，甚至死亡。药动学研究表明，人参与藜芦配伍前后对一些 CYP 亚型调控作用发生明显变化，可能存在影响药物代谢酶活性的相反作用，这提示参芦配伍相反的作用可能与对肝药酶的不同作用有关。

不同生理和病理状态下，沙参与藜芦配伍所引起的毒性也不相同。藜芦配伍北沙参对脾虚模型小鼠有明显的毒性增强效果，但对正常动物则不明显。

2. 细辛与藜芦　毒性实验表明，单用细辛未见肝损伤，而单用藜芦可明显加重肝细胞的损伤，细辛藜芦合用也能加重肝细胞的损伤，但与藜芦组比较无明显差异；细辛对肾组织没有影响，而藜芦对肾组织有损伤，细辛藜芦组对肾组织也有损伤，但与藜芦组相比，两者无明显的差异。通过 ALT 的测定结果表明，细辛组与藜芦组比较，藜芦能加重肝损伤，而细辛与藜芦同用，与藜芦组比较无明显差异。因此可以认为，细辛与藜芦配伍不能明显增强毒性，其毒性即为藜芦表现出的毒性，故并不支持藜芦反细辛的说法。

3. 白芍与藜芦　药效学实验表明，藜芦与白芍配伍后，使小鼠出现蹒跚状态，躁动不安，伴有耳血管扩张，尸检见心、肝、肾、脾等脏器充血、出血等形态改变。

五、中医"十九畏"药物相互作用现代研究

（一）硫黄与芒硝

药效学实验表明，芒硝与硫黄配伍后使两药的泻下通便及镇痛作用明显降低，炎症肿胀率提高。免疫器官指数呈降低趋势，但未出现动物死亡及明显的毒副反应；ip 硫黄和芒硝混合液对动物的毒副反应比 ig 的配伍药物明显，动物表现出自主活动降低、不思饮食、蜷缩等症状，提示硫黄与芒硝可能为"相恶"配伍。

（二）水银与砒霜

水银与砒霜配伍，有研究认为不能产生新的毒性成分，但会使其毒性增强；也有研究认为水银与砒霜共用会产生化学成分的变化，毒性增强。

（三）狼毒与密陀僧

药效学实验表明，狼毒、狼毒大戟与密陀僧合用后，WBC 显著降低，抗炎镇痛作用及胸腺、脾脏指数呈降低趋势，有动物死亡。瑞香狼毒、狼毒大戟与密陀僧配伍后，给药动物皮毛不光滑，给药后比较烦躁；但也有研究持反对意见，狼毒和密陀僧配伍后无论灌胃还是腹腔注射，动物均表现出活力增加，饮食量也提高。

（四）巴豆与牵牛

药效学和毒性实验表明，巴豆霜有泻下、降低免疫功能、抗炎的作用，与牵牛子合用后，泻下作用增强，降低免疫功能更明显，抗炎作用减弱；单用及合用对 WBC、RBC、Hb 影响不明显；

巴豆霜能缩短凝血时间,合用后有延长趋势或不明显。巴豆霜对理化刺激的反应性降低、对胃黏膜有损伤作用,单用未见小鼠死亡,合用后对理化刺激的反应性更低,对胃黏膜损伤作用增强,小鼠出现死亡;可见,两药合用后,抗炎作用减弱,免疫功能降低,提示两药配伍属于"相恶"范畴;合用后泻下增强,对理化刺激反应性降低、体重减轻、对胃黏膜损伤作用加重、小鼠出现死亡来看,巴豆、牵牛配伍后毒性有一定增强,似属"相反"范畴。

给药方式对配伍药物的不良反应有影响,灌胃后无不良反应,只是排黑便,腹腔注射表现为自主活动减弱。

（五）丁香与郁金

药效学研究分析了丁香与不同品种、不同比例郁金配伍后对胃肠运动的药理作用,通过小鼠胃排空实验,家鸽镇吐实验等,观察丁香单用及配伍不同品种郁金应用的药理效果,同时应用正交实验法,分析丁香与不同比例郁金的配伍关系,结果表明桂郁金和绿丝郁金可减弱丁香的药理作用,而温郁金及黄丝郁金无此作用;温郁金与丁香以 3∶1 比例同煎时药理作用最强,从而认为丁香与郁金配伍是否发生相恶关系与郁金的品种有关,同时丁香与不同比例的郁金配伍后的药理效应也不相同。另一项研究考察丁香与郁金配伍的抗炎、镇痛、止泻、抗溃疡以及免疫器官指数药效学实验,结果表明丁香对醋酸所致疼痛有明显的镇痛作用,对巴豆脂肪油致鼠耳肿胀有显著的抗炎作用,并能显著减少蓖麻油致小鼠腹泻的次数,显示了止泻作用;两药配伍对丁香的镇痛、抗炎及止泻作用有一定的降低趋势;丁香单味与合剂组对消炎痛致小鼠胃溃疡均有显著的抑制作用,郁金无此作用,与丁香配伍后也不影响其该作用;丁香、郁金及配伍后对小鼠胸腺指数和脾脏指数无明显影响,从而认为两药配伍后确实有降低药效的趋势,从小鼠的外观、活动、饮食、脏器解剖等均未发现两药配伍有明显的毒性反应,故丁香、郁金配伍似属相恶范畴。有研究认为丁香含丁香油,可使胃黏膜分泌显著增加,增加其消化能力,使胃黏膜处于充血兴奋状态;而郁金含姜黄素成分,能使胃部神经镇静,处于抑制状态,并可制止或减少胃部痉挛,两药间存在着拮抗作用;在毒性研究方面,急性毒性、长期毒性试验显示,丁香与郁金香单煎及混煎剂均发现毒性和副作用;同等剂量和不同剂量的交叉服用也未见不良反应。

不同的给药方式对配伍也有一定的影响,丁香-郁金灌胃后无不良反应,饮食和行动如常;但腹腔给药组表现为蜷缩、腹泻,对外界音响刺激明显减弱;临床研究方面,采用丁香、郁金合用治疗呃逆、呕吐等,均取得较好的效果,推测丁香与郁金的药物配伍禁忌并非绝对。

（六）川乌、草乌与犀角

川乌与水牛角合用与川乌单用对比,对小鼠镇痛、抗炎、脾指数、常温下游泳的存活时间等均有不同程度地减弱或降低;另一研究对草乌、水牛角及配伍后对小鼠镇痛、抗炎作用的影响和在免疫功能抑制条件下,对凝血时间、WBC、脾脏、胸腺、体温等指标进行实验观察,结果表明草乌、水牛角都有显著镇痛作用,合用后镇痛作用不明显;草乌、水牛角都有抗炎作用,合用后多不如单用;草乌、水牛角能明显升高 WBC 数目,合用后 WBC 均低于单用;草乌、水牛角能明显增加胸腺重量,对脾脏影响不明显,合用后对脾脏、胸腺影响不明显;草乌能明显延长凝血时间,水牛角能明显缩短凝血时间,两者合用后,抗凝作用降低,止血作用减弱。水牛角有一定的降温作用,草乌及合用后对体温影响不明显;这些结果提示草乌、水牛角合用后药效均有所降低,两药可能属于"相恶"范畴。

给药方式同样会影响配伍后的药效。犀角-草乌组灌胃后有镇静作用;腹腔注射组立刻表现为呼吸急促、烦躁不安。

（七）牙硝与三棱

药效学实验表明,通过借助正常小鼠,观察研究三棱、牙硝及两药合用后对正常生理条件下某些药理指标及部分药理学的影响,结果表明三棱对醋酸致痛有镇痛作用,有促进肠蠕动、兴奋兔离体肠肌等作用,与牙硝合用后,上述作用均有所降低;牙硝有升高 RBC 数作用,与三棱合用后,多有降低;单味三棱、牙硝均有升高 WBC 数、提高脾脏指数的作用,合用后多有降低;对胸腺指数、血色素、巴豆脂肪油所致炎症的抑制作用不论单味、合剂影响均不明显;腹腔注射对配伍后药物毒性影响较大,表现为对动物的强刺激性,小鼠蹦跳、撕咬注入部位;两药配伍后灌胃动物行为无异常。

（八）官桂与石脂

药效学实验表明,在病理条件下,官桂配赤石脂在克瘟灵复方中,解热作用和抗菌作用可明显减弱,说明两药配伍的加入对药效有减弱作用,似属"相恶"范畴。另一研究在免疫功能抑制条件下,就肉桂、赤石脂配伍前后进行血液、免疫、抗炎、抗溃疡和镇痛等药理作用影响的研究,结果表明肉桂对醋酸、电刺激、热刺激所致疼痛有明显的抑制作用,赤石脂仅对电刺激致痛有抑制作用,配伍后镇痛作用明显降低;肉桂能明显延长凝血时间,赤石脂能明显缩短凝血时间,配伍后缩短了肉桂的凝血时间,降低了赤石脂的止血作用及抗溃疡作用;肉桂、赤石脂有使 WBC、RBC、Hb 升高及胸腺、脾脏重量增加的作用,配伍后 WBC、RBC 数目及脾脏重量有所降低,对 Hb 含量、胸腺重量的影响不明显,肉桂、赤石脂有抗炎、抑制消炎痛所致的胃溃疡作用,配伍后可提高赤石脂的抗炎作用,对肉桂的抗炎作用影响不明显,虽仍有抗溃疡作用,但不如赤石脂;但对于两药配伍后的药效研究亦有不同意见,有研究采用肉桂煎液 1 g/kg,赤石脂煎液 3 g/kg,肉桂赤石脂合煎液 4 g/kg 灌胃给药一次,均能明显对抗生大黄引起的小鼠泻下作用,且体外试验均能抑制二磷酸腺苷(adenosine diphosphate, ADP)诱导的血小板聚集,配伍后的作用与各单味药无明显差异。另外,肉桂还有抑制小鼠小肠蠕动及镇痛作用,赤石脂无效;合用后,赤石脂对肉桂上述作用无明显影响,故推测两药配伍后对药效影响不大,不属"相恶"范畴。

两药配伍后的毒性研究方面亦有不同意见,有研究通过急毒试验,证明 3 种给药途径(ig、ip、iv)肉桂 20 g/kg 均显示较强毒性,赤石脂 60 g/kg 无明显毒性反应;另一研究通过官桂、赤石脂急性毒性实验和长期毒性实验,药物混煎剂与单煎剂均未发现毒性和副作用,故推测官桂配伍赤石脂没有明显的不良反应;临床研究方面,有研究用丁香肉桂赤石脂汤治疗婴幼儿腹泻 200 例,总有效率 96.5%,提示两药的配伍禁忌并非绝对。

（九）人参与五灵脂

药效实验考察了 CPA 造成的小鼠免疫功能抑制条件下五灵脂、人参不同剂量配伍前后对小鼠骨髓中有核细胞数、血中 RBC、WBC 数、免疫器官重量、凝血时间等的影响,并与正常生理条件下的小鼠作比较,结果表明,人参能增加 CPA 作用下骨髓中的有核细胞数,五灵脂及人参、五灵脂 1∶1 和 1∶2 配伍组对骨髓有核细胞数影响不明显,在 CPA 影响和正常的生理条件下,人参组及合剂组均能增加小鼠血中 RBC、WBC 数及胸腺、脾脏、肾上腺的重量,其中以人参配伍五灵脂 2∶1 的作用最为显著;五灵脂对上述指标影响不明显,但能延长凝血时间,且配伍人参后比单用时更为显著,提示两药相互配伍后可能有相互促进药效的协同作用;在免疫功能低下的小鼠中,配伍前后的人参、五灵脂都能够提高小鼠免疫力,表现为胸腺重量增加,促进溶血素抗体形成、提高腹腔巨噬细胞的吞噬率和吞噬指数等，且单用与混用并无显著性差异，提示人参、五灵脂之间可能不存在"相恶"现象。

有研究观察了人参与五灵脂配伍对实验动物毒性的影响，结果表明两者配伍用口服不具毒性，腹腔注射呈毒性增加趋势；有研究表明，人参-五灵脂组两种给药方式均无副作用，但 ip 明显表现为先兴奋、后抑制样作用；临床应用方面，先后有文献采用人参配伍五灵脂治疗气虚血瘀型心绞痛、咯血（顽固性支气管扩张）、胃脘痛（十二指肠球部溃疡）、癥瘕（子宫肌瘤）、肠道易激综合征、十二指肠球部溃疡、慢性萎缩性胃炎，均有明显的疗效，且未发现毒副作用，这提示，人参与五灵脂的配伍禁忌在临床上并非绝对。

六、其他"相反"作用药物现代研究

（一）朱砂与昆布

现代研究表明，朱砂与昆布共煎煮后，朱砂中 Hg 和昆布中的 I_2 含量都有明显的下降，推测原因可能是共煎时产生 Hg^{2+} 与 I 形成碘化汞（HgI_2），打破化学平衡，使 HgI_2 增多，由于 HgI_2 有毒性，能够引起不良反应，这可能是朱砂与昆布不宜配伍应用的原因。

（二）藜芦与酒

毒性实验表明，藜芦的酒浸出物与水浸出物相比，毒性成倍增加，符合古方的配伍禁忌；但这个配伍禁忌只限于酒浸，对于其他方法的制剂或者加酒同服不能增加藜芦毒性。

（三）蜂蜜与葱白

急性毒性实验表明，葱白与蜂蜜配伍不会引起急性中毒反应和动物死亡，提示两者配伍不会产生毒性影响。

第二节　中药相互作用毒性减弱

中药减毒的方法主要有炮制减毒法、配伍减毒法、煎煮减毒法、用量减毒法及服法减毒法等。中医对一些毒性药物主要通过"相畏"，"相杀"配伍减轻药物毒性。在复方配伍中，以君、臣、佐、使的架构组织不同的药物，表达整体观念和辨证论治的理念，其中佐药目的之一，就是消除或减缓君药、臣药的毒性和烈性。这些中药配伍和组方的目的，就是通过中药相互作用减轻不良反应，提高临床疗效。本节整理传统和现代对中药配伍减毒的研究及应用。

一、中药"相杀""相畏"作用的内涵

中药"相畏""相杀"的提法首见于《神农本草经》序章。由此可见，最早对于"相畏""相杀"的概念比较明确，它们都是指两种药物配伍后毒性被制约。在现代中药研究中，"相畏"和"相杀"意义相近，但有所区别。所谓"相畏"指两种药物配伍后，一种药物毒性或副作用能被另一种药物消减；而"相杀"是指一种药物能减轻或消除另一种药物的毒性或副作用。但它们具有共同的内涵，即中药相互作用的减毒现象。

二、中药相互作用毒性减弱的现代研究

现代研究多从两个角度阐明药物配伍的减毒作用。其一是从毒性中药的毒性成分出发，

对其配伍前后的化学成分变化进行研究，提出药物配伍减毒的物质基础。在研究方法上，多采用现代药物定性和定量分析手段，如薄层色谱（thin layer chromatography，TLC）、高效液相色谱（high performance liquid chromatography，HPLC）、气相色谱（gas chromatography，GC）及质谱联用等技术，对已知毒性成分进行精确量化。这种方法能够有效地阐明配伍前后毒性成分的变化，为深入认识中药配伍减毒作用提供化学成分研究的依据。然而，这种认识存在一定的局限性。首先，中药化学成分十分复杂，大多数中药的毒性成分尚未被明确提出，部分毒性中药的毒性成分也缺乏相应的标准品，这就使得在研究毒性成分的配伍前后变化时，难度加大；其次，由于中药多数为口服制剂，经胃肠道吸收后，其化学成分与体外可能存在较大的差异，因而造成体外的定性定量分析与实际情况有"偏差"，导致结论不准确。因此，从物质基础的角度研究中药配伍毒性减弱的机制仍需进一步完善与提高。

其二是从中药配伍前后对实验动物急性或长期毒性影响的改变进行研究。以小鼠、大鼠、犬等实验动物为载体，通过给予配伍前后的单味药和组合药，或以其他形式混合的药物提取液，测定其对实验动物的 LD_{50}，并观察实验动物生理机能和各组织器官（主要为肝脏和肾脏）的变化，从而阐明其减毒作用机制。这种借助动物实验的研究角度与其他研究方法相比更加直观，可直接反映药物合用前后毒性的变化，从而为中药配伍减毒作用提供较直接的实验数据。但是，该研究方法在深入阐明减毒机制方面仍有待进一步加强。

例如，附子具有回阳救逆、补火助阳、散寒止痛的功效，但使用不当会存在明显的心脏与神经毒性，中毒后可表现流涎、恶心、呕吐、腹泻、头晕、舌头及四肢发麻、手足抽搐、呼吸困难和心律失常等，研究发现其毒性成分为双酯型生物碱，其中包含乌头碱类成分，而该类成分又是其主要活性成分。《伤寒论》和《金匮要略》中记载含有附子的复方中大多配伍甘草以降低附子的毒性。附子与干姜或生姜配伍后均可增强其热性，干姜的加入使附子增强心率的作用更为强烈，且经干姜或生姜拌蒸制得到的附子，其毒性也可减弱。经成分研究方面，有证据表明甘草和姜中的某些化合物（如挥发油等物质）能提高附子中生物碱的溶出度，另外它们中某些成分还能与双酯型生物碱发生反应生成单酯型生物碱，这可能也是配伍使用减弱附子毒性的原因之一。在药理学研究中，生附子组相对甘草或干姜配伍使用组提升 SD 大鼠心搏骤停后的心肺复苏功能的作用最强，但会产生毒性反应，而配伍组在发挥强心作用的同时不会过度兴奋心脏产生毒性反应，可见附子与甘草或干姜配伍后可在一定程度上确保用药安全。

三、毒性减弱实例

（一）关木通及诸药

关木通为马兜铃科植物东北马兜铃 Aristolochia manshuriensis Kom. 的干燥木质藤茎，其所含有的马兜铃酸成分长期使用会对肾功能产生永久性的不可逆损害。

1. 关木通与甘草　研究表明甘草配伍可使关木通煎剂中的马兜铃酸含量显著降低；甘草配伍关木通可明显减少后者的肾毒性；关木通配伍甘草可改善动物模型的血尿常规、肾功能、肾及胃组织形态学改变等指标。

中医理论认为甘草对含马兜铃酸药物的减毒作用，可能与甘草"调和诸药"的药性有关。甘草味甘、性平，毒药得之解其毒，刚药得之和其性，表药得之助其外，下药得之缓其速，故谓其"能解百药毒，为众药之要"。现代毒理研究分析甘草的解毒作用可能与马兜铃酸的竞争性抑制，或减轻马兜铃酸抑制肾小管上皮细胞增殖的作用，改善细胞的超微结构等相关。

2. 关木通与丹参 丹参水煎液可减轻马兜铃酸引起的肾小管上皮细胞损伤。研究表明肾小管上皮细胞经丹参提取液预处理后加入马兜铃酸,与只加入马兜铃酸组相比,肾小管上皮细胞的活力明显增加,提示丹参明显抑制马兜铃酸所造成的肾小管上皮细胞的凋亡,并且具有剂量依赖关系。

中医理论认为丹参为临床常用的活血化瘀药,其专入血分,功在活血行血,内之达脏腑而化瘀滞,外之利关节而通脉络,可改善关木通引起的血虚证表现。现代毒理研究发现丹参减轻马兜铃酸引起的肾小管上皮细胞损伤及血管病变,可能与其改善微循环、促进纤溶及促进组织修复的作用有关。

3. 关木通与冬虫夏草 冬虫夏草混悬液干预 AAN 大鼠模型后"肾小管-间质"病变进展延缓,肾小管功能和肾组织形态变化改善。

中医理论认为冬虫夏草作为补阳的常用药物,其归肺肾两经,可补肾阳、益精血,而 AAN 多存在肾阳虚的表现,故以冬虫夏草配伍,属药证相应。现代毒理研究认为冬虫夏草保护肾脏细胞、延缓肾纤维化的作用可能是其降低马兜铃酸肾毒性的主要机制。

4. 关木通与银杏叶 通过大鼠实验考察银杏叶对关木通所致急性肾损伤的保护作用,结果表明银杏叶能够明显减轻关木通引起的肾损伤。

中医理论认为 AAN 从中医辨证上属血虚证,血虚必留瘀,使用银杏叶活血化瘀、通络止痛配伍以抑制其药性,可显著降低其毒性。现代毒理研究银杏叶能够减少肾小管-肾间质的增殖细胞核抗原(proliferating cell nuclear antigen, PCNA),减少肾间质纤维化,并能够改变肾血流动力学,还具有抗自由基作用。

5. 关木通与炮附子 关木通与炮附子(6:1)共煎后马兜铃酸Ⅰ、马兜铃酸Ⅱ和马兜铃内酰胺Ⅰ的含量分别比关木通单煎降低 35%、32% 和 37%,提示炮附子可制约关木通的毒性;研究表明附子与关木通按 3:1 共煎时,乌头碱含量减少了 42%,提示附子与关木通在一定范围内可相互减毒。

中医理论认为 AAN 从中医辨证上属阳虚、血虚证,使用炮附子扶阳补虚药配伍以抑制其药性,可显著降低其毒性。现代毒理研究认为炮附子减毒的药理机制可能与刺激细胞糖代谢,增强细胞活性,降低马兜铃酸 A 含量相关。

6. 关木通与生地 关木通配伍生地后可明显减轻关木通消化道毒性和肾毒性。生地对关木通中马兜铃酸 A 含量影响并非单纯随着配伍生地黄剂量的增加而降低,关木通配伍生地黄以 2:1 时的减毒效果最佳。

中医理论认为关木通药性渗利易伤阴,故处方中往往配伍养阴药,生地黄可清热滋阴、凉血止血,配伍关木通可利水渗湿与清热养阴并进,利水不伤阴,滋阴不敛邪。现代毒理研究机制可能与减少关木通中的马兜铃酸含量,抗氧化等相关。

(二) 附子及诸药

附子为毛茛科植物乌头 *Aconitum carmichaeli* Debx. 的子根加工品,附子大辛大热有毒,为"最有用,但亦最难用之药",其毒性反应主要表现在心血管、神经、消化、呼吸、胚胎及肾脏等方面,其中最突出的是心脏和神经毒性反应。

1. 附子与甘草 附子与甘草合煎后与附子单煎相比,LD_{50} 相差 2 倍左右;甘草与附子配伍前后,乌头类生物碱和甘草酸的含量均降低;附子单煎及附子与甘草、甘草酸和甘草次酸合煎后,结果表明,口服给药甘草、甘草次酸与附子合煎液的毒性明显减小,甘草酸与附子合煎毒性略有减小;腹腔注射给药,甘草酸与附子合煎液的毒性明显增加;合煎时甘草能降低乌头类生物碱的溶出,而甘草酸、甘草次酸均有增加溶出的作用,甘草酸的作用强于甘草次酸,LD_{50} 如表 27-1 所示。

表 27-1　附子与甘草、甘草酸、甘草次酸合煎的 LD_{50}

配 伍 组 成	LD_{50} (g/ kg)
附子	4.01
附子＋甘草	8.54
附子＋甘草酸	0.58
附子＋甘草次酸	4.45

中医理论中附子性热,甘草性平偏温,属于温热配对,两者配伍,甘草常表现出调和与辅制作用,用甘草的平和之性来缓和或制约附子的大辛大热。现代毒理研究表明,甘草减毒的机制主要表现在甘草中的酸性物质与附子中的酯型生物碱的沉淀反应,以及甘草的肾上腺皮质激素样作用;甘草黄酮与异甘草素均能够明显抑制乌头碱诱发的心律失常,提示其作用机制可能与抑制心肌细胞 Na^+ 通道有关。

2. 附子与干姜　干姜氯仿提取物及石油醚提取物与附子共煎可明显减小附子的毒性,减少煎液中乌头碱含量;干姜醋酸乙酯提取物与附子共煎,可明显减小附子毒性,但煎液中的乌头碱、次乌头碱含量均增加;干姜的水提物与其他提取部位相比,与附子共煎毒性略增大,乌头碱与次乌头碱的煎出量略有增加。综合以上结果,提示干姜与附子共煎总体有减轻附子毒性作用。

中医理论中附子温补少阴真火,干姜"具火性于土中,宣土用于金内",附子善走,过于发散;干姜偏于守中,"止而不行"。以干姜之"止"抑制附子之过"行",两药相伍,走而不守,有利阳热布达周身。现代毒理研究表明干姜能够降低附子煎出液中乌头碱、中乌头碱、次乌头碱的含量,因而具有解毒作用。

3. 附子与地黄　采用地黄与附子配伍 2：1 和附子单煎剂进行急性毒性试验,结果其 LD_{50} 分别为 58.06 g/kg 和 50.47 g/kg,地黄可减轻附子毒性;附子配伍生地黄的混煎剂中乌头碱含量大为降低。

中医理论认为附子辛而大热,性刚燥,温补命门之火,鼓舞肾间动气。熟地黄甘而微温,性柔润,主补五脏之阴血。两者相伍,补阳之中得以阴配,益阴之中得以阳助,可收阴中求阳,阴阳相济之效。现代毒理研究表明附子配伍干地黄不仅降低乌头碱含量,且能够诱导 CYP1A2 和 CYP3A4 活性,增加 CYPs 含量,加快附子毒性成分的代谢,达到附子减毒作用。

4. 附子与大黄　研究表明大黄配伍附子可明显降低煎出液中乌头碱的含量,降低附子毒性;附子配伍大黄后急性毒性测定均未得出 LD_{50},在心脏毒性试验选择单用附子时致 90% 小鼠心律失常,但随大黄配伍比例的增加,抑制心律失常作用增强,说明大黄对附子具有很好的减毒作用。

中医理论认为附子辛热燥烈,易伤阴动液,配以寒凉降泄之品以制燥烈之偏,降泄以导热毒外出,可达减毒之效。现代毒理研究认为这可能是大黄中含有鞣质,与附子配伍形成不被肠道吸收的鞣酸乌头碱盐,从而达到减毒目的。

(三)马钱子与诸药

马钱子为马钱科植物马钱子 *Strychnos nuxvomica* L. 的干燥成熟种子。马钱子轻度毒性主要表现在头痛、头晕,舌麻,恶心、呕吐、全身瘙痒、口唇发紧、烦躁不安、轻度抽搐等;中度中毒时可出现听、视、味觉等感觉器官敏感性增高,体现在角弓反张,牙关紧闭,苦笑状,双目凝视,渐至发绀,瞳孔散大,脉搏加快等;严重中毒者可发生延髓麻痹,出现强直性惊厥,继而发展为强直性惊厥、全身抽搐、吞咽和呼吸困难,患者通常死于呼吸肌痉挛所致的呼吸骤停、窒息或心力衰竭或心室纤颤。

1. 马钱子与甘草　马钱子与不同比例甘草配伍后毒性较单煎均有下降。急性毒性实验测定马钱子配伍甘草后的 LD_{50} 比马钱子单煎均有提高,且与配伍中甘草含量成正比。3％甘草煎剂和1％马钱子煎剂按不同配伍方式混合后小鼠腹腔注射毒性明显降低,结果如表 27 - 2 所示。

表 27 - 2　甘草与马钱子不同配伍给药的毒性比

组　别	配　伍　方　式	动物数	死亡数	存活数
Ⅰ	生理盐水＋马钱子煎	10	9	1
Ⅱ	甘草煎＋马钱子煎	10	10	0
Ⅲ	甘草、马钱子混合液	10	7	3
Ⅳ	甘草、马钱子煎煮液	10	2	8

中医认为甘草调和诸药,缓和药性,可能减缓马钱子的毒性。现代毒理研究表明甘草与马钱子配伍减毒机制主要体现在改变毒性生物碱的含量、发生沉淀反应、甘草分解葡萄糖醛酸减毒、甘草酸诱导 P - gp 及改变生物碱的药代动力学行为等。

2. 马钱子与绿豆　研究考察绿豆炮制前后马钱子中的马钱子总碱、马钱子碱和士的宁的含量。结果表明炮制后三种化合物含量分别下降了39.5％、46.0％、31.3％,提示使用绿豆炮制马钱子可能有减毒作用。

中医认为绿豆除烦止渴、清热解毒、利小便、消痈肿,两者配伍可缓和马钱子温热之性。现代毒理研究表明经绿豆配伍后马钱子毒性成分士的宁和马钱子碱两者之氮氧化合物含量分别降低,中毒潜伏期也显著延长。

3. 马钱子与麻黄　研究考察四种不同的方法麻黄炙制马钱子,并测定了不同炮制品种士的宁、马钱子碱和麻黄碱的含量,结果表明不同炮制法使马钱子中士的宁与马钱子碱含量均有不同程度下降,麻黄碱含量有所上升;LD_{50}测定结果显示各种炮制方法均能降低生马钱子的毒性,如表 27 - 3 所示。

中医认为药物共同处理以纠正其偏性在中药炮制中称为反制。马钱子味苦有大毒,麻黄性温、味辛苦,具发汗散寒、宣肺平喘、利水消肿功能,能够反制马钱子毒性。现代毒理研究表明马钱子和麻黄配伍使用后所含的毒性生物碱成分含量降低,并具有较好的消炎镇痛作用。

表 27-3 各马钱子样品的 LD_{50} 值

样品名	LD_{50}（g/kg）
生马钱子	106.2
砂烫法	129.2
麻黄炙一法	172.7
麻黄炙二法	140.7
麻黄炙三法	134.9
麻黄炙四法	182.9
微波法	119.6

（四）黄药子及诸药

黄药子是薯蓣科植物黄独 *Dioscorea bulbifera* L. 的干燥块茎,其主要不良反应包括肝脏、肾脏、胃肠及甲状腺毒性等,其中仍以肝毒性为主。

1. 黄药子与当归 黄药子与当归配伍结果显示,与黄药子单用相比,黄药子配伍当归1∶1、1∶2、2∶1组小鼠在给药后 21 d 肝脏生化指标、病理及肝脏中生化指标均有明显改善,当归加入可抑制黄药子引起的 ALT、AST、ALP、TBIL 升高及病理改变。

中医认为黄药子性味苦寒,善于凉血降火消瘿,但久用多用则易耗伤正气,与甘辛温之当归相伍既可寒温相抵,又可活血以助消散,补血以助正气,提高疗效并能防止黄药子之毒性。现代毒理研究表明当归加入后肝微粒体 SOD、GST 活性增强,提示其减毒机制可能与对肝微粒体生物氧化酶和药物代谢酶活性抑制有关。

2. 黄药子与五味子 研究表明五味子配伍黄药子可降低 AST,并能改善肝脏病变;研究表明五味子对黄药子造成的肾脏损伤也有改善作用。

中医认为五味子性温,味酸,微苦咸涩,具有益气、宁心、补肾、生津、收敛、固涩等功效,配伍黄药子能够抑制黄药子性寒之性,降低毒性。现代毒理研究认为其机制可能为五味子可提高肝细胞浆内 SOD 和过氧化氢酶(catalase,CAT)的活性,抑制体内两种不同自由基产生系统所引起的肝细胞膜脂质过氧化损伤,增强机体抗氧化作用有关。

（五）半夏与生姜

半夏为天南星科植物半夏 *Pinellia ternata* (Thunb.) Breit. 的块茎,有毒。现代研究表明半夏毒性主要表现为强烈的刺激性,若炮制不当或服用生品会对其所接触的嘴唇、咽喉、口腔、胃肠道黏膜产生强烈的刺激性,导致口舌肿胀、咽喉刺痛甚至失音、呕吐、腹泻等。

姜汁煮半夏能够明显降低半夏毒性和刺激性;小鼠 ig 姜汁可对抗生半夏的腹腔刺激作用;LD_{50} 测定结果分别为:ip 生半夏粉末混悬液为 0.55 ± 0.055 g/kg,姜冷浸半夏为 1.23±

0.032 g/kg,姜汁煮半夏 5 g/kg 一周内未见动物死亡。TLC 法测定各种炮制半夏及生半夏中的麻黄碱含量,结果其顺序为姜矾半夏＞生半夏＞姜浸半夏＞姜煮半夏＞矾浸半夏;另一项研究采用重量法和酸性染料比色法测定总生物碱,结果表明总生物碱含量顺序为姜矾半夏＞姜浸半夏＞生半夏＞矾半夏＞姜煮半夏。

中医认为"半夏性畏生姜,用之以制其毒,功益彰"。现代毒理研究发现生姜显著抑制生半夏所致动物毛细血管通透性的增加及炎症组织中 PGE_2 的含量,降低炎症肿胀程度,能够在一定程度上破坏半夏中的生物碱成分,这可能是生姜解半夏毒性的主要机制。

第三节　中西药合用毒性增强

中西药物相互作用是指中药(单味药、复方制剂、中成药或汤剂)与西药合用或先后序贯使用时,所引起的药物(中药、西药或两者)作用与效应的变化。随着中西医结合工作的深入开展,中药西药同用防治疾病日益广泛。主要表现为两个方面:一种为中西药合用可能降低疗效或增加毒性作用,另外一种为两者合用可以增强疗效或减少毒性作用。

一、中西药物合用毒性增强的类型

不同药物在机体中常呈现十分复杂的相互作用,或彼此影响代谢动力学过程,或引起毒性的变化,最终可以影响各自的毒性或综合毒性。一种药物对另一种药物毒性的影响也被称为在毒性方面的相互作用。以单个药物的基本毒性为比较基础,毒性增强的相互作用可分为如下三类。

(一)相加作用

药物相互作用时,其产生的作用强度等于每种药物单独应用时作用强度之和,即不同药物的毒性相加作用。这也是一种最常见的药物毒性相互作用现象。例如,同时服用中枢神经系统抑制剂苯巴比妥与含有氰苷类成分的中药(如桃仁、白果、枇杷叶),产生的抑制作用等于两者各自作用叠加,易引起胸闷气短、呼吸急促,甚至昏迷等毒性作用。

(二)协同作用

如果各药物相互作用的结果是其联合作用所产生的毒性总效应大于各成分毒性效应的总和,这种现象即为药物的毒性协同作用。多个药物之间发生协同作用的机制较为复杂,可能与药物相互影响,或者药物在体内的代谢动力学过程改变等因素有关。例如,复方甘草片等含有咖啡因的中药,应避免与异烟肼同服。原因是异烟肼具有透过血脑屏障发挥抑制儿茶酚胺降解的作用,使脑组织中儿茶酚胺含量增高,促使脑中环磷酸腺苷(cyclic adenosine monophosphate,cAMP)形成,而咖啡因等可抑制 cAMP 代谢,从而产生协同作用毒性,可导致严重失眠和高血压等。

(三)增强作用

一种没有毒性药物的存在使另外一种药物的毒性增加,这一现象称为毒性增强作用。例如,华法林在体内与血浆白蛋白结合,以致仅 2% 的华法林具有活性。一些能使体内自由华法林的浓度上升的中药制剂(如丹参等),可引发眼结膜出血。

二、中西药物合用毒性增强的机制

中西药物合用毒性增强的现象是由一定的内在机制决定的,阐明这些毒理机制可以更好地理解、预测并避免中西药物合用产生的毒性作用。中西药物合用毒性增强的可能机制主要包括以下几个方面。

（一）中西药物合用引起药代动力学变化

指中药(或西药)能使西药(或中药)的体内过程(即药物的吸收、分布代谢和排泄)一个或多个环节发生变化,从而影响药物(中药或西药)在体内的浓度,导致毒性增强现象的发生。

1. 通过影响吸收过程导致合用毒性增强

（1）胃肠道酸碱度改变:中西药物合用可能导致胃肠道酸碱度的改变而发生诸如:酸碱中和、沉淀、络合或水解等反应,这些反应对药物吸收有不良影响。有时会产生新的毒性成分或使药物吸收骤增,使药物因合用而毒性增强。如含苦杏仁苷的中药(如杏仁)不宜与酸性西药合用,因苦杏仁苷在酸性介质中可水解成氢氰酸,过量的氢氰酸可导致呼吸中枢麻痹而发生窒息死亡。

（2）胃肠蠕动减缓和胃排空时间延长:一种药物引起胃肠蠕动减缓和胃排空时间延长可使另一药物的吸收和停留增加,从而引起毒性增强。含莨菪烷类生物碱的中药(如洋金花)具有松弛平滑肌、减缓胃肠蠕动的作用,可增加洋地黄类药物的吸收与蓄积,长期合用易致中毒。

（3）胃肠道局部的毒性反应:临床证明甘草、鹿茸及其制剂不宜与非甾体类抗炎药合用,非甾体抗炎药可通过抑制环氧化酶(cyclooxygenase,COX),阻断 AA 合成 PG,从而抑制炎症反应,但 PG 的过度减少易引起胃肠道溃疡、出血等症状;甘草、鹿茸等中药具有糖皮质激素样作用,可促进胃酸分泌,当与非甾体抗炎药合用时会加重上述胃肠道不良反应。含汞的中药(如朱砂)及其中成药不宜与西药溴化物、碘化物合用,因其可形成溴化汞和碘化汞等刺激肠道,导致医源性肠炎。

2. 通过影响分布过程导致合用毒性增强　中西药物合用可能影响药物的血浆蛋白结合率或组织结合率,从而使毒性作用增强。

（1）影响血浆蛋白结合:不同药物之间的血浆蛋白结合率存在差异。当治疗指数小的药物被血浆蛋白结合率更高的药物置换后,其主要药效成分在体内的分布会发生改变。如果某药物在局部的血药浓度增高,就可能产生毒性作用。如茵陈含有双香豆素成分,具有抗凝血作用。茵陈与磺胺甲噁唑(sulfamethoxazole,SMZ)同用时服用,其双香豆素成分能被 SMZ 竞争性地从血浆蛋白结合处置换出来,随着双香豆素成分在血液中的浓度升高可导致出血。

（2）影响组织结合:中西药物合用后,一种药物可提高另一种药物的血药浓度,从而增加其特定组织的结合率,导致毒性作用增强。例如,碱性中药(如川乌)及碱性中成药(如陈香露白露片)不宜与氨基糖苷类抗生素合用,因为碱性中药可使氨基糖苷类抗生素的 $t_{1/2}$ 延长,分布到内耳和肾脏组织中的药物浓度增加,从而增强其耳毒性和肾毒性。

3. 通过影响代谢过程导致合用毒性增强　药物代谢依赖于酶的催化,体内有两类催化酶,专一性的和非专一性的,前者如单胺氧化酶,后者如肝脏微粒体 CYPs 系统(促进药物代谢的主要酶系统,又简称肝药酶)。药酶活性易受一些中西药物的影响,使其活性增强的药物称为药酶诱导剂,抑制药酶活性的则为抑制剂。

（1）酶的诱导:中药酒剂、酊剂均含有一定浓度的乙醇(一种常见的酶促剂),在与三环类抗抑郁药(如氯丙咪嗪和阿米替林)合用时,所含乙醇可使代谢产物增加,从而增强该类抗抑郁药的毒性反应;生甘草及其制剂也可使肝药酶活性增强,不能与上述药物合用。

(2)酶的抑制:麻黄碱成分可抑制MAO活性。含有麻黄或麻黄碱的中成药(如通宣理肺口服液)与MAO抑制剂(如痢特灵、优降宁等)合用时,去甲肾上腺素、DA、5-HT等单胺类神经递质不易被酶破坏而贮存在神经末梢中,促进其大量释放,导致高血压危象和脑出血。

4. 通过影响排泄过程导致合用毒性增强　　酸性较强的药物可酸化体液使其排泄减少,从而增强药物相互作用的毒性。五味子、陈皮、山楂丸、保和丸等含有机酸的中药与磺胺类药物合用,使乙酰化磺胺溶解度降低,易在酸性尿液中析出结晶,引起血尿、尿闭等症状;上述中药与呋喃坦啶、利福平、阿司匹林、头孢菌素、吲哚美辛等合用,可增强这些西药在肾小管的重吸收,引起肾毒性。含碱性成分的中药不宜与奎尼丁合用,因为其可碱化尿液,促进肾脏对奎尼丁的重吸收,导致奎尼丁中毒。此外,中西药合用还可通过调控外排型转运体(如P-gp)的表达影响排泄过程,从而增强相互作用的毒性。例如,银杏叶与抗癌药物伊立替康合用时,银杏叶中的主要黄酮类成分槲皮素可抑制大鼠肝脏中P-gp,减少伊立替康的肝脏排泄,导致相关毒性作用的发生。

(二)中西药合用引起药效学变化

中西药相互作用可使效应组织器官对药物的敏感性发生改变,表现为在同一受体部位或生理系统上作用的相加或协同,导致原有的毒性被增强或产生新的毒性作用。

1. 基于心脏的中西药合用导致毒性增强　　麻黄碱可兴奋心肌β受体,增强心肌收缩力。含麻黄的中成药(如大活络丸、人参再造丸等)不宜与强心苷类药物合用,否则会使后者的效应作用增强,易引起心脏毒性;洋地黄类强心苷药物也不宜与含蟾酥的中成药(如六神丸)合用,因为蟾酥具有与洋地黄相似的强心作用,合用易引起洋地黄中毒;具有利尿作用的中药会使机体内K^+过多流失,加大洋地黄强心苷类药物的毒性作用,因此两者不宜合用。

2. 基于肾脏的中西药合用导致毒性增强　　富含钾的中药(如青蒿)或煎剂(如柴朴汤)与保钾利尿药(如安体舒通)合用,可致高钾血症的发生。相反,氢氯噻嗪不能与甘草同用,因为甘草的水钠潴留作用,可减弱氢氯噻嗪的利尿效果。同时,甘草具有类肾上腺皮质激素样作用,可促进K^+的排泄,使血钾浓度下降。因此,甘草与氢氯噻嗪合用易引起低钾血症。

3. 基于血液系统的中西药合用导致毒性增强　　阿司匹林有抗血小板聚集作用,而银杏叶中的银杏内酯可抑制血小板活化因子(platelet activating factor,PAF)。因此,银杏叶制剂不宜与阿司匹林合用,否则会导致血小板功能被过度抑制,诱发颅内出血等。

中西药盲目合用,不仅会引起中药、西药或两者联用的治疗效果降低,更严重的还会导致毒性作用的增加,甚至死亡。中西药合理联用,应建立在临床与药理等学科的基础知识之上,这样才能更好地预见或早期发现毒性反应的发生。

三、中西药合用的毒性增强实例

结合现代药理学和中西药临床实践应用,机制清楚的临床常见中西药合用毒性增强实例主要涉及抗感染药物、神经系统药物、抗肿瘤药物、解热镇痛抗炎药物和心血管系统药物。

(一)抗感染性疾病药物

氨基糖苷类抗生素(链霉素、卡那霉素、庆大霉素、妥布霉素、新霉素、依替米星)的主要不良反应之一是神经肌肉接头阻断作用,可引起神经肌肉麻痹,严重可致呼吸停止。现代研究分析,厚朴主要成分为厚朴酚、和厚朴酚、四氢厚朴酚。其中厚朴酚、和厚朴酚具有中枢抑制和中枢性肌肉松弛作用。氨基糖苷类抗生素不宜与中药厚朴合用。两者联用有协同作用,可加重氨基糖苷类抗生素抑制呼吸的毒性反应。

碱性中药如硼砂、煅牡蛎、红灵散、女金丹、痧气散等,可使氨基糖苷类抗生素如链霉素、庆大霉素、卡那霉素、阿米卡星等药物在碱性条件下排泄减少,吸收增加,血药浓度上升,药效作用增强 20～80 倍,同时增加脑组织中的药物浓度,使耳毒性增加,造成暂时性或永久性耳聋,故长时间合用应进行血药浓度监测。

含强心苷的中药如夹竹桃、万年青、福寿草等与羧苄西林、两性霉素 B 联用时可引起低钾血症,低钾血症可增加心肌对含强心苷类中药的敏感性,诱发中毒反应。

四环素类抗生素的不良反应之一为可能导致肝毒性。五倍子、诃子、石榴皮、地榆、酸枣树皮等中药含水解型鞣质,对肝脏有不同程度的毒性,并可能导致死亡;虎杖、桤木、四季青、黄药子等中药含缩合型鞣质,可损害肝脏,与四环素合用,毒性作用增加。四环素类抗生素不能与含水解型鞣质的中药联合使用,因为含水解型鞣质的中药不仅可能与四环素类抗生素络合形成沉淀,影响抗生素的吸收,降低抗菌效果,还可能加重其肝毒性,诱发药源性肝病。雷公藤对骨髓造血功能有抑制作用,氯霉素不宜与中药雷公藤及其制剂雷公藤多苷片联用。氯霉素与雷公藤联用,则毒性增加,易引起 WBC 减少、血小板减少性紫癜或再生障碍性贫血。

含有机酸成分的中药山楂、五味子、乌梅、蒲公英、山茱萸、陈皮、木瓜、川芎、青皮、女贞子及其制剂乌梅丸、山楂冲剂、川芎茶调散等可使磺胺类及大环内酯类药物的溶解性降低,能对抗碳酸氢钠的碱化作用,磺胺类药在碱性尿液时溶解度大,排出速率快,相反尿液酸化后,则易使磺胺药的溶解度降低,增加磺胺类和大环内酯类药物的肾毒性,导致尿中析出结晶,引起结晶尿或血尿。

柴胡注射液与氨基比林、安替比林、巴比妥、庆大霉素合用,可增加过敏性休克反应发生概率。含川乌、草乌、附子的中成药,如小活络丹、三七片、元胡止痛片、盐酸小檗碱等与氨基糖苷类抗生素合用,可增加其对听神经的毒性。

（二）治疗神经系统疾病药物

士的宁为植物马钱子或云南马钱子种子中提取的一种生物碱,对脊髓有选择性兴奋作用,治疗剂量能使脊髓反射的应激性提高,骨骼肌的紧张度增加,中毒时可使全身骨骼肌同时痉挛,产生惊厥。士的宁与含马钱子的中成药制剂(舒筋活络丸、舒筋活血丸、疏风定痛丸、山药丸、马钱子酊及骨刺丸等)合用,体内士的宁总量会大于治疗剂量,甚至接近或达到中毒剂量,而使全身肌肉同时痉挛,发生强直性惊厥等中毒反应。

苯巴比妥不宜与含氰苷的中药(苦杏仁、桃仁、白果仁、枇杷仁等)及其制剂合用。以苦杏仁为例,苦杏仁的主要化学成分为苦杏仁苷和苦杏仁酶等。苦杏仁苷经消化酶或苦杏仁酶的分解产生氢氰酸,对呼吸中枢有抑制作用,使呼吸运动趋于安静而达到镇咳平喘的效果。与苯巴比妥合用,则对呼吸中枢抑制作用增强,甚至引起呼吸衰竭。

苯巴比妥和水合氯醛等不宜与中药药酒(舒筋活络酒、国公酒、冯了性风湿跌打药酒等)合用。因药酒含的乙醇为肝药酶诱导剂,能使 CYPs 活性增强,苯巴比妥代谢加快,$t_{1/2}$ 缩短,药效降低。此外,乙醇具有抑制中枢、扩张血管等作用,能使苯巴比妥中枢抑制作用增强,而引起昏睡等副作用。水合氯醛与乙醇并用,两者在生物转化中竞争同一酶系。前者被乙醇脱氢酶迅速转化为仍具有中枢抑制作用的三氯乙醇;亦被乙醛脱氢酶转化成无催眠作用的三氯乙酸。乙醇则被乙醇脱氢酶转化成乙醛。乙醛又被乙醛脱氢酶降解代谢成乙酸盐。两者并用后,因三氯乙醇能竞争性抑制乙醇脱氢酶,使乙醇氧化速率降低,其血浓度升高,作用延长。乙醇又能促进三氯乙醇的形成,并抑制它与葡萄糖苷酸的结合,则血浆三氯乙醇浓度升高。由于乙醇、水合氯醛及其代谢活性产物三氯乙醇均是中枢神经系统抑制剂,故两者合用对中枢抑制有协同作用,但少数人可发生广泛性血管扩张反应,如心动过速、颜面潮红、头疼和低血压。

牛黄有镇静、解热等作用。对中枢兴奋药有拮抗作用,对中枢抑制药有协同作用。故苯巴比妥、水合氯醛、乌拉坦、吗啡等与牛黄合用,其中枢抑制作用增强,但也可能导致出现急性毒性反应,如:昏睡、呼吸中枢抑制、低血压等。

大活络丹、九分散、半夏露冲剂等含麻黄的中成药,若同痢特灵、优降宁、闷可乐、苯乙肼、异烟肼等 MAO 抑制剂西药合用,因 MAO 抑制剂口服后可抑制 MAO 的活性,使去甲肾上腺素、DA、5 - HT 等单胺类神经介质不被酶破坏而贮存于神经末梢中,麻黄中的麻黄碱可促使被贮存于神经末梢中的去甲肾上腺素等大量释放,双重作用使肾上腺素、DA 等大量蓄积而引起头疼、恶心、腹痛、腹凉、心律失常,严重者可引起高血压危象或脑出血。

槟榔碱是一种胆碱能型的生物碱。槟榔和三氟噻嗪合用出现肢体僵硬、运动迟缓、下颌震颤。槟榔和氟奋乃静合用出现肢体震颤、僵硬。槟榔和强的松合用出现哮喘、肢体震颤、僵硬。

（三）抗肿瘤药物

现阶段对抗肿瘤药物的中西药合用的研究报道主要在减弱毒性作用方面,特别是减弱西药化疗药物的毒性。由于很多西药抗肿瘤药物具有毒性,因此,即使中药引起抗肿瘤西药毒性增强的文献报道少,但还是应当足够重视。例如甲氨蝶呤不宜与中药药酒（舒筋活络酒、国公酒、冯了性风湿跌打药酒等）合用。甲氨蝶呤其主要作用为与叶酸还原酶和二氢叶酸还原酶结合,而使该类酶被抑制,导致叶酸不能被还原成二氢叶酸和进一步还原成四氢叶酸,DNA 和 RNA 的合成受到影响,从而使肿瘤细胞不能增殖。但该药对正常的组织也有损害,用药量较大时可致肝毒性。与乙醇合用时,可干扰胆碱合成（胆碱能与肝内脂肪作用,变成易于吸收的卵磷脂而防止肝脂肪积蓄）,增加了对肝脏的毒性,可使转氨酶升高。

（四）解热镇痛抗炎药物

阿司匹林可用于轻、中度疼痛的治疗。阿司匹林能够不可逆地抑制或钝化 COX 的活性,不利于机体 PG 和血栓素的合成和血小板的聚集。因此干扰凝血机制而延长凝血时间。阿司匹林抑制胃黏膜内 PG 的生成,可破坏胃黏膜内的细胞保护作用,而致胃出血。较高剂量（>3 g/d）时,阿司匹林能使凝血酶原量减少,也可导致机体凝血障碍。因此,阿司匹林可能与影响 PG 和血栓素生成的中药相互作用。阿司匹林易与血浆蛋白结合,有较大机会与中药产生相互作用。此种相互作用可增加胃和身体其他部位出血的风险。

生姜水提物被证实对血栓素合成酶存在剂量依赖性抑制作用,能减少机体血小板的聚集。姜辣素为其主要活性成分。因此,生姜与阿司匹林合用可能增加其致出血的风险,大剂量使用时风险更大。

含甘草、鹿茸的中成药同阿司匹林合用时,阿司匹林对胃黏膜有刺激,而甘草、鹿茸含糖皮质激素,可使胃酸分泌增多,又能减少胃黏液分泌,降低胃肠抵抗力,从而诱发并加重胃、十二指肠溃疡。

银杏叶具有舒张血管、抗氧化和抗炎等功效。银杏叶的活性成分银杏苦内酯（特别是银杏苦内酯 B）能抑制 PAF 与血小板膜上的受体的结合,而影响血小板聚集。有研究证实健康志愿者单次服用银杏苦内酯混合物,能明显抑制血小板聚集。有病例显示 70 岁男性患者同时服用阿司匹林和银杏叶提取物,而致眼部自发流血。当归含有阿魏酸及香豆素类成分,如氧化前胡素、欧芹酚甲醚、补骨脂素等。体内外研究表明,当归所含的阿魏酸和欧芹酚甲醚具有抗凝血活性。阿魏酸能抑制血小板中 5-HT 和 ADP 的释放,同时还能减少血栓素 A2 的生成。所以阿魏酸能干扰血小板的聚集。欧芹酚甲醚能直接抑制 AA 的代谢,也会干扰血小板的启动和聚集。因此,若当归与非阿司匹林等非甾体抗炎药合用,可增加出血的风险。

大蒜因能降血压,预防血管老化,减少血脂含量,而广泛用于日常食用和药用。研究证实大蒜的主要成分大蒜素和大蒜辣素具有抗氧化作用,能抑制 PAF、腺苷、PG 和血栓素的生成或释放。所以大蒜能影响血小板的聚集功能,不宜与阿司匹林同用。

（五）治疗心血管系统疾病药物

洋地黄强心苷类药物中毒的病理生理变化是心肌细胞缺 K^+,所以临床上用氯化钾(KCl)治疗洋地黄强心苷类药物中毒。药理根据是 K^+ 能与洋地黄竞争心肌细胞膜上的受体,K^+ 浓度上升可阻止洋地黄与受体的结合。大剂量或长期使用甘草会导致体内 K^+ 减少,出现药源性低血钾。当与洋地黄强心苷类药物合用时,可能导致低血钾,使心脏对强心苷的敏感性增加,而诱发洋地黄中毒。但含钾量过高的中药(昆布、青蒿、茵陈、益母草、五味子、牛膝等)可降低洋地黄的效力,故也应避免与之联用。另外,因 Ca^{2+} 对心脏的作用与洋地黄类似,能加强心肌收缩、抑制 Na^+-K^+-ATP 酶活力,能增强强心苷的作用,使之毒性增强,并可引起心律失常和传导阻滞,故含大量 Ca^{2+} 的中药(石决明、珍珠母、牡蛎、石膏、瓦楞子、龙骨、海螵蛸等)及其制剂不宜同时与洋地黄强心苷类药物使用。

含强心苷成分的中药制剂亦不宜与胰岛素同用,造成低血钾,使心肌对强心苷的敏感性增高,诱发中毒;曼陀罗、洋金花、天仙子、华山参、颠茄合剂等生物碱类与强心苷配伍,会松弛平滑肌、减慢胃肠蠕动,使机体对强心苷药物的吸收和蓄积增加,加之心衰患者对强心苷的作用敏感易引起中毒反应。甘草及其制剂不宜与利尿酸、氢氯噻嗪类利尿药合用,合用能使血清钾离子浓度降低,加重引起低血钾的风险。

地高辛主要治疗充血性心力衰竭。麻黄的主要成分之一麻黄碱及枳实的主要成分羟福林、N-甲基酪胺,具有兴奋心脏 α 受体和 β 受体的作用,能兴奋心肌、加强心肌收缩力。地高辛不宜与中药麻黄和枳实及其分别含两者的制剂(小青龙汤和枳术丸等)合用。合用可增强地高辛的强心作用,也可增强其对心脏的毒性,从而导致室性早搏。含莨菪烷类生物碱的中药及制剂(如曼陀罗、华山参、洋金花、颠茄合剂等)也不宜与强心苷类药物配伍。因其具有松弛平滑肌,减慢胃肠蠕动的作用,使机体对强心苷类药物的吸收和蓄积增加,系统易引起中毒反应。

银杏叶与地高辛合用可提高主动脉内皮细胞内 Ca^{2+} 浓度,使地高辛的自由血药浓度明显上升,易引起中毒,因此,临床上两药联合使用时应适当降低地高辛的剂量,并进行血药浓度监测。

复方丹参注射液与低分子右旋糖酐注射液混合,因低分子右旋糖酐本身是一种强有力的抗原,易与丹参等形成络合物,两者共同作用时易导致严重的过敏症状乃至休克。三七总苷和洛美沙星、尼美舒利联合应用可导致肝脏损害,因三七总苷有扩张血管的作用,延缓后两者的排泄,加重蓄积。

四、中西药合用所致毒性增强现象的总结

中西药合用是现代中西医结合治疗的有效途径和重要形式。中西药物各有所长,相互配

合应用,往往能够发挥协同作用,提高疗效,降低毒副作用。但中西药的化学成分差异较大,尤其是中药化学成分非常复杂,药理作用不尽相同,同时药物在体内的过程也十分复杂。目前对中西药之间的配伍问题,无论从理论性、药效学或临床角度,都尚待深入研究,只有了解组方中各种药物化学成分的性质及药理作用,遵循中西药的各自特性,有原则、有根据地联合使用,才能进行最合理的配伍,避免药物不良反应,减少药源性疾病,从而达到提高疗效,安全用药的目的。因此,科学配伍用药,是现代药理研究和临床实践研究的重点。脱离药物相互作用特点的合用将会导致疗效降低,还可能增强药物毒性作用,甚至危及患者生命。

中西药合用毒性增强现象是由一定的内在机制决定的。阐明因合用而毒性增强的内在机制,掌握一般规律,对于避免相关合用十分重要。合用所致毒性增强可能是由于其中的成分相互作用引起药物效应学的改变,而毒性作用发生相加、协同或增强;亦可能是药物动力学的改变,即药物在体内吸收、分布、代谢和排泄的改变。正如前面所述,中西药物在这四个环节中的任何一个均可发生相互作用,导致药物在血浆和药物作用部位的浓度增加,作用强度提高,或作用时间延长。总之,药物动力学的改变不仅影响药效,而且可能增强毒性作用。

中西药联用可以产生药物之间的相互作用导致不良反应。从近20年国内外研究进展来看,中西药合用引起不良反应的原因有形成难溶性物质、产生毒性化合物、酸碱中和降低疗效、药理作用叠加产生毒副反应、生物效应的拮抗、酶抑制作用增加毒副反应、诱发药源性疾病、药物种属错乱等。临床病例报告提示中西药联用存在不确定性,因此中西药联用必须慎重。鉴于中西药配伍可能出现更强的毒性,因此合用时一定要慎重,首先要避免不必要的中西药合用。必须合用时,医务人员或用药者在中西药联用前有必要了解可能的相互作用,高度重视可能的不良后果。也要严密观察患者的情况,加强用药后的观察。一旦发现不良反应,应立即停药,或采取必要的应对措施。总之,中西药物的合用要从药物的物理、化学和药理、用药时间和顺序、剂量、药物体内过程以及患者个体差异等方面综合考虑,谨慎用药。

第四节　中西药合用毒性减弱

中西药物合用毒性减弱主要包括两种现象:一是中药为主,西药为辅,减少中药毒性;二是西药为主,中药为辅,减少西药毒性。由于中药成分复杂,很多药理机制尚未完全阐明,在临床方面,西药减少中药毒性的研究也相对较少。因此,当谈到中西药物相互作用毒性减弱时,通常是指第二种即中药减少西药毒性,并增强疗效。

中西药物合用毒性减弱的实质是由于药物合用使机体内某种药物成分的剂量减少,从而降低或避免了该成分对机体的毒性作用。中西药物合用毒性减弱现象的机制包括协同增效、减少药量或疗程,抑制或诱导药物代谢酶、影响药物代谢,促进毒性药物或毒性代谢物的排泄。

一、协同增效,减少药量或疗程

中西药合用,可发挥协同增效作用,因此,各自药物的使用剂量相应减少,降低了毒性作用;有的还可缩短疗程,避免药物长期蓄积毒性。例如,强的松、CPA等药物治疗免疫性疾病(如肾炎、类风湿性关节炎等)时,长期服药对人体的毒性较大,合用中药雷公藤等,可减少西药的用量,同时缩短疗程。鱼腥草与头孢拉定合用治疗呼吸道感染可协同抗菌,并能增强免疫、止咳平喘,提高临床疗效,缩短治疗时间。

中西药合用增效减毒的作用已获得广泛认可,但由于中药成分复杂,详细阐明其中的分子内涵仍存在一些局限。近年有学者提出"分子配伍"假说,即选择结构、药效、机制明确的多个活性成分并遵循"君臣佐使"及量效最佳的原则,将其优化配伍成"分子复方",再与西药合用进行研究,该假说为中西药合用机制研究提供了新的方法和策略。运用"分子配伍"假说,将黄芩汤中四味中药(黄芩、甘草、芍药和大枣)的活性成分配伍制成分子复方片剂 PHY906,该复方片剂可增强伊立替康治疗大肠癌的疗效,同时可通过影响肠祖细胞或干细胞功能降低西药的毒性作用。

二、抑制或诱导药物代谢酶,影响药物代谢

药物成分在体内经过多种酶催化而形成代谢产物的过程称为药物生物转化(biotransformation)或代谢转化。药物经体内代谢转化后其毒性可能降低,也可能增强。可将代谢分为两类。

(一) 代谢解毒

即代谢产物的毒性较母体药物低。中西药相互作用后能够产生无毒性或低毒性的代谢物即可。

(二) 代谢活化

即有些药物经生物转化后毒性高于其母体药物,易导致毒副反应发生。而中西药合用的目的就是避免生成毒性高的代谢产物。氧化反应通常与多数药物的代谢转化有关,催化氧化反应的酶主要有 CYPs 系统。中西药物合用时,中药可能通过抑制或者诱导肝药酶而影响西药的代谢,改变其 AUC 或 C_{max}。许多中药对不同亚型的肝药酶有一定的抑制作用,如银杏叶提取物可抑制 CYP3A4 和 CYP2C19,大蒜中的硫化物和人参成分均可抑制 CYP2E1 等。这种抑制作用,可避免合用的西药被代谢成高毒性的物质,从而发挥减毒作用。中药对肝药酶的诱导作用,有时也能加速合用的毒性西药代谢生成无毒性或低毒性的产物。值得注意的是,这类作用既可减少药物的毒性,但有时也减弱其药效。例如,甘草等能诱导不同亚型的 CYP 酶活性升高,此类中药与相关西药(巴比妥类、苯妥英钠、安替比林、甲苯磺丁脲、咪达唑仑、华法林、安定等)合用时,可加速它们的代谢,降低其毒性作用。

三、促进毒性药物或毒性代谢物的排泄

排泄是药物及其代谢产物向体外转运的一个主要过程,也是机体物质生物转运的最后环节。肝脏和肾脏是毒性代谢物形成与排泄的最重要器官,因此肝和肾中药物及其产物的浓度特别高,也是毒性反应的多发部位。当药物剂量超过了肝和肾的生物转化能力或排泄负荷时,毒性代谢物就容易蓄积,从而造成器官受损。药物在肾小管重吸收受到尿液 pH 的影响,在肾小管滤液中存在着解离型和非解离型药物,前者因其水溶性高不易被重吸收而排泄较快。许多中药及其制剂能酸化或碱化尿液,从而促进碱性或酸性西药的解离,加速其排泄,降低可能的毒性。酸性中药如乌梅、山楂、女贞子、山茱萸、五味子及大部分含有相关成分的中成药及汤剂,碱性中药如硼砂等。

四、中西药物合用的毒性减弱的实例

以下涉及的药物主要用于治疗包括肿瘤、感染、发热疼痛、心血管系统、神经系统、泌尿系

统、消化道系统等疾病。

（一）抗肿瘤疾病药物

现阶段临床应用的抗肿瘤药物有烷化剂、抗代谢剂、抗生素和植物提取药。这些药物杀灭肿瘤细胞的同时，也损伤机体的正常细胞和组织。其毒性反应主要包括以下几方面。

（1）消化道反应：食欲减退、恶心、呕吐、腹泻等。

（2）造血系统反应：骨髓造血功能受到抑制，WBC、血小板或 RBC 总数下降。

（3）口腔黏膜反应：口腔炎、咽喉炎、溃疡。

（4）泌尿道反应：出血性膀胱炎、尿道炎。

（5）皮肤反应：脱发与皮肤炎。

此外，多数抗肿瘤药物均对机体免疫功能有一定影响。有的对肾上腺皮质功能有抑制作用，有的药物亦可引起神经系统毒性症状如周围神经炎，少数药物如多柔比星（阿霉素）及柔红霉素对心肌有影响等。近年来的临床证明，化疗药物与中药联用治疗肿瘤，比单用中药或西药疗效更佳，并能减少化疗药物的毒副反应。中药还能提高患者机体的抗病能力，改善症状，延长患者存活期。

黄参冲剂由黄芪、人参、茯苓、白术、制半夏、七叶一枝花、大黄等中药组成，与氟尿嘧啶联用，通过不同环节发挥协同增效减毒作用，能明显提高晚期胃癌病人一年生存率，并能减轻化疗的副作用。

人参对血细胞生成的影响不仅发生在造血细胞阶段，也能作用于造血干细胞阶段。人参多糖提取物能促进骨髓巨核细胞和外围血小板数的恢复，并有显著抗氧化及抗肿瘤作用。人参多糖与化疗药物联用，可拮抗化疗药物的毒副作用（恶心、呕吐、WBC 下降、脱发等），改善患者的全身状况，提高抗肿瘤疗效。

土茯苓具有较强的抗肿瘤、解毒作用，其解毒有效成分为黄酮类化合物。与化疗药物联用，可协同发挥抗肿瘤的作用，从而增强疗效，并降低化疗药物的毒副反应。

中药白龙片由龙葵、白英、黄芪、当归等中药组成。其功能包括益气养血、清热解毒、理气化瘀。临床证明白龙片与抗肿瘤药物联用，扶正祛邪，标本兼治。既能发挥化疗药物对肿瘤癌细胞的直接杀伤作用，又能发挥白龙片扶助正气，增强患者的免疫功能，从而具有增效减毒作用，是一种综合治疗晚期肺癌的较好疗法。

抗肿瘤药物替加氟（呋喃氟尿嘧啶），长期服用毒性反应大，使 WBC 下降。若小剂量与中药蟾酥水溶液合用，治疗食道癌，不仅有协同增效作用，且能减少或预防替加氟毒性反应。参麦注射液可通过调节炎症介质释放，控制细胞应激，对多柔比星诱导的心脏毒性具有保护作用。参麦注射液通过控制 JNK 信号通路来调节心肌细胞的凋亡和自噬。丹参酮 I 是中药丹参乙醚提取物中的成分，可基于 Akt－Nrf2 抗氧化通路抑制氧化应激，从而减轻多柔比星诱导的急性心肌损伤。

复方半夏口服液由半夏、生姜、党参、白术、茯苓、黄连、沙参、麦冬等组成。用于防治恶性肿瘤化疗引起的恶心、呕吐反应，疗效明显，优于甲氧氯普胺（胃复安）。复方半夏口服液有助于恢复胃肠功能，并有排毒、增强免疫功能、改善患者生存质量的作用。五味子提取物可降低 CPA 对肝、肾和脑的毒性，可以作为 CPA 治疗的一种辅助药物和一种潜在的 CPA 解毒剂。蜂胶提取物胶囊、浓缩香砂养胃丸、胃舒冲剂均对化疗引起的恶心、呕吐有较好的防治作用。

顺铂是恶性肿瘤化疗常用药物，在有效杀伤肿瘤细胞的同时，常导致胃肠道毒性。红参与顺铂联用可以对顺铂引起的胃肠道反应有预防作用,通过 PI3K/Akt 和 MAPK 信号通路抑制细胞凋亡和自噬,从而降低顺铂诱导的肠道毒性,并能改善其化疗效果。顺铂治疗患者也常出现肾脏毒性。黄芪注射液、健脾利湿颗粒(黄芪、党参、甘草、川朴、藿香、猪苓、泽泻、扁豆、大黄)与顺铂联用,对大剂量顺铂化疗所造成的肾毒性有明显的防治作用。黄芪注射液对顺铂的肾毒性有拮抗作用,其机制可能与以下三方面有关。

(1)化疗药物引起肾功能损害的原因,在治疗后期由于肿瘤的消耗,体内蛋白合成减少,特别是与化疗药物结合的血浆蛋白的减少。因此化疗药物及代谢产物更容易沉积于肾小管内,阻塞肾小管,并引起肾小球、肾小管细胞肿胀、组织水肿,使肾小球的滤过率下降,重吸收减少,导致肾功能下降。黄芪注射液能够改善患者症状,增加食欲,并能促进肝脏合成蛋白。随着血浆蛋白含量的增加,更多的化疗药物能与相关蛋白结合,而利于从肾脏内排出,减少对肾功能损害。

(2)中晚期肿瘤患者血液的黏稠度绝大多数较高。黄芪注射液能明显降低血液黏稠度,增加肾小球的滤过率,配合水化、利尿及碱化尿液,黄芪注射液能有效减少化疗药物及代谢产物在肾小管内沉积,从而保护肾功能。

(3)黄芪注射液是一种有效的氧自由基清除剂,具有抗氧化能力,可减少肾小管的损害,从而减轻化疗药物对肾脏的毒性。

(二)抗感染性疾病药物

中西药物临床上广泛用来治疗细菌性感染性疾病,但一些抗生素的毒副反应较突出。在肺结核的治疗过程中,有 15%～55% 的患者出现各种不良反应。例如链霉素等引起耳毒性,其他抗结核药则可引起肝、肾功能异常,消化道反应、皮肤损害、黄疸、视力障碍、WBC 减少等。少数病例因反应严重被迫停药,药物致死的报道也时常可见。抗结核药物不良反应的主要机制为对细胞毒性作用及引发变态反应所致。临床证明,中药吴茱萸、枳壳(水煎服)与异烟肼、利福平、吡嗪酰胺、乙胺丁醇联用;中成药香砂养胃丸与异烟肼、乙胺丁醇、利福平、链霉素、卡那霉素、吡嗪酰胺等联用,可从多环节减小抗结核药的副作用,前者能消除呕吐,后者使抗结核药所致的恶心、呕吐、腹胀、不能食等症状减轻或消除。白头翁煎剂与异烟肼、利福平等抗结核药联用,既有抗结核分枝杆菌的协同作用,又具有拮抗异烟肼、利福平的肝毒性作用。中药川芎嗪与链霉素合用,可能通过增强 K^+ 通道活性而降低链霉素耳毒性。

链霉素作为一线抗结核药,常用于各型活动性结核,如浸润期肺结核、结核性脑膜炎和肾结核等。临床上常遇患者注射链霉素后出现口麻、四肢麻木、头晕、耳鸣、耳聋、平衡失调等不良反应。如在注射链霉素的同时,内服骨碎补煎剂可减轻或消除链霉素的不良反应。骨碎补为水龙骨科植物槲蕨的干燥根茎,性味苦温,主治肾虚、耳鸣。中药甘草提取物甘草酸与链霉素配伍,制成甘草酸链霉素可减轻链霉素对肾和听力的毒害作用,原来无法承受链霉素毒性作用的使用者大多可以继续使用。与中药合用后,链霉素的活性并未受到影响。

异烟肼通过酰化酶乙酰化后生成异烟酸和乙酰肼,后者对肝脏直接产生毒性。强力宁是由甘草酸单胺为主的复方注射液,与抗结核药合用可有效降低中毒性肝损害和变态反应性肝损害。中药高良姜提取物与抗结核药物联用,可提高肝脏中抗氧化脂质的 PON1 水平,从而有助于拮抗药物引起的肝损伤。此外,中药联合抗结核药的使用,还防止耐药菌的产生,减少难治性肺结核的发生。

此外,黄连与甲氧苄啶联用,对金黄色葡萄球菌的抗菌活性较单用黄连增大 16 倍,较单用甲氧苄啶增大 8 倍。因此联合用药可减少两者的用药剂量,从而减少彼此的毒副反应。

（三）解热镇痛药物

解热镇痛药是一类具有解热和镇痛,大多数还有抗炎、抗风湿作用的药物,目前常用的解热镇痛药物主要包括苯胺类、水杨酸类等。对乙酰氨基酚是世界上使用最广泛的非处方镇痛和解热药物,但长期或过量使用对乙酰氨基酚可导致肝细胞炎症和坏死,甚至导致急性肝功能衰竭。中药黑参已被证实可以通过减轻氧化应激和硝化应激、抑制炎症和细胞凋亡来降低对乙酰氨基酚诱导的肝毒性。木犀草素可促进恢复 SOD、GSH 活性并抑制促炎因子的产生,与对乙酰氨基酚联用可发挥对急性肝功能衰竭的保护作用。

阿司匹林为水杨酸的衍生物,缓解轻度或中度疼痛效果较好,亦用于退热。胃肠道症状是阿司匹林最常见的不良反应,较常见的症状有恶心、呕吐、上腹部不适或疼痛等。中药三七与阿司匹林合用可以保护胃黏膜,减少胃肠道不良反应并增强抗血小板作用,其主要机制可能是调控 AA 代谢通路。

（四）治疗心血管系统疾病药物

心血管系统疾病是多发病,病情多为严重,合理联用中西药物可提高疗效,减少不良反应。地高辛属中效强心苷,其特点是排泄较快而蓄积性较小,为世界范围内最广泛使用的洋地黄制剂。但其治疗量与中毒量接近,常易引起中毒。地高辛与中成药参麦注射液联用治疗充血性心力衰竭,不仅产生协同强心作用,并能改善心肌组织血流量及代谢,促进损伤心肌功能恢复,从而减轻地高辛对心脏的毒性,使中毒发生率明显降低。

原发性高血压常伴有烦躁不安、失眠等症状,临床常用复方降压片配伍安定治疗,但服后常有白天嗜睡、头晕等症状,如停用安定改服酸枣仁汤(酸枣仁、茯苓、川芎、知母、当归)每日 1 剂,水煎分 2 次服,不但可以控制血压,且可以稳定情绪,且无头晕嗜睡等副作用。

长期服用硝酸酯类药物可能出现搏动性头痛、直立性低血压。如用量过大,还可能出现血压下降、冠脉灌注压过低,并使交感神经兴奋,以致心率增快和心肌收缩力增加,反而增加心肌耗氧量,加剧心绞痛。中成药黄杨宁与硝酸甘油联用,治疗冠心病心绞痛患者,不仅增强扩张冠脉作用,显著改善冠心病心绞痛症状,而且可减少硝酸甘油用量,从而降低硝酸甘油的毒副反应。

临床报道抗心律失常药奎尼丁小剂量(每日量 0.6～0.8 g)联合中药转律汤(含红参、丹参、苦参、酸枣仁、车前子),既能增强奎尼丁的抗心律失常作用,又能减轻或消除奎尼丁毒副反应。红参有强心作用,能减轻或消除肾上腺素引起的心律不齐,改善心肌营养代谢,增强机体的抗病能力。苦参抗心律失常作用机制可能是通过影响心肌细胞膜 K^+、Na^+ 传递系统降低心肌应激性,延长绝对不应期,从而抑制异位节律点。丹参活血化瘀,理气止痛,具有扩张冠脉、增加冠脉血流量,抗心肌缺血,耐缺氧,降低心肌耗氧量等作用。

（五）治疗神经系统疾病药物

癫痫是以大脑神经元异常放电所引起的短暂中枢神经系统功能失常为特征的慢性脑部疾病,具有突发性、反复性。临床证明,中西药物合用治疗癫痫,不仅疗效提高,且能减少西药毒副作用,减少不良反应。如苯妥英钠与中药石菖蒲合用治疗癫痫大发作,疗效优于单用苯妥英钠。

氯丙嗪是目前治疗精神分裂症最常用的药物,但大剂量久服可致肝损害。对单用氯丙嗪治疗精神分裂症无效者,用中药珍珠粉与氯丙嗪合用治疗,不仅有效,且能拮抗氯丙嗪的肝损害作用。舒肝宁注射液具有清热解毒、利湿退黄、益气扶正、保肝护肝的功效,是临床上常用的退黄保肝药物,与氯丙嗪联用,可改善氯丙嗪引起的肝损伤。中药五味子与抗精神病药物合用,既能治疗氯丙嗪等引起的 ALT 升高,又能治疗氯氮平所致便秘且效果良好。

白细胞减少症是抗精神病药物较严重的不良反应之一,发生率 1%～3%,早期发现及时治疗对防止发展至粒细胞缺乏有重要意义。中成药全龟胶囊与抗精神病药物(氯丙嗪等)合用,对后者所致粒细胞减少症疗效颇佳,显效率 96%～100%,明显优于维生素 B_4、鲨肝醇等传统药物,且价廉无毒副作用,长期应用疗效稳定。

(六) 治疗泌尿系统疾病药物

泌尿系统疾病之一肾病发病机制十分复杂,常与机体的免疫功能紊乱以及凝血过程有密切联系。激素可通过免疫抑制和抗炎而改善自身免疫所导致的肾小球炎症和损害,但长时间应用激素却可以引起很多不良反应。激素与中药并用可协同增效,其毒副反应则相应明显减少。如泼尼松(强的松)与滋肾阴中药复方(生地、知母、甘草)合用治疗成人肾病综合征,中药可通过上调肾组织中 Nrf2 表达促进泼尼松的疗效,同时减少激素的毒副反应。中药五味子乙素联合泼尼松能够显著改善膜性肾病,发挥其肾脏保护作用。中药金匮肾气丸与强的松合用,可增强肾炎治疗的疗效,有利于消除蛋白与水肿,降低强的松的副作用。

糖皮质激素治疗肾病为传统而有效的方法,尤其消除蛋白尿效果较好。但对肾功能不全者效果不佳,且药物影响脂肪代谢,使患者血清胆固醇、甘油三醇长期处于较高水平。肾病综合征患者肾静脉血栓形成的发生率在 8%～40%,且患者体内凝血、抗凝、纤溶系统及血小板功能紊乱,使用糖皮质激素治疗常会加重高凝状态。中药川芎嗪能改善微循环,抑制血小板聚集,抗血栓形成,使蛋白尿减少,改善肾功能。临床也证明川芎嗪能增加肾衰患者肾血流量,提高对肌酐的清除率。因此,川芎嗪与泼尼松联用相辅相成,既可协同消除蛋白尿,又能改善肾功能,也降低了激素的毒副作用。此外,糖皮质激素长期大剂量应用会导致骨质疏松症的发生。天麻素具有松弛平滑肌、抗坏死、抗衰老和抗细胞凋亡等作用,天麻素能够通过改善成骨细胞功能来预防或延缓地塞米松所致的骨质疏松。

氨基糖苷类抗生素(如庆大霉素)引起的肾毒性与 Ca^{2+} 内流参与细胞损害相关。用心血管药物动力学和电生理的方法观察川芎嗪的作用,其负性肌力效应,负性变频、变导作用,对主动脉平滑肌的松弛效应均与维拉帕米的特性类似,推测川芎嗪可作为 Ca^{2+} 拮抗剂防止肾毒性发生。

五、中西药物联用毒性减弱现象的总结

随着中药现代化事业的迅速发展,中西药联用的概率越来越高。然而中西药联合使用不是中、西药简单地组合与叠加,而是中西药物及其理论的有机融合。中西药的相互作用是一个较为复杂的问题,必须根据中西药所含化学成分、理化性质、药理作用、不良反应、药效学和药动学等多方面来考察,以指导临床安全用药。

利用药物相互作用,可提高疗效,减少毒副作用,也可解救药物中毒,防止耐药性的出现。中西药联合应用,中药可缓解西药对人体的损害,如对神经系统及肾功能有损害的西药可以配以补肝益肾养血之剂。补肾、化湿之中药药剂可治疗肾上腺皮质激素的副作用。中药还可减轻肿瘤放、化疗中的毒副作用。临床证明甘草与多种西药合用可减轻西药的毒副作用,如与链霉素合用可降低链霉素对第八对颅脑神经的毒害作用,且不影响其体内的抗菌效力,甘草与抗

癌药喜树碱合用,既能增强喜树碱的疗效,又能减轻喜树碱引起的腹泻和 WBC 下降的副作用。又如泼尼松与补肾的中药合用协同减少泼尼松的不良反应;CPA 同滋阴中药如地黄、何首乌、山药、沙参、麦门冬协同降低 CPA 用药时产生的不良反应;骨碎补苦温,可治肾虚、耳鸣。若注射氨基糖苷类药物时,内服骨碎补煎剂可减轻或消除氨基糖苷类的不良反应。金匮肾气丸与强的松合用,有利于消除尿蛋白与水肿。金匮肾气丸能增强强的松治疗肾炎的疗效,同时减小其毒副作用。

药物相互作用研究是一种应当持续不断、逐渐广泛深入开展的工作。广泛而深入的研究对提高医疗质量,安全有效地联合用药极为重要。目前,随着中西医结合事业的兴起,中西药物联合并用的概率越来越高。因此,重点探讨中西药物联用而产生毒性减弱即有益作用具有较强的现实意义。

常用术语缩略词

缩略词	英文（或拉丁文）全称	中文全称
11β – HSD	11β – hydroxysteroid dehydrogenase	11β-羟基类固醇脱氢酶
5 – HT	5 – hydroxytryptamine，	5-羟色胺
5 – NT	5 – nucleotidase	5-核苷酸酶
$\beta_2 M$	β_2 – microglobulin	β_2微球蛋白
γ – GT	γ – glutamyl transpeptidase	γ-谷氨酰转肽酶
AA	arachidonic acid	花生四烯酸
AAN	aristolochic acid nephropathy	马兜铃酸肾病
AC	aconitine	乌头碱
Ach	acetylcholine	乙酰胆碱
ADP	adenosine diphosphate	二磷酸腺苷
AEP	anti-epilepsy peptide	抗癫痫多肽
ALP	alkaline phosphatase	碱性磷酸酶
ALT	alanine aminotransferase	丙氨酸转氨酶
Arc	activity regulated cytoskeleton associated protein	细胞骨架活性调节蛋白
Arg	arginine	精氨酸
AST	aspartate aminotransferase	天冬氨酸转氨酶
ATP	adenosine triphosphate	三磷酸腺苷
AUC	area under the concentration-time curve	血药浓度-时间曲线下面积
$AUC_{0-\infty}$	area under curve of 0 – infinity time	0-∞时间曲线下面积
AUC_{0-t}	area under curve of 0 – t time	0-t时间曲线下面积
$AUMC$	area under first moment curve	一阶曲线下面积
BAL	dimercaprol	二巯基丙醇
BUN	blood urea nitrogen	血尿素氮
cAMP	cyclic adenosine monophosphate	环磷酸腺苷

缩略词	英文(或拉丁文)全称	中 文 全 称
CAS	Chemical Abstracts Service	美国化学会化学文摘社
CAS NO.	CAS registry number	(美国化学会化学文摘社)物质数字识别号码
cGMP	cyclic guanosine monophosphate	环磷酸鸟苷
CK	creatine kinase	肌酸激酶
CL	clearance	清除率
C_{max}	peak concentration	达峰浓度
COMT	catechol - O - methyltransferase	儿茶酚氧位甲基转移酶
COX	cyclooxygenase	环氧化酶
CPA/CTX	cyclophosphamide	环磷酰胺
C - T	concentration - time	血浆药物浓度-时间
CYPs	cytochrome P450s	细胞色素 P450
Cys - C	cystatin C	胱抑素 C
DA	dopamine	多巴胺
DBIL	direct bilirubin	直接胆红素
DHPA	dehydropyrrolizidine alkaloids	脱氢吡咯里西啶生物碱
DIC	disseminated intravascular coagulation	血管内弥散性凝血
ED_{50}	median effective dose	半数有效量
ED_{95}	95% effective dose	95%的有效药物剂量
ED_{99}	99% effective dose	99%的有效药物剂量
G - 6 - pase	glucose - 6 - phosphatase	葡萄糖-6-磷酸酶
GA	glucuronic acid	葡萄糖醛酸(葡糖醛酸)
GABA	γ - aminobutyric acid	γ-氨基丁酸
GAP	Good Agricultural Practice	中药材生产质量规范
GC	gas chromatography	气相色谱
GCP	Good Clinical Practice	药物临床试验质量管理规范
GLP	Good Laboratory Practice for Non-clinical Laboratory Studies	药物非临床研究实验室管理规范
Glu	glutamic acid	谷氨酸
GMP	Good Manufacturing Practice	药品生产质量管理规范
GSH	glutathione - SH	谷胱甘肽

缩略词	英文（或拉丁文）全称	中 文 全 称
GSH - Px	glutathione peroxidase	谷胱甘肽过氧化物酶
GSP	Good Supply Practice	药品经营质量管理规范
GSTs	glutathione S - transferases	谷胱甘肽 S-转移酶
Hb	hemoglobin	血红蛋白
HBDH	hydroxybutyrate - dehydrogenase	羟基丁酸脱氢酶
HPLC	high performance liquid chromatography	高效液相色谱
IC_{50}	median inhibition concentration	半数抑制浓度
ig	intragastric administration	灌胃给药
IL	interleukin	白细胞介素
im	intramuscular injection	肌内注射
ip	intraperitoneal injection	腹腔注射
iv	intravenous injection	静脉注射
ivgtt	intravenously guttae∕intravenous drip	静脉滴注
KIM - 1	kidney injury molecule 1	肾损伤分子-1
LC_{50}	lethal concentration 50	半致死浓度
LD_5	5% lethal dose	5%致死量
LD_{10}	10% lethal dose	10%致死量
LD_{50}	median lethal dose	半数致死量
LD_{100}	absolute lethal dose	绝对致死量
LDH	lactate dehydrogenase	乳酸脱氢酶
LDL	low-density lipoprotein	低密度脂蛋白
LPO	lipoperoxide	过氧化脂质
MAO	monoamine oxidase	单胺氧化酶
MAPK	mitogen-activated protein kinase	促分裂原活化蛋白激酶
MATE1	multidrug and toxin extrusion protein 1	外排转运蛋白1
MDA	malondialdehyde	丙二醛
MDR1	multi-drug resistance 1	多药耐药基因1
MEL	minimal effect level	最小有作用剂量
MFD	maximum feasible dose	最大给药量

（续表）

缩略词	英文(或拉丁文)全称	中 文 全 称
MLC(LC_1)	minimum lethal concentration	最小致死浓度
MLD(LD_{01})	minimum lethal dose	最小致死量
M‑receptor	muscarinic acetylcholine receptor	M胆碱受体
MRT	mean residence time	平均保留时间
MTD	maximum tolerated dose	最大耐受量
NAD	nicotinamide adenine dinucleotide	烟酰胺腺嘌呤二核苷酸
NADH	reduced nicotinamide adenine dinucleotide	还原型烟酰胺腺嘌呤二核苷酸
NADPH	nicotinamide adenine dinucleotide phosphate	还原型辅酶Ⅱ
NAG	N‑acetyl‑β‑D‑glucosaminidase	N‑乙酰‑β‑D‑氨基葡萄糖苷酶
NGAL	neutrophil gelatinase-associated lipocalin	中性粒细胞明胶酶相关脂质运载蛋白
NGF	nerve growth factor	神经生长因子
Ntcp	Na^+/taurocholate cotransporting polypeptide	钠离子‑牛黄胆酸共转运蛋白
Oat1	organic anion transporter 1	有机阴离子转运蛋白亚型1
Oat2	organic anion transporter 2	有机阴离子转运蛋白亚型2
Oat3	organic anion transporter 3	有机阴离子转运蛋白亚型3
OATs	organic anion transporters	有机阴离子转运蛋白
OCT	organic cation transporter	有机阳离子转运蛋白
PAF	platelet activating factor	血小板活化因子
PAH	para-aminohippuric acid	对氨基马尿酸
PAs	pyrrolizidine alkaloids	吡咯里西啶类生物碱
PG	prostaglandin	前列腺素
PGE	prostaglandin E	前列腺素E
P‑gp	P‑glycoprotein	P‑糖蛋白
PCNA	proliferating cell nuclear antigen	增殖细胞核抗原
po	oral administration	口服给药
Pro	proline	脯氨酸
QAU	quality assurance unit	质量保证部门
RBC	red blood cell	红细胞
ROS	reactive oxygen species	活性氧

缩略词	英文（或拉丁文）全称	中文全称
RNS	reactive nitrogen species	活性氮
S1P	sphingosine 1 - phosphate	1-磷酸鞘氨醇
sc	subcutaneous injection	皮下注射
Scr	serum creatinine	血肌酐
SDH	succinic dehydrogenase	琥珀酸脱氢酶
Ser	serine	丝氨酸
SMZ	sulfamethoxazole	磺胺甲噁唑
SOD	superoxide dismutase	超氧化物歧化酶
SOP	standard operating procedure	标准操作规程
$t_{1/2}$	half-life time	半衰期
$t_{1/2ka}$	absorption half-life	吸收半衰期
$t_{1/2ke}$	one-compartment model of eliminated half-life	一室模型消除半衰期
$t_{1/2a}$	distribution half time	二室模型分布相半衰期
$t_{1/2\beta}$	terminal half time; eliminated half-life	二室模型消除相半衰期
T_3	3,5,3'- triiodothyronine	三碘甲腺原氨素
TBA	total bile acid	总胆汁酸
TBCL	total body clearance	体内总清除率
TBIL	total bilirubin	总胆红素
TD_{50}	median toxic dose	半数中毒剂量
TF	transcription factor	转录因子
TFF3	trefoil factor 3	三叶肽因子 3
TGF	transform growth factor	转化生长因子
Th	helper T cell	辅助性 T 细胞
TIMP 1	tissue inhibitor of metalloproteinase 1	基质金属蛋白酶抑制因子1
TLC	thin layer chromatography	薄层色谱
t_{max}	time of peak; peak time	达峰时间
TNF	tumor necrosis factor	肿瘤坏死因子
TRPV 1	transient receptor potential vanilloid 1	瞬时受体电位香草酸亚型1
Ts	suppressor T cell	抑制性 T 细胞

（续表）

缩略词	英文（或拉丁文）全称	中 文 全 称
UDPGA	UDP‐glucuronyl acid	尿苷二磷酸葡萄糖醛酸
UGT1A1	UDP‐glucuronyl transferase 1A1	尿苷二磷酸葡萄糖醛酸转移酶 1A1
UGT2B7	UDP‐glucuronyl transferase 2B7	尿苷二磷酸葡萄糖醛酸转移酶 2B7
V_d	apparent volume of distribution	表观分布容积
VLDL	very low-density lipoprotein	极低密度脂蛋白
WBC	white blood cell	白细胞
WHO	World Health Organization	世界卫生组织